儿童原发性肾小管疾病临床实践

附经典案例分析

主编

黄文彦　朱光华

主审

何威逊　易著文

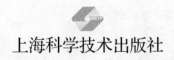

上海科学技术出版社

图书在版编目（CIP）数据

儿童原发性肾小管疾病临床实践 ： 附经典案例分析 /
黄文彦，朱光华主编. -- 上海 ： 上海科学技术出版社，
2023.9
　ISBN 978-7-5478-6251-3

　Ⅰ. ①儿… Ⅱ. ①黄… ②朱… Ⅲ. ①小儿疾病－肾
小管－肾疾病－诊疗 Ⅳ. ①R726.92

　　中国国家版本馆CIP数据核字(2023)第124679号

儿童原发性肾小管疾病临床实践
附经典案例分析
主编　黄文彦　朱光华
主审　何威逊　易著文

上海世纪出版(集团)有限公司
上海科学技术出版社　出版、发行
(上海市闵行区号景路 159 弄 A 座 9F - 10F)
邮政编码 201101　　www.sstp.cn
上海雅昌艺术印刷有限公司印刷
开本 787×1092　1/16　印张 20.25
字数 450 千字
2023 年 9 月第 1 版　2023 年 9 月第 1 次印刷
ISBN 978 - 7 - 5478 - 6251 - 3/R · 2795
定价: 128.00 元

本书如有缺页、错装或坏损等严重质量问题,请向印刷厂联系调换

内容提要

　　本书由我国长期从事儿童肾脏病诊治工作的权威专家共同编写。书中阐述了儿童肾小管发育、肾小管生理，以及原发性肾性糖尿、特发性高钙尿症、肾性尿崩症等常见原发性肾小管疾病的基本理论、发生发展、鉴别诊断、治疗规范和前沿进展。同时，每种疾病均附典型病例，每个病例从诊断分析、诊断思路流程图、诊疗建议等方面进行阐述，有助于提高临床医生的诊疗思维能力。

　　本书从临床实践出发，注重解决临床实际问题，为儿童原发性肾小管疾病的规范化诊治提供了参考，可作为儿科医生、肾脏科医生等临床工作者治疗儿童原发性肾小管疾病的指导用书。

编者名单

主　编

黄文彦·上海市儿童医院/上海交通大学医学院附属儿童医院

朱光华·上海市儿童医院/上海交通大学医学院附属儿童医院

主　审

何威逊·上海市儿童医院/上海交通大学医学院附属儿童医院

易著文·中南大学湘雅二医院

副主编

张爱华·南京医科大学附属儿童医院

毛建华·浙江大学附属儿童医院

周建华·华中科技大学同济医学院附属同济医院

卢思广·连云港市第一人民医院

秘　书

康郁林·上海市儿童医院/上海交通大学医学院附属儿童医院

匡新宇·上海市儿童医院/上海交通大学医学院附属儿童医院

编　委（按姓氏笔画排序）

王　平·上海市儿童医院/上海交通大学医学院附属儿童医院

王　墨·重庆医科大学附属儿童医院

王伟铭·上海交通大学医学院附属瑞金医院

毛建华·浙江大学附属儿童医院

卢思广·连云港市第一人民医院

冯　丹·上海市儿童医院/上海交通大学医学院附属儿童医院

冯仕品·成都市妇女儿童中心医院

匡新宇·上海市儿童医院/上海交通大学医学院附属儿童医院

朱光华·上海市儿童医院/上海交通大学医学院附属儿童医院

刘小荣·首都医科大学附属北京儿童医院

许云峰·上海市儿童医院/上海交通大学医学院附属儿童医院

孙利文·上海市儿童医院/上海交通大学医学院附属儿童医院

孙良忠·南方医科大学南方医院

李晓忠·苏州大学附属儿童医院

吴　滢·上海市儿童医院/上海交通大学医学院附属儿童医院

沈　茜·复旦大学附属儿科医院

张　泓·上海市儿童医院/上海交通大学医学院附属儿童医院

张爱华·南京医科大学附属儿童医院

周　纬·上海交通大学医学院附属上海儿童医学中心

周建华·华中科技大学同济医学院附属同济医院

郝　胜·上海市儿童医院/上海交通大学医学院附属儿童医院

钮小玲·上海市儿童医院/上海交通大学医学院附属儿童医院

姚　勇·北京大学第一医院

夏正坤·中国人民解放军东部战区总医院

党西强·中南大学湘雅二医院

高春林·中国人民解放军东部战区总医院

黄文彦·上海市儿童医院/上海交通大学医学院附属儿童医院

康郁林·上海市儿童医院/上海交通大学医学院附属儿童医院

前　言

　　肾小管疾病是由各种原因引起的以肾小管功能或结构异常为表现的一组临床综合征,成人常为继发性,而儿童以原发性为主(与基因突变或遗传等相关)。儿童肾小管疾病临床表现多样且症状不典型,以机体水电解质代谢失衡、酸碱平衡紊乱、尿量改变、生长发育及骨骼异常等为临床特征,诊断困难,常被误诊或漏诊。

　　在临床工作实践中,目前临床医生对儿童肾小管疾病的早期诊断、实验室检查、规范治疗等尚存在诸多需要完善的地方。具体体现在:① 肾小管疾病本身的复杂性和临床表现非特异性。尽管该类疾病发病率低,多为罕见或少见病(如Bartter综合征、低磷性佝偻病、各型肾小管酸中毒等),但肾小管疾病种类繁多而复杂,总体发病率并不低,但及时诊断不够。同时,由于涉及肾小管损伤部位、程度、时间、性质不同,临床表现各异且轻重不等,故对该类疾病的诊断和鉴别诊断相对困难。② 缺乏统一规范的肾小管疾病特异性检查。由于肾小管疾病及肾小管功能本身的特点,目前国内外对肾小管疾病相关实验室及辅助检查的规范、标准和特异性生物标志物等检测手段不足,且受专业技术水平限制,从而给该类疾病的确诊带来较大难度。③ 认识不足。临床医生普遍对肾小管疾病的认识不如肾小球疾病深入,加之肾小管功能复杂且参与调节的物质种类繁多,需要反复学习理解,造成对肾小管疾病认识不足,临床诊治水平有待提高。鉴于以上现状,有的患者往返于各地多个学科(如内分泌代谢科、消化科、儿童发育科、神经科、外科等)就诊,甚至终生被误诊而得不到有效治疗。为此,有必要进一步加深对儿童原发性肾小管疾病的认识,规范相关实验室检查及研究,介绍儿童原发性肾小管疾病的最新进展,从而对该类疾病做到早期发现、早期诊断、早期干预,这是撰写本书的初衷和目的所在。

《儿童原发性肾小管疾病临床实践：附经典案例分析》一书由国内长期从事儿童肾脏疾病领域的临床专家共同编写，围绕肾小管疾病基础和临床进展进行了全面介绍。本书从临床实践中积累的儿童肾小管疾病典型病例出发，由浅入深、步步推进，分析临床诊断思维、诊断和鉴别诊断思路、治疗方法，并全面介绍各类儿童肾小管疾病发生的分子机制。本书内容力求实用、精练、前沿、科学，可进一步规范儿童原发性肾小管疾病的诊断与治疗，从而为该类疾病的早期发现、早期诊断、早期干预，以及减轻患儿痛苦、改善患儿预后尽绵薄之力。希望本书能成为肾脏专科医生、儿科医生、实习生等临床工作者的良师益友，并加深临床医生对儿童肾小管疾病的认识。

本书编写过程中得到许多专家的帮助和指导，在此一并表示感谢。同时由于编者水平有限，书中错误在所难免，恳请广大读者批评指正。

黄文彦　朱光华

2022 年 12 月于上海

目 录

临床篇
儿童原发性肾小管疾病——附经典案例分析 111

基础篇

肾小管发育学及生理病理学

第一章
肾小管发育与细胞生物学

第一节 · 肾小管胚胎发育及生理过程

胚胎发育是一种极其复杂的过程,且涉及启动器官发生各不同阶段之精准程序性时空分子调控机制,任何环节出现改变都将导致器官发育的不协调甚至发育障碍。随着医学技术不断进步,尤其是发育生物学、类器官技术、结构生物学等领域的快速发展,以及胚胎发育分子调控机制的深入阐明,胚胎发育的分子机制也日趋清晰,从而为人类进一步了解胚胎发育过程乃至疾病发生提供了依据。

肾脏是人体最重要的排泄性器官,它可以通过肾小球滤过、肾小管重吸收及排泄、肾小管转运调控(球-管平衡)及神经内分泌(产生肾素-血管紧张素-醛固酮、促红细胞生成素、活性维生素 D_3 等)作用来清除机体代谢废物,维持水电解质酸碱平衡,以及维持正常的生长发育。肾小球及肾小管构成了上述功能的基本单位称为肾单位,肾单位仅在肾脏形成过程中产生并持续至妊娠 36 周,出生后哺乳动物的肾脏只能修复部分肾单位而不能形成新的肾单位[1,2]。显然,肾脏胚胎发育涉及肾小球、肾小管、肾血管、神经等并决定肾脏最终生物学行为。人类成熟肾小管是连接肾小球囊壁层与集合管的一条 $30\sim50$ mm 细长弯曲管状上皮性组织,为肾单位密不可分的功能和组织结构,按照形态结构、分布位置和功能分为近曲小管、髓袢(Henle袢)、远曲小管和集合管四部分。肾小管具有重吸收和排泄、物质转运调控、内分泌调节等功能。当肾小管发育异常或受损时,将引起以肾脏浓缩稀释、重吸收或酸化、内分泌调节等功能改变为特征的水电解质酸碱平衡紊乱、生长发育及骨骼异常等一系列临床表型特征。研究肾小管的发育与生物学行为,对我们了解肾脏及其代谢相关疾病的发病机制、治疗等均具有重要意义。本章重点描述肾小管胚胎发生、发育及主要细胞生物学行为。

肾小管胚胎发育的主要细胞生物学可以概括为:① 输尿管芽(ureteric bud,UB)与后肾间充质(metanephric mesenchyme,MM)相互诱导的细胞生物学行为;② 胚胎发育基因的时空精准程序化分子调控;③ 输尿管芽"二分法"分支原则;④ 肾小管功能不断发育与完善过程。

一、肾单位胚胎发生的时空规律

哺乳动物肾脏起源于中间中胚层体节外侧的细胞索,其胚胎发育重复了种系进化过程,按照时空顺序依次经过前肾、中肾、后肾间相互诱导且连续的三个阶段。前肾和中肾为暂时性器官,在胚胎发育早期相继逐渐退化,后肾则发育为永久性肾脏。

前肾于胚胎第 4 周开始(妊娠第 22 天),随着胚体卷曲,中间中胚层与体节逐渐分离并沿腹侧形成 2 条纵行条状生肾索,其头端(平 7～14 体节)、胸腹部(14～28 体节)、尾部分别发育为前肾、中肾、后肾。人胚胎发育第 22 天,生肾索头端形成 7～10 对上皮样管状前肾导管,1 周左右相继退化并诱导发育为中肾,脊椎动物的前肾无排泄功能。

胚胎发育第 24 天,前肾导管下端向尾部延伸形成中肾导管,即 Wolffian 管,其尾端与泄殖腔相连。Wolffian 管与周围中胚层基质相互诱导形成中肾,包括与 Wolffian 管相连的 S 形小管,以及来源于背主动脉进入的毛细血管球,中肾具有一定的排泄功能。中肾发育过程中先后自上而下有 80 对小管样结构,以尾部形成、头部退化方式始终保持 15 对左右,至胚胎发育 12 周末,中肾退化并部分演化为生殖系统发生组织(男性输精小管、输精管、附睾及女性的卵巢、附卵巢)[1-3]。

后肾为永久性肾脏,发生于妊娠第 5 周(第 28～35 天)(此时中肾仍在发育),Wolffian 管尾端近泄殖腔处向背侧凸出形成上皮样细胞团并逐渐形成芽状,称为输尿管芽(UB),UB 深入周围间充质并诱导形成后肾间充质(MM)。UB 与 MM 两类组织细胞相互诱导并受相关基因精准时空顺序性调控为肾单位包括肾小管发育的关键细胞生物学行为,UB 细胞信号诱导 MM 祖细胞不断聚集、增生、分化,最后形成肾单位(肾小囊脏层细胞即足细胞、壁层上皮细胞,近曲肾小管,Henle 袢,远曲肾小管),同时 MM 诱导 UB 不断分支(以"二分法"原则分支)、分化并诱导 UB 呈放射状空间形态的发生发育最终形成集合系统(UB 分支起始端发育为肾盏、肾盂、输尿管和膀胱三角区组织,UB 分支末端发育为肾单位的集合管),UB 来源的集合管与 MM 来源的远端小管融合形成完整的泌尿排泄系统单元。

肾单位发育速度及分布随胚胎发育不同阶段存在时空差异,肾单位及其结构发育可概括为四个阶段。第一阶段发生在胚胎第 5～14 周,输尿管芽分支活跃,快速分支为新的芽枝并诱导 MM 形成新的肾单位;第二阶段发生在胚胎第 14/15～20/22 周,输尿管芽分支速度明显减慢,只形成少量新的芽支,但诱导每个芽支新肾单位间相互连接形成肾单位网链。第三阶段发生在胚胎第 20/22～32/36 周,在此期间,输尿管芽停止形成新的芽支,仅诱导集合管区域剩余的新芽支形成新的肾单位;第四阶段为肾单位成熟期,发生于胚胎第 32/36 周至成年期,肾单位完成发育不再有新的产生(每个肾脏拥有 65 万～100 万个肾单位),大部分肾单位的成熟发生在出生后,此期肾脏结构及功能不断完善与成熟,主要包括肾脏生长、结构完善、长度增加、周围组织扩张,以及随生长发育、饮食结构、生活环境等出现适应性功能成熟。

此外,肾脏发育呈放射状扇形立体分布,随着胚龄的增加,输尿管芽的生长与腔体弯曲度减小,肾脏从盆腔移至腰部。胚胎在第 12 周左右随着肾脏血管神经发育出现皮髓分区并具有泌尿功能,出现功能及形态不同的两种类型肾单位,即皮质肾单位和髓质肾单位,前者分布于皮质区且无近直小管,而后者延伸到内髓并富含近直小管,从而对浓缩稀释及尿液形成起重要调控作用。由髓质向皮质延伸的肾单位不断发育成熟,越靠近内髓,肾单位发育越成熟。如胚胎发育 12 周,形态学可见肾小体数量增多体积增大,髓旁肾单位的各段肾小管可分辨,髓质出现少量近直小管、远直小管和细段,以及集合管,小管间充满大量的间质。

二、输尿管芽与后肾间充质相互诱导及基因的精准时空调控

■ （一）输尿管芽与后肾间充质共同诱导肾脏发育

肾脏发育的主要细胞来源于输尿管芽(UB)和后肾间充质(MM)两类肾脏多能干祖细胞群,具有定向诱导分化产生相应各种肾脏细胞的潜能(成熟肾脏至少有 26 种细胞如上皮细胞、内皮细胞、间质细胞、系膜细胞、平滑肌细胞等)。UB 与 MM 相互诱导分化为肾单位及肾小管胚胎发育过程中最关键的细胞生物学行为,两者相互诱导使细胞发生增生凋亡、增殖迁移、分化极化及形态学发生等一系列生物学过程,其中主要细胞事件为间充质细胞-上皮细胞转化(MET),以及上皮细胞极化产生各种特化富有极性的上皮细胞(尤其肾小管上皮细胞)[4,5]。

UB 具有极强的细胞增殖能力,进入周围间充质并诱导形成 MM,同时 MM 不断诱导 UB 分支及延伸,UB 以"二分法"原则进行分支后不断产生新的芽支并呈对称"T"形分布。在 MM 诱导下,UB 祖细胞定向诱导分化为集合管上皮细胞、主细胞、A/B 型闰细胞、肾盂输尿管上皮细胞等上皮细胞,最终发育为集合系统(输尿管、肾盂、肾盏和集合管)。

MM 与 UB 一样具有极强自身分裂能力,在 UB 不断诱导下富含多能干肾脏祖细胞(已知 Ret^+ 细胞、six_2^+ 间充质细胞、帽状间充质祖细胞、胶质源性细胞等祖细胞数十种)通过不断细胞表型转化形成三类定向分化的肾脏前体细胞,包括:① 肾单位前体上皮细胞定向分化为近曲小管、Henle 袢、远曲小管上皮细胞、肾小囊脏层足细胞、壁层上皮细胞;② 基质形成前体细胞定向分化为成纤维细胞、肾包膜细胞、间质细胞;③ 内皮形成前体细胞定向分化为肾小球毛细血管内皮细胞、系膜细胞、平滑肌细胞等。

肾小管胚胎发生作为肾单位发生的一部分,具有相同的细胞生物学过程。在 UB 与 MM 诱导及细胞因子等作用下,UB 以"二分法"原则不断分支,MM 细胞快速分裂增殖聚集在 UB 芽枝周围,形成帽状间充质细胞团(简称后肾帽)并发生 MET 及上皮细胞极化形成囊泡样上皮结构,囊泡不断延伸、弯曲、折叠形成形态学上的逗号形小体、S 形小体。S 形小体进一步发育延伸,末端将来发育为远端小管并与集合管融合,中间段分化为近端小管;顶端逐步形成勺状囊性结构,其外侧细胞发育为肾小球壁层上皮细胞,而内侧细胞将发育为肾小球脏层细胞,即足细胞;随之毛细血管进入勺状囊性结构并不断分支发育形成肾小球。肾单位的管状部分由近曲小管组成,近曲小管通过 Henle 袢与远曲小管相连,肾小球束交叉处的一段远曲小管特化为致密斑。至今肾小球毛细血管为血管延伸抑或新生血管尚有争论,MM 如何定向分化发育各肾小管细胞并定向分化为特定物质转运蛋白体系的极化细胞尚不清楚(图 1-1)。

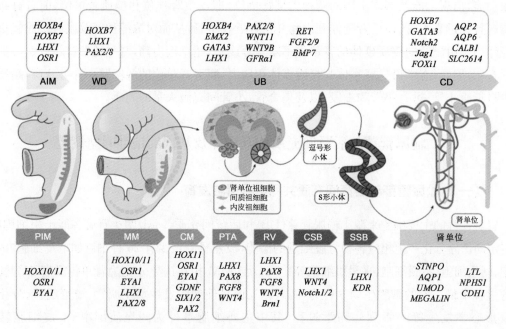

图 1-1·肾脏的大致发育过程及主要调控基因

AIM,前中间中胚层;WD,中肾管;UB,输尿管芽;CD,集合管;PIM,后中间中胚层;MM,后肾间充质;CM,帽状间充质;PTA,肾小球管状聚集前体;RV,肾小泡;CSB,逗号形小体;SSB,S形小体

　　UB 与 MM 相互诱导下,输尿管芽呈分支状,形成肾脏的放射状结构和肾单位(图 1-1)。内皮细胞和间充质来源的肾小球上皮细胞间的相互作用导致肾小球基底膜的形成,这是一种高度专一化的基质,是形成滤过屏障的物质基础。在妊娠中期和晚期,肾单位在第 18～32 周呈指数增长。肾单位的发育在第 32～36 周完成(每只肾脏含 65 万～100 万肾单位)[1-4]。

■ (二)肾小管发育基因的时空分子调控机制

　　肾脏的发育成熟依赖于各种胚胎发育基因时空精准程序化分子调控,已知数百种基因及蛋白在肾脏发育过程中表达,包括转录因子(HOX、LIM1、OSR1、PAX2/8、EYA1、FOXD1、PBX1、CITED1、SIX2、SALL1、WT1)、生长因子(GDNF、VEGF、FGF、TGF-β、PDGF)、黏附分子(E-钙黏蛋白、K-钙黏蛋白、钙黏蛋白-6、钙黏蛋白-11、桥粒胶蛋白、桥粒芯蛋白、ZO-1、连接蛋白类)等。不同胚胎发育阶段的基因依次、时空、精准、程序化表达与调控是肾单位发育的关键环节,任何变化都将导致发育异常或功能障碍。其中,转录因子 Lim1、生长因子 GDNF 和 VEGF、黏附分子 CDH6 起关键作用[2,5](图 1-1)。

　　(1) LIM 类同源结构域 1(LIM-class homeodomain 1, Lim1):为人类 *LHX1* 基因编码的转录因子,是肾脏发生的早期标志物之一。该基因作为 RA 信号通路下游靶基因直接诱导中间中胚层分化及器官发生,并在中间中胚层、生肾索、前肾和中肾、输尿管芽、囊泡样上皮结构、逗点状小体、S形小体、足细胞等肾脏发育不同阶段均有表达,但其在肾脏发生不同阶段具有不同功能。不仅如此,Lim1 通过影响多个胚胎发育关键基因的时空表达而主宰细胞命运。

已经证实,Lim1 通过调控 PAX2、E - cadherin、WNT9b、Ret 表达影响中间中胚层早期分化、肾管延伸、UB 生长等发育过程,Lim1 缺乏将影响外胚层细胞向侧板和中间中胚层分化致后肾发育不全甚至胚胎死亡。

(2) 神经胶质细胞来源的神经营养因子(glial cell line-derived neurotrophic factor,GDNF)和血管内皮生长因子(vascular endothelial growth factor,VEGF):为输尿管芽生长和肾单位形成关键调控分子,GDNF、VEGF 均由 MM 分泌,它们相互作用调节输尿管芽正确分支及形态学发生。GDNF 为 TGF - β 超级家族成员,通过与输尿管芽顶端的 Ret 受体结合并活化下游相关信号转化通路,从而促进输尿管芽生长发育。*GDNF* 及 *Ret* 基因敲除小鼠均发生肾脏缺失或肾脏发育不良。VEGF 在输尿管芽和肾小球的发生,诱导内皮和上皮极化小管发育过程中同样起关键作用,VEGF 通过与其细胞膜受体结合并活化下游信号通路诱导肾小管发生与分化、增殖与迁移等过程。

(3) 钙黏蛋白(cadherin):为肾脏发育过程中重要的黏附分子,参与肾脏形态学发育及细胞间结构形成。如钙黏蛋白 - 6(CDH6)在间充质细胞、肾小泡和近端小管祖细胞明显表达,在早期上皮结构的形成中发挥重要作用。髓质区 CDH6 的表达随着 Henle 袢的升、降支向肾乳头生长而不断增强,从而保证上皮间、间质细胞间、上皮与间质细胞间的正常连接和交互作用,维持肾脏正常形态发生及结构发育完整。CDH6 缺失或表达异常导致 MM 间充质-上皮细胞转化、上皮极化延迟或受阻,无法形成完整肾小管或集合系统、肾单位数量显著减少。

已有的证据表明,*Osr1*、*Lhx1*、*Pax2*、*Pax8* 为中肾、早期后肾发育关键调控基因,而 *Wt1*、*Foxd1*、*Hox11*、*Eya1*、*Six1*、*Six2*、*Sall1*、*Wnt9b*、*GDNF* 基因,以及 *Wnt4*、*Fgf8*、*Bmp7*、*Notch2*、*Tcf21(Pod1)*、*Pdgfr*、*VEGF*、*Jag1* 基因分别在后肾发育和肾单位形成过程中起重要作用。但肾小管胚胎发育基因的详细时空表达规律、表观遗传调控等详细机制还远未阐明。

三、肾单位发育的 UB"二分法"分支原则

胚胎发育第 5 周,Wolffian 管尾端向背侧凸出形成 UB 并进入间充质,在 MM 诱导作用下 UB 以"二分法"分支原则进行不断分支,每个尖端膨胀形成壶腹,然后形成两个新的 UB 分支并以"T"形对称性分布,其中一支与其诱导形成的肾单位相连,另一支继续以"二分法"原则分支,如此反复,完成肾脏的放射状形态学发生过程及空间构象分布。人胚胎肾脏发育过程中 UB 经历 15 级次分支,小鼠进行 12 次分支[6,7]。最初的 2 个级次分支通过重塑与扩张形成肾盂,第 3~4 级次分支形成肾盏、肾乳头,后续级次分支形成约 65 000 条集合管,最终形成泌尿集合管系统。

众多基因及分子参与了 UB 形态学发生过程,依靠它们之间相互诱导、时空有序表达及精准调控完成肾单位、肾小管空间形态学发育[8,9]。其中 GDNF、VEGF 和成纤维细胞生长因子(FGF)起关键调控作用。GDNF 和 VEGF 由 MM 分泌,它们相互作用调节输尿管芽分支,已知 VEGF、Six2 和 Wnt11 为早期重要的祖细胞因子,通过激活 GDNF/Ret 通路以实现输尿管芽的正确分支和随后的肾单位形成,如果 GDNF/Ret 信号异常则会导致输尿管芽的不适当分

支;FGF7/10在诱导集合管发育发挥重要作用,FGF8诱导后肾帽形成并调节Wnt4和Lhx1表达,FGF9/20由输尿管芽分泌并在维持后肾帽祖细胞增殖中发挥关键作用。这些生长因子与其酪氨酸激酶受体相结合激活三种主要信号转导通路:RAS/丝裂原活化蛋白激酶(RAS/MAPK)、二酰甘油蛋白激酶C/丝裂原活化蛋白激酶(DAG/PKC/MAPK)和磷脂酰肌醇3-激酶/蛋白激酶B(PI3-K/AKT),并在输尿管芽细胞的有丝分裂增殖、存活和迁移中起重要作用。

四、肾小管功能不断成熟与完善

人胚胎36周末完成肾单位发育不再有新的肾单位产生,随后一直到成年期肾小管与肾单位不断成熟与完善,从而最终满足个体对肾脏功能的需求。主要包括肾脏结构与功能成熟两方面,前者肾脏生长、结构完善、长度增加及周围组织扩张,后者肾脏功能适应个体需要不断成熟与完善。下面重点阐述肾小管功能不断成熟与完善的机制。

胚胎发育过程中,肾小管和肾小球的发育基本一致。胚胎8周时以未分化的肾小管为主,可见少数已分化的肾小管,12周时开始形成成熟肾小管,第28～36周肾小管完成发育但功能不成熟,随着出生后不断生长发育肾小管功能也渐趋成熟[2]。肾小管胚胎期发育经历无管腔至形成管腔样小管,近端小管无明显刷状缘到典型刷状缘,肾小管上皮细胞无极性到有极性的连续发育过程,其肾小管特征性极性标志物如Na^+-K^+-ATP酶在不成熟肾小管上皮细胞胞膜和胞质弥漫性表达转变为成熟期肾小管上皮细胞基底膜局限表达,水通道蛋白1(AQP1)在近端小管和集合管表达,钙结合蛋白D28K在远端小管和集合管表达等。

出生后至成年,随着生长发育、饮食习惯、生活环境等影响,肾小管功能不断成熟与完善以适应机体内环境平衡及生长发育的需要,其机制包括:① 肾小球与肾小管之间的球-管平衡;② 肾小管物质转运体功能完善;③ 神经内分泌调节作用。这三种机制相互影响、密不可分、互为因果,共同完成肾小管功能成熟。

1. 肾小球与肾小管之间的球-管平衡·为哺乳动物特有现象,是一种肾小球滤过与肾小管重吸收与排泄维持动态平衡的状态,致密斑为实现球-管平衡的调控元件。靠近出入球小动脉的远端小管极化产生的一组对压力和容量敏感的感受细胞群形成致密斑,能感应肾小球滤过及近端肾小管重吸收后管腔内压力及离子浓度(主要钠离子),并通过神经内分泌反馈作用对肾小球滤过进行相应调整,达到球-管平衡。当肾小球滤过率增加,肾小管通过增加其功能达到与肾小球滤过平衡,同样,当肾小管出现明显异常管腔压力或容量时通过神经内分泌反馈机制引起肾小球滤过率改变,这种球-管平衡现象自出生后至成人持续存在,促进肾小管功能不断成熟。出生后,血流动力学改变及肾小球基底膜滤过增加,滤过率不断增加至2岁达到成人水平,其间肾小管通过球-管平衡不断成熟。新生儿至婴儿期肾小管功能相对不如肾小球功能成熟,球-管平衡容易被破坏而出现糖尿、水盐及酸碱紊乱。

2. 肾小管物质转运体功能完善·出生后,尤其断奶后,随着饮食结构、生活环境等的不断变化及形成,肾小管功能出现明显适应性改变及成熟。主要包括肾小管物质转运体的数量、功能改变。资料表明,Na^+-K^+-ATP酶活性在断奶后明显增加,至成人时,其活性增加3～4

倍，NKCC2、Na^+-K^+-ATP 酶、ROMK 的 mRNA 和蛋白质表达水平明显增加，以保持髓袢升支对钠重吸收增加的需要，发育过程中葡萄糖转运蛋白（SGLT1、SGLT2）数量明显增多以适应近端小管对葡萄糖的重吸收；负责近端小管碳酸氢钠和氯化钠再吸收的 Na^+/H^+ 交换器（NHE）表达及功能随生长发育不断增加，而成人广泛分布于近端小管的 H^+-ATP 酶在新生儿期却未见表达，充分说明肾小管酸碱平衡调节功能存在不断完善过程。

3. 神经内分泌调节作用·肾小管功能发育包括球-管平衡、转运体功能成熟均离不开肾小管局部及全身内分泌调节作用，涉及 RAAS 系统（肾素-血管紧张素-醛固酮）、NO、前列腺素、激肽、多巴胺、糖皮质激素等。研究证明，糖皮质激素影响多种肾小管转运蛋白的成熟，增加肾小管 Na^+-K^+-ATP 酶活性、促进近曲小管对碳酸氢盐重吸收、影响 NHE3/NHE8 表达；甲状旁腺激素（PTH）和成纤维细胞生长因子 23（FGF23）减少肾小管对磷酸盐的重吸收，甲状腺激素可通过增加细胞旁氯离子通透性影响被动转运成熟过程等。

（黄文彦　蔡玥）

参考文献

[1] Ahmadi A, Rad N K, Ezzatizadeh V, et al. Kidney regeneration: stem cells as a new trend[J]. Current Stem Cell Research & Therapy, 2020, 15(3): 263 - 283.

[2] Chan K, Li X. Current epigenetic insights in kidney development[J]. Genes, 2021, 12(8): 1281 - 1299.

[3] Rosenblum S, Pal A, Reidy K. Renal development in the fetus and premature infant[J]. Seminars in fetal & neonatal medicine, 2017, 22(2): 58 - 66.

[4] Song R, Lopez MLSS, Yosypiv I V. Foxd1 is an upstream regulator of the renin-angiotensin system during metanephric kidney development[J]. Pediatric research, 2017, 82(5): 855 - 862.

[5] Khoshdel Rad N, Aghdami N, Moghadasali R. Cellular and molecular mechanisms of kidney development: from the embryo to the kidney organoid[J]. Frontiers in Cell and Developmental Biology, 2020, 8: 183 - 199.

[6] Roy A, Al-bataineh M M, Pastor-Soler N M. Collecting duct intercalated cell function and regulation[J]. Clinical journal of the American Society of Nephrology: CJASN, 2015, 10(2): 305 - 324.

[7] Short K M, Combes A N, Lisnyak V, et al. Branching morphogenesis in the developing kidney is not impacted by nephron formation or integration[J]. eLife, 2018, 7: e38992.

[8] Combes A N, Lefevre J G, Wilson S, et al. Cap mesenchyme cell swarming during kidney development is influenced by attraction, repulsion, and adhesion to the ureteric tip[J]. Developmental Biology, 2016, 418(2): 297 - 306.

[9] Little M H. Returning to kidney development to deliver synthetic kidneys[J]. Developmental Biology, 2021, 474: 22 - 36.

第二节·肾小管结构与细胞形态学特征

肾小管（renal tubule）是肾单位的重要组成部分，肾小管上皮细胞具有强大的重吸收功能，可吸收原尿中的某些成分和大量的水分，最终形成尿液排出体外。肾小管还具有内分泌的功能[1]，因此，肾小管在维持肾脏功能及机体内环境稳定方面起关键作用。肾小管包括近端小管（proximal tubule）、细段、远端小管（distal tubule）、连接小管及集合管（collecting duct）。不同部分的肾小管细胞形态与功能各异[2]。

一、近端小管

起始于肾小球尿极的近端小管是肾小管中最长、最粗的部分。成人管腔直径为 $50\sim$

$60~\mu m$，长度 14 mm，占肾小管总长的一半。近端小管包括近曲小管（proximal convoluted tubule）和髓袢降支粗段。根据近端小管上皮细胞的形态学特点，也可分为 S1、S2 和 S3 段，近曲小管起始部和曲部前 2/3 的部分为 S1 段，曲部后 1/3 的部分和髓袢降支粗段的起始部为 S2 段，其余髓袢降支粗段部分即为 S3 段。

■ （一）近曲小管

近曲小管，又称为近端小管曲部，是肾小管最粗、最长的一部分，可达髓质外带移行于直部。管腔横切面小且不规则，管壁上皮细胞呈单层立方形或锥体形，细胞较大，但界限不清，细胞核呈圆形，靠近基底部。细胞的管腔面系刷状缘，含有大量凸向管腔的微绒毛，微绒毛呈紧密而规则地排列，每平方微米中约有 150 根，成人双肾近曲小管微绒毛的表面积可达 $50 \sim 60~m^2$，这是近曲小管强大吸收功能的基础。此外，该段肾小管上皮细胞内高尔基复合体和内质网发达，这是近曲小管重吸收功能的物质基础。侧凸广泛，基部质膜内褶深，线粒体丰富，基底膜厚度约 25 nm[3]。在侧凸和质膜内褶的膜上富含 Na^+-K^+-ATP 酶，即钠泵。

■ （二）髓袢降支粗段

髓袢降支粗段，也称为近端小管直部，是曲部的延续，直行于髓放线和锥体内，构成髓袢（Henle 袢）的第 1 段，与细段相连，其结构与曲部基本相似，但上皮细胞较矮。微绒毛、侧凸和质膜内褶不如曲部发达。线粒体、吞噬体和溶酶体较少，而微粒体、滑面内质网和膜旁池系较多。在接近细段的部分，还有脂褐素和退化的色素颗粒。近端小管上皮细胞之间的紧密连接并非完全封闭，而是形成一种能够渗透的"低阻力旁路"，这些结构有助于近端小管对水和溶质通透的调节。

二、细段

细段由髓袢降支细段和升支细段组成，呈 U 形，构成髓袢的第 2 段。浅表肾单位的细段较短，主要位于髓袢降支。髓旁肾单位的细支长，由降支再折返上行，又参与构成升支。细段管径偏细，为 $10 \sim 15~\mu m$。衬有单层扁平上皮，细胞质清晰，细胞核突入腔内；细胞表面无刷状缘，但有散在而不规则的微绒毛，横切面上与大的毛细血管很相像。与毛细血管不同的是，管腔内无细胞，所衬的上皮比毛细血管要厚些，而且核比较多见。在髓袢降支细段，水可以自由通过，但钠离子和氯离子无法自由穿透，使得水在这部分可被迅速吸收。但在髓袢升支细段，对水不能自由穿透，钠离子和氯离子却能自由通过。因此，该结构对于维持髓质渗透压梯度、对尿液浓缩至关重要[4]。近端小管直部、细段和远端小管直部组成髓袢。

三、远端小管

位于细段和连接小管之间的部分，由髓袢升支粗段、致密斑和远曲小管（distal convoluted

tubule)构成。管腔大而规则,管壁上皮细胞呈立方形,上皮细胞的游离面一般无刷状缘,细胞的胞质嗜酸性较弱而致染色浅。

■ (一) 髓袢升支粗段

髓袢升支粗段,也称远端小管直部,构成髓袢的第 3 段,包括髓质直部和皮质直部,管径 30～35 μm,成人长约 9 nm。电镜下可以看见上皮细胞有许多微绒毛,也可以有少量 1～2 根纤毛。相毗邻细胞之间紧密连接较紧。可分为四层嵴,有中间连接但无桥粒。细胞顶部有许多小泡和溶酶体,粗面内质网和滑面内质网散在于细胞质内,核上方有高尔基复合体和中心体。细胞游离面刷状缘、细胞基部纵纹较明显,内褶发达,褶可伸达细胞高度的 2/3 或更多。细胞内线粒体丰富,形成长而大,分布在侧凸和内褶之间的细胞内。其排列与细胞长轴一致。

■ (二) 远曲小管

远曲小管,又称远端小管曲部,位于皮质内,内径为 20～50 μm,平均长 4.6～5.2 nm。其超微结构与直部相似,但质膜内褶和线粒体不如直部发达。电镜可以看到细胞表面有许多微绒毛。细胞之间有较深的紧密连接和广泛的细胞旁路。细胞内有溶酶体、自噬体和多泡体,但没有微粒体。细胞核位于细胞上方,发达的高尔基复合体位于核旁,丰富的粗面内质网、滑面内质网和游离核糖体分散在细胞质中。细胞近基部有广泛的细胞侧凸,其中的线粒体长,最长的线粒体可由基部到细胞顶部,与细胞侧凸及质膜内褶紧密靠拢,与基底膜垂直。

四、连接小管

连接小管系远曲小管和集合管之间的部分,呈弓形。连接小管细胞呈立方形,核位于细胞的中央,细胞表面有少量短小的微绒毛,细胞侧面的紧密连接较深,但没有侧凸镶嵌。在细胞基部有许多"真正"的基底膜内褶,是直接从基底部细胞膜内褶而成,免疫荧光法研究显示,连接小管细胞内含激肽释放酶,该酶存在于细胞顶部小泡和高尔基复合体内,但也可存在于内吞小泡中。

五、集合管

集合管全长 20～38 mm。按其在肾实质中的位置分布,集合管可分为皮质集合管、外髓集合管和内髓集合管三段。集合管管径由皮质段逐渐增粗,上皮细胞也逐渐增高,由立方形逐渐过渡至高柱状。光镜下可见上皮细胞染色浅,胞质清晰而透亮细胞分界清楚。在集合管不同部位会发现两种细胞,即主细胞和闰细胞。这两种细胞的数量比例存在差异,在皮质和外髓集合管中,主细胞占 60%～65%,之后其比例逐渐增高,在内髓的三分之一段约占 90%,但其余部分内髓集合管无闰细胞。

（一）主细胞

主细胞，又称为亮细胞。细胞形似立方体，核位于中央，皮质透彻，里面的细胞器很少，在细胞的游离面有短小的微绒毛和一根纤毛。在细胞侧面有少许指状凸起，延伸至细胞间隙。细胞之间有深深的连接，中间连接，并有许多拼粒。从皮质到髓质，细胞形态逐渐发生变化，游离面的微绒毛逐渐增多，微管和微丝增加。但细胞的其他结构趋向简单和减少，基部质膜内褶稀少，紧密连接变浅，丝粒体减少。位于内髓的集合管细胞这些变化更甚，靠近乳头处的细胞逐渐变高，微绒毛增加，但没有纤毛，侧面的间隙更广泛且深，这是与其他集合管细胞在功能上的差异。

（二）闰细胞

闰细胞，又称为暗细胞。主要分布在远曲小管末端，连接小管和集合管中，数量比较少，单独夹杂在集合管细胞之间，并随集合管从皮质下行至髓质，在此过程中，闰细胞数量逐渐减少，至内髓集合管末端，闰细胞消失。电镜下闰细胞呈立方形，游离面凸向管腔，腔面的细胞膜有许多微绒毛和微皱褶，侧面细胞膜常有小的微凸起，与连接细胞之间有桥粒相连接。在基部有浅的质膜内褶。细胞核位于基部，细胞质着色深。细胞内线粒体较多，细胞顶部有许多小管和小泡，这些管和泡可与腔面细胞相连，线粒体常在小管和小泡旁。滑面内质网比较发达，高尔基复合体较多，还可见溶酶体和游离核酸体[5]。闰细胞包括 A 型和 B 型闰细胞，H^+ - ATP 酶位于 A 型闰细胞的顶部小泡和膜内。

（朱光华）

❖ 参考文献

［1］Elger M. The renal glomerulus. Oxford textbook of clinical nephrology[M]. 4th ed. Oxford：Oxford University Press，2016：129 - 141.

［2］黎磊石，刘志红.中国肾脏病学[M].北京：人民军医出版社，2008：13 - 15.

［3］Farquhar M G，Palade G E. Junctional complexes in various epithelia[J]. J Cell Biol，1963，17(2)：375 - 412.

［4］刘长金.肾小管和集合管的物质转运功能[M]//朱大年.生理学.北京：人民卫生出版社，2008：218 - 224.

［5］Kriz W. Comprehensive clinical nephrology[M]. 6th ed. Barcelona：Mosby Press，2000：1 - 10.

第二章
肾小管物质转运与生理功能

第一节·肾小管物质转运与重吸收

作为肾单位的重要组成部分,肾小管扮演了不可或缺的角色,但在临床实践中,人们对肾小管的关注远远低于肾小球。肾小球滤过液中含有大量的小、中、大分子物质,如葡萄糖类、氨基酸、肽类、小分子蛋白质、部分白蛋白及免疫球蛋白等,在生理情况下,这些物质不会出现在

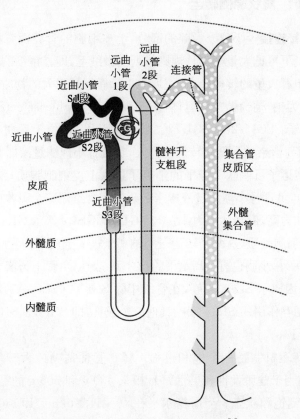

图 2-1·肾小管各区分布示意图[1]

终尿中,近曲小管的这种重吸收功能在进化上保守,可防止营养物质从尿液中丢失,以及维持机体代谢平衡。本节重点介绍葡萄糖、蛋白质、氨基酸的转运和重吸收。

一、葡萄糖转运和重吸收

人体血液每天约 180 g 葡萄糖自由通过肾小球滤过,99% 被近曲小管重吸收并通过管周毛细血管进入系统循环,因此,健康个体尿液中不应有葡萄糖排出。肾脏参与体内葡萄糖代谢可以通过以下三种方式:① 近曲小管可进行糖异生,辅助调控系统血糖;② 近曲小管重吸收葡萄糖用于维持系统血糖;③ 部分进入管周毛细血管袢的葡萄糖用于远曲小管细胞活动的能量供应。近曲小管本身不利用吸收的葡萄糖。当血糖过高,超过肾小管的重吸收能力,即肾糖阈,尿中即可出现葡萄糖,见于各型糖尿病;另外,当参与近曲小管糖转运过程的转运子异常,可导致血糖正常的尿糖发生,见于家族性肾性糖尿、Fanconi(范科尼)综合征等。

针对近曲肾小管重吸收葡萄糖等糖类物质已经进行了广泛深入的研究,根据在肾近曲小管两侧的葡萄糖转运模式,简单分为两步:第一步为管腔侧葡萄糖逆浓度梯度转运进入上皮细胞(由钠葡萄糖共转运体 SGLT 介导);第二步为肾小管上皮细胞基底侧膜易化扩散进入管周毛细血管(葡萄糖转运蛋白 GLUT 介导)。

■ (一)第一步:刷状缘侧转运

近曲肾小管为直接连接肾小球尿囊腔的部分,上皮细胞的管腔面直接与来自肾小球滤过的肾小管液接触,电镜下可见大量密集且规则排列的微绒毛,即光镜下的刷状缘表面有大量的微绒毛,微绒毛上分布有大量的转运蛋白,使近曲小管履行其强大的物质重吸收功能。其中负责糖类转运的转运子为钠-葡萄糖共转运体(sodiun-coupled glucose cotransporters, SGLT),最重要的包括两大分子:SGLT2 和 SGLT1。其中 SGLT2 定位于近曲小管早期节段 S1、S2 段,见图 2-1[1],与葡萄糖亲和力低而转运能力大,负责肾小球滤过液即肾小管液中约 90% 的葡萄糖重吸收,每个转运子可偶联 1 分子的钠离子进入上皮细胞胞质;SGLT1 定位于近曲小管的更远端(S3 节段),负责肾小球滤过液中未被近曲小管近端完全吸收的剩余 10% 葡萄糖的重吸收,与葡萄糖亲和力高,但转运能力小。与 SGLT2 不同,每个 SGLT1 转运子可偶联 2 分子的钠离子进入上皮细胞胞质,这两个转运子的钠离子进入上皮细胞为顺浓度梯度,葡萄糖为逆浓度梯度的过程。另外,小肠也有很高水平的 SGLT1 表达,负责小肠葡萄糖和半乳糖的吸收。

编码 SGLT 的基因属于 SLC5 家族,在肾脏中除 SGLT2(SLC5A2)和 SGLT1(SLC5A1)外,还发现与葡萄糖相互作用的 SLC5 家族其他 3 个成员,即 SGLT3、SGLT4 和 SGLT5[2],其作用尚未明确(表 2-1)。

钠-葡萄糖协同转运机制是一个饱和过程。肾小管葡萄糖最大转运能力(T_{max})平均为 $300\sim350$ mg/min,相当于健康女性和男性每日摄入 430 g 和 500 g 的糖。因此,在生理状态下,SGLT1/2 远未达到饱和状态。当血糖水平在 $10\sim11.1$ mmol/L($180\sim200$ mg/dL)时,就会开始出现糖尿,当血糖超过 $15\sim16.11$ mmol/L($270\sim290$ mg/dL)时,尿糖则呈线性增加。

表 2-1 各型 SGLT 组织分布及功能

项　目	SGLT1	SGLT2	SGLT3	SGLT4	SGLT5	SGLT6
基因定位	SLC5A1 22q12.3	SLC5A2 16p11.2	SLC5A4 22q12.3	SLC5A9 1p33	SLC5A10 17p11.2	SLC5A11 16p12 a
分子量	664aa,73kDa	672aa,73kDa 59%与 SGLT1 同源	660aa	699aa	596aa	675aa
钠:糖比例	2:1	1:1	2:1			
组织定位	小肠、气管、脑和前列腺、肾近曲小管 S3	S1/S2、髓袢升支粗段、致密斑脑、肝、甲状腺、肌肉和心脏	在肠胆碱能神经元系统和神经肌肉交界处、子宫、睾丸、肺、脑、甲状腺和肾	肾、肝、肺、脑、小肠、心脏和子宫	肾皮质	脑、心脏、骨骼肌、脾、肝、胎盘、肺、白细胞和神经元
特异性	D-葡萄糖、D-半乳糖	葡萄糖		甘露糖、葡萄糖、果糖和半乳糖	果糖、葡萄糖和半乳糖	肌醇
作用	10%的葡萄糖重吸收	90%的葡萄糖(180 g)	葡萄糖感受器 SGLT3 可依赖葡萄糖调节神经元/骨骼肌细胞的动作电位	负责小肠和肾甘露糖重吸收		

尿糖的出现也受肾小球滤过率(GFR)的影响,当 GFR 降低的时候,需要较高的血糖(即肾小球滤过的葡萄糖由于 GFR 降低而减少,需要更高的、更大量的滤过液体进入小管液中)才会导致尿糖阳性,GFR 升高时,血糖浓度较低时发生糖尿(如糖尿病或妊娠)。

近曲小管钠-葡萄糖同向转运时,钠顺浓度和电位梯度被动转运,这一梯度形成的动力来自基底侧膜 Na^+-K^+-ATP 酶(消耗 ATP)。转运时,管腔液中 Na^+ 首先结合到转运蛋白的外侧,同时结合并捕获葡萄糖,随之转运蛋白构象改变,使向内的通道打开,钠离子和糖被释放入细胞质中。释放后转运子构象变化再循环至管腔侧膜。由于钠被转运至细胞内,管腔液中正电位降低负电荷增加,细胞旁 Cl^- 重吸收增加和近端小管细胞 K^+ 分泌(由 K^+ 通道,如 KCNE1/KCNQ1 介导)来保持膜电位平衡和 SGLT2 的驱动力。

■ **(二)第二步:基底侧膜转运**

葡萄糖通过管腔膜后,以易化扩散顺浓度梯度由葡萄糖转运体(GLUT)穿过基底外侧膜,再以对流的方式进入管周和毛细血管(图 2-2)。

基底侧膜上转运蛋白 GLUT 包括 GLUT2 和 GLUT1,GLUT2 位于 S1/S2 节段,少量表达于 S3 段,与葡萄糖的亲和力低,为单向转运葡萄糖的转运体(从基底侧膜转运葡萄糖出细胞),当其基因突变时,可导致 Fanconi-Bickel 综合征[3],表现为糖尿、磷尿、氨基酸尿、蛋白尿

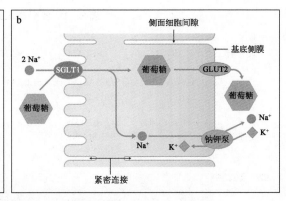

图2-2·近曲小管葡萄糖重吸收和转运示意图[1]

和高尿酸血症;GLUT1 沿近端小管全段表达,但最强表达在远端小管节段的基底外侧膜上,为双向葡萄糖转运体,主要负责 S3 节段的细胞葡萄糖转运,与葡萄糖亲和力高。另外,集合管节段分布的 GLUT1,与该段细胞具有糖酵解活性相关,能通过基底外侧 GLUT1 从血液中吸收葡萄糖作为能量供应的概念是一致的。

GLUT 蛋白家族属于膜蛋白的主要协同转运蛋白超家族(major facilitator superfamily, MFS),由 SLC2A 家族基因编码,目前人体有 14 个该家族成员,分布于人体各个组织器官,肾脏表达的有 GLUT1、GLUT2、GLUT5、GLUT9、GLUT10,具体负责的糖类转运见表 2-2。

表2-2 各型 GLUT 组织分布及功能

项　目	GLUT1	GLUT2	GLUT5	GLUT9	GLUT10
基因定位	*SLC2A1* 1p34.2	*SLC2A2* 3q26.1 - q26.2	*SLC2A5* 1p36.2	*SLC2A9* 4p16 - p15.3	*SLC2A10* 20q13.1
分子大小	492aa 55 kDa	524aa 58 kDa	501aa 43 kDa	GLUT9a 540aa GLUT9b 512aa	541aa 57kDa
转运糖类	葡萄糖	葡萄糖、果糖、半乳糖、甘露糖、葡萄糖胺	果糖	葡萄糖、果糖、尿酸	D - 葡萄糖、半乳糖
特点	全段,主要 S3 节段,高亲和力	S1/ S2,少量S3远曲小管 低亲和力	S1/ S2,远曲小管 低亲和力		
组织定位	全身广泛表达,脑、肝、红细胞、肾等	肝细胞、肠、胰腺细胞、少量神经元细胞、星形胶质细胞、肾脏	空肠、肾(位于 S3段,重吸收果糖入血)、脂肪、骨骼肌、脑	GLUT9a:肝、肾、肠、白细胞和软骨细胞 GLUT9b:肝肾	肝脏和胰腺,心脏、肺、脑、骨骼肌、胎盘和肾脏的低水平
缺陷导致疾病	GLUT1 缺乏症,神经系统异常为主:癫痫发作和发育迟缓、继发性小头畸形、肌张力减退、共济失调和肌张力障碍	Fanconi-Bickel综合征,表现糖尿、磷尿、氨基酸尿、蛋白尿和高尿酸血症			

肾脏除了重新吸收大量过滤过的葡萄糖,还产生新的葡萄糖,即糖异生,位于整个近端小管。健康成人肾脏每天能产生 15～55 g 葡萄糖,尤其是在禁食状态下,肾糖异生与肝脏糖异生类似,发生于餐后 12～16 小时。肾糖异生主要以乳酸为底物,其次是谷氨酰胺、甘油和丙氨酸,代谢性酸中毒引起的糖异生主要以谷氨酰胺为底物。近端小管从各种前体中产生葡萄糖-6-磷酸。葡萄糖-6-磷酸酶随后生成游离葡萄糖,游离葡萄糖通过 GLUT2 穿过基底外侧膜离开细胞。该段糖异生的调控因素包括:肾上腺素刺激肾糖异生,胰岛素抑制肾糖异生;与肝脏不同,胰高血糖素不是肾糖异生的调节因子[4,5]。

● 肾葡萄糖转运体异常导致的疾病

1. SGLT2 异常·编码 SGLT2 的基因异常,可导致家族性肾性糖尿,为常染色体隐性遗传的罕见良性的肾病糖尿,临床表现为孤立性糖尿[1～150 g/(1.73 m² · d)],60％的患者有 SGLT2 的纯合突变(包括错义突变、无义突变、框移突变、剪接位点突变和缺失突变),过早终止突变的患者(如 V347X)有严重的糖尿[6]。

2. SGLT1 异常·编码 SGLT1 的基因异常,可致葡萄糖-半乳糖吸收不良[6],为罕见的常染色体隐性疾病,临床表现为肠葡萄糖和半乳糖吸收不良,患者有轻度肾性糖尿。新生儿期表现为母乳性腹泻,SGLT1 突变(纯合和复合杂合的错义、无意义、框移、剪接位点和缺失突变)导致 SGLT1 从内质网到刷缘膜的缺陷,以去除乳糖、葡萄糖和半乳糖饮食为主要治疗方法。

3. GLUT2 异常·编码 GLUT2 的基因异常,导致 Fanconi-Bickel 综合征[3],为一种致命的、罕见的常染色体隐性遗传病。临床特点为肝大和糖尿,24 小时尿糖可达 40～150 g/(1.73 m² · d)。

二、蛋白质重吸收

对蛋白质具有重吸收或加工处理的肾小管为近曲小管,因此本节重点讨论近曲小管对蛋白质的加工处理。

根据尿中蛋白质分子量的大小,可以分为低分子蛋白质(<30 kDa,LMWP)和中大分子蛋白质(30～150 kDa,HMWP)。正常肾小管液中含有较多的经过肾小球滤过的低分子蛋白质和少量中大分子蛋白质,经过肾小管尤其是近曲小管的重吸收和处理后,形成终尿,即在正常生理情况下,24 小时尿蛋白排出量低于 0.15 g;当肾小管重吸收功能异常,或者肾小球滤过屏障异常,或者循环中合成大量的异常蛋白质(如骨髓瘤时),尿液中可以出现蛋白质,临床上表现为蛋白尿。迄今为止,蛋白尿在肾小管区域的加工和处理并未完全阐明。目前认为,机体针对不同分子量的蛋白质具有不同的处理方式。两者均通过受体介导网格蛋白依赖的方式内吞进入肾小管上皮细胞,低分子蛋白质主要通过溶酶体降解途径回收,中大分子蛋白质则仅少部分通过与 FcRN 结合后原型从基底侧膜回收入血,大部分经溶酶体降解后其片段再次分泌进入尿液排出。大量蛋白尿时,由于大量蛋白质经过近曲小管,可能超过了多配体受体的运载能力,大部分以原型从尿液中排出[7,8]。

■ （一）受体介导的内吞作用

受体介导的蛋白质（配体）内吞作用，包括多配体受体与配体的结合，网格蛋白依赖的顶端膜内凹，形成各级转运内体，运送至溶酶体，受体与配体分离，受体再次循环至顶端膜表面。这一过程中，多配体受体处于核心环节。

近曲小管上皮细胞顶端刷状缘为近曲小管上具有强大吸收功能的部位，多配体受体表达于此，包括 megalin、cubilin 和 aminoless，负责结合小管液中的多种蛋白质（配体）进一步加工处理，减少其经过尿液丢失。其中 megalin，也称为低密度脂蛋白相关蛋白 2（LRP2）或 gp330，由 Kerjaschki 和 Farquhar 于 1982 年最早发现，是第一个被鉴定的具有重吸收小管液中蛋白质的分子，主要大量表达于近曲小管 S1 段，S2 和 S3 少量表达，另外在足细胞亦有表达，为 Heymann 肾炎的主要抗原。Megalin 属于低密度脂蛋白（LDL）受体家族成员，该家族成员分子结构分为三部分，LA 部分为配体结合区，EG（EGF 样组件）和 LY（包含 YWTD 的重复序列）与配体释放有关。其蛋白质颗粒被通过 LA 结合形成受体-配体复合物在细胞网格蛋白包覆的凹坑内进入细胞，随后该复合物被送到核内体，其内的低 pH 环境中有利于复合物发生解离，然后受体返回到细胞表面，这一过程称为受体回收。该家族主要位于细胞膜上，与胆固醇等脂质分子结合，以便进一步转运和加工。Megalin 也可以与 ApoE、脂蛋白脂酶等结合[7-10]。糖基化的 megalin 分子量约为 600 kDa，分子结构由三部分组成：细胞外 36 个富含半胱氨酸的补体型基序组成 4 个结合结构域，用于配体结合；16 个生长因子重复，被 8 个 YWTD 区域分隔，此部分与 pH 介导的配体释放有关；1 个表皮生长因子样重复。Megalin 作为刷状缘上接收蛋白质的受体，有一个跨膜区和由 209 个氨基酸组成的细胞内尾，其中在细胞内尾部含有 2 个能促进细胞内吞进凹陷（pits）的 NPXY 基序，以及一个 NPXY 样基序（NQNY），用于上皮细胞顶端分拣受体[9]。

Megalin 的生物合成和运输需要伴侣分子受体相关蛋白（RAP）的陪伴，可防止 megalin 与配体过早结合，RAP 伴随着 megalin 到胞质膜，进入酸性环境后，两者解离。

近曲小管中溶酶体是重要的降解各种物质的部位，其中需要源源不断地供应各种水解酶以维持其功能，megalin 可通过从近曲小管管腔摄取水解酶（组织蛋白酶）并持续提供给近曲小管内的溶酶体，megalin 缺乏的小鼠近曲小管内表现组织蛋白酶减少[8-10]。

目前已确定的 megalin 配体超过 50 种，其中包括维生素结合蛋白、酶、酶抑制剂、激素、药物、脂蛋白、钙、白蛋白、血红蛋白、肌红蛋白、受体相关蛋白（RAP）等，其中维生素结合蛋白、白蛋白、免疫球蛋白轻链、肌红蛋白和血红蛋白为 megalin 和 cubilin 共同的配体。Megalin 除了可以单独结合部分配体，还需要和 cubilin 协同作用来结合配体。

Cubilin 也是位于近曲小管上皮细胞顶端膜上的受体蛋白，分子量为 460 kDa，能够与内因子-维生素 B_{12} 复合物结合，也称为内因子 B_{12} 受体。由三部分结构组成：27 个 CUB 结构域[补体 C1r/C1s，Uegf（EGF 相关的海胆蛋白，epidermal growth factor-related sea urchin protein）和骨形成蛋白 1（BMP1）]；8 个表皮生长因子样重复；N 端由 110 个氨基酸组成的链，其中 CUB 结构决定了配体的结合，12 - 17，22 - 27 的 CUB 结构域和 CUB 的 N 端还参与了膜锚定,由于 Cubilin 缺乏跨膜区,必须借助 megalin 的协助才能完成其功能。

目前已确定的 cubilin 配体超过 14 种,其中转铁蛋白、内因子 B_{12} 受体、载脂蛋白 A1(apo A1)为纯的 cubilin 配体。

Cubilin 还与无羊膜蛋白(amnionless,AMN)相互作用,AMN 是一种跨膜蛋白,与 megalin 相似,含有直接内化的细胞质 NPXY 基序。AMN 有 5 个不同分子,大小为 38~50 kDa,由 70 个氨基酸(富含半胱氨酸)组成的 N 端结构域,1 个跨膜区,1 个细胞质内尾(含有 NPXY 基序),通过与 cubilin 结构域中的 EGF 样重复作用。

AMN 有助于 cubilin 转运到近曲小管上皮顶端表面,AMN 敲除小鼠 cubilin 无法循环至细胞膜,被滞留在近曲小管细胞中[11]。编码 AMN 或 Cubilin 基因突变可导致 Imerslund-Grasbeck 综合征,也称维生素 B_{12} 选择性吸收障碍综合征[12]。Cubilin 与 megalin 和 AMN 同时结合,但具体机制及作用方式并未完全阐明。

近年来,研究发现新生儿 IgG 的 Fc 受体,也称为人类组织相容性复合体(MHC)相关受体。Fc(FcRN)也参与了 IgG 和白蛋白从超滤液中回收[13]。FcRN 为异二聚体结构,由一个 MHC Ⅰ 类样 α 链及一个 $β_2$ 微球蛋白亚基共同构成,在酸性环境中与免疫球蛋白和白蛋白再结合,FcRN 在其他非肾脏组织也具有结合和回收 IgG 和白蛋白的作用。与 FcRN 结合的蛋白质可以避免被降解,以原型再次循环到细胞表面或入血,由于细胞表面 pH 的增加,与 FcRN 结合力降低,解离。FcRN 敲除小鼠的血清白蛋白水平只有正常小鼠的一半,可能是由缺乏 FcRN 结合,白蛋白进入降解路径增强所致。

FcRN 在肾小球足细胞和肾近端小管中大量表达。表达于足细胞表面的 FcRN,可清除上皮下基底膜区的白蛋白和免疫球蛋白,避免滤过屏障被白蛋白和 IgG 堵塞[13]。在近曲小管中,FcRN 与酸化的内吞小体中从 megalin/cubilin 分离的可溶性白蛋白结合,并通过胞吞作用将其传送到基底外侧表面,再进入血循环。但是具体这一途径回收的白蛋白或免疫球蛋白占白蛋白整

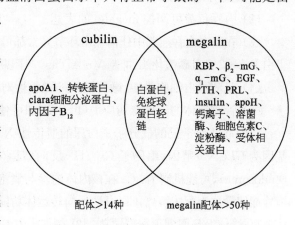

图 2-3·体内 cubilin 和 megalin 的配体

个代谢的比重有多少尚无定论,研究者认为此途径并非主要途径,而仅仅在于多余的白蛋白及免疫球蛋白回收的补充途径(图 2-3)。

(二)尿白蛋白的处理

正常人体每日尿白蛋白排泄量小于 30 mg。血浆白蛋白在尿液中的排泄依赖于肾小球滤过和肾小管再吸收。根据肾小球白蛋白筛选系数,人体大约每天有 4.05 g 的白蛋白从肾小球毛细血管进入肾鲍曼氏囊腔,进入小管液中,被近曲小管尤其是 S1 段回收,终尿中不出现白蛋白。

已知人白蛋白分子量为 66 kDa,由 585 个氨基酸组成,为带负电荷的球状蛋白,啮齿类动

物白蛋白半衰期为 35～39 小时,而人类的可达 19 天。目前普遍的观点认为,尿液中出现白蛋白反映了肾小球滤过屏障的异常或者肾小管重吸收异常,是肾损伤的标志。近年的研究表明,近曲小管,尤其是 S1 段,具有有利和高效的重吸收和转胞吞、代谢白蛋白的机制。

近曲小管重吸收白蛋白的机制尚未完全阐明。目前认为可能有三种模式低亲和力、高亲和力摄取和液相运输。体外及动物研究结果认为,megalin 可能负责低亲和力的白蛋白摄取,即小管液中大量白蛋白存在时发挥功能,将其敲除后可影响大量蛋白尿时的白蛋白回收;cubilin 和 AMN 负责高亲和力白蛋白的结合和重吸收,即负责正常生理水平时小管液中白蛋白的摄取和重吸收;而接头蛋白 Dab - 2 敲除后低亲和力和高亲和力结合都受影响[14]。来自人不同肾病水平的蛋白尿研究结果显示,人近曲小管刷状边缘和细胞质小泡中均有 megalin 和 cubilin 的表达。表现为微量白蛋白尿的 IgA 肾病和薄基底膜肾病患者近端小管的 megalin 含量显著升高,而大量蛋白尿或肾病范围蛋白尿患者的 megalin 含量无变化。所有患者的 cubilin 表达均显著增高[9]。

● 调控因素

近曲小管对蛋白质的加工处理由于并未完全阐明,调控因素也有待进一步研究。

(1) 近曲小管上皮细胞顶端内吞作用具有极大的延展性和可塑性,各种急慢性刺激能增加或降低其内吞能力。

(2) 内吞负荷可调控 megalin 的表达。

(3) 在整个内吞通路中任何一个环节异常都可以影响内吞作用(megalin、cubilin、AMN、接头蛋白 Dab - 2 及其磷酸化酶、抑制 V - ATPase 可阻断白蛋白从早期核内体传递到晚期核内体等)。

(4) 肌动蛋白细胞骨架、微管网络的完整性对于细胞内吞非常重要。

(5) 管腔液体的流体剪切应力(FSS)增加可使内吞增加数倍。

以引起儿童常见的低分子蛋白尿的遗传性 X 连锁隐性遗传的 Dent 病 1 型为例[15],致病基因为 *CLCN5* 基因,编码了 Cl^-/H^+ 反向转运体,定位于近曲小管上皮细胞的早期核内体(endosome),可能机制为:① 在核内体内参与囊泡酸化和受体回收;核内体内需要低的 pH 环境才能使受体与配体解离,Cl^-/H^+ 反向转运体功能异常可能影响了这一过程,使受体与配体无法解离;受体循环回到顶端膜异常。② 在胞质中参与肌动蛋白细胞骨架运动、megalin-cubilin 受体内吞复合物的组装、稳定和拆卸等过程。CLCN5 的 C 末端可与肌动蛋白解聚蛋白 cofilin 结合,当新生核内体形成时,CLCN5 吸收 cofilin 使肌动蛋白细胞骨架解聚,从而允许核内体进入细胞质。*CLCN5* 基因异常导致其功能受损,使得回收低分子量蛋白质的过程受损,从尿液中排出。

三、氨基酸

肾近曲小管对氨基酸的代谢主要包括[16-18]:① 人体每天会有约 50 g 的氨基酸从肾小球滤过,几乎 100% 经肾小管重吸收回收,氨基酸是蛋白质合成的主要组成元件,对所有有机体的代谢是必不可少的,氨基酸还作为能量代谢的底物,参与能量生成、合成其他神经递质;肾脏回收必需氨基酸用于机体稳态的维持。② 通过谷氨酰胺产氨,调控酸碱平衡;近曲小管远端(S3)基底外侧摄取谷氨酰胺,这是产氨所必需的。③ 利用瓜氨酸合成精氨酸;另外,一些氨基酸,如甘氨酸和组氨酸及非蛋白原性氨基酸、牛磺酸,不能从尿液中完全回收。本节主要介绍其重吸收功能。

氨基酸的氨基和羧基为亲水性,要通过脂质双层组成的细胞膜,需要不同的载体帮助才能通过。肾近曲小管上皮细胞的顶端侧和基底侧膜均分布了不同的载体,用于转运溶质。与糖的重吸收转运体分布类似,在近曲小管载体分布由近及远,其亲和力逐渐增加,转运能力逐渐降低,即低亲和力的载体如 B^0AT1(SLC6A19)、PEPT1(SLC15A1)位于 S1、S2 节段,高亲和力载体如 B^0AT3(SLC6A18)、PEPT2(SLC15A2)位于 S3 段。

为了更好地理解本节的内容,需要了解氨基酸的分类。根据体内氨基酸侧链基团的极性,可分为极性和非极性氨基酸,极性氨基酸中根据其带电荷情况分为碱性、中性和酸性氨基酸,如下所示。

1. 非极性氨基酸(疏水氨基酸)9 种 · 丙氨酸(Ala)、缬氨酸(Val)、亮氨酸(Leu)、异亮氨酸(Ile)、脯氨酸(Pro)、苯丙氨酸(Phe)、色氨酸(Trp)、蛋氨酸(Met)、甘氨酸(Gly)。

2. 极性氨基酸(亲水氨基酸)

(1) 极性不带电荷:6 种,酪氨酸(Tyr)、丝氨酸(Ser)、苏氨酸(Thr)、半胱氨酸(Cys)、天冬酰胺(Asn)、谷氨酰胺(Gln)。

(2) 极性带正电荷的氨基酸(碱性氨基酸):3 种,赖氨酸(Lys)、精氨酸(Arg)和组氨酸(His)。

(3) 极性带负电荷的氨基酸(酸性氨基酸):2 种,天冬氨酸(Asp)和谷氨酸(Glu)。

体内氨基酸转运系统命名规则[16]:"转运系统"以与最初描述的主要/氨基酸底物相对应的字母命名,如系统 A(L-丙氨酸)、N(L-天冬酰胺)、L(L-亮氨酸)和 ASC(L-丙氨酸、L-丝氨酸和 L-半胱氨酸)。根据转运过程是否为 Na^+ 依赖系统(除了系统 L 和 T),用大写字母表示钠离子依赖的转运,Na^+ 不依赖的转运系统用小写字母表示(如 $b^{0,+}$)。根据被转运的氨基酸的带电性,用 0、正号(+)、负号(-)分别表示不带电的中性氨基酸、碱性氨基酸和酸性氨基酸(如 y^+L 体系和 X^-AG 体系)分别识别的运输。如果转运多种氨基酸,表示底物广泛,用 B或 b 表示,小管液中氨基酸的重吸收过程类似于葡萄糖的重吸收,分为顶端膜的转运进入近曲小管上皮细胞和基底侧膜上氨基酸转运体转运出细胞,首先了解各类转运体(表 2-3)。

■ (一)顶端膜上各类转运体

1. 中性氨基酸转运体

(1) B^0AT1(SLC6A19):中性氨基酸占血浆游离氨基酸的 80%,由顶端膜上的 B^0AT1 转运体(SLC6A19)运输,是主要的中性氨基酸管腔转运蛋白,属于 SLC6 家族成员 19,负责其在近端小管中的重吸收,具有广泛底物选择性,为 Na^+-中性氨基酸同向转运体,主要表达于肠黏膜和肾近曲小管的刷状缘。人类编码 B^0AT1 的基因异常可导致 Hartnup 障碍[19],这是一种常染色体隐性遗传疾病,以中性氨基酸尿丢失为特征,部分伴有透明样光敏皮疹、小脑共济

表2-3 顶端膜和基底侧膜上各类氨基酸的转运系统

分　类	顶端膜	基底侧膜
中性氨基酸载体	B^0AT1、B^0AT3	LAT2-4F、TAT1（SLC16A10）、SNAT3、LAT4（SLC43A2）、Asc1（SLC7A10）
阴离子	EAAC1/EAAT3	AGT1（SLC7A13）
中性+阳离子	$B^{0,+}$-rBAT	y^+LAT1-4F2
牛磺酸		TAUT（SLC6A6）
肽类（二肽、三肽）	PEPT1、PEPT2	

失调和（或）其他中枢神经系统表现。烟酸治疗可改善皮肤和中枢神经系统症状，因此认为由肠道对 L-色氨酸的吸收缺陷导致内源性烟酸缺乏。

在顶端膜上 B^0AT1 以电化学 Na^+ 梯度为动力，1 个中性氨基酸共转运一个 Na^+，在近曲小管 S1 段，具有低亲和力、大容量的转运特点。B^0AT1 mRNA 在肾近端小管和小肠高表达。小鼠和人类的 B^0AT1 蛋白需要与辅助蛋白协助并与 B^0AT1 表达相关。在肠道中，B^0AT1 与辅助蛋白血管紧张素转换酶2（ACE2）相互作用；而在肾脏中，虽然 ACE2 有一定的表达，但 B^0AT1 只与辅助蛋白 collectrin（TMEM27）相互作用，该蛋白在小肠中不表达。TMEM27 是一种 Ⅰ 型跨膜蛋白，可调节 B^0AT1 表达，collectrin null 小鼠（TMEM27-/y）肾脏中缺乏 B^0AT1 表达，而肠道中 B^0AT1 表达正常。此外，TMEM27 基因敲除的动物表现出大量的中性氨基酸尿，而没有糖尿或磷尿，这与 TMEM27 是肾脏特异性的专性 B^0AT1 相互作用蛋白一致[16,20]。

（2）B^0AT3（SLC6A18）：是与 B^0AT1 在结构和功能上均高度相关，但在近曲小管 S2 段和 S3 段后期表达最高，具有高亲和力、低容量的转运特点，可转运剩余的未被 S1 段重吸收的和（或）通过细胞旁途径重新进入管腔的残余中性氨基酸。人类的 *SLC6A18* 基因与 *SLC6A19* 基因定位在染色体 5p15 上，这两种蛋白产物有约 50% 相同。敲除 *SLC6A18* 的小鼠，对其他氨基酸转运蛋白的表达变化无影响，但可出现广泛的中性氨基酸尿症（特别是甘氨酸、谷氨酰胺、丙氨酸和蛋氨酸）[21]。与 B^0AT1 一样，B^0AT3 的肾脏表达需要辅助蛋白 TMEM27 的存在，B^0AT1 TMEM27-/y 动物在肾近端小管中不表达 B^0AT3[22]。

2. 亚胺和小的中性氨基酸

（1）SIT1（SLC6A20）：是一种共转运体，共转运 Na^+ 和 Cl^- 及亚氨基[L-脯氨酸、α-甲胺基-异丁酸（MeAIB）]、甲基脯氨酸、羟脯氨酸等，SIT-1 mRNA 在小肠、肾脏、肺、脾、睾丸和大脑中高表达，在肾脏，该蛋白被证明定位于整个近曲小管刷缘膜[23]。具有高亲和力（μmol范围）。SIT1 与辅助蛋白 TMEM27 相互作用，而 TMEM27-/y 动物肾脏中，SIT1 的表达显著降低[22]。

（2）PAT1（SLC36A1）和 PAT2（SLC36A2）：为 H^+ 依赖的小中性氨基酸或亚胺酸的转运体，底物包括 L-和 D-脯氨酸、羟脯氨酸、甘氨酸、肌氨酸、L-和 D-丙氨酸、D-丝氨酸、D-半胱氨酸、甜菜碱、MeAIB 和 GABA。

两者存在以下区别：① 表达组织不同,PAT1 mRNA 在小肠、结肠、肾脏和大脑中高表达,而 PAT2 在肺、心脏、肾脏、睾丸、肌肉和脾脏中表达;② 对底物有优先次序,PAT1 优先甘氨酸、脯氨酸和丙氨酸,亲和力低,最大速度相似,PAT2 转运甘氨酸速度最大,高亲和力;③ 对酸碱性环境有不同的活性,在酸性 pH 条件下,PAT1 活性增加,而 PAT2 对 pH 的依赖性较弱,在中性和碱性 pH 下比 PAT1 更活跃;④ 人类肾脏 PAT2 蛋白定位于 S1 段刷状缘,而 PAT1 蛋白在近曲小管细胞内[16,18,24]。

B⁰AT1、B⁰AT3、PAT2、SIT-1 共同负责肾近端小管中脯氨酸和甘氨酸的重吸收,这四个基因的突变都与亚氨基尿有关[24]。

3. 阳离子氨基酸和 L-胱氨酸·$B^{0,+}$AT(SLC7A9)和辅助蛋白 rBAT(SLC3A1)共价连接,形成 $B^{0,+}$AT-rBAT,通常称为异二聚体的氨基酸转运体。主要负责中性和双碱性阳离子氨基酸的转运[17,25]。$B^{0,+}$-rBAT 是一种高亲和力的逆向转运子,将大中性(特别是胱氨酸)转运到小管腔,二碱性的(精氨酸、赖氨酸和鸟氨酸)氨基酸转运至细胞内。

辅助蛋白 rBAT 可以调控 $B^{0,+}$AT 的顶端胞质膜表达,缺乏 rBAT 的时候 $B^{0,+}$AT 会滞留在细胞内,无法循环至胞质膜。这两个亚基分别在肾和肠近端小管刷缘膜或小肠肠上皮细胞上表达,rBAT 迄今唯一已知的 $B^{0,+}$AT 辅助蛋白,但两者沿近端小管的表达呈现不同趋势,即 rBAT 从 S1 到 S3 表达增加,而 $B^{0,+}$AT 在 S1 是最大的,在 S3 表达减少。两者异常可导致胱氨酸尿症或(和)胱氨酸结石[26]。

4. 阴离子氨基酸·EAAT3/EAAC1(SLC1A1)是一种高亲和性的阴离子氨基酸转运体[27],已知阴离子氨基酸共有两种,即 L-谷氨酸、L-或 D-天冬氨酸。1 分子阴离子氨基酸与 3 个 Na^+、1 个 H^+ 离子转入细胞内,同时逆向转运 K^+ 出细胞,EAAT3 是在近端小管细胞的顶膜中检测到的唯一的阴离子氨基酸转运体,其在近端小管细胞的后段(S2、S3>S1)中高表达。远曲小管、回肠肠上皮细胞、各种亚型神经元、肠、肝、心和胎盘中也有表达,在正常情况下,EAAT3 蛋白分布在细胞膜和细胞质储存区间内。EAAT3 的顶端胞质膜表达为其活性形式,调控因子如蛋白激酶 C、血清和糖皮质激素诱导激酶(SGK1)和磷酸肌醇依赖性激酶(PDK1)会增加 EAAT3 的表面表达。然而,磷脂酰肌醇 3 激酶(PI3K)的抑制,或与谷氨酸转运相关蛋白(GTRAP3-18)的直接相互作用,降低了质膜 EAAT3 的表达。GTRAP3-18 是 EAAT3 的变构负调制器,它与转运蛋白的羧基端相互作用,使其滞留在内质网。基因敲除小鼠出现二羧基性氨基酸尿[28],L-谷氨酸和天冬氨酸尿排泄升高了 1 400 倍和 10 倍,说明 EAAT3 在阴离子氨基酸肾脏重吸收中的重要作用。

5. 二肽/三肽、药物转运·肽转运蛋白家族成员 PEPT1(SLC15A1)和 PEPT2(SLC15A2):利用 H^+ 梯度作为驱动,将蛋白降解的小肽产物重吸收[29]。PEPT1 和 PEPT2 对由 20 个氨基酸组成的二肽和三肽具有广泛的底物选择性。其中 PEPT1 是一种在小肠、肾脏、肝外胆道和大脑中表达的低亲和力(mmol 范围)高容量转运蛋白;PEPT2 在肾脏、大脑、肺、眼睛和乳腺中表达的运输底物具有高亲和力(μmol 范围)和低容量转运子[29]。在近端顶端膜上,低亲和力的 PEPT1 在早期(S1)高表达,而高亲和力的 PEPT2 在后期近端小管段高表达(S2 和 S3)[19,29],高亲和力 PEPT2 负责大部分小肽的肾重吸收。除了寡肽,PEPT 已显示运输许多其他化合物,包括药物,如 β 内酰胺酶类抗生素(头孢菌素和青霉素)、ACEI 类、核苷类抗病毒药物。二肽或三肽进入细胞后降解为单个氨基酸,经基底侧膜吸收入管周间隙。

■ (二)基底侧膜氨基酸转运子

1. 中性氨基酸

(1) LAT2(SLC7A8)与其辅助蛋白 4F2hc(SLC3A2)家族蛋白形成异二聚氨基酸转运体[18,30],负责基底侧膜中性氨基酸的转运。LAT2 定位于肾近端小管基底外侧膜、小肠、大脑、肌肉、肺、膀胱和胰腺中高表达,近端小管上皮中表达最高的是早期节段(S1~S2),目前尚未发现人类该基因突变导致的疾病。

(2) TAT1(SLC16A10)是一种 T 型芳香氨基酸转运体(苯丙氨酸、酪氨酸),根据同源性归属于 SLC16 单羧酸转运体基因家族。它在肾脏、小肠、结肠、肝脏、胃、心肌和睾丸中高度表达。它位于小肠和肾脏上皮细胞的基底外侧膜,在早期的 S1 和 S2 近端小管段最高。TAT1 转运体是芳香族氨基酸、L-多巴和碘甲状腺激素的低亲和易化扩散途径(对称单向转运)[31]。

(3) LAT4(SLC43A2)是一种通过低亲和力、扩散途径单向转运支链氨基酸、L-蛋氨酸和苯丙氨酸的转运体[32]。LAT4 在胎盘、肾脏和外周血白细胞中表达最高,在脾脏、骨骼肌和心脏中表达较低,肾脏近曲小管、髓祥升支粗段、远端小管和集合管中表达,表达及功能不需要辅助蛋白的协助。

(4) SNAT3 也被称为 SN1(SLC38A3)是一个 Na^+ 和 H^+ 依赖的谷氨酰胺转运体,定位于近端小管基底外侧膜(S3)[33]。Na^+ 与氨基酸同向转运出细胞,H^+ 反向转运进入细胞,它也在大脑、视网膜、肝脏、肾脏、胰腺和脂肪组织中表达。pH 影响了 SNAT3 的转运活性,谷氨酰胺和 H^+ 浓度的变化可以使转运方向逆转。代谢性酸中毒时,SNAT3 的表达增加。

2. 阳离子氨基酸 · y^+LAT1 和 4F2hc(SLC7A7 - SLC3A2)形成一种异二聚氨基酸转运体[34],在正常生理条件下,其作用是排出二碱性氨基酸、交换中性氨基酸和 Na^+ 的摄取进入细胞。y^+LAT1 在小肠、肾脏、肺和白细胞中高表达,而其辅助蛋白 4F2hc 则广泛表达。在肾脏中,y^+LAT1 定位于肾近端小管早期段(S1>S2>S3),排出由 $B^{0,+}$ - rBAT 顶端膜吸收的阳离子氨基酸。

3. 阴离子氨基酸 · AGT1(SLC7A13)是一种异二聚氨基酸转运体[35],其辅助蛋白尚未被鉴定。AGT 在肾中表达,而在肠中不表达。在肾脏 AGT 位于近端直小管、外髓质和远端小管的基底外侧膜,这种分布可与顶端谷氨酸转运蛋白 EAAT3 的分布相当。AGT1 可能构成肾脏阴离子氨基酸的净流出途径。AGT 是一种阴离子型氨基酸转运体,但具体转运机制不明。

4. 肾远端部分的氨基酸和寡肽转运体 · 只有低浓度的氨基酸逃过近端小管的重吸收,到达亨利环和远端肾元段。在已知的氨基酸转运蛋白中,只有阴离子氨基酸转运蛋白 EAAT3(管腔侧)和 AGT1(基底外侧)在远端肾元节段被检测到。此外,除了牛磺酸摄取,微穿刺和微注射在近端小管以外的肾元深处未能检测到任何显著的氨基酸重吸收活性。

Asc1(SLC7A10)对小的中性氨基酸(Gly、Ala、Ser、Cys 和 Thr)形成一种不依赖 Na^+ 的异二聚体高亲和力(Km～10～30 mol/L),对大的中性氨基酸形成较低的亲和力(Km～100～200 mol/L)[36]。正如预期的交换器,存在的细胞外氨基酸强烈增加 Asc1 流出;然而,也许它的转运并不仅仅是作为反转运体,因为在没有传递刺激的情况下出现了显著的外排。在中枢神经系统,认为 Asc1 是 D-丝氨酸的主要转运体,Asc1 mRNA 在脑、肺、肾和肠中表达。在肾脏中,Asc1 位于 Henle 环、远端小管和集合管,提示 Asc1 可能在提供内源性细胞代谢的氨基酸方面发挥重要作用。

TAUT(SLC6A6):以非蛋白原性氨基酸样物质为底物,同时转运 2 个 Na^+ 和 1 个 Cl^- 入肾小管间质[37]。非蛋白原性氨基酸样物,如牛磺酸(缺乏一个羧基,因此不是"氨基酸")和高亲和力的 α-丙氨酸(肌肽的非蛋白质降解产物)。TAUT 全身广泛表达,在肾、肠、视网膜、脑、肝、肌肉和胎盘。在肾脏外髓质和内髓质均有表达,内髓质集合管的顶端膜上表达。动物研究显示,该基因敲除可影响视网膜变性、髓质渗透压形成异常、低牛磺酸血症等,尚未发现人类的该基因异常导致的疾病。

表 2-4 列举了各种目前已知的氨基酸尿疾病概况,具体介绍可见后续章节。

表2-4 各型氨基酸转运异常导致的氨基酸尿

氨基酸尿	基因	蛋白质	染色体	特点（尿中浓度升高）
胱氨酸尿症 Cystinuria A	SLC3A1	rBAT	2p21	胱氨酸赖氨酸精氨酸鸟氨酸
胱氨酸尿症 Cystinuria B	SLC7A9	$B^{0,+}$ AT	19q13.11	胱氨酸赖氨酸精氨酸鸟氨酸
赖氨酸尿蛋白不耐受症	SLC7A7	y^+ LAT1	14q11.2	赖氨酸精氨酸鸟氨酸
Hartnup 障碍	SLC6A19	B^0 AT1	5p15.33	中性氨基酸
亚氨基甘氨酸尿	SLC6A19 SLC36A2	SIT1 PAT2	3p21.3 5q33.1	脯氨酸、羟基脯氨酸 甘氨酸
二羧基氨基酸尿	SLC1A1	EAAT3/EAAC1	9p24	天门冬氨酸、谷氨酸盐

（高春林　夏正坤）

◆ 参考文献 ◆

［1］Ghezzi C, Loo D D F, Wright E M. Physiology of renal glucose handling via SGLT1, SGLT2 and GLUT2[J]. Diabetologia, 2018, 61(10): 2087-2097.

［2］Szablewski L. Distribution of glucose transporters in renal diseases[J]. J Biomed Sci, 2017, 24(1): 64.

［3］Kehar M, Bijarnia S, Ellard S, et al. Fanconi-Bickel syndrome-mutation in SLC2A2 gene[J]. Indian J Pediatr, 2014, 81(11): 1237-1239.

［4］Volker V. Glucose transporters in the kidney in health and disease[J]. Pflugers Arch, 2020, 6.

［5］Bankir L, Yang B. New insights into urea and glucose handling by the kidney, and the urine concentrating mechanism[J]. Kidney Int, 2012, 81(12): 1179-1198.

［6］Santer R, Calado J. Familial renal glucosuria and SGLT2: from a mendelian trait to a therapeutic target[J]. Clin J Am Soc Nephrol, 2010, 5(1): 133-141.

［7］Christensen E I, Gburek J. Protein reabsorption in renal proximal tubule-function and dysfunction in kidney pathophysiology[J]. Pediatr Nephrol, 2004, 19(7): 714-721.

［ 8 ］ Jia S，Kjell H，Jonas A，et al. Proximal tubular expression patterns of megalin and cubilin in proteinuric nephropathies［J］. Kidney Int Rep，2017，2(4)：721‐732.

［ 9 ］ Nielsen R，Christensen E I. Proteinuria and events beyond the slit［J］. Pediatr Nephrol，2010，25(5)：813‐822.

［10］ H Birn. Renal albumin absorption in physiology and pathology［J］. Kidney Int，2006，69(3)：440‐449.

［11］ Kalantry S，Manning S，Haub O，et al. The amnionless gene，essential for mouse gastrulation，encodes a visceral-endoderm-specific protein with an extracellular cysteine-rich domain［J］. Nat Genet，2001，27(4)：412‐416.

［12］ Choquet P，Levrat V，Pondarre C，et al. Imerslund-Gräsbeck syndrome［J］. Arch Pediatr，2009，16(12)：1559‐1561.

［13］ Sarav M，Wang Y，Hack B K，et al. Renal FcRn reclaims albumin but facilitates elimination of IgG［J］. J Am Soc Nephrol，2009，20(9)：1941‐1952.

［14］ Hosaka K，Takeda T，Iino N，et al. Megalin and nonmuscle myosin heavy chain IIA interact with the adaptor protein Disabled-2 in proximal tubule cells［J］. Kidney Int，2009，75(12)：1308‐1315.

［15］ Franca A，Lisa G，Lada B L，et al. Dent disease：a window into calcium and phosphate transport［J］. J Cell Mol Med，2019，23(11)：7132‐7142.

［16］ Makrides V，Camargo S M，Verrey F. Transport of amino acids in the kidney［J］. Compr Physiol，2014，4(1)：367‐403.

［17］ Palanivel K，Gergely G，Yoshikatsu K，et al. Amino acid transporters revisited：new views in health and disease［J］. Trends Biochem Sci，2018，43(10)：752‐789.

［18］ Verrey F，Singer D，Ramadan T，et al. Kidney amino acid transport［J］. Pflugers Arch，2009，458(1)：53‐60.

［19］ Bröer S. The role of the neutral amino acid transporter B^0AT1 (SLC6A19) in Hartnup disorder and protein nutrition［J］. IUBMB Life，2009，61(6)：591‐599.

［20］ Singer D，Camargo S M. Collectrin and ACE2 in renal and intestinal amino acid transport［J］. Channels (Austin)，2011，5(5)：410‐423.

［21］ Elisa R，Mital H D，Desa B，et al. Luminal kidney and intestine SLC6 amino acid transporters of B^0AT-cluster and their tissue distribution in mus musculus［J］. Am J Physiol Renal Physiol，2006，290(2)：F376‐383.

［22］ Jessica M V，Angelika B，Thuvaraka T，et al. Renal imino acid and glycine transport system ontogeny and involvement in developmental iminoglycinuria［J］. Biochem J，2010，428(3)：397‐407.

［23］ Takanaga H，Mackenzie B，Suzuki Y，et al. Identification of mammalian proline transporter SIT1 (SLC6A20) with characteristics of classical system imino［J］. J Biol Chem，2005，280(10)：8974‐8984.

［24］ Schiöth H B，Roshanbin S，Hägglund M G，et al. Evolutionary origin of amino acid transporter families SLC32，SLC36 and SLC38 and physiological，pathological and therapeutic aspects［J］. Mol Aspects Med，2013，34(2‐3)：571‐585.

［25］ Botzenhart E，Vester U，Schmidt C，et al. Cystinuria in children：distribution and frequencies of mutations in the SLC3A1 and SLC7A9 genes［J］. Kidney Int，2002，62(4)：1136‐1142.

［26］ Sahota A，Tischfield J A，Goldfarb D S，et al. Cystinuria：genetic aspects，mouse models，and a new approach to therapy［J］. Urolithiasis，2019，47(1)：57‐66.

［27］ Bianchi M G，Bardelli D，Chiu M，et al. Changes in the expression of the glutamate transporter EAAT3/EAAC1 in health and disease［J］. Cell Mol Life Sci，2014，71(11)：2001‐2015.

［28］ Matthew E R Butchbach，Liching Lai，Chien-liang Glenn Lin. Molecular cloning，gene structure，expression profile and functional characterization of the mouse glutamate transporter (EAAT3) interacting protein GTRAP3‐18［J］. Gene，2002，292(1‐2)：81‐90.

［29］ Meredith D，Price R A. Molecular modeling of PepT1 — towards a structure［J］. J Membr Biol，2006，213(2)：79‐88.

［30］ Vilches C，Boiadjieva-Knöpfel E，Bodoy S，et al. Cooperation of antiporter LAT2/CD98hc with uniporter TAT1 for renal reabsorption of neutral amino acids［J］. J Am Soc Nephrol，2018，29(6)：1624‐1635.

［31］ Mariotta L，Ramadan T，Singer D，et al. T-type amino acid transporter TAT1 (Slc16a10) is essential for extracellular aromatic amino acid homeostasis control［J］. J Physiol，2012，590(24)：6413‐6424.

［32］ Lara N，Michele G，Mariafrancesca S，et al. Novel insights into the transport mechanism of the human amino acid transporter LAT1 (SLC7A5). Probing critical residues for substrate translocation［J］. Biochim Biophys Acta Gen Subj，2017，1861(4)：727‐736.

［33］ Karinch A M，Lin C M，Meng Q，et al. Glucocorticoids have a role in renal cortical expression of the SNAT3 glutamine transporter during chronic metabolic acidosis［J］. Am J Physiol Renal Physiol，2007，292(1)：F448‐455.

［34］ Toivonen M，Tringham M，Kurko J，et al. Interactions of y^+LAT1 and 4F2hc in the y^+l amino acid transporter complex：consequences of lysinuric protein intolerance-causing mutations［J］. Gen Physiol Biophys，2013，32(4)：479‐488.

［35］ Nagamori S，Wiriyasermkul P，Guarch M E，et al. Novel cystine transporter in renal proximal tubule identified as a missing partner of cystinuria-related plasma membrane protein rBAT/SLC3A1［J］. Proc Natl Acad Sci U S A，2016，113(3)：775‐780.

［36］ Safory H，Neame S，Shulman Y，et al. The alanine-serine-cysteine-1 (Asc-1) transporter controls glycine levels in the brain and is required for glycinergic inhibitory transmission［J］. EMBO Rep，2015，16(5)：590‐598.

［37］ Han X，Patters A B，Jones D P，et al. The taurine transporter：mechanisms of regulation［J］. Acta Physiol (Oxf)，2006，187(1‐2)：61‐73.

第二节 · 肾小管水电解质代谢与调节

除大脑以外,肾脏是机体最复杂的脏器,其复杂性不仅表现在结构方面,同时表现在小管的轴向异质性、细胞的种类和分子等方面。小管的解剖学在有关章节已经有了详细叙述,本节在介绍肾小管水电转运与调节之前,首先简要介绍肾小管物质转运有关的分子,然后按照近端小管、髓袢和远端小管三个部分分别介绍有关物质的转运机制和调节。

一、肾小管水电解质的转运分子

■ (一) $Na^+ - K^+ - ATP$ 酶 ($Na^+ - K^+ - ATPase$)

绝大多数活体细胞胞外的 Na^+ 远高于细胞内,而细胞内的 K^+ 则相反。这种细胞内外的离子浓度差,是由转运子、通道蛋白及泵的运转造成的,而 $Na^+ - K^+ - ATP$ 酶在其中发挥重要作用。这种酶在水解 1 个 ATP 分子的同时,将 3 个 Na^+ 泵入细胞外,并且转运 2 个 K^+ 进入细胞内,从而维持细胞内外 Na^+ 和 K^+ 跨细胞膜的电化学梯度,并为其他通道蛋白和转运子跨细胞转运营养物质、代谢产物和离子提供驱动力。Na^+ 和 K^+ 的跨膜浓度梯度对于细胞体积、胞内 pH 的维持及可兴奋细胞的动作电位也是必需的。

肾小管细胞的 $Na^+ - K^+ - ATP$ 酶属于 P 型 ATP 酶家族,含有催化亚单位 α、辅助亚单位 β 及 γ。α 亚单位由大约 1 000 个氨基酸残基组成,有 10 个跨膜区,分子量约为 110 kDa;其细胞质区含阳离子及 ATP 结合位点及磷酸化位点,而细胞外区含 K^+ 和哇巴因结合位点。α 亚单位有 4 个亚型,由不同基因编码,肾小管细胞的 $Na^+ - K^+ - ATP$ 酶为 α1 型。β 亚单位大约由 300 个氨基酸残基构成,仅有一个跨膜区,分子量为 55 kDa,其胞外区含糖基化位点。β 亚单位有 3 个亚型,由 3 个基因编码。β1 亚型广泛分布于各个器官。以往认为,β 亚单位的主要功能在于辅助 α 亚单位从细胞器到基侧膜的运输、酶的成熟及膜的适当定位,但近年来的一些研究表明,它与主动转运的关系可能更密切,且具有调节功能。γ 亚单位由 53 个氨基酸残基构成,分子量约为 10 kDa,是疏水性的单跨膜蛋白,目前认为,对于 $Na^+ - K^+ - ATP$ 酶的活性来说,γ 亚单位并不是必不可少的。在肾小管细胞,它作为酶的整体,负责调节酶与阳离子的亲和性,但机制尚未完全明确。在肾小管细胞,α、β、γ 亚单位以 1:1:1 的化学计量学形成异三聚体[2]。

肾小管细胞尽管存在显著的轴向异质性(参见第一章第二节),但是几乎每一种细胞的基侧膜均表达 $Na^+ - K^+ - ATP$ 酶。近端小管细胞 $Na^+ - K^+ - ATP$ 酶几乎完全是 α1β1 异二聚体,但有报道,所有 8 种 $Na^+ - K^+ - ATP$ 酶亚型在肾脏均有表达。不同节段小管细胞 $Na^+ - K^+ - ATP$ 酶的表达丰度和活性不同,最高在髓袢升支粗段和远曲小管,近曲和近直小管的酶活性处于中间水平,集合管相对较低,而升支细段的表达量最低。

由于许多转运蛋白和离子通道的活性与表达均涉及钠离子的运动,因此,Na^+-K^+-ATP酶理所当然成为各种调节因子的靶分子。在生理状态下,Na^+-K^+-ATP酶的底物细胞胞内Na^+和胞外K^+的增加均提高Na^+-K^+-ATP酶的活性。一些肽类激素(如甲状旁腺激素和血管加压素)和儿茶酚胺(如肾上腺素和多巴胺),通过G蛋白偶联受体活化腺苷环化酶,细胞内cAMP含量增加,导致cAMP依赖的蛋白激酶A活化,磷酸化酶的α亚单位,增加酶的活性;而血管紧张素及去甲肾上腺素则通过G蛋白偶联受体抑制腺苷环化酶,影响Na^+-K^+-ATP酶的活性。肽类激素和儿茶酚胺类刺激作用的终止则通过磷酸二酯酶和蛋白激酶C对Na^+-K^+-ATP酶α亚单位的去磷酸化完成。胰岛素和一些生长因子如胰岛素样生长因子1、上皮生长因子及血小板源生长因子可以结合具有酪氨酸激酶活性的受体,引起受体自身和底物蛋白的磷酸化,从而调节Na^+-K^+-ATP酶的活性;这些酶活性的终止则与酪氨酸磷酸酶对受体与信号复合物的去磷酸化、受体的丝氨酸苏氨酸残基的磷酸化或活化受体的内饮来完成。类固醇类激素和甲状腺素则通过核受体改变Na^+-K^+-ATP酶mRNA的转录和蛋白合成调节其活性[1,3,4]。

■ (二) $Na^+-K^+-2Cl^-$共转运子

$Na^+-K^+-2Cl^-$共转运子($Na^+-K^+-2Cl^-$ cotransporters,NKCC)包括NKCC1和NKCC2,前者广泛分布于各种组织细胞,主要负责细胞容积的调整及Cl^-的分泌,后者主要分布于肾脏的Henle襻升支粗段小管细胞的管腔膜面,负责NaCl的重吸收。NKCC2由定位于染色体15q15-q21的*SLC12A1*基因编码,由1 200个左右氨基酸残基组成,分子量为121 kDa,中心区含12个跨膜螺旋,由170个氨基酸组成的氨基端及470个氨基酸组成的羧基端均位于胞质内。编码第二跨膜区的外显子4的不同拼接,产生NKCC2A、NKCC2B及NKCC2F亚型,它们的转运特征及细胞定位不同。NKCC2-F转运能力最大,但对Cl^-的亲和力最低(high capacity/lower affinity),它们的最大转运能力依次为NKCC2B<NKCC2A<NKCC2F,而对Cl^-的亲和力则反之。NKCC2F完全表达于髓质升支粗段,NKCC2A既表达于髓质也表达于皮质升支粗段,NKCC2B则表达于皮质升支粗段。致密斑既表达NKCC2B,也表达NKCC2A。低钠饮食将导致升支粗段外髓及皮质NKCC2A的表达减少,而NKCC2B的表达增加,因而引起髓襻升支粗段转运能力的增加。

许多激素及自分泌物质调节NKCC2的活性,研究比较深入的是血管加压素(vasopressin,AVP)。AVP的主要生理学功能在于机体的水自稳,这一作用可以通过对升支粗段NaCl重吸收的调节而达到。AVP在与其V2受体结合以后,激活G蛋白/腺苷环化酶/cAMP/PKA信号瀑布,通过包括管腔膜面NKCC2的磷酸化、新合成的NKCC2管腔膜面的插入(从内质网到高尔基器再到管腔膜面)及蛋白/蛋白的相互作用,增加NKCC2的数量与活性,增加NaCl的重吸收。其他通过cAMP途径调节NKCC2活性的激素包括甲状旁腺激素、降钙素、胰高糖素及β肾上腺能激动剂。与cAMP信号通路对NKCC2的激动相反,一些增加细胞内cGMP含量的激素与自分泌物质则可以抑制NKCC2的活性。心房利钠肽(atrial natriuretic peptides,ANP)与受体结合后,活化鸟苷酸环化酶;内皮素及α肾上腺素能激动剂则可以刺激一氧化氮合成酶，产生一氧化氮，刺激可溶性鸟苷酸环化酶，增加细胞内 cGMP 含量；磷酸二酯酶的去磷酸化及影响膜穿梭等作用，降低 NKCC2 的活性。*SLC12A1* 基因突变引起Ⅰ型 Bartter 综合征[1,2]。

■（三）上皮性 Na+ 通道

上皮性 Na+ 通道（amiloride-sensitive epithelial sodium channel，ENaC）对利尿剂阿米洛利敏感，定位于肾脏的远端小管、肺脏、远端结肠及外分泌腺的导管上皮细胞的管腔膜面。ENaC 是异三聚体复合物，由三种同源亚单位 α、β、γ 组成。SCNN1A 定位于 12p13.31，SCNN1B 和 SCNN1G 则并排定位于 16p12.2，它们都含有 13 个外显子。编码的蛋白含 2 个跨膜区，氨基端及羧基端均位于胞内，而细胞外区的氨基酸序列约占整个分子的 70%。三聚体复合物的胞外区类似于手心握着一个小球的手，手掌与跨膜区之间为手腕，手掌向外延伸，拇指外展，紧挨着手指与指关节。ENaC 三个亚单位的化学计量学尚未完全确定，包括 α、β、γ 三聚体，2α、1β 和 1γ 的四聚体及 α、β、γ 各 2 个的六聚体，而三聚体的次序最可能的是 α、γ、β 顺时针排列。在一些物种包括人类，ENaC 的第四个亚单位称为 δ，但其 mRNA 在肾脏的表达很低，目前还不清楚这一亚单位在肾脏中的具体作用。

ENaC 2 个跨膜区螺旋构成 Na+ 的孔道，这种孔道对 Na+ 及 Li+ 具有高度选择性，对 K+ 的选择性极低，对其他较大的离子则完全不通透。ENaC 是远端小管和集合管跨上皮钠重吸收的限速步骤，在基侧膜面 Na+ - K+ - ATP 酶的运作下，管腔内的 Na+ 通过管腔膜面的 ENaC 进入细胞，偶联于基侧膜面 Na+ 的出胞，矢量的钠跨上皮转运完成。Na+ 的重吸收产生了跨上皮电位，这一电位不仅驱动 Cl- 通过细胞旁途径重吸收，而且促进细胞内钾离子通过管腔膜面的钾通道分泌入小管腔内，还是邻近的闰细胞排泌 H+ 的驱动力。随着 Na+ 和 Cl- 的重吸收，小管腔内的离子浓度降低所形成的跨上皮渗透梯度，使得水可以通过水通道的重吸收。鉴于此，ENaC 活性的调节对整个机体的水电酸碱平衡和血压的调节就显得尤为重要。在诸多调节因素中，盐皮质激素是最重要的。血管紧张素Ⅱ和血钾浓度的增加，使得醛固酮的分泌增加。醛固酮对 ENaC 的作用包括非基因组效应和基因组效应，非基因组效应的机制不明，发生在醛固酮作用后的几分钟到 2 小时。醛固酮的基因组效应在于与其核内受体结合后，不仅可以直接活化 ENaC 的 α 亚单位，而且可以通过一系列的调节蛋白如血清及糖皮质激素诱导的激酶 1（serum and glucocorticoid-induced kinase 1，SGK1）、糖皮质激素诱导的亮氨酸拉链蛋白（glucocorticoid-induced leucine zipper protein，GILZ）、磷脂酰肌醇 3 激酶（phosphati-dylinositol 3′- kinase，PI3K）/雷帕霉素复合物哺乳动物靶（mammalian target of rapamycin complex，mTOR）依赖的激酶，甚至肾型 WNK1 激酶（kidney isoform of 'with-no-lysine' kinase 1），使得主细胞胞内的 ENaC 合成、ENaC 与细胞膜的融合增加，从而增加了 ENaC 的丰度与活性。其他激素如血管加压素、血管紧张素Ⅱ和胰岛素也调节 ENaC 的活性。蛋白溶酶如与 ENaC 共表达的丝氨酸蛋白酶、低的细胞外 pH、小管腔内静水压的增加与层流切变力也活化 ENaC，而内源性的蛋白酶抑制物、细胞外 Na+ 本身及 Cl- 则抑制 ENaC 的活性。常染色体显性遗传病 Liddle 综合征系 ENaC 降解受阻而持续表达，使得 Na+ 重吸收及

K^+ 排出增加[5-9]。

■ （四）K^+ 通道

K^+ 通道广泛存在于动植物细胞，其基本功能是细胞膜电位和细胞容积的维持。肾小管细胞的 K^+ 通道除了负责这些基本功能，还参与调节肾小球血管张力及管球反馈，最重要的是负责 K^+ 的分泌，维持机体的钾自稳。

肾脏维持机体钾自稳在于肾小球的滤过、近端小管钾的重吸收，以及远端小管和集合管对钾的排泄。肾小管细胞钾的重吸收与分泌是通过 K^+ 通道完成的，而 K^+ 在细胞内外的流动所产生的细胞膜内外的电位差，既提供了小管细胞产电转运的驱动力，维持阳离子流入及阴离子流出最大速率时小管细胞时膜电位的稳定，又有助于细胞肿胀后细胞容积的恢复，还是升支粗段管腔膜面 $Na^+ - K^+ - 2Cl^-$ 共转运子和基侧膜面 $Na^+ - K^+ - ATP$ 酶功能的维持所必需的。

根据钾通道的结构与功能，目前按照跨膜区的多少，将 K^+ 通道分为三个主要家族：2 个跨膜区（two transmembrane domain，2TM）、4 个跨膜区及 6 个跨膜区的 K^+ 通道。

2TM K^+ 通道也称为内向整流 K^+ 通道（inward-rectifier K channels，Kirs），它至少包括 16 个家族成员，可以分为强内向整流 K^+ 通道、G 蛋白活化的内向整流 K^+ 通道（G protein-coupled inward rectifier potassium channel，GIRK）及 ATP 敏感的 K^+ 通道。一般说来，强内向整流 K^+ 通道主要分布于可兴奋细胞如肌细胞及神经元，GIRK 主要分布于心肌，而弱内向整流的 ATP 敏感的 K^+ 通道主要分布于上皮及其他细胞。位于小管细胞基侧膜面的 Kir4.1 及 Kir5.1 主要负责 K^+ 重循环，为 $Na^+ - K^+ - ATP$ 酶提供底物，维持细胞膜跨膜电位的，分别由 *KCNJ10*（位于 1q23.2）和 *KCNJ16* 基因编码；位于管腔膜面的肾脏外髓 K^+ 通道（renal outer medullary K^+ channel，ROMK）Kir1.1 主要负责 K^+ 分泌，由 *KCNJ1* 基因编码，该基因位于 11q24.3，其不同拼接产生 *Kir1a*、*Kir1b* 及 *Kir1c* 三种亚型；涉及基侧膜面 K^+ 重循环的内向整流钾通道还包括 Kir2.3 及 Kir7.1 等。这些内向整流钾通道的 α 亚单位形成 4 聚体孔道或异聚体孔道。4TM K^+ 通道负责背景电流的形成，其 α 亚单位形成双孔，故也称为双孔 K^+ 通道。目前认为，它形成功能性二聚体或异二聚体，而不是四聚体。6TM K^+ 通道含 5 个亚家族：电压门 KV 亚家族、KCNQ 亚家族、EAG 亚家族（含 herg 通道）、Ca^{2+} 活化的 Slo 亚家族（实际含 6TM 或 7TM）及 Ca^{2+} 活化的 SK 亚家族。Ca^{2+} 活化的大 K^+ 通道（Ca^{2+} activated big K^+ channels big K，BK）分布广泛，由 α、β 及 γ 亚单位组成。α 亚单位氨基端位于细胞外，羧基端位于细胞内，羧基端含 Ca^{2+} 的高亲和位点，7 个跨膜区中 S0 与 β 亚单位连接，S1～S4 为电压感受部位，S5～S6 形成 K^+ 孔道。α 亚单位由 *KCNMA1*（也称为 KCa1.1/Slo1）基因编码。β 和 γ 单位为辅助亚单位，β 亚单位有 4 个亚型 β1～β4，由 *KCNMB1*～*KCNMB4* 基因编码，γ 亚单位也有 4 个亚型 γ1～4。BK 的最小功能单位是由 α 亚单位和 β 亚单位形成四聚体或异四聚体，分布于小管细胞的管腔膜面，其活性受 Ca^{2+}、膜电位及组成通道的 β 和 γ 亚单位的调节。在产电的转运过程中，此类通道在膜电位的稳定、细胞体积的控制和流量依赖性 K^+ 的分泌中发挥重要功能[10-12]。*KCNJ1* 突变引起 Ⅱ 型 Bartter 综合征（参见第十四章）。

▓ （五）Cl⁻ 通道

到目前为止,能够转运氯离子的通道蛋白至少包括 5 个家族:配基门阴离子通道(ligand gated anion channel)、囊性纤维化跨膜电导调节蛋白氯通道[cystic fibrosis transmembrane conductance regulator（CFTR）chloride channel]、氯离子通道（Chloride channel，ClC）、bestrophins 和 anoctamins。本节所述的 Cl⁻ 通道仅是其中的一个家族。ClC 是一类对 Cl⁻ 和其他阴离子可通透的细胞膜通道蛋白。ClCs 有 9 个成员,分为 3 个亚家族,包括 ClC-1、ClC-2、ClC-Ka/K1、ClC-Kb/K2,ClC-3、ClC-4 及 ClC-5、ClC-6、ClC-7;其中 ClC-1、ClC-2、ClC-Ka/K1 及 ClC-Kb/K2 属于电压门离子通道,其他则属于 Cl⁻/H⁺ 交换子。ClC 尽管可以形成异二聚体,但功能单位是同二聚体。ClC 的进化类似,但运转机制并不相同。ClC 结构复杂,X 线衍射分析表明,每个亚单位由 18 个 α 螺旋及至少 2 个阴离子结合位点组成,其跨膜区少至 1 个,多到 12 个不等。ClC1 完全表达在骨骼肌细胞,主要功能在于稳定细胞膜的静息电位。ClC2 由 $CLCN2$ 基因编码,定位于染色体 3q27.1,广泛分布,对于中枢神经系统细胞的可兴奋性极其重要,且负责上皮细胞阴离子的吸收。ClC3~ClC7 主要定位于细胞的核内体(endosomes),以 2Cl⁻:1H⁺ 的化学计量学反转运 Cl⁻/H⁺ 的,在细胞的内吞与溶酶体的消化中发挥重要作用。肾脏近端小管细胞表达 ClC3、ClC4 及 ClC5,有报道 ClC7 在肾脏也有表达。$CLCN4$ 基因定位于 Xp22.3,至少包含 10 个外显子,$CLCN5$ 基因定位于染色体 Xp11.23~p11.22,由 12 个外显子组成。ClC3 与核内体的酸化和 Cl⁻ 的蓄积有关;ClC4 则与内吞小体的酸化和穿梭有关,有报道 ClC4 可能也表达于溶酶体;ClC5 也少量通道表达于近端小管细胞管腔膜面的刷状缘;ClC6 分布于神经系统,其病理生理学意义尚不完全清楚。目前,除了 ClC5 突变引起 Dent 病 I 型,ClC2、ClC3、ClC4 及 ClC7 突变引起肾脏表型的尚未见报道。

ClC-K 通道表达于肾脏及内耳,在人类,ClC-K 的两个亚型分别为 ClC-NKa 和 ClC-NKb。$ClC-NKa$ 基因定位于染色体 1p32.3,$ClC-NKb$ 基因定位于染色体 1p36.13。在肾脏,ClC-NKa 蛋白表达于髓袢升支细段上皮细胞的管腔膜面和基侧膜面,负责 Cl⁻ 的入胞与出胞,而 ClC-NKb 蛋白表达于升支粗段、远端小管、连接管与集合管闰细胞的基侧膜面,提供 Cl⁻ 的出胞途径,这两种亚型 ClC 的功能完整性均需要 barttin 蛋白。Barttin 蛋白是 ClC-K 通道的辅助蛋白,由 BSND 基因编码,它含有 2 个跨膜螺旋,分别由 9 个和 54 个氨基酸残基构成。$CLCNKb$ 基因突变引起 III 型 Bartter 综合征。IV 型 Bartter 综合征多伴感音性耳聋,IVa 型由 CLC-NKa 及 CLC-NKb β 亚基 Barttin 蛋白的 $BSND$ 基因突变引起;IVb 型则由 CLCNKa 及 CLCNKb 共突变引起[13-18]。

▓ （六）Ca²⁺ 通道

目前来说,Ca²⁺ 通道大致可以分为瞬时受体电位通道(transient receptor potential channel,TRP 通道)、电压门 Ca²⁺ 通道(voltage-gated Ca²⁺ channel)、配基门 Ca²⁺ 通道(ligand-gated ion channel receptor)及钙池调控的 Ca²⁺ 通道(store-operated calcium channel，SOC)几

类。由于钙池调控的 Ca^{2+} 通道不参与肾小管细胞的离子转运,这里就不做介绍了。

哺乳类 TRP 通道超家族有 28 个成员,按照蛋白质的同源性,可以分为 6 个亚家族,即 TRPC(canonical,7 个家族成员)、TRPV(vanilloid,6 个家族成员)、TRPM(melastatin,8 个家族成员)、TRPP(polycystin,3 个家族成员)、TRPA(ankyrin,1 个家族成员)及 TRPML(mucolipin,3 个家族成员)。人 *TRP* 基因外显子数量在 11~39 个,碱基对长度范围在 11.4~911 kb,蛋白质氨基酸的同源性在 35%,一些可以高达 50%~80%。典型的 TRP 通道有 4 个亚单位,每个含 6 个跨膜区,在第 5 和第 6 跨膜区之间形成凹角,为离子孔道;胞内的氨基端和羧基端长度不等,含一些影响通道功能区域。TRP 通道属于电压门离子通道的远亲:一方面,TRP 通道具有电压依赖性通道活化的特征;另一方面,它们对多种环境因素敏感。大部分 TRP 通道属于非选择性的阳离子通道(主要为 Ca^{2+}),它们的生物学功能广泛,从肾脏和胃肠道 Ca^{2+} 的转运,到神经细胞的信号传导,其中最著名的当属对膜电位、pH、温度、脂质、配基等敏感的感觉神经元。

TRP 通道中,TRPV1~TRPV4 表达于感觉神经节和皮肤,感受温度、痛痒等 TRPM,TRPV5~TRPV6 主要分布于肾脏和胃肠道,负责 Ca^{2+} 吸收与自稳;TRPM 分布广泛,TRPM1~TRPM5 及 TRPM8 与热、冷、光、味觉、胰岛素释放有关(TRPM4~TRPM5 对 Ca^{2+} 不通透),而 TRPM6~TRPM7 则在镁自稳中发挥重要作用;TRPML 主要分布在核内体与溶酶体,与溶酶体病、小泡穿梭和离子自稳有关;TRPA 与伤害感受有关。

TRPV5 基因位于 7q35,蛋白表达于远端小管及连接管的管腔膜面,是该段小管 Ca^{2+} 内流的主要通道;*TRPV6* 基因位于 7q33 - q34,蛋白也表达于远端小管管腔膜面,与 TRPV5 一起参与 Ca^{2+} 的重吸收,但在远端小管较远部位到髓质集合管,其表达量大大减少。基础状态下,TRPV5、TRPV6 倾向于开放构象,且相当稳定;然而,通道一旦开放,Ca^{2+} 迅速进入细胞,通过与钙调蛋白的结合,通道立即反馈性失活,且 TRPV6 的失活较 TRPV5 更快;这种周期性的开放关闭状态,避免了细胞钙负荷过重所造成的细胞中毒和死亡。甲状旁腺激素(PTH)及维生素 D 是 TRPV5 最重要的调节激素。PTH 与其受体 PTH1R 结合以后,通过 cAMP - AKP 途径,直接磷酸化 TRPV5,增加其活性。维生素 D 受体仅仅表达于连接管与远端小管。抗衰老的单跨膜糖蛋白克洛索(Klotho)也是调节 TRPV5 的重要蛋白。

TRPV4 基因定位于 12q24.1,蛋白表达于升支细段、升支粗段、远曲小管及连接管。在升支粗段,TRPV4 蛋白通过增加细胞内 Ca^{2+} 浓度,释放 ATP,并通过配基门 P2X 受体,抑制离子重吸收;在远曲小管与集合管,它与水通道 2 相互作用,调节肾渗透压和水的重吸收。另外,在低张情况下,TRPV4 活化 Ca^{2+} 依赖的 K^+ 通道,调节 K^+ 的排泄。

TRPM6 基因位于 9q21.13,蛋白的表达严格限制于远端小管。它是一种电压不敏感的阳离子通道,对 Mg^{2+} 的转运速率是 Ca^{2+} 的 5 倍。*TRPM7* 基因(定位于 15q21)是另一个对 Mg^{2+} 通透的转运分子,但 TRPM6 是以同聚体还是与 TRPM7 形成异聚体转运 Mg^{2+} 尚不清楚。雌激素、胰岛素及表皮生长因子均可以促进 TRPM6 的活性。TRPM6 突变使得肠道 Mg^{2+} 吸收障碍及肾脏 Mg^{2+} 漏出,引起低镁血症及继发性低钙血症。

TRPP2/TRPV4 TRPP2 又称为多囊蛋白 2(polycystin 2),由定位于 4q22 的 *PKD2* 基因

编码。它表达于肾小管细胞管腔膜面、基侧膜面、初级纤毛的基底部和高尔基器，是一种非选择性的可通透 Ca^{2+}、Na^+ 和 K^+ 阳离子通道蛋白。它和 TRPV4 一起形成异聚体，感受小管内流体切变力的变化，调节细胞内 Ca^{2+} 的浓度。TRPP2 突变引起常染色体显性遗传的多囊肾（autosomal dominant polycystic kidney disease，ADPKD）。TRPP 也表达于升支粗段及远曲小管。

TRPC1 基因定位于 3q22 - q24，蛋白表达于系膜细胞，调节系膜细胞的收缩、细胞增殖及细胞外基质蛋白的表达。TRPC3 基因定位于 4q25 - q27，蛋白表达于足细胞、成纤维细胞、远曲小管及皮质和髓质集合管的管腔膜面，可以形成同四聚体，也可与 TRPC6 或 TRPC7 形成异四聚体，调节足细胞钙池调控的 Ca^{2+} 通道。在远曲小管及集合管，TRPC3 与水通道蛋白 2 相互作用，负责主细胞 Ca^{2+} 的重吸收，其功能失调与高钙血症及肾纤维化有关。TRPC5 基因定位于 Xq23 - q24，蛋白表达于足细胞及球旁细胞，调节足细胞及球旁细胞的功能。TRPC6 基因定位于 11q21 - q22，蛋白表达于足细胞及集合管，调节足细胞及裂孔膜功能。TRPC6 功能获得或功能丢失性突变均可引起常染色体显性遗传的局灶节段性肾小球硬化。TRPC4 基因定位于 13q13.1 - q13.2，蛋白在肾脏也有表达，参与血管内皮跨细胞渗透的调节。

根据活化的阈值和活化动力学，将电压门 Ca^{2+} 通道分为高电压活化（high-voltage-activated，HVA）和低电压活化（low-voltage-activated，LVA）的 Ca^{2+} 通道两类，后者只需要膜电位很小或区域性的除极化就可以开发。电压门 Ca^{2+} 通道由许多亚单位组成，包括 α1、α2、β、δ 及 γ 亚单位，其中 α 亚单位是孔形成亚单位的主要成分。根据 α 亚单位的特征，进一步将电压门 Ca^{2+} 通道根据电压分为 T、L、P/Q 及 R 型，其中仅仅 T 型属于 LVA 型 Ca^{2+} 通道。T 型 Ca^{2+} 通道家族的两个成员 $Ca_v3.1$ 和 $Ca_v3.2$ 表达于肾小球的入球与出球小动脉，调节肾小球血流量及滤过压。也发现它们表达于远端肾单位和集合管，但到目前为止，其意义不清。

细胞外自分泌和旁分泌的三磷酸腺苷（adenosine triphosphate，ATP）是肾血流、肾小球滤过、肾素释放及肾小管转运的重要调节分子，其离子型（ionotropic）受体 P2XR 是一种非选择性配基活化的阳离子通道，在与 ATP 或其代谢产物结合以后而活化，对单价或双价阳离子通透。它广泛表达于各种组织，在肾脏，肾小球、肾血管的内皮与平滑肌细胞、肾小管各节段细胞的基侧膜面和管腔膜面及间质细胞均有表达。这一通道蛋白活化以后，直接通过其孔道的开放，或间接通过电压门钙通道，升高细胞内 Ca^{2+} 浓度，而 Ca^{2+} 作为第二信使，其浓度的升高势必活化一系列的信号瀑布，产生多种多样的生物学效应。P2X 有 7 个不同点的亚单位，P2X1R～P2X7R，以同或异三聚体装配成离子通道，其中 P2X4R 和 P2X6R 表达于近端小管、Henle 襻、远端小管和集合管，P2X1R 和 P2X7R 表达于鲍曼氏囊、集合管及血管，P2X2R 及 P2X5R 低水平表达于皮质及髓质集合管。尽管 P2XR 对肾小管 Ca^{2+} 的重吸收没有直接作用，但是现有的研究表明，它可以减少近端小管液体的重吸收，抑制升支粗段 NaCl 和远端小管镁的重吸收，抑制集合管水通道介导的水的重吸收并调节 ENaC 介导的钠的重吸收。P2XR 不仅在肾小管水电转运的调节中发挥重要功能，而且其持续活化与 ADPKD 发病机制有一定关系[19-30]。

■ （七）KCl 共转运子

$K^+ - Cl^-$ 共转运子（$K^+ - Cl^-$ cotransporters，KCC）属于阳离子- Cl^- 共转运大家族的成员，与许多其他通道蛋白一样，构成细胞膜表面的镶嵌蛋白。KCC 有 4 个亚型：KCC1～KCC4。人 KCC1 由 *SLC12A4* 基因编码，定位于 16q22.1，基因产物含 1 085 氨基酸残基；KCC3 由 *SLC12A6* 基因编码，定位于 15q14，基因产物由 1 150 个氨基酸残基构成；KCC4 由 *SLC12A7* 基因编码，定位于 5p15.33，基因产物由 1 088 个氨基酸残基构成。KCC 有 12 个跨膜的 α 螺旋，其功能分子为同二聚体。KCC 的每一个运作周期，均以 1∶1 化学计量学同时跨膜转运 K^+ 和 Cl^-。细胞内 Cl^- 浓度低于细胞外 Cl^- 浓度，而细胞内 K^+ 浓度比细胞外高得多，K^+ 的外向转运是顺着其化学梯度的，而 Cl^- 的转运则逆着其化学梯度，且整个转运是电中性的。所有 KCC 均可以通过其 K^+ 结合位点，结合并转运 NH_4^+，但这种转运是内向的，因而在细胞内 pH 的调节及 NH_4^+ 的跨上皮转运中也发挥重要作用。现有的研究表明，KCC1 对离子的亲和性及转运能力均较低，而 KCC4 在细胞内 pH 较低时，活性更高，且对呋塞米不太敏感。原位杂交资料表明，KCC1、KCC3 及 KCC4 均在肾小管上皮细胞的基侧膜面高水平表达。在近端小管和髓袢升支粗段，K^+ 通过 KCC 的出胞为 $Na^+ - K^+ - ATP$ 酶提供底物；在集合管的闰细胞，KCC 不仅介导 K^+ 和 Cl^- 的出胞，而且也介导 Cl^- 和 NH_4^+ 的入胞。但在人肾脏中的生理功能及病理生理学的意义，还有待进一步研究[31-33]。

■ （八）$Na^+ - Cl^-$ 共转运子

$Na^+ - Cl^-$ 共转运子（NaCl cotransporter，NCC）属于溶质转运大家族 12（solute carrier family 12，SLC12）阳离子偶联的 Cl^- 共转运家族的成员，它们以 1∶1 的化学计量学转运 Na^+/Cl^- 或 K^+。编码 NCC 的基因为 *SLC12A3*，位于 16q13，长度 55kb，含 26 外显子，编码 1 002～1 030 个氨基酸残基，其外显子 20 的不同拼接，产生 NCC1、NCC2 及 NCC3 三个亚型。NCC 分子含 12 个跨膜区，中心区域为疏水结构域，第 7 和第 8 跨膜区之间形成亲水袢，突出于细胞外，其中 2 个糖基化位点的糖基化对 NCC 向细胞膜的穿梭而维持其表达和活性是必需的。NCC 氨基端及羧基端均位于胞内，氨基端较短，羧基端较长，翻译后氨基端一些位点的磷酸化调节 NCC 的活性，NCC 的泛素化减少其表达和功能。功能性 NCC 由同二聚体构成。NCC 表达于远端小管细胞的管腔膜面，在基侧膜面的 $Na^+ - K^+ - ATP$ 酶、基侧膜面的 K^+ 通道、管腔膜面的 K^+ 通道和 Cl^-/K^+ 共转运子协同作用下，管腔内的 Na^+ 经 NCC 完成跨细胞转运而重吸收。NCC 的功能丢失性突变引起 Gitelman 综合征。

在远端小管，基侧膜面的 $Na^+ - K^+ - ATP$ 酶运作，使得细胞内 Na^+ 浓度下降，驱动管腔内的 Na^+ 经 NCC 入胞，间质液中的部分 K^+ 经基侧膜面的 K^+ 入胞后，通过管腔膜面的 K^+ 通道和 Cl^-/K^+ 共转运子分泌到管腔内，因此 NaCl 重吸收的速率部分决定了 K^+ 分泌的速率，且 NCC 在 Na^+ 重吸收的同时调节 Mg^{2+} 的重吸收。另外，NCC 在反向调节 Ca^{2+} 的重吸收，也就是说，Na^+ 重吸收越多，Ca^{2+} 重吸收就越少，反之亦然，噻嗪类利尿剂用于高钙尿症的治疗机制就在于此。

血管紧张素Ⅱ及血管加压素在与远端小管细胞基侧膜面的受体结合以后,直接或者通过PKA/PKC 活化 WNK 激酶[with no lysine(WNK)kinases],继而活化丝氨酸-苏氨酸蛋白激酶(STE20/SPS1 - related, proline alanine-rich kinase, SPAK)及Ⅰ型氧化应激反应蛋白(oxidative stress responsive protein type 1, OSR1),使得 NCC 氨基端磷酸化,蛋白质活性增加。醛固酮在与其受体结合后,则通过血清糖皮质激素调节激酶(serum glucocorticoid regulated kinase 1, SGK1)-泛素连接酶 Nedd4 - 2(expression of developmental inhibitory protein in neural precursor cells)及 WNK4 途径,增加 NCC 在管腔膜面的表达及活性(关于WNK 对 NCC、ENaC、NKCC、ROMK 等分子的调节,参见钠水转运与调节)[34-38]。

■ (九)钠磷共转运子

目前,将钠磷共转运子(sodium phosphate cotransporters)分为Ⅱ型及Ⅲ型两类。Ⅱ型钠磷共转运子属于 SLC34 家族。SLC34 家族含三个家族成员:Npi2a、Npi2b 及 Npi2c。Npi2b表达于多种组织,特别是肠道黏膜上皮细胞,负责肠道磷的吸收,但是在高磷饮食时,肾脏远端小管细胞也表达 Npi2b,因此,有人认为此种情况下表达的 Npi2b,可能与磷的排泄有关。Npi2a 及 Npi2c 只表达于肾小管细胞,Npi2a 的表达量在髓旁肾单位近端小管的 S1 端最丰富,这两种转运子负责肾小管磷的重吸收。Npi2a 基因 *SLC34A1* 定位于 5q35.3,编码 639 氨基酸残基,分子量为 80～90 kDa;Npi2b 由 *SLC3A2* 编码,Npi2c 基因 *SLC34A3* 定位于 9q34.3,编码 599 氨基酸残基,分子量为 75 kDa。三种亚型均含有反向排列的 12 个跨膜螺旋,氨基端与羧基端位于胞质内。Ⅲ型钠磷共转运子 SLC20 家族有 2 个成员,即 PiT1 及 PiT2。PiT1 表达于骨骼肌及血管平滑肌等细胞,PiT - 2 表达于包括近端小管在内的多种组织,由 *SLC20A2* 编码,也含有 12 个跨膜区,但结构功能之间的关系研究不多。Ⅱ型钠磷共转运子优先转运二价磷,而Ⅲ型则主要转运单价磷。NPi2a 及 Npi2b 每转运一个 Pi 离子,需要同时转运 3 个 Na^+进入细胞,因此是产电的;NPi2c 则是电中性的,即每一个转运周期中,转运一个 Pi 离子的同时,转运 2 个 Na^+进入细胞;PiT2 每一个转运周期的化学计量学为 $2Na^+ : Pi^-$,因此也是产电的。pH 改变 NPi2a 和 NPi2c 的转运速率,这是因为 H^+可以直接修饰两种转运子的活性,或者通过减少二价磷的含量而影响其转运速率。PiT 的转运速率不受 pH 的影响,且在 pH 下降时,PiT 可以用 H^+代替 Na^+,仍然转运磷进入细胞,但是 PiT 在肾小管磷重吸收中的贡献还不清楚,目前推测,通过 PiT 重吸收的磷大约占肾小管重吸收磷的 5%。

甲状旁腺激素与其受体结合以后,通过 PKA 及 MAPK/ERK 信号途径,刺激肾小管细胞管腔膜面钠磷共转运子的内吞,降低其表达,其中 NPi2a 几分钟即可以从管腔膜面移除,而NPi2c 和 PiT 的反应则需要几小时甚至几天。由骨细胞产生的成纤维细胞生长因子 FGF23(fibroblast growth factor 23, FGF23)发挥与甲状旁腺激素类似的生物学功能,它与其受体及共受体克洛索 α 结合,激发一系列的信号,减少这些转运子的表达,降低近端小管磷的重吸收,使得尿磷排泄增加,血磷下降。

SLC34A1 及 *SLC34A3* 的功能丢失性突变引起低磷血症、高磷尿、循环 1, 25 - 2OH - D3增高、PTH 下降、抗 D 性佝偻病、肾结石及肾钙质沉积,目前尚没有关于 *SLC20A2* 突变引起

与肾脏磷重吸收有关表型的报道[39-41]。

■（十）水通道

水通道是细胞膜蛋白成分，属于膜固有蛋白（membrane intrinsic protein/major intrinsic polypeptide，MIP）家族成员之一。根据其一级结构，可以分为 3 个亚家族：选择性转运水分子的水通道（aquaporins，AQP）、转运水和小分子不带电荷的有机复合物的水甘油通道（glycerol-transporting aquaglyceroporin，GLP）及非正统的水通道（unorthodox aquaporin），后者仅存在于动物，且渗透选择性不明。尽管存在 15 个亚家族（AQP0～AQP12、AQP13 和 AQP14）近 150 个亚型的水通道蛋白，但所有水通道都具有 8 个嵌入细胞膜形成选择性孔道的结构域，其中位于分子中部的一对 NPA（Asn‐Pro‐Ala）序列形成对阳离子和质子排斥的静电屏障，而位于细胞外的 ar/R（aromatic/arginine）区域，是整个通道最狭小部分，形成了大小选择性屏障。在细胞膜中，水通道以同或异四聚体形式存在，且每一个单体均可以作为独立的水通道，哺乳类最多见的是同四聚体通道。四聚体通道的存在方式提示在四聚体分子的中心区域，存在第五个孔道，但目前该孔道的存在及其生理学意义还有争论。

在人类，由于串联复制（tandem duplications）的原因，多了 AQP7 4 个假基因和 AQP12 第二拷贝，所以含有 18 个同系旁源基因（paralogs）。人肾脏的不同肾小管节段表达 AQP1、AQP2、AQP3、AQP4、AQP5、AQP6、AQP7 和 AQP11，其中 AQP1、AQP2、AQP4、AQP5 和 AQP6 属于水选择性通道，AQP3 和 AQP7 为水甘油通道；AQP11 由于氨基酸序列和经典水通道的同源性较低，又归为超级水通道（superaquaporins）。AQP1 定位于近端小管的管腔膜面和基侧膜面、Henle 袢降支细段和直小血管的降支，是高度选择性的水可渗透通道，对于小管高张液体的形成非常重要。AQP2 是调节尿液浓缩最重要的通道蛋白，它表达于集合管主细胞的管腔膜面。血管加压素经由 cAMP/PKA 信号通路，使得 AQP2 磷酸化，增加 AQP2 细胞内穿梭机管腔膜面的表达量，一些转录因子如 AP1、NF‐κb、NFAT 等也可以调节 AQP2 的表达量，减少尿量。AQP3 表达于皮质和外髓集合管主细胞的基侧膜面，受体口渴、血管加压素及醛固酮的调节。AQP4 大部分分布于集合管髓质节段主细胞的基侧膜面，PKC 及多巴胺通过影响 AQP4 的磷酸化，调节其对水的通透性。经过 AQP2 进入细胞的水由 AQP3 和 AQP4 出胞。值得注意的是，AQP3 和 AQP4 也能够促进甘油及过氧化氢的转运，调节细胞内一系列的信号而影响细胞功能如增殖、凋亡及迁徙。AQP5 表达在 B 型闰细胞是最近几年才发现的，AQP6 与 H^+‐ATP 酶共同定位于闰细胞的细胞内颗粒中，只有在 pH 较低时，AQP6 才转运水分子，因此，目前还不清楚 AQP5 和 AQP6 在这些细胞中的作用。AQP7 表达于近端小管细胞的刷状缘，对甘油的转运效应更大，它的表达缺陷对近端小管水的通透性影响不大，但与肥胖及胰岛素抵抗有关。AQP11 表达在近端小管细胞的内质网膜上，它到底转运水和甘油还是仅仅转运甘油还有争论，但 AQP11 敲除小鼠由于近端小管囊形成出现尿毒症。

正常成人每天产生原尿 180 L，其中 90% 在近端小管通过 AQP3 被动回血，剩余 18～20 L 到达远端肾单位，在 AVP 的作用下，再吸收 90%，最后排出 1.8～2 L 尿液。AVP 作用于远端小管和集合管基侧膜面的 V2R，通过 cAMP 的作用，使得 AQP2 磷酸化而活化。当靶组织对

AVP 反应低下/消失时(V2R 基因突变),尿浓缩障碍,出现肾性尿崩症(nephrogenic diabetes insipidus, NDI)。AQP2 突变占 NDI 的 10%,编码基因位于 12q13,其中大部分为常隐,小部分为常显,常显患儿保留对 AVP 的部分反应;极少数 NDI 由邻近 AVPR2 的 L1 细胞黏附分子 L1CAM 突变引起,编码基因位于 Xq28[42-45]。

■ (十一)闭合蛋白

在肾小管,跨细胞的主动转运必须消耗能量,而不消耗能量的被动弥散既可以通过跨细胞途径,也可以通过细胞旁途径来完成。由于跨细胞电化学梯度的存在,Na^+、Ca^{2+} 及 Mg^{2+} 则不能通过管腔膜面和基侧膜面的跨细胞途径弥散,而经由细胞旁途径弥散的话,既完成了这些离子的跨上皮转运,又节省了能量。按照跨上皮溶质转运的阻力,将肾小管上皮分为渗漏(leaky)上皮和非渗漏(tight)上皮,因为跨上皮溶质转运阻力的倒数等于溶质跨细胞阻力的倒数与细胞旁阻力的倒数之和,而溶质跨细胞阻力很高且比较恒定,所以,细胞旁阻力的高低决定了上皮的渗漏特性。近端小管各节段均为渗漏上皮,而髓襻升支远端小管及集合管均为非渗漏上皮,且细胞旁溶质转运的阻力由近及远,逐渐增加,到内髓集合管最大。除了电阻,细胞旁途径还具有离子电荷和大小的选择性,而这种选择性就是由紧密连接决定的。

细胞之间存在三种连接方式,从细胞的顶端到基底部,依次为紧密连接、黏附连接及桥粒。而紧密连接(tight junction)是封闭内皮细胞和上皮细胞之间,调节离子、溶质及水进入细胞旁间隙以维持自稳的结构。紧密连接结构复杂,至少由 40 种不同的蛋白成分包括闭合蛋白(claudins)、TAMP(tight junction-associated MARVEL-domain protein)闭锁蛋白(occludin, MARVELD1)[MARVEL 系 MAL(myelin and lymphocyte)和 related proteins for vesicle trafficking and membrane link 的缩写]、三聚纤维素(tricellulin, MARVELD2)、成角蛋白(angulins)及紧密黏附分子(junctional adhesion molecule)等构成。闭合蛋白定位于细胞侧面的顶部,锚于细胞内骨架即闭锁小带(zonula occluden)。紧密连接分为双细胞和三细胞两种,双细胞的紧密连接水平分布于顶部细胞膜,三细胞的则垂直延伸并封闭小管相邻的三个细胞。

在这些紧密连接蛋白中,除三聚纤维素形成大分子孔道外,闭合蛋白是已知的形成小分子物质通道的主要蛋白,且细胞旁途径离子电荷和大小的选择性正是闭合蛋白所产生的。闭合蛋白在紧密连接中的含量最丰富,该家族至少有 27 个成员(人类有 23 个)。闭合蛋白的分子量在 21~34 kDa,一方面,尽管其间的差异很大,但它们的氨基酸组成仍然具有明显的同源性;另一方面,晶体结构则具有明显的相似性。它们均含 4 个跨膜区和 2 个细胞外襻,第一个襻由 4 个 β 链和一个 α 螺旋组成,第二个襻由一个 β 链和突出于细胞表面的第三跨膜区组成,氨基端较短,羧基端较长,且均位于细胞内。几乎所有的闭合蛋白都有羧基端的闭锁小带结合结构域,它们通过细胞膜内的顺向及反向相互作用位点结合形成多聚体。顺向相互作用(同一细胞内的两个闭合蛋白)部位发生在 α 螺旋和第三跨膜区,形成细胞膜内闭合蛋白带;反向相互作用(相邻的两个不同细胞的闭合蛋白)部位发生在 β1~β2 链和 β5 链~第三跨膜区。已经明确,闭合蛋白 1、3、5、11、14 及 19 的主要功能在于封闭,2、10a、10b、15 及 17 的主要功能在孔道形成,而 4、7、8 及 16 的功能目前尚不明确。已经提出紧密连接带由反向平行的双列闭合蛋白构成,而四个闭合蛋白形成的四聚体则形成细胞旁孔道,也有人提出,反向作用的八聚体闭合蛋白则可以形成双孔。

在人类,一组闭合蛋白表达于一定的肾小管节段,以适应该段小管细胞旁途径独特的渗透性和选择性。近曲小管和近直小管,表达闭合蛋白 2、10 及 17,也可能表达 11。闭合蛋白 2 可能作为阳离子通道,参与 Na^+ 和 Ca^{2+} 的重吸收,也可能形成细胞旁水转运的通道,参与水的重吸收,但目前尚无定论。闭合蛋白 10 有 2 个亚型(参见下文),10a 作为阴离子通道,10b 作为阳离子通道(目前关于它们的研究主要集中在升支粗段,在近端小管中的作用研究较少)。闭合蛋白 17 作为阴离子通道,和闭合蛋白 10 一起参与近端小管 Cl^- 的细胞旁重吸收。

人髓祥降支细段和升支细段是否有闭合蛋白的表达或哪一种闭合蛋白的表达尚不明确,但其他哺乳动物表达闭合蛋白 4、7 及 8。髓质升支粗段表达闭合蛋白 16,也可能表达闭合蛋白 19,皮质升支粗段表达闭合蛋白 3、10、11、14、16、17 及 19。研究表明,闭合蛋白 3、14、4、5、8 及 11 均可选择性减少紧密连接阳离子的通透性,特别是 Na^+、K^+、H^+ 及 NH_4^+;而闭合蛋白 2 和 15 则增加其通透性;闭合蛋白 19 的基本作用在于加强紧密连接,选择性减少阳离子的通透。不过,低渗状态下,其表达增加,高渗状态则表达减少。

远曲小管表达闭合蛋白 1、3、4 及 17,该段也低表达闭合蛋白 14;皮质及髓质集合管表达闭合蛋白 3、4、7 及 8。远端小管、连接管及集合管属于醛固酮敏感上皮,这几段小管 Cl^- 的重吸收非常重要,研究表明,Cl^- 跨细胞重吸收由 Cl^-/HCO_3^- 交换子 pendrin 蛋白完成,而细胞旁途径主要通过闭合蛋白 7、4 和 8 完成。闭合蛋白 4 和 8 之间存在相互作用,一种蛋白表达的减少,使得另一种蛋白的表达相应下降。闭合蛋白 7 除了作为 Cl^- 通道参与 Cl^- 的细胞旁转运,还可以作为 Na^+ 通道,参与细胞旁 Na^+ 的重吸收。

人闭合蛋白 10 基因定位于 13q31 - q34,含 5 个外显子,第一外显子的不同拼接,产生 2 个亚型,闭合蛋白 10a 及闭合蛋白 10b。近几年报道,该基因突变引起 HELIX(hypohidrosis, electrolyte disturbances, hypolacrimia, ichthyosis, xerostomia),患者的基本特征为汗腺、涎腺及泪腺功能缺陷,大部分患者出现高镁血症和(或)低钾血症,大约 1/4 的患者为 CKD 3 期。人闭合蛋白 16 基因定位于 3q27,含 5 个外显子,2 个潜在的起始密码子分别产生分子量为 33 kDa 及 27 kDa 的两个亚型(目前尚不清楚是其中之一单独还是两个亚型同时发挥生理功能)。人闭合蛋白 19 定位于 1p34.2,编码的蛋白质有 224 个氨基酸残基。闭合蛋白 16 及 19 可形成异二聚体,因此,一个基因的突变,往往使得另一个蛋白的内吞增加,而表达减少,所以,这两个基因的任何一个突变,均引起家族性低镁血症伴高尿钙及肾脏钙质沉着。人闭合蛋白 14 基因定位于 21q22.3,含 1 个翻译的外显子,蛋白产物含 239 个氨基酸残基。它和闭合蛋白 16 相互作用,选择性减少闭合蛋白 16 及 19 异二聚体复合物的阳离子的通透性,因此,导致尿 Ca^{2+} 排泄增加,其突变引起非综合征型耳聋,但患者肾脏电解质排泄没有明显异常。

醛固酮一方面减少细胞旁 Na^+ 的通透性,提示低钠血症和血容量下降时,阻止 Na^+ 的细胞旁回漏;而另一方面,通过增加闭合蛋白 4 的磷酸化,增加皮质集合管 Cl^- 的通透性。通道活化蛋白- 1(channel activating proteinase 1)能够调节闭合蛋白 4 的反向相互作用,从而调节细胞旁 Cl^- 的通透性。WNK4 突变引起的 PHA II,闭合蛋白 4 和 7 的超磷酸化增加了细胞旁

途径 Cl^- 的通透性参与了发病机制;闭合蛋白 8 是 KLHL3 泛素酶的底物,KLHL3 突变影响闭合蛋白 8 的泛素化与降解,也参与了 KLHL3 突变引起的 PHA II 的发病(参见下文)[46-51,91]。

（十二）钠-葡萄糖共转运子

肾脏葡萄糖的重吸收在近端小管,这种跨细胞的重吸收需要经过小管细胞管腔膜面的钠-葡萄糖共转运子(sodium and glucose cotransporter,SGLT)入胞,以及基侧膜面的单向转运蛋白 GLUT2 出胞。SGLT 属于 SLC5 家族,由 12 个家族成员构成。SGLT 蛋白含 14 个跨膜螺旋,2~11 跨膜螺旋,作为核心,构成 5+5 反向重复序列,其他 4 个跨膜区位于外周。在肾脏表达的 SGLT1 和 SGLT2 的编码基因为 *SLC5A1* 和 *SLC5A2*。SGLT1 主要表达于肠道,少量表达于近端小管 S3 段的管腔膜面,在髓袢升支的管腔膜面也有表达,但目前其功能意义尚不明确;而 SGLT2 几乎完全表达于近端小管的 S1 及 S2 段。SGLT1 对葡萄糖的表观亲和常数 K_m(apparent affinity constant)为 2 mmol/L,SGLT2 的 K_m 为 5 mmol/L,因此,SGLT2 负责重吸收绝大部分(约 98%)滤过的葡萄糖,而 SGLT2 则起到进一步"清理"作用,但需要指出的是,SGLT1 作为肾脏重吸收葡萄糖的后备力量,可以发挥达到承载滤过负荷 70% 的强大储备功能。SGLT2 每个转运周期所转运的钠与葡萄糖之比为 1∶1,而 SGLT1 钠与葡萄糖之比则为 2∶1。SGLT1 的底物包括葡萄糖和半乳糖,而 SGLT2 优先结合葡萄糖,其次才是半乳糖。像其他转运蛋白一样,底物结合位点位于分子的中部,在细胞膜的内外侧,则各有一个底物与分子结合或解离的"门",而门的开关受到钠离子的调控[52]。

除了钠-葡萄糖共转运,SGLT1 和 SGLT2 每天在转运大约 160 g 葡萄糖的同时,还可能同时从肠道吸收或从肾脏重吸收 5 L 的水。SGLT3 没有葡萄糖转运活性,但可能作为肠道神经元葡萄糖的感受器,SGLT4 对甘露糖的亲和性较葡萄糖高,所以可能作为甘露糖的转运子,SGLT5 也高度表达于肾皮质,可能作为果糖和甘露糖的转运子,SGLT6 为肌醇-钠共转运子[55]。

GLUT(glucose transporters,GLUT)属于 SLC2 基因家族,这个家族由 14 个成员。在近端小管基侧膜面表达的是 GLUT2,其编码基因为 *SLC2A2*。GLUT 含 12 个跨膜螺旋,它与 SGLT 一样具有葡萄糖与分子结合或解离的门,但门的开关不受钠离子的影响[53]。

SLC5A1 基因突变引起葡萄糖半乳糖吸收不良,*SLC5A2* 基因突变引起肾性糖尿,而 *SLC2A2* 基因突变引起 Fanconi-Bickel 综合征,也称为糖原贮积症 XI 型[52]。

目前,临床上治疗糖尿病的卡格列净、达格列净、恩格列净及依帕列净等药物,在完全阻断 SGLT2 以后,可以减少肾小管糖重吸收的 50%,增加尿钠排泄 1.1~1.4 倍,增加尿量 1.14~3.71 倍,这是因为近端小管 Na^+-H^+-交换子及 SGLT1 活性的代偿性增加,虽然增加了近端小管钠的重吸收,但净效应仍然是钠向肾单位远端的转移增加,使得尿钾及尿镁排泄增加,加之糖的渗透性利尿,引起轻度低钠血症、血容量轻度下降、细胞内钾和镁的出胞使得血钾及血镁轻度升高[54-56]。

（十三）Na^+-H^+-交换子

Na^+-H^+-交换子(sodium and hydrogen antiporter or exchanger,NHE)的重要功能包

括两个方面：一是消化道和肾脏 Na^+ 的吸收和重吸收，二是细胞质和细胞器内 pH 的自稳。它属于单价阳离子质子反转运超家族(monovalent cation proton antiporter superfamily)的成员。人 Na^+-H^+-交换子由 SLC9 基因家族编码。SLC9 家族有三个亚家族 13 个蛋白：SLC9A 包括 *SLC9A1～SLC9A9* 九个旁系同源基因和 5 个假基因，*SLC9A1～SLC9A9* 编码 NHE1～NHE9 蛋白，其中 NHE6 存在一个拼接变异，NHE1 可能存在拼接变异；*SLC9B* 两个基因 *SLC9B1* 和 *SLC9B2*，编码 NHA1 和 NHA2，NHA1 存在一个拼接变异；*SLC9C* 两个基因分别编码 SLC9C1 和 SLC9C2，有时候也将 *SLC9C1* 和 *SLC9C2* 分别称作 NHE10 和 NHE11。Na^+-H^+-交换子的结构还没有完全清楚，但目前的研究表明，所有 NHE 结构模式类似，它们含有 11～12 个跨膜螺旋，氨基端大约由 450 个氨基酸残基构成，氨基端中心位置的两个跨膜螺旋形成的倒漏斗区负责 Na^+-H^+ 的交换，羧基端的氨基酸残基在～125 和 440 之间，负责调节 Na^+-H^+-交换子的活性。NHE 的单聚体或二聚体均具有转运功能，但二聚体分子较单聚体稳定。它们以 1∶1 或 2∶2 的化学计量学转运 Na^+ 和 H^+。总体来说，细胞内 pH 的下降增加 NHE 活性，反之则降低 NHE 的活性[57,58]。

按照表达部位，可以将 NHE 分为质膜 NHE 和细胞器 NHE 两类。NHE1～NHE5 表达于质膜上，NHE3 和 NHE5 在质膜和核内体间重循环，NHE1、NHE2 及 NHE4 固定表达于质膜。NHE6、NHE7 和 NHE9 表达于胞内细胞器，虽然 NHE6 表达于重循环的核内体，NHE7 表达在反式高尔基器网络(trans-Golgi network)，NHE9 在晚期核内体(late endosomes)，但是它们有可能在细胞器间穿梭。NHE8 的氨基酸组成很像细胞器的 NHE，但已经提出它也表达于质膜[58]。

NHE1 表达于极性上皮细胞的基侧膜面，调节细胞容量和 pH。在肾脏，NHE1 表达于近端小管、髓袢升支粗段、远端小管和集合管细胞的基侧膜面，主要功能在于"管家"。NHE2 表达于升支粗段和远曲小管的管腔膜面，参与 Na^+ 的重吸收，但其主要功能可能在于上皮细胞损伤以后的修复。在致密斑、升支粗段和远端小管，NHE4 表达于细胞的基侧膜面，近端小管和集合管也有表达，含量较低。在髓质升支粗段，NHE4 在 NH_4^+/NH_3 的吸收中发挥重要作用。该段小管管腔膜面的 NKCC2 负责 NH_4^+ 的吸收，而基侧膜面的 NHE4 负责其出胞。升支粗段吸收的氨经过降支细段的重循环，导致氨在间质中的蓄积，为远曲小管氨的分泌提供了有效的浓度梯度。慢性代谢性酸中毒上调 NHE4 的活性，使得尿中 NH_4^+/NH_3 的排泄增加。NHE3 主要表达于近端小管的管腔膜面，它不但在近端小管 Na^+ 的重吸收中发挥重要作用，而且在血压调节、HCO_3^- 重吸收及 NH_4^+ 分泌中同样重要。NHE3 也少量表达于降支细段的近端和升支粗段。NHE8 主要表达于细胞器，但在近端小管的管腔膜面也有 NHE8 的表达，它在 Na^+ 的重吸收和近端小管的酸化功能中可能发挥作用。

Na^+-H^+ 交换子调节因子 1(Na^+-H^+ exchanger regulatory factor-1, NHERF-1)也表达于近端小管细胞的管腔膜面，与 Na^+-H^+-交换子和 Npi2a 结合，通过影响 cAMP-PKA 依赖的 NHE3 的磷酸化抑制 NHE3 的活性。血管紧张素Ⅱ则通过 PKC-IP3 途径双向调节 NHE3 的活性(参见钠离子转运与调节)[57-59]。

■（十四）HCO$_3^-$ 转运蛋白

机体最重要的参数之一是 pH，维持细胞质、细胞器及细胞外液 pH 的稳定涉及的转运蛋白包括质子泵、NHE、H$^+$-K$^+$-ATP 酶及 HCO$_3^-$ 转运蛋白等。在肾脏中，涉及 HCO$_3^-$ 转运的蛋白除上述分子外，还包括 ClC（参见前文）、SLC4 家族和 SLC26 家族。*SLC26* 基因家族编码 Na$^+$ 非依赖的 Cl$^-$-HCO$_3^-$ 交换子，而 *SLC4* 家族编码的蛋白白既可以是 Cl$^-$-HCO$_3^-$ 交换子，也可以是 Cl$^-$-HCO$_3^-$ 共转运子[60]。

1. *SLC26* 基因家族·SLC26 基因家族编码多功能的阴离子转运子和阴离子通道，其底物包括 Cl$^-$、单价含氧阴离子（OH$^-$、NO$_3^-$、HCO$_3^-$、乙醛酸盐及甲酸盐）、二价含氧阴离子（硫酸盐及草酸盐）、I$^-$、Br$^-$ 等。它有 10～14 个跨膜区，氨基端和羧基端均位于细胞质内，羧基端含具有调节功能的 STAS 结构域（sulfate transporter and anti-sigma factor antagonist domain）。该基因家族由 SLC26A1～11 共 11 个成员组成，但目前认为人类 *SLC26A10* 是一个假基因。

SLC26A1 基因编码的蛋白表达于肝细胞、肠上皮细胞和近端小管细胞，作为阴离子交换子转运草酸盐、乙醛酸盐和 Cl$^-$。细胞外 pH 降低通过未明机制刺激该转运子的活性。*SLC26A2* 基因编码的蛋白质广泛表达于各种组织及近端小管细胞的管腔膜面。它介导电中性的阴离子交换，其底物包括 SO$_4^{2-}$、草酸盐和 Cl$^-$，对 I$^-$、Br$^-$ 和 NO$_3^-$ 也有转运能力。这种电中性的交换使得它能够完成 SO$_4^{2-}$/草酸盐以及和 2 个单价阴离子的二价交换，如 SO$_4^{2-}$/2Cl$^-$ 或 SO$_4^{2-}$/（Cl$^-$＋OH$^-$）。*SLC26A2* 突变引起常染色体隐性遗传的软骨发育不良，这些患者没有高草酸尿，所以，它在肾小管细胞草酸盐转运作用上意义不明。*SLC26A3* 编码蛋白主要表达于结肠、十二指肠、空肠及回肠，目前还没有在肾脏表达的报道。它的功能在于介导肠道上皮细胞 Cl$^-$-HCO$_3^-$ 的交换，其功能丢失性突变导致先天性失氯性腹泻[61]。

SLC26A4 基因产物是 pendrin 蛋白，它表达于耳蜗上皮细胞、内耳毛细胞、内淋巴囊上皮细胞、胸腺上皮细胞及气道上皮细胞。在肾脏，它表达于连接管与集合管 B 型闰细胞的管腔膜面。Pendrin 蛋白的底物包括 Cl$^-$、HCO$_3^-$、I$^-$、甲酸盐、硝酸盐及硫氰酸盐。远端小管和集合管是肾脏调节全身性酸碱平衡的重要节段，而这种功能是通过闰细胞来完成的：在酸负荷的情况下，H$^+$ 通过 A 型闰细胞管腔膜面的 H$^+$-ATP 酶，分泌质子进入管腔；而在 pH 升高时，它的 B 型闰细胞管腔膜面的 pendrin，分泌 HCO$_3^-$ 并重吸收 Cl$^-$，因此生理情况下的 pendrin 不仅与全身性酸碱平衡的调节有关，而且在电解质自稳和血容量的稳定中发挥重要作用。其功能丢失性突变使得 Cl$^-$-HCO$_3^-$ 交换受损，引起内淋巴的酸化，抑制 TRPV5 及 TRPV6 对 Ca^{2+} 的重吸收，升高内淋巴液中 Ca^{2+} 浓度，结果是患者的听力损害。在肾脏集合管的 B 型闰细胞的管腔膜面，pendrin 蛋白偶联于 *SLC4A8* 基因编码的管腔膜面 Na$^+$ 驱动的 Cl$^-$-HCO$_3^-$ 交换子，介导电中性的 Cl$^-$ 重吸收。这对转运子的协同作用所吸收的 NaCl 占不依赖 NCC 的噻嗪类敏感的机制的一半。另外，pendrin 蛋白还介导 Cl$^-$/I$^-$ 和 I$^-$/HCO$_3^-$ 的交换，重吸收肾小球滤过的碘。Pendrin 的功能丢失性突变引起 Pendred syndrome[包括 pendrin 的转录活化物 FOXI1（the Forkhead transcription factor，Foxi1）及和 FOXI1 结合的启动子突变]，患者表现为耳聋和甲状腺肿，一些患者出现代谢性碱中毒和血容量减少，可能

由于减少了集合管 HCO_3^- 分泌,降低醛固酮依赖的 ENaC 的表达与活性,使得 NaCl 的重吸收减少而造成。且这些患者由于尿液的酸化,下调集合管 TRPV5 及 NCX1,可能引起高钙尿[63]。

SLC26A5 基因产物是 prestin 蛋白,表达于内耳外层毛细胞,负责 1:1 产电的 Cl^-/草酸盐或者 SO_4^{2-} 的交换,其功能丢失性突变损害听力。

SLC26A6 编码蛋白广泛表达于消化道包括食管、胃肠、胰腺等、心脏及肌肉,在肾脏。它表达于近端小管细胞的管腔膜面。*SLC26A6* 的底物包括 Cl^-、HCO_3^-、OH^-、SO_4^{2-}、草酸盐、甲酸盐及硝酸盐等。它介导的 Cl^-/甲酸盐的交换是电中性的,Cl^-/SO_4^{2-} 及 Cl^-/草酸盐的交换是产电的,而 Cl^-/HCO_3^- 的交换可以是电中性的,也可以是产电的。也就是说,Cl^-/HCO_3^- 交换的化学计量学可能是 $1Cl^-$:$1HCO_3^-$,也可能是 $2Cl^-$:$1HCO_3^-$ 或者 $1Cl^-$:$2HCO_3^-$,这一点与器官或物种有关。*SLC26A6* 基因编码蛋白功能缺陷患者,肠道草酸盐吸收没有影响。而草酸盐的分泌减少大约 2/3,出现高草酸血症、高草酸尿。肾脏近端小管 Cl^-/草酸盐的交换基本消失。

SLC26A7 基因编码蛋白表达于肾脏集合管 A 型闰细胞的基侧膜面,在近端小管细胞的亚表面区及升支粗段细胞的基侧膜面也有表达。它的功能在于介导 Cl^-/HCO_3^- 的交换,还可以像 *SLC26A9* 和 *SLC26A11* 一样,作为 Cl^- 通道发挥作用(参见下文)。其活性受到渗透状态、K^+ 浓度及血管加压素等因素的影响,高渗、低钾及 AVP 均可增加其活性。它与 *SLC4A1* 及 *SLC4A2*(参见下文)一起,参与肾脏酸碱转运的调节。

SLC26A8 基因编码蛋白表达于精细胞和精母细胞,适度转运 Cl^-、SO_4^{2-} 及草酸盐,其功能缺陷可能造成男性不育。

SLC26A9 基因编码蛋白表达广泛,但主要分布于脑组织、气道上皮细胞和胃黏膜上皮细胞的管腔膜面。在肾脏,它表达于外髓及内髓集合管起始段主细胞的管腔膜面,介导产电的 Cl^-/HCO_3^- 的交换。后来有报道它是高度选择性的 Cl^- 通道,而对 HCO_3^- 的通透性很低,还介导产电的 Cl^-/阳离子的共转运。

SLC26A11 基因编码蛋白高表达于淋巴样组织及脑,低表达于其他组织。在肾脏,它与 H^+-ATP 酶共表达于集合管 A 型闰细胞的管腔膜面及 B 型(也有报道表达于非 A 非 B 型闰细胞)闰细胞的管腔膜面和基侧膜面,它介导 Cl^-/HCO_3^- 的交换,也可能活化 Cl^- 电导或直接介导产电的 Cl^- 转运,在酸负荷时,以 Cl^- 依赖的方式活化 H^+-ATP 酶。

SCL26A 家族的许多成员可以与另一种特殊的 Cl^- 弥散通道蛋白囊性纤维化跨膜电导调节蛋白(cystic fibrosis transmembrane conductance regulator, CFTR)形成复合物,在细胞信号转导进而转运蛋白活性的调节中发挥作用[62]。

2. *SLC4A* 基因家族· 人 SLC4 基因编码的蛋白来自 10 个不同的基因。根据核苷酸序列结构,可以将该基因家族编码的转运蛋白分为四类:*SLC4A1*~*SLC4A3* 基因编码的 Na^+ 非依赖的 Cl^--HCO_3^- 交换子 AE1、AE2 及 AE3;*SLC4A4*~5 基因编码产电的 Cl^--HCO_3^- 共转运子 NBCe1 及 NBCe2,*SLC4A8* 基因编码电中性的 Cl^--HCO_3^- 交换子 NDCBE,*SLC4A7* 和 *SLC4A10* 基因编码电中性的 Na^+-HCO_3^- 共转运子 NBCn1 和 NBCn2。*SLC4A4*~

SLC4A5、*SLC4A8*、*SLC4A7* 及 *SLC4A10* 编码的转运子均属于 Na^+ 偶联的 HCO_3^- 转运子（Na^+- coupled bicarbonate transporter，NCBT）[65]。

在 SLC4 家族中，Na^+ 非依赖的 $Cl^--HCO_3^-$ 交换子即 AE1-3 与 NCBT 的氨基酸有 $28\%\sim34\%$ 的同源性。NCBT 是一类跨膜糖蛋白，未糖基化的分子量在 $116\sim140$ kDa，有 $12\sim14$ 个跨膜区，氨基端及羧基端均位于胞质内，氨基端大而羧基端小。AE 及 NCBT 均可在氨基端及跨膜区的相互作用下（后者需要其他辅助分子），两个单体分子可形成稳定的同源二聚体，进而形成同源四聚体，寡聚体的形成是这些转运蛋白发挥作用的先决条件。NCBT 的基本功能包括：维持细胞内外 pH 在正常范围，完成跨上皮的阴离子和液体的转运。

SLC4A1～*SLC4A3* 和 *SLC4A9* 基因编码阴离子交换子（anion exchanger）AE1～AE4。*AE1*、*AE2* 和 *AE3* 基因分别定位于 $17q21-q22$、$7q36.1$ 和 $2q36$。AE1 有 2 个亚型，一个是全长的红细胞 AE1（eAE1），另一个为截短的肾型 AE1（kAE1）；AE2 有 3 个亚型，一个为全长的 AE2a，2 个为截短的 AE2b1 和 AE2b2；AE3 有 2 个亚型，全长的脑型 bAE3 和截短的心型 cAE3。kAE1 表达于肾脏集合管 A 型闰细胞的基侧膜面。AE2 分布广泛，在肾脏，主要与 NBCn1 共表达于髓质升支粗段和内髓集合管细胞的基侧膜面，也与 NBCe1 共表达于近端小管的末段。细胞在生理条件下，AE1～3 发挥 Na^+ 非依赖的 $Cl^--HCO_3^-$ 交换子功能，这是 NCBT 所不具备的。AE1～3 都对胞内 pH 特别敏感，在细胞内 pH 增加时，将细胞内的 HCO_3^- 与细胞外的 Cl^- 交换，以恢复细胞内 pH，这一点正好与 NCBT 作用相反。在肾脏的髓质升支粗段，AE2 介导 HCO_3^- 通过基侧膜面的出胞入血，这一作用既重吸收 HCO_3^-，又刺激细胞内 H^+ 的产生，促进 H^+ 的分泌。而分泌的 H^+ 既可滴定 HCO_3^-，利于 HCO_3^- 的重吸收，又可滴定 NH_3 和其他非 HCO_3^- 缓冲物质，最终导致 H^+ 的排泄。在下游集合管闰细胞表达的 AE1 也发挥类似的功能。AE1 功能缺陷导致远端肾小管酸中毒[65,67]。

人 *SLC4A9* 基因定位于 $5q31$，至少含 22 个外显子，编码 AE4。虽然其他器官也表达 AE4，但肾脏是其最主要的表达器官。研究表明，肾脏的皮质集合管闰细胞 AE4 的表达量最丰富，表达的细胞类型既有 A 型闰细胞，也有 B 型闰细胞。在 A 型闰细胞的基侧膜面，AE4 的功能显然与 H^+ 的分泌有关，而在 B 型闰细胞，其功能则与 HCO_3^- 的重吸收（也可能分泌）有关。

人 *SLC4A4* 基因定位于 $4q21$，至少含有 26 个外显子，编码蛋白 NBCe1 表达于中枢神经系统的神经元和胶质细胞的质膜及分泌上皮的基侧膜面。在肾脏，它表达于近端小管、髓质升支粗段和集合管细胞的基侧膜面，介导 HCO_3^- 的出胞而重吸收，结果促进 H^+ 向小管腔内的分泌。*SLC4A4* 有 5 种亚型：NBCe1A～NBCe1E，其中 NBCe1A 亚型主要表达于近端小管的 S1 段和 S2 段。近端小管也少量表达 NBCe1B/C。NBCe1 转运的 Cl^-：HCO_3^- 的化学计量学为 $1:2$ 或 $1:3$，结果是电荷沿着离子转运的方向净运动，这种化学计量学变化的原因不清。由于实验研究的系统、方法等不同，一些研究者认为 NBCe1 像 NBCe2 一样，是 $Na^+-HCO_3^-$ 共转运蛋白，Na^+：HCO_3^- 的比例为 $1:3$。不过，无论是哪一种情况，它重吸收 HCO_3^- 并分泌 H^+ 的功能是一致的：HCO_3^- 经该转运子由基侧膜面重吸收入血，胞内 H^+ 通过 NHE3 或 H^+- ATP 酶分泌进入管腔，在碳酸酐酶的作用下，管腔内新形成的 HCO_3^- 经过 *SLC26A6* 基因产

物的 Cl^-/HCO_3^- 的交换入胞。钾缺乏、酸中毒、血容量降低、血管紧张素及糖皮质激素等均可刺激 NBCe1 的活性。$SLC4A4$ 功能缺陷导致近端肾小管性酸中毒[64,65]。

$SLC4A5$ 基因定位于 2p13,含至少 31 个外显子,编码 NBCe2。NBCe2 有 5 个亚型 a～f,但只有亚型 a 和 c 具有转运活性。它是 $Na^+- HCO_3^-$ 共转运蛋白,而不是 Na^+ 驱动的 $Cl^-- HCO_3^-$ 交换子,其 Na^+:HCO_3^- 化学计量学为 1:3。NBCe2 表达广泛,在肾脏,高表达于内髓集合管主细胞的管腔膜面,也低表达于近端小管各节段细胞的管腔膜面。正常情况下,它的主要功能可能在于 HCO_3^- 的重吸收。NBCe2 活性升高使得近端小管 Na^+ 和 HCO_3^- 重吸收增加,可能与盐敏感的高血压有关[66]。

早期研究表明,人 $SLC4A7$ 基因定位于 3p22,以后报道定位于 3p24.1 可能更准确。它至少含有 27 个外显子,编码 NBCn1。NBCn1 有 12 个亚型:A～L,它们并不转运 Cl^-,而是电中性的 $Na^+- HCO_3^-$ 共转运子,且不依赖 HCO_3^- 电导。NBCn1 表达于髓质升支粗段上皮细胞和髓质集合管 A 型闰细胞的基侧膜面。它的主要功能在于调节 NH_4^+ 的分泌:髓质升支粗段是 NH_4^+ 分泌的主要节段,NH_4^+ 经由管腔膜面的 NKCC2 及 ROMK 进入细胞,释放 H^+ 使得细胞酸化,NH_3 经由基侧膜面出胞进入集合管,再与 H^+ 结合而酸化尿液;NBCn1 通过中和细胞内的 H^+,稳定细胞内 pH。因此,代酸时 NBCn1 上调,反之下调。

人 $SLC4A8$ 基因定位于 12q13.13 逆向(in version)36.3,至少含 28 个外显子,编码 NDCBE。NDCBE 与 NBCe1 分子氨基酸的序列同源性约 50%,与 NBCn1 的同源性约 70%。NDCBE 至少有 A～E 5 个亚型,它是 Na^+ 依赖的电中性的 $Cl^-- HCO_3^-$ 交换子,即转运 1 个 Na^+ 入胞的同时转运 2 个 HCO_3^- 入胞和 1 个 Cl^- 出胞。神经元及睾丸 NDCBE 表达量十分丰富,其他组织表达量较低。在肾脏,集合管细胞表达的可能是 NDCBE - C 和(或)NDCBE - D,其具体的生物学功能尚不完全明确,但动物实验表明,酸负荷、碱负荷或钠缺乏均可上调 NDCBE 的表达量[65,68]。

人 $SLC4A10$ 基因定位于 2q24.2,含 27 个外显子,编码 NBCn2。人 NBCn2 有 2 个亚型,其氨基酸序列与 NDCBE 及 NBCn1 的同源性分别为 71% 和 65%。NBCn2 主要表达于脑组织的神经元、突触后膜和脉络丛上皮细胞,也表达于人肾脏的皮质部分。它是一种电中性的 $Na^+- HCO_3^-$ 共转运蛋白,在一些情况下,也可能作为 Na^+ 依赖的 $Cl^-- HCO_3^-$ 交换子[64,65]。

$SLC4A11$ 编码碳酸氢盐转运子相关蛋白(bicarbonate transporter related protein 1,BRT1),该蛋白也称为钠偶联的硼酸盐共转运子(Na-coupled borate cotransporter 1,NaBC1)。人 $SLC4A11$ 基因定位于 20p13。BRT1 的表达广泛,且在许多类型的细胞与 NCBT 共定位。在肾脏皮质,BRT1 表达于足细胞、近端小管细胞的基侧膜面及皮质集合管细胞的管腔膜面;在肾脏髓质,BRT1 表达于髓袢降支细段和升支粗段、外髓集合管闰细胞的管腔膜面及内髓集合管闰细胞的基侧膜面。目前还不清楚 BRT1 的生理学意义[65]。

■ (十五)Na^+/Ca^{2+} 交换子

细胞内外 Ca^{2+} 浓度维持在一个狭小的范围内对于机体的生命功能如细胞信号的传导、肌肉的收缩与舒张、激素的分泌及细胞的增殖与凋亡极其重要。维持细胞内外 Ca^{2+} 动态平衡的

分子包括 Ca^{2+} 通道、Ca^{2+} - ATP 酶及 Na^+/Ca^{2+} 交换子（sodium and calcium exchanger, NCX）等。这里简要介绍 Na^+/Ca^{2+} 交换子。

NCX 属于 Ca^{2+}/阳离子交换子（这些阳离子包括 Na^+、K^+、H^+、Li^+）超家族，该家族的一个共同特征就是逆着 Ca^{2+} 的浓度梯度而顺着其他阳离子的浓度梯度将 Ca^{2+} 与其他阳离子交换。在生理情况下，Na^+/Ca^{2+} 交换子介导 3 个 Na^+ 顺着浓度梯度入胞，1 个 Ca^{2+} 逆着浓度梯度出胞。因此，Ca^{2+} 的出胞是前向的（forward），而入胞则是逆向的（reverse），但是，这种方向性在一定类型的细胞，将依据离子的浓度梯度和细胞的膜电位而改变[69]。

NCX 家族由 3 个基因 *SLC8A1* ~ *SLC8A3* 组成，在转录后，通过转录本的不同拼接，NCX1 产生 17 个亚型，NCX3 有 5 个亚型，而 *SLC8A2* 的转录本没有拼接变化，这些不同亚型表达于特定的组织并发挥特定的生物学功能。NCX 含 10 个跨膜区，在第 5 和第 6 跨膜区有一个细胞内的调节袢，该袢含 2 个 Ca^{2+} 结合调节结构域（Ca^{2+} - binding regulatory domains, CBD）CBD1 和 CBD2。当 Ca^{2+} 与 CBD1 结合时，活化 NCX，Na^+ 与其结合时，则使 NCX 失活，而在 Ca^{2+} 与 CBD2 结合以后，则缓解 Na^+ 诱导的失活。

NCX2 及 NCX3 选择性表达于脑和肌肉等组织。NCX1 广泛表达于各组织，在肾脏，主要表达于近端小管及远端小管细胞的基侧膜面。其主要功能不在于细胞内 Ca^{2+} 的稳定，而在于对滤过的 Ca^{2+} 在近端和远端小管跨细胞的重吸收[70,71]。

■ （十六）H^+ - ATP 酶

H^+ - ATP 酶属于旋转型 ATP 酶（rotary ATPases）大家族成员中的 V 型 ATP 酶（vacuolar-type ATPases），该家族的另外两个成员 F 型 ATP 酶和 A 型 ATP 酶的功能在于根据细胞的能量需要合成或水解 ATP，不在本节叙述范围。V 型 ATP 酶在水解 ATP 的同时，伴有 H^+ 的转运，这一过程涉及蛋白质在细胞器之间的穿梭、加工、降解、细胞器的酸化、受体介导的内吞及肾小管细胞 H^+ 的分泌等一系列的生物学现象，因此又称为 H^+ - ATP 酶或质子泵[72]。

所有旋转型 ATP 酶均具有类似的架构和 ATP 催化机制，是由多个亚单位组成的复杂的大分子复合物。H^+ - ATP 酶由 13 个亚单位组成，包括亲水性的水解 ATP 的 V1 "马达" 及具有离子转运性质的包被于膜内的 V0 "马达"。V1 部分由 A、B、D、F 亚单位组成，其中 A 及 B 亚单位形成六聚体 A3B3 的环形 "定子"，而 D 和 F 亚单位则形成旋柄（转子）贯穿于六聚体的环形空间，利用水解 ATP 的能量旋转[72]；V0 亚单位由 a、b、c、d 及 f 组成，负责质子的易位。除了上述核心亚单位，H^+ - ATP 酶还与（前）肾素受体（P）RR[也称为 ATP6AP（ATPase, H^+ transporting, lysosomal accessory protein）]共定位，因此 ATP6AP1 及 ATP6AP2 可能发挥 H^+ - ATP 酶辅助亚单位的作用并调节 H^+ - ATP 酶的活性[73]。

在肾脏，H^+ - ATP 酶的 B1 亚单位表达于远端小管、连接管及集合管闰细胞的管腔膜面，a4 亚单位除了在上述部位表达，还表达于近端小管。B1 亚单位和 a4 亚单位的纯合或杂合突变，将引起常染色体隐性遗传性远端肾小管酸中毒。除了 B1 及 a4 亚单位，G3、c2 - b、d2 亚单位和辅助亚单位 ATP6AP2 也特异表达于肾脏，它们也是远端肾小管酸中毒重要的候选基因[74]。

■ （十七）Ca^{2+} - ATP 酶

细胞内 Ca^{2+} 平衡对于机体生命活动的维持极端重要,这种自稳状态的维持钙包括 3 个方面:细胞外 Ca^{2+} 通过各种通道入胞,细胞内 Ca^{2+} 通过 Na^+/Ca^{2+} 交换子(NCX)和钙泵出胞,以及细胞内 Ca^{2+} 储备通过内质网/肌浆网钙泵(Sarco/endoplasmic Ca^{2+} ATPase, SERCA)、NCX 和 Ca^{2+} 单向传递体(uniporter)转移到细胞质内。NCX 对 Ca^{2+} 的运载能力大而亲和力较低,结果它对细胞质 Ca^{2+} 的精细调控能力就差了,而 Ca^{2+} - ATP 酶(plasma membrane Ca^{2+} - pump, PMCA)的运载能力尽管较小,但亲和力高,符合了这种要求。

PMCA 属于 P 型(Ptype)ATP 酶超家族成员 5 个分支中的 ⅡB 亚组,其特征是以磷酸化中介体的形式储备能量。PMCA 由 4 个基因编码,形成四种蛋白,其转录本的不同转录形成多达 30 个异构体。人 *PMCA* 基因分别定位于 12q21.3、3p25.3、Xq28 和 1q32.1,编码蛋白分别命名为 PMCA1～PMCA4(ATP2B1～ATP2B4),分子量在 125～140 kDa,由 1 100～1 250 个氨基酸残基构成。PMCA 分子含 10 个跨膜区,2 个较大的细胞内襻,氨基端及羧基端位于胞质内。PMCA 的第 4 和第 5 跨膜区为催化中心,含 ATP 和天冬氨酸结合位点。催化中心由自身抑制结构域(参见下文)覆盖。PMCA 氨基端的 14 - 3 - 3 蛋白结合位点结合 14 - 3 - 3 蛋白后,活性降低。羧基端钙调素结合结构域发挥自身抑制结构域的功能,它与细胞内襻的"受体"结合,抑制 PMCA 功能;随着细胞内 Ca^{2+} 浓度的增加,这一自身抑制结构域与钙调素结合,使得催化位点游离且与 Ca^{2+} 的亲和力增加。细胞膜的酸性磷脂也可以与钙调素结合结构域结合,增加 PMCA 的活性。羧基端也含有 PKA 及 PKC 结合位点等。PMCA 以 1 Ca^{2+} ：1 ATP 分子的化学计量学运作[75-77]。

PMCA2 及 PMCA3 主要表达于脑组织、横纹肌和乳腺,与细胞的兴奋性有关;而 PMCA1 和 PMCA4 则分布广泛,主要发挥管家基因作用,但 PMCA4 也参与细胞的信号传导。在肾脏,PMCA1b 与钙结合蛋白 D28k 及 D9k 共表达于远端小管细胞的基侧膜面,在 Ca^{2+} 的跨细胞转运过程的主动出胞中发挥重要作用。与 NCX1 比较,在远端小管 Ca^{2+} 跨细胞转运过程中,经过 NCX1 途径出胞的 Ca^{2+} 约占 70%,而经 PMCA1b 途径出胞的 Ca^{2+} 约占 30%。在近端小管,PMCA 的表达量要么很少,要么没表达,其在近端小管细胞 Ca^{2+} 跨细胞转运中的作用有待进一步研究。

维生素 D 及 PTH 刺激 PMCA 的表达,钙感受受体(calcium sensing receptor, CaSR)抑制其活性。PMCA2 及 PMCA4b 在肾脏中也有少量分布,但在肾小管 Ca^{2+} 重吸收中的作用尚不明确[78,79]。

■ （十八）H^+ - K^+ - ATP 酶

H^+ - K^+ - ATP 酶属于 P 型 ATP 酶超家族,是由 α 亚单位和 β 亚单位组成的异二聚体。α 亚单位含 10 个跨膜螺旋,分子量约为 100 kDa,负责酶的催化活性和离子的易位:K^+ 从第 5 和第 6 跨膜区的细胞外襻进入,在第 1 和第 2 跨膜区释放。糖基化的 β 亚单位分子量较小,约为 30 kDa,仅有 1 个跨膜螺旋,负责 α 亚单位的稳定、酶的加工和穿梭。胃型 H^+ - K^+ - ATP

酶 α1 亚单位基因为 $ATP4A$，β 亚单位基因为 $ATP4B$；非胃型 $H^+ - K^+ - ATP$ 酶 α2 亚单位基因为 $ATP12A$，且目前认为 $ATP12A$ 基因编码产物的 β 亚单位是 $Na^+ - K^+ - ATP$ 酶的 β1 基因 $ATP1B1$ 的产物。肾脏表达的 $H^+ - K^+ - ATP$ 酶既有 α1 亚单位，也有 α2 亚单位，分别称为 HKα1 和 HKα2。两种亚型的 $H^+ - K^+ - ATP$ 酶均表达于集合管 A 型和 B 型闰细胞的管腔膜面，HKα2 也表达于升支粗段。$H^+ - K^+ - ATP$ 酶的主要功能在于 H^+ 的分泌和 K^+ 的重吸收，尤其是钾缺乏时。另外，$H^+ - K^+ - ATP$ 酶也可能参与 Na^+ 的重吸收，且在氨的转运 HCO_3^- 重吸收中发挥作用[80,81]。

二、水的转运与调节

众所周知，水占人体总重量的 $60\% \sim 70\%$，其中大约 2/3 分布在细胞内，其余的作为组织间液和血浆分布在细胞外间隙和血管床内。细胞膜作为半透膜屏障，水分子是可通透的，而水的通透性取决于细胞内外的摩尔渗透浓度和细胞膜的可渗透性。细胞内外的摩尔渗透浓度则取决于溶解于其中的携带净电荷的离子包括 Na^+、K^+、Ca^{2+}、Mg^{2+}、Cl^-、HCO_3^-、PO_4^{2-} 及 SO_4^{2-} 等，而细胞外的主要阳离子是 Na^+，所以 Na^+ 是决定细胞外液渗透浓度的最重要的离子。渗透依赖的细胞容积的改变势必导致细胞的肿胀或皱缩，从而影响细胞的功能，为了防止这种损害的发生，机体渗透压的调定点一般设定在 300 mOsmol/L，所以水和电介质的转运与调节总是相互依赖的。

■（一）近端肾小管水的转运与调节

按照对水的渗透与否，可以将上皮细胞分为渗漏上皮（leaky-epithelia）和非渗漏上皮（non-leaky/tight-epithelia）。近端小管细胞属于渗漏上皮，对水高度通透；而其他节段的肾小管上皮细胞则属于非渗漏上皮，由于上皮细胞间的紧密连接复合体，这些细胞对水的通透性大大降低。

长期以来，近端小管对水的重吸收机制不明。由于从近端小管的起始端到末端，管腔内液体的渗透压与血浆渗透压差别不大，因此，总体来说，近端小管水电解质的重吸收比例大致相等。为了解释这一现象，早期的研究者提出了多种假说，包括细胞侧面空间高渗假说（a standing-gradient osmotic flow hypothesis）、钠重循环假说（Na^+ - recirculation hypothesis）、管腔内低渗假说（intraluminal hypotonicity）及轴向阴离子不对称假说（the axial anion asymmetry hypothesis）等，这些假说的中心思想在于：小管细胞膜侧面的 $Na^+ - K^+ - ATP$ 酶将 Na^+ 泵到两小管细胞侧面的狭小空间，使得其内的渗透压增高，管腔内的 Na^+ 进入细胞，管腔内渗透压下降，且近端小管起始部到终末部对 Na^+ 和 Cl^- 通透性的轴向不对称（参见下文），管腔内的 Cl^- 浓度逐渐升高，这些因素综合起来，驱动水经由细胞旁途径弥散到间质并回流到血管中。

随着 AQP1 在近端小管细胞的表达与功能研究的深入，目前认为，近端小管水的重吸收大约 70% 是通过 AQP1 的跨细胞途径完成的，还有一小部分是通过钠葡萄糖共转运子携带

（每天大约 5 L），其余的才通过细胞旁途径弥散。研究表明，近端小管经过细胞旁途径水的重吸收，是由闭合蛋白 2 介导，且重吸收的水占其总水转运的 $23\%\sim30\%$，而闭合蛋白 10a、10b、17、1 及 3 对水不通透，也不影响近端小管跨细胞水的通透性。上述假说中 Na^+ 的重吸收及管腔内 Cl^- 浓度的改变所产生的渗透压和电位的变化，则是水跨近端小管上皮重吸收的驱动力[2,43,49,55,91]。

关于近端小管钠水转运的调节，在钠氯转运一节详细叙述。

▓ （二）髓袢水的转运与调节

皮质肾单位的髓袢仅仅深入外髓，因此髓袢短；髓旁肾单位的髓袢深入内髓，因此髓袢长。两种肾单位的髓袢均开始于外髓内带，是为降支细段。AQP1 的表达是降支细段的标志分子，该段小管对水高度通透而对溶质不通透。由于进入降支细段的管腔内液体是等渗的，随着皮质到髓质间质渗透压的增加，驱动水的重吸收。髓袢升支细段及升支粗段均对水不通透，因此小管腔内的液体渗透压随着电解质的重吸收将逐渐下降。形成稀释尿并增加间质离子浓度，提高间质的渗透压，最后形成皮质到髓质的渗透梯度是 Henle 袢升支的两个重要的生理功能[82,83]。

▓ （三）远端肾单位水的转运与调节

远端肾单位的定义比较混乱，本节的远端肾单位起始于致密斑，包括 5 个延续的节段：远曲小管（distal convoluted tubule，DCT）、连接管（connecting tubule，CNT）、皮质集合管（cortical collecting duct，CCD）、外髓集合管（outer medullary collecting duct，OMCD）及内髓集合管（inner medullary collecting duct，IMCD）。DCT 并不表达 AQP2，也不表达 AQP3 及 AQP4，因此，DCT 是肾脏形成稀释尿的终末段。

在缺乏血管加压素的情况下，连接管和集合管细胞的 AQP2 主要储存于重循环的核内体中，因而对水的通透性很低，但在血管加压素刺激以后，这些细胞对水的通透性显著增加。血管加压素与细胞基侧膜面的 V2 型受体（V2R）结合以后，通过 cAMP 及 PKA，促进 AQP2 的合成、核内体储存的 AQP2 向管腔膜面易位并最终表达于管腔膜面，因而对水高度通透。血管加压素水平的下降使得 AQP2 内吞并在细胞内降解。血管加压素、血管加压素的信号途径及水通道的异常，将导致失水或水潴留。尿崩症及抗利尿激素分泌异常综合征是临床常见的典型病例[44,84]。

三、钠离子、氯离子转运与调节

▓ （一）近端小管

皮质肾单位近曲小管对 Na^+ 和 Cl^- 的通透性存在明显差异，靠近小球部位，对 Na^+ 的通透性较高，对 Cl^- 的通透性较低，而离肾小球较远的近曲小管对 Cl^- 的通透性较对 Na^+ 的通透性高;髓旁肾单位的近曲小管则不存在这种差异[2]。

基侧膜面 $Na^+ - K^+ - ATP$ 酶驱动 Na^+ 出胞进入间质乃至循环以后,细胞内 Na^+ 浓度下降,这种跨细胞膜的小管腔内到细胞内的电化学梯度,驱动小管腔内的 Na^+ 经过位于管腔膜面的交换子或共转运子的介导入胞。对于近端小管来说,$Na^+ - H^+ -$ 交换子(sodium and hydrogen antiporter or exchanger 3,NHE3)是一个很重要的分子。动物研究的结果表明,在近端小管经过 NHE3 重吸收的钠占肾小球滤过钠总量的 $50\% \sim 60\%$,经过 NHE3 重吸收的 HCO_3^- 占滤过 HCO_3^- 总量的 $70\% \sim 80\%$[2]。

介导近端小管 Na^+ 从管腔膜面进入细胞的第二个分子是钠-葡萄糖共转运子 2(sodium and glucose cotransporter 2,SGLT2)。与主要表达于小肠上皮的 SGLT1 不同,SGLT2 几乎完全表达于近曲小管的管腔膜面,对钠的亲和性较低而转运能力强大(high-capacity,low affinity),它以 1:1 的化学计量学转运 Na^+ 和葡萄糖进入细胞。SGLT2 对近端的等渗液体中 Na^+ 的重吸收尤为重要,但目前尚不明确它在近端小管 Na^+ 重吸收的贡献度。目前,SGLT2 的抑制剂已经用于 2 型糖尿病的治疗,所以,确定它在近端小管 Na^+ 重吸收中的地位,从而明确其对机体水电解质平衡的影响十分迫切。

Na^+/Ca^{2+} 交换子(sodium and calcium exchanger,NCX)不仅介导 Ca^{2+} 在近端小管基侧膜面的出胞(参见下文),且在 Na^+ 的重吸收中也发挥作用。细胞内 Ca^{2+} 浓度的升高,通过 NCX,既抑制基侧膜面 $Na^+ - K^+ ATP$ 酶的活性,也改变管腔膜面对 Na^+ 的通透性,还可以作为第二信使,产生一系列的生物学效应。

由于本书其他章节对于 HCO_3^- 的重吸收有比较详细的介绍,所以尽管它的重吸收对近端小管 Na^+ 的重吸收有很大影响,本节只简要介绍。近端小管重吸收约 80% 的滤过 HCO_3^-,而这种重吸收可以概括为 3 步:首先,细胞内的 II 型碳酸酐酶将 CO_2 和 H_2O 合成 H_2CO_3,再水解为 H^+ 和 HCO_3^-;接着,NHE3 将管腔内的 Na^+ 与细胞内的 H^+ 交换;最后,进入细胞内的 Na^+ 经由基侧膜面的 $Na^+ - HCO_3^-$ 共转运子 NBCe1 - A($Na^+ - HCO_3^-$ cotransporter NBCe1A) 出胞。

近端小管钠水转运的最重要的调节机制是球管平衡(glomerulo-tubular balance,GTB)。所谓 GTB,指的是近端小管钠和水的绝对重吸收比例随着 GFR 的变化而同步变化,换句话说,近端小管重吸收肾小球滤液中钠和水的百分比是恒定的,而重吸收的量是可变的,这一点属于近端小管的固有特征。尽管 GTB 概念后来扩展到整个肾单位及肾小球滤液的所有成分,但现代生理学家仍然使用上述经典概念。

GTB 的机制目前尚未明确,可能包括三方面的因素。首先,小管周围间质和毛细血管的胶体渗透压和静水压影响近端小管的重吸收:小管周围间质的静水压与管周毛细血管内的胶体渗透压促进小管液体的重吸收,而管周间质的胶体渗透压和管周毛细血管内的静水压则阻止小管液体的重吸收。在优血容量的生理情况下,这四种力量相互作用的结果有利于小管液体的重吸收。临床上,血容量增加或血压增高等情况下引起的压力性利尿,主要由管周毛细血管内静水压的增加引起的 GTB 失衡造成。其次,肾小球滤液中的固有物质如 HCO_3^-、葡萄糖、乳酸盐、丙氨酸及枸橼酸盐等,可以刺激近端小管钠和液体的重吸收。这一机制在 GTB 中的贡献度大约占 1/3。最后,是全身性和局部的激素在其中发挥的作用,它们包括肾素血管紧张素系统、多巴胺、心房利钠肽、内皮素、胰高糖素及儿茶酚胺等。血管紧张素对近端小管钠水重吸收有双向作用,大剂量时抑制 NHE3 的活性,减少钠水重吸收,而小剂量时,不仅可以刺激管腔膜面 NHE3、钠-葡萄糖共转运子和钠-氨基酸共转运子,而且也刺激基侧膜面的 Na^+-K^+-ATP 酶、Na^+-HCO_3^- 共转运子等,结果有利于 GTB 完整性的维持。同样,多巴胺、心房利钠肽及内皮素等激素均可通过各自的受体和信号通路,激活或抑制上述有关的靶分子,这里不再赘述[2]。

皮质肾单位对 Cl^- 的通透性存在轴向异质性,已如上述,因此,此类肾单位的近端小管随着与肾小球的距离增加,Cl^- 重吸收的比例增加。近端小管 Cl^- 重吸收的跨细胞途径包括 3 个步骤:管腔膜面的入胞、细胞内的移动及基侧膜面的出胞。在管腔膜面,Cl^- 可经过多种途径入胞,包括 SLC26A4、SLC26A6、NCC 及 ClC-5 等;而基侧膜面的出胞途径包括 NBCe1、NBCe2、KCC 及 ClC-Kb 等。这一跨细胞的转运过程的顺利完成,离不开基侧膜面的 Na^+-K^+-ATP 酶和管腔膜面的 NHE 的协同(参见相关转运子)。而细胞旁途径的弥散则通过闭合蛋白 10 和 17 一起完成。目前尚不清楚跨细胞途径及细胞旁途径在 Cl^- 重吸收中的贡献度[37,50,65]。

■ (二) Henle 襻

Henle 襻降支细段对水高度通透而对溶质并不通透。升支细段存在被动电中性的 NaCl 转运。升支细段管腔膜面与基侧膜面的电位测定表明存在对阴电荷的电导途径,原位杂交、抗体及膜片钳研究证实 ClC-Ka 的定位,表明 Cl^- 经过氯通道的跨细胞转运,而 Na^+ 的重吸收主要通过细胞旁途径弥散。

滤过的 NaCl 大约 30% 经 Henle 襻升支粗段重吸收,其中 50%～70% 的 NaCl 和 $NaHCO_3$ 经由跨细胞途径,30%～50% 经由细胞旁途径重吸收。小管腔内 NaCl 的浓度从 140 mmol/L 逐渐下降,到致密斑仅 30～60 mmol/L。该段小管对水的不通透及 NaCl 主动重吸收的结果是小管腔内低渗状态的建立和间质中从皮质到髓质轴向渗透梯度的形成,两者对血管加压素依赖的集合管的尿液浓缩非常重要。

无论是髓质升支粗段,还是皮质升支粗段和致密斑,对于 Na^+、K^+ 和 Cl^- 的转运机制都是相同的:它们均通过管腔膜面的 NKCC2 蛋白进入细胞,且三种离子必须同时存在。升支粗段跨细胞途径中,经由 NKCC2 入胞约 70% 的 Na^+ 和 100% 的 Cl^-。在致密斑,这种转运子还作为管腔内 Cl^- 浓度的感受器,调节管球反馈,所以襻利尿剂阻断的不仅仅是升支粗段 Na^+、K^+ 和 Cl^- 的转运,也阻断了管球反馈。CKD 患儿,襻利尿剂的这一效应尤为明显,相反,噻嗪类利尿剂作用于远端肾单位的 NCC 以后引起来血容量的下降,将增强这些患儿的管球反馈,使得 GFR 进一步下降。NKCC2 的三个亚型按照转运能力的大小依次为 NKCC2B＜NKCC2A＜NKCC2F,而对 Cl^- 的亲和性则相反,它们也依次沿着升支粗段轴向分布,因而尽管 Cl^- 浓度的轴向下降十分明显,仍能满足该段小管重吸收三种离子的生理需要。管腔膜面的 K^+ 通道在 NKCC2 的转运过程中发挥极其重要的作用,以至于该段小管重吸收的 K^+ 约

90%通过 K^+ 通道返回小管腔内参与重循环,维持 NKCC2 的转运功能,因此升支粗段 K^+ 的净吸收率仅约 10%(有文献报道 K^+ 的净吸收率可高达 50%)。K^+ 的重循环 80% 由 BK 通道完成,但是,ROMK 通道突变引起 Bartter 综合征表明了 ROMK 在 NKCC2 的功能完整性方面同样重要。研究表明,ROMK 通道通过羧基端的 PDZ 结构域与骨架蛋白 NHERF(Na^+/H^+ exchanger regulatory factor,NHERF)结合,再经过与囊性纤维化穿膜传导调节蛋白(cystic fibrosis transmembrane regulator protein,CFTR)的相互作用,调节 ROMK 的功能。基侧膜面 K^+ 的出胞大约 50% 经由 K^+-Cl^- 共转运子 KCC4。

管腔膜面 Na^+ 入胞的第二条途径是 Na^+/H^+ 交换子 NHE3。NHE3 的生理学功能除了重吸收 Na^+,主要在于 H^+ 的排泄和 HCO_3^- 的重吸收。升支粗段跨细胞途径重吸收约 30% 的 Na^+ 和全部 HCO_3^-。通过升支粗段 NHE3 重吸收的 HCO_3^- 大约占肾小球滤过 HCO_3^- 的 15%,细节请参见酸碱平衡一节。

基侧膜面 Na^+-K^+-ATP 酶是 Na^+ 的出胞途径,而 Cl^- 的出胞通过 Cl^- 通道和 K^+-Cl^- 共转运子 KCC4[12,15,33],两者大约各占 50%。最主要的 Cl^- 离子通道是 ClC-NKb。ClC-NKb 的亚单位 Barttin 蛋白是 Cl^- 高度选择性的。由于管腔膜面 Cl^- 与 Na^+ 的入胞比例为 2:1,因此基侧膜面 Cl^- 的出胞量大约是 Na^+ 的 2 倍。基侧膜面 K^+ 出胞通过 K^+ 通道 KCNK、KCNJ、KCNQ,可能还包括 SLO。

升支粗段完全通过 Na^+-K^+-ATP 酶消耗能量完成 NaCl 的重吸收显然既不能达到 Na^+ 与 Cl^- 重吸收的平衡,也不符合节省能量的科学要求。因此,Na^+ 细胞旁途径的重吸收显得十分重要。严格说来,升支粗段并非完全是"非渗漏上皮",因为它们仅仅对水不渗透。事实上,紧密连接的闭合蛋白就具有电荷与大小选择性的特征。随着 Na^+-K^+-ATP 酶的运转与 Cl^- 在基侧膜面的出胞而建立起来的跨小管电化学梯度,驱动 Na^+ 经由细胞旁途径重吸收。通过细胞旁途径重吸收 Na^+ 的量大约占整个升支粗段 Na^+ 重吸收的 50%。

多种神经体液因素均可以影响升支粗段 NaCl 的重吸收,尤其是细胞内 cAMP 水平的增加是 NaCl 重吸收的强刺激信号。引起细胞内 cAMP 增加的体液因素主要包括血管加压素 AVP、甲状旁腺激素 PTH、胰高糖素、降钙素及 β 肾上腺能神经元的活化。AVP 对 NKCC2 的刺激不仅在于活化 NKCC2,还能够改变 NKCC2 的 K^+ 依赖模式。在不影响跨细胞转运的情况下,AVP 刺激可以使得升支粗段 NaCl 的跨上皮转运增加 1 倍,这意味着这部分 NaCl 的重吸收并不增加能量消耗,但具体机制尚不清楚。除了对 NKCC2 的刺激,AVP 也增加管腔膜面 K^+ 通道和基侧膜面 Cl^- 通道的活性。

尿调制蛋白(uromodulin/Tamm-Horsfall glycoprotein)是升支粗段细胞表面独特的膜结合蛋白,它促进 NKCC2 及 ROMK 到细胞膜的交通和活性,因而增加 NaCl 的重吸收,尤其是在高盐饮食的情况下。尿调制蛋白的另一重要生理功能是阻止肾结石的发生。编码尿调制蛋白的基因突变,引起 Ⅱ 型髓质囊性病和家族性青少年高尿酸血症性肾脏病。

抑制升支粗段 NaCl 重吸收的主要因子是细胞外 Ca^{2+} 和前列腺素 PGE2。升支粗段小管细胞的基侧膜面的钙敏感受体 CaSR(calcium-sensing receptor,CaSR)的表达量十分丰富,当细胞外 Ca^{2+} 浓度升高时,CaSR 及其他受体如 PGE2 受体活化,细胞内 Ca^{2+} 浓度升高,通过

Ca^{2+} 可抑制的腺苷环化酶抑制 cAMP 的产生,并通过磷酸二酯酶增加 cAMP 的降解。结果是管腔膜面的 NKCC2、K^+ 通道、基侧膜面的 Na^+-K^+-ATP 酶及 Cl^- 通道的表达量与活性下降,NaCl 的重吸收减少。NKCC2 的持续活化、尿调制蛋白的功能获得及 CaSR 的功能丢失等一系列因素均可引起与升支粗段有关的高血压[85,86]。

■ （三）远端小管

远端小管包括远曲小管、连接管和集合管。对远曲小管的微灌流研究表明,到达远曲小管液体流量随着机体的容量状态变化,占滤过负荷的比例在 4%～20%,而远曲小管 NaCl 重吸收存在明显的容量依赖性。正常情况下,远端小管重吸收滤过 NaCl 的 5%～10%,参与 K^+ 的分泌,还是全身性 Ca^{2+}、Mg^{2+} 及酸碱平衡的调节中发挥中心作用(参见下文)。相对于间质而言,皮质升支粗段管腔内的电位为正。在远端小管的前中 1/3 交界位置(远曲小管的末端),闰细胞出现,此时,管腔内的电位变负,这种负电位到中后 1/3 交界处达到最大,后 1/3 部位维持不变。其原因在于:一方面,ENaC 的表达使得跨上皮的 Na^+ 转运增加;另一方面,紧密连接中闭合蛋白 3 和闭合蛋白 8 降低了细胞旁途径的渗透性(闭合蛋白 7 也出现于该段小管细胞的基侧膜面)。就整个肾单位来说,远曲小管细胞的线粒体含量最丰富,其 Na^+-K^+-ATP 酶的活性最高。基侧膜面 Na^+-K^+-ATP 酶的运作,持续泵出 Na^+ 所产生的浓度梯度,将驱动 Na^+ 从管腔进入细胞。噻嗪类敏感的 Na^+-Cl^- 共转运子 NCC 是该段小管跨细胞 NaCl 的重吸收主要途径,且表现为 Na^+ 与 Cl^- 的相互依赖性。管腔膜面 Na^+ 入胞的第二条路径是 Na^+-H^+-交换子 NHE2,NHE2 与 NCC 共表达于远曲小管。在远曲小管的末端,上皮性钠通道 ENaC 及 Na^+-Ca^{2+} 交换子也可能少量表达而参与 Na^+ 的入胞。Cl^- 在基侧膜面的出胞通过 K^+-Cl^- 共转运子 KCC1 和氯通道 ClC-NKa 及 ClC-NKb。在连接管和集合管,Na^+ 从管腔内进入细胞由 ENaC 介导,在 ENaC 的协同下,Cl^- 的重吸收经由管腔膜面的 Cl^-/碱交换子 SLC4A8 完成。

远端小管 NaCl 的重吸收受多种因素的调节,最重要的因素包括:饮食中钠钾的含量和 RAS 系统。饮食中 NaCl 或 KCl 含量的减少刺激 NCC 和 ENaC 的表达与活性,其机制尚待进一步研究。醛固酮在与其受体结合以后,通过 SGK1 解除 WNK4 对 NCC 与 ENaC 的抑制,增加两者的表达与活性。血管紧张素 Ⅱ 对 NCC 的影响还存在争议,但多数研究认为它可以刺激 NCC 的磷酸化而增加其活性和丰度,其中可能通过 WNK 的介导。调节远端小管 NCC 和 ENaC 活性的其他因素包括交感神经活性、性激素、AVP、胰岛素及全身 pH 等[1]。

在 NCC、ENaC、ROMK 及升支粗段 NKCC2 的调节中,WNK/SPAK/OSR1/Cullin 3/Kelch-like 3 信号发挥重要作用,该信号途径的功能丢失或功能获得性突变引起的家族性高钾血症性高血压[familial hyperkalemic hypertension,FHHt,也称为 Gordon 综合征或 Ⅱ 型假性醛固酮增多症(pseudohypoaldosteronism type Ⅱ)],已引起临床和基础研究人员的高度重视。

WNK(with no lysine kinase)有 4 个家族成员,*WNK1*～*WNK4*,其中 *WNK1*、*WNK3* 和 *WNK4* 表达于远曲小管。*WNK* 基因产物的生物学作用十分复杂,对多种泵、离子通道和转

运子均有调节作用。与其他激酶不同,WNK 氨基端没有赖氨酸残基,因而对细胞内 Cl⁻ 浓度敏感:细胞内 Cl⁻ 浓度升高,Cl⁻ 与 WNK 的 Cl⁻ 结合位点结合,抑制其自身的磷酸化而失活,反之则活化。当血钾降低时,细胞内 K⁺ 通过基侧膜面的 Kir4.1 及 Kir5.1 出胞,细胞超极化,细胞内 Cl⁻ 则通过 Cl⁻ 通道出胞,导致 WNK 的活化,反之亦然。

WNK1 基因定位于 12p13.33,产物包括 WNK1 和截短后没有激酶活性并特异表达于肾脏的 KS - WNK1。WNK4 基因定位于 17q21.2,产物表达于整个肾单位(从近端小管到集合管)。与 WNK4 不同的是,KS - WNK1 仅表达于升支粗段、远曲小管和连接管。WNK4 通过抑制 NCC 融入细胞膜而减少 NCC 的表达丰度,对蛋白质总量影响不大。WNK1 对 NCC 表达和活性的影响可能是双向的:一方面,它可以阻断 WNK4 对 NCC 的作用;另一方面,WNK1 可以使得 SPAK(serine/threonine kinase 39)及 OSR1(oxidative stress responsive 1)磷酸化而活化,从而激活 NCC。KS - WNK1 通过与其他成员竞争结合 NCC,而完全抑制其他 WNK 的激酶活性,取消其对 NCC 的效应。WNK3 同样可以增加 NCC 在细胞膜的表达丰度并通过对 NCC 的磷酸化而增加其活性,但 WNK3 的在 NCC 活性调节中作用可能不太大,因为敲除 WNK3 的动物仅出现轻微表现。

SPAK 和 OSR1 均可以与 KCC、NKCC 的氨基端残基结合,之后,WNK1 再与 SPAK 及 OSR1 相互作用并将其磷酸化,WNK1 活化;SPAK 和 OSR1 也可以与 NCC 的氨基端残基结合,并使得 NCC 磷酸化而直接导致 NCC 的活化。WNK 也是 HECT 型泛素连接酶 Nedd4 - 2 的底物,但在 WNK 活性的调节中,最重要的泛素连接酶是 RING 型 CUL3 - KLHL3 E3 复合物。WNK1 位于 12p13.33,WNK4 位于 17q21.2,WNK 功能获得性突变引起家族性高钾血症性高血压;而功能丢失性突变则引起 Gitelman 综合征。Kelch-like3 基因位于 5q31.2,而 Cullin3 基因位于 2q36.2,CUL3 及 KLHL3 的功能丢失性突变使得 WNK 的降解受损,NCC 持续活化,也可以引起Ⅱ型 PHA[34-38]。

WNK1 和 WNK4 的突变仅仅是部分 FHHt 患者的病因,而大部分患者的病因是 Kelch-like3 和 Cullin3 基因突变。Kelch-like3 基因 KLHL 位于 5q31.2,Cullin3 基因 CUL3 位于 2q36.2。Cullin3 作为骨架,催化赖氨酸残基加入泛素;Kelch-like 3 作为适配器,与 Cullin3 一起,结合 NCC 等转运蛋白而使之降解。它们的功能丢失性突变使得相关蛋白的降解受损而持续活化,产生 FHHt。这些患者的疾病严重性依次为 CUL3＞KLHL3＞WNK4＞WNK1,表明 CUL3 在 NCC 调节中的重要性。

除了 NCC,WNK/SPAK/OSR1/Cullin 3/Kelch-like 3 信号对 ENaC、ROMK 及 NKCC2 具有类似的调节作用,其调节机制与 NCC 基本相同。但到目前为止,该信号通路的调节机制尚未完全清楚[87,88]。

四、钾离子转运与调节

K⁺ 是细胞内最主要的阳离子,占机体总体钾的 98％,浓度范围在 140～150 mmol/L;仅约 2％位于细胞外液,且在 3.5～5 mmol/L 这一狭小的范围内波动。这一细胞内外的浓度差对于细胞膜电位的维持乃至各种生命活动至关重要。细胞内外 K^+ 分布的调节主要通过胰岛素、儿茶酚胺，而机体酸碱平衡和渗透压状况也是调节细胞内外 K^+ 的重要因素。而肾脏除了总体钾平衡的调节，也负责机体酸碱平衡和渗透压的调节。

正常饮食的成人每天从食物中摄取的 K^+ 为 $70\sim100$ mmol，这些 K^+ 仅约 10% 从消化道排出，其余 90% 均进入机体并由肾脏排出。肾脏对 K^+ 的处理方式与其他离子不同，即重吸收与分泌同时存在（几乎所有节段）。经肾小球滤过的 K^+，90% 经由近端小管和 Henle 袢重吸收，到达远曲小管的 K^+ 大约占肾小球滤过 K^+ 的 10%。许多研究均表明，尿中排泄的 K^+ 几乎全部由远端小管分泌。

肾小球滤液中的 K^+ 浓度与血浆 K^+ 浓度相等。近端小管对滤过 K^+ 的净重吸收占肾小球滤过 K^+ 的 65%～70%，通过三种机制实现：溶剂牵引或拖拽（solvent drag）、从管腔到间质的细胞旁弥散及跨细胞机制。近端小管 K^+ 重吸收的量随着 Na^+ 和水重吸收的多少而变化是诸多研究者早已证明的，微灌流研究表明在水重吸收为 0 时，K^+ 重吸收消失甚至出现逆向分泌，这就是溶剂牵引。溶剂牵引重吸收的 K^+ 约占近端小管 K^+ 重吸收的 20%。一方面，随着近端小管管腔内 Na^+ 和水的重吸收，管腔内的 K^+ 浓度升高；另一方面，近曲小管细胞侧膜面 Na^+-K^+-ATP 酶的运转，使得两个相邻细胞间的间隙中 K^+ 浓度下降。上述两种机制的共同作用产生的跨小管的电化学梯度，驱动 K^+ 经过细胞旁途径的弥散。K^+ 的弥散要求近端小管对 K^+ 具有足够的通透性，许多研究证实近端小管对 K^+ 的通透性较远端小管高，即使很小的电化学梯度就足以驱动 K^+ 细胞旁途径的弥散。液体重吸收的净速率是影响 K^+ 细胞旁弥散的重要因素。近端小管通过弥散作用重吸收的 K^+ 约占 K^+ 重吸收的 60%。近端小管重吸收 K^+ 的第三种机制是跨细胞的主动转运，这种机制重吸收的 K^+ 大约占肾小球滤过 K^+ 的 20%，但是具体机制和涉及的分子尚不清楚。尽管近端小管管腔膜面表达 K^+ 通道 KCNE1 和 KCNQ1 等分子，但是目前认为，它们的主要功能在于近端小管细胞在产电的共转运（如 Na^+-葡萄糖和 Na^+-氨基酸的共转运）期间细胞膜电位的维持。在近端小管末端即 S3 段，基侧膜面 Na^+-K^+-ATP 酶的运转产生细胞正电位，K^+ 通过管腔膜面 K^+ 通道 ROMK1 和 BK 分泌进入小管腔内，并经过基侧膜面 K^+-Cl^- 共转运子 KCC 和 K^+ 通道 KCNE1 和 KCNQ1 出胞进入间质，继而形成的细胞内负电位，则利于阳离子的重吸收。

降支细段 K^+ 的重循环 Henle 袢的降支细段继续分泌 K^+ 进入管腔内，并且与直小血管和升支细段一起，通过逆流交换，使得到达肾乳头部位小管腔内液体 K^+ 的浓度显著增高，达到血浆 K^+ 浓度的 10 倍。K^+ 的这种重循环的生理学意义可能在于当摄入的 K^+ 大幅波动时，肾脏通过远端小管 K^+ 分泌的增加，从而能够保证机体总体钾的平衡。

升支粗段对 K^+ 的净重吸收占肾小球滤过 K^+ 的 20%～25%，K^+ 通过管腔膜面 Na^+-K^+-$2Cl^-$ 共转运子 NKCC2 进入细胞，基侧膜面 Na^+-K^+-ATP 酶运转使得细胞内的 Na^+ 浓度远低于小管腔内 Na^+ 的浓度，这样所产生的电化学梯度是 NKCC2 运转的驱动力。NKCC2 与 Na^+-K^+-ATP 酶的运转使得细胞内 K^+ 显著增高，胞内 K^+ 再通过管腔膜面肾脏外髓钾通道 ROMK 反流入小管腔内，这再次构成 K^+ 的重循环。尽管 Na^+-K^+-$2Cl^-$ 共转运子的运转需要 Na^+、K^+ 和 Cl^- 的同时存在，但升支粗段 K^+ 的浓度是 NKCC2 运转的限速因素，K^+ 的重循环是保证 NKCC2 正常运转的先决条件。管腔内 K^+ 浓度的下降或 ROMK 通道的阻断，均显著减少升支粗段 NaCl 重吸收的量，因此升支粗段 K^+ 重循环的意义就在于为该段小管 NaCl 的重吸收奠定生理学基础。升支粗段基侧膜面 K^+ 通过 K^+ 通道、K^+-Cl^- 共转运子 KCC 或 K^+-HCO_3^- 共转运子出胞。该段小管管腔内的正电位也为 K^+ 经由细胞旁途径的重吸收提供了驱动力。

经过近端小管和 Henle 袢的重吸收，到达远曲小管 K^+ 的含量大约占滤过 K^+ 的 10%。远曲小管近端 DCT1 几乎没有 K^+ 的分泌，这是因为在远曲小管，K^+ 分泌的驱动力来自上皮性钠通道 ENaC 对 Na^+ 转运入胞所产生的电化学梯度，DCT1 细胞的管腔膜面并不表达 ENaC，而表达钠氯共转运子 NCC。到远曲小管的中部，细胞的管腔膜面开始表达少量的 ENaC，结果是这些细胞开始少量分泌 K^+。到远曲小管的末端及以后的连接管和集合管，ENaC 的表达量显著增加，K^+ 分泌进入管腔内的量也随着明显增加。远曲小管对于 K^+ 转运的关键生理学作用在于维持 NCC 的正常运转，促进 NaCl 的重吸收，以及维持全身钾平衡。NCC 的功能丢失造成低血压低钾血症，而 NCC 的功能获得引起高血压高钾血症足以说明这一点。

在远曲小管末端，随着 ENaC 的表达、主细胞和闰细胞的出现，K^+ 转运机制进一步复杂化。在连接管和集合管，主细胞的比例高达 70%～75%。目前的研究表明，主细胞除了介导 Na^+ 的重吸收，还是远端小管 K^+ 分泌最重要的细胞。主细胞 K^+ 的分泌涉及两步：基侧膜面 K^+ 的主动摄取，以及 K^+ 通过管腔膜面的 K^+ 通道顺着电化学梯度的弥散。主细胞完成 K^+ 的分泌必须具备三个条件：一是管腔膜面 Na^+ 经过 Na^+ 通道的入胞，这不仅为基侧膜面 Na^+-K^+-ATP 酶提供底物，而且使得管腔膜面除极化，促进 K^+ 的出胞。Na^+ 也可能通过基侧膜面的 Na^+/H^+ 交换和 Na^+/Ca^{2+} 交换进入细胞，维持 Na^+-K^+-ATP 酶的运转。二是基侧膜面 Na^+-K^+-ATP 酶的正常运转，使得细胞内 K^+ 浓度增加，为 K^+ 的流出提供浓度梯度。三是管腔膜面的 K^+ 通道为 K^+ 分泌进入管腔内提供途径。目前的研究表明，K^+ 自细胞内经管腔膜面分泌进入小管腔通过 ROMK1 和 BK 通道。ROMK1 在远曲小管的近端表达量较低，在远曲小管的末端和连接管表达量明显增高；在基础条件下，BK 通道的活性较低，小管腔内液体流量的增加引起细胞内 Ca^{2+} 浓度的升高，BK 通道活化。管腔膜面 K^+ 的分泌也可能通过双孔钾通道 KCNK1 和电压门钾通道 ERG1 完成，因为这两种通道也表达于远曲小管的管腔膜面。有的研究者根据管腔内 Cl^- 的浓度变化提出 K^+-Cl^- 共转运子也介导管腔膜面 K^+ 的分泌，但缺乏进一步的研究支持。基侧膜面 K^+ 的出胞主要通过 KCNJ10、KCNJ15 和 KCNJ16 也表达于远曲小管，参与基侧膜面 K^+ 的出胞。KCNJ10 和 KCNJ15 均受到 CaSR 的抑制。KCNJ10 可以形成同二聚体单孔通道，也可以与 KCNJ16 形成异四聚体通道，但形成的异四聚体不再受 CaSR 的抑制。基侧膜面 KCC4 也是 K^+ 出胞的途径，K^+ 的出胞还可能通过 KCNQ1，但这种通道在该段小管的基侧膜面表达较少。基侧膜面 K^+ 通道所介导的 K^+ 到间质的重循环，为 Na^+-K^+-ATP 酶的正常运转提供了底物。

闰细胞散在分布于远端小管的主细胞之间，在一些情况下，比如钾离子缺乏时，它们可以重吸收一部分 K^+。H^+-K^+-ATP 酶表达于 A 型闰细胞，低钾血症时，H^+-K^+-ATP 酶活化，可作为代偿机制，增加 K^+ 重吸收。总体来说，近端小管和升支粗段以相对恒定的速度重

吸收 K^+，而尿中排泄 K^+ 的多少，取决于远端肾单位 K^+ 的分泌量。这一生理过程受到神经体液因素的精准调控。

许多因素调节远端肾单位 K^+ 的分泌，这些因素可分为管腔内因素和小管周围因素。管腔内因素包括液体的流速、管腔内 Na^+、K^+ 和 Cl^- 的浓度、管腔内的阳离子如氨氯吡咪（amiloride）、氨苯蝶啶、甲氧苄氨嘧啶及无机阳离子等；小管周围因素主要包括血浆 K^+ 的升高、醛固酮、血管加压素、血管紧张素及酸碱平衡状况等。

管腔内液体流速的增加和 Na^+ 浓度的升高，其机制已如上述。袢利尿剂刺激远端小管 K^+ 的分泌不仅因为到达远端小管液体的流速和管腔内 Na^+ 浓度的升高，还因为尿量增加引起血容量下降和醛固酮分泌的增加。正常情况下，噻嗪类利尿剂并不直接影响 K^+ 的分泌，但是由于增加了 Ca^{2+} 的重吸收，从而减少了管腔内 K^+ 分泌的抑制因子，间接增加了 K^+ 的分泌。氨氯吡咪是 ENaC 的阻滞剂，其保钾利尿的机制在于，ENaC 阻滞以后，Na^+ 重吸收的减少，随之而来的是 K^+ 的分泌下降。其他许多阳离子包括一些抗微生物制剂均有类似的作用，引起的 K^+ 分泌抑制统称为"氨氯吡咪效应"。

血浆 K^+ 浓度的升高刺激醛固酮的分泌，醛固酮增加主细胞基侧膜面 $Na^+ - K^+ - ATP$ 酶表达的同时，增加管腔膜面 K^+ 通道的表达，促进 K^+ 的分泌。低钾血症的情况则完全相反。酸中毒时，细胞内的 K^+ 向细胞外移动，结果与高钾血症相类似[1,89,90]。

五、钙、镁、磷离子转运与调节

在人体，大约 99% 的钙存在于骨骼，仅仅 1% 存在于细胞内及细胞外；骨骼中的钙大约 1% 与细胞外液中的钙可交换。Ca^{2+} 对于各种细胞功能，包括神经传导、肌肉收缩、腺体分泌、血压调节及细胞黏附等的重要性是不言而喻的，因此总体钙及细胞内外 Ca^{2+} 浓度稳定受到机体的强力调控。

肾脏是维持机体钙自稳的重要器官，肾小球每天大约滤过血浆中 60% 的钙。血浆中的钙可以分为三部分：离子钙（约 48%）、蛋白结合钙（约 46%）及复合物如枸橼酸钙和磷酸钙，离子钙与复合物钙是可滤过钙。滤的钙大约 99% 再由肾小管重吸收。肾脏对 Ca^{2+} 的重吸收涉及细胞旁途径及跨细胞途径。滤过的 Ca^{2+} 中，60%~70% 在近曲小管，20% 在 Henle 袢，5%~10% 在远曲小管，5% 在集合管重吸收。

在近端小管重吸收的 Ca^{2+} 中，大约 80% 经由细胞旁的被动弥散与溶质拖拽完成，20% 由跨细胞途径完成。Henle 袢细段没有 Ca^{2+} 的重吸收。Henle 袢升支粗段 Ca^{2+} 的重吸收，大部分经由细胞旁途径的闭合蛋白 16 及 19 来完成。闭合蛋白 14 及定位于基侧膜面的钙感受受体 CaSR（calcium-sensing receptor, CaSR）对细胞旁钙的重吸收发挥调节作用。细胞旁钙重吸收的驱动力来自 NKCC2 及 ROMK1 的运转建立的细胞内外电化学梯度。该段小管钙的重吸收，一小部分经由跨细胞途径完成。

远端小管和集合管的 Ca^{2+} 重吸收则完全经由跨细胞途径来完成，因为该段小管的细胞内外电化学梯度完全阻止了细胞旁途径 Ca^{2+} 的重吸收。虽然，大部分 Ca^{2+} 经过能量驱动的细胞旁途径重吸收,随着小管液体沿着肾单位的不断重吸收,管腔内 Ca^{2+} 浓度越来越低,细胞旁 Ca^{2+} 吸收的驱动力下降,小管细胞开启跨细胞途径吸收 Ca^{2+}。首先,Ca^{2+} 经过管腔膜面的 Ca^{2+} 可渗透通道 TRPV5 进入细胞,然后与钙结合蛋白结合,从细胞的管腔膜向基侧膜方向弥散,最后,由基侧膜面的 Ca^{2+} 泵和 Na^+/Ca^{2+} 交换子出胞。这种跨细胞途径对于钙自稳的精细控制极其重要,这一过程受到维生素 D、甲状旁腺激素及 FGF23 的调控。

TRPV5 表达于远端小管及连接管的管腔膜面,在钙结合蛋白(Calbindin-D28k)的辅助下,Ca^{2+} 迅速内流;在基侧膜面,Ca^{2+} 通过 Na^+/Ca^{2+} 交换子 NCX1 和质膜 Ca^{2+}-ATP 酶 PMCA1b(plasma membrane calcium-ATPase)出胞。TRPV6 在远端肾单位 Ca^{2+} 跨细胞重吸收中也发挥作用。

根据对醛固酮的反应性,可以将远曲小管分为近端(DCT1)和远端(DCT2),DCT1 对醛固酮不敏感,是 TRPM6 依赖的管腔膜面 Mg^{2+} 跨细胞重吸收的主要部位,而跨细胞的 Ca^{2+} 转运很少;相反,DCT2 对醛固酮敏感,它与连接管一起,是 Ca^{2+} 通过 TRPV5 跨细胞重吸收的部位;DCT2 仍然重吸收 Mg^{2+},但量较少。基侧膜面 Mg^{2+} 的出胞可能通过 SLC41A1 编码的 Mg^{2+}/Na^+ 交换子,也可能通过其他尚未明了的机制。人 TRPM6 功能丢失性突变引起低镁血症伴继发性低钙血症。

机体磷大约占体重的 1%,其中约 85% 沉积于骨骼,14% 位于细胞内,仅约 1% 在血清和细胞外液体中。在肠道、骨骼肌及肾脏的共同作用下,血清磷在一个狭小的范围内波动,以避免磷在血管和软组织的沉积。血浆中,约 10% 的磷与蛋白质结合,其余的以游离磷和磷复合物的形式存在。

近端小管负责肾小球滤过磷的重吸收,正常情况下,近端小管通过钠磷共转运子(sodium-phosphate cotransporter)NaPi2a、NaPi2c 及 PiT2,完成约 85% 滤过磷的跨细胞转运,而细胞旁途径对磷的重吸收几乎可以忽略。这三种转运子均表达于近端小管细胞的管腔膜面,以管腔到细胞内的钠浓度梯度为能量,将 Na^+ 与 Pi 一起转运进入细胞。这些转运子在管腔膜面的表达量决定了磷转运的量,而转运子对磷的亲和性或转录后的修饰在其中不发挥作用,因此饮食中的磷含量及激素对近端小管磷重吸收的调节十分重要。PTH 及 FGF23 减少这些转运子的表达,促进近端小管磷的排泄,减少磷的重吸收,结果是引发高磷尿和低磷血症。在骨肾反馈环中,FGF23 是 $1,25-(OH)_2D_3$ 的反调节激素,$1,25-(OH)_2D_3$ 刺激 FGF23 的释放,而 FGF23 则反过来抑制 $1,25-(OH)_2D_3$ 的产生,减少其血浓度。磷在细胞内从管腔膜面向基侧膜面的运输及基侧膜面的出胞机制,目前尚不明了。在小鼠中的研究表明,反转录病毒受体 XPR1 可能负责磷在基侧膜面的出胞。血浆中的镁约 30% 与蛋白质结合,其余 70% 是可滤过的。经过肾小球滤过的镁大约 96% 由肾小管重吸收。近端小管上皮细胞及细胞旁途径对镁的通透性很低,重吸收 10%~30% 的滤过镁,但机制尚不明确。目前认为,钠梯度驱动的水的重吸收,增加了小管腔内的镁浓度和管腔内的正电位,使得镁通过细胞旁途径重吸收。在髓袢升支粗段,40%~70% 的滤过镁通过细胞旁途径闭合蛋白 16 及 19 重吸收。管腔膜面的 NKCC2 转运 Na^+、K^+ 及 Cl^- 入胞,ROMK 介导 K^+ 从细胞内到管腔的重循环,基侧膜面的 Na^+-K^+-ATP 酶将 Na^+ 泵出细胞,而 Cl^- 通过 ClC-Kb 出胞,这样产生的管腔正电位,驱动

Mg^{2+} 经由闭合蛋白 16 及 19 的跨小管上皮的重吸收。闭合蛋白 16 及 19 的突变引起家族性低镁血症、高尿钙症及肾钙质沉积。闭合蛋白 10 作为升支粗段细胞旁途径的阳离子选择性关键分子,其功能丢失性突变使得 Na^+、Ca^{2+} 及 Mg^{2+} 的细胞旁途径的重吸收增加,引起常染色体隐性遗传肾小管病,表明其在镁的重吸收中发挥作用。闭合蛋白 14 的功能丢失性突变相当罕见。患者出现耳聋而没有肾脏表现,但动物实验表明,它在肾脏钙镁重吸收中也可能发挥作用。

远曲小管重吸收滤过镁的 5%～10%,该段小管 Mg^{2+} 的重吸收由 TRPM6 完成,因此是一个跨细胞的主动转运过程。管腔膜面的钾通道 Kv1.1 所建立的管腔内电位,基侧膜面钾通道 Kir4.1、Na^+-K^+-ATP 酶及管腔膜面的 NCC 相互协作建立的 Na^+ 浓度梯度,均促进 TRPM6 对 Mg^{2+} 的重吸收。Mg^{2+} 经过基侧膜面的出胞由 SLC41A1 家族的 Mg^{2+}/Na^+ 交换子及 $Ca^{2+}-ATP$ 酶完成;另外,表达于远曲小管细胞基侧膜面的细胞周期调节蛋白 cyclin M2 也涉及该段小管 Mg^{2+} 的重吸收,但目前尚不明确它们所涉及的机制。PCBD1(pterin-4α-carbinolamine dehydratase/dimerization cofactor of hepatocyte NF 1 homeobox A)是转录因子 HNF1B 的二聚体辅因子,它结合 HNF1B,共刺激 FXYD2 编码的钠钾转运 ATP 酶的 γ 链启动子,增加远曲小管 Mg^{2+} 的重吸收。PCBD1 突变引起肾脏镁重吸收下降及低镁血症[92-97]。

(卢思广)

❖ 参考文献 ❖

[1] McCormick J A, Ellison D H. Distal convoluted tubule[J]. Compr Physiol, 2015, 5(1): 45 - 98.

[2] Zhuo J L, Li X C. Proximal nephron[J]. Compr Physiol. 2013, 3: 1079 - 1123.

[3] Taub M, Garamella S, Kim D, et al. Renal proximal tubule Na, K-ATPase is controlled by CREB regulated transcriptional coactivators as well as salt-inducible kinase 1[J]. Cell Signal, 2015, 27(12): 2568 - 2578.

[4] Tetti M, Monticone S, Burrello J, et al. Liddle syndrome: review of the literature and description of a new case[J]. Int J Mol Sci, 2018, 19(3): 812 - 827.

[5] Hanukoglu I, Hanukoglu A. Epithelial sodium channel (ENaC) family: Phylogeny, structure-function, tissue distribution, and associated inherited diseases[J]. Gene, 2016, 579(2): 95 - 132.

[6] Kashlan O B, Kleyman T R. ENaC structure and function in the wake of a resolved structure of a family member[J]. Am J Physiol Renal Physiol, 2011, 301(4): F684 - F696.

[7] de la Rosa D A, Navarro-González J F, Giraldez T. ENaC modulators and renal disease[J]. Curr Mol Pharmacol, 2013, 6(1): 35 - 43.

[8] Soundararajan R, Pearce D, Ziera T. The role of the ENaC-regulatory complex in aldosterone-mediated sodium transport[J]. Mol Cell Endocrinol, 2012, 350(2): 242 - 247.

[9] Boscardin E, Alijevic O, Hummler E, et al. The function and regulation of acid-sensing ion channels (ASICs) and the epithelial Na^+ channel (ENaC): IUPHAR Review 19[J]. Bri J Pharmacol, 2016, 173(18): 2671 - 2701.

[10] Palygin O, Pochynyuk O, Staruschenko A. Role and mechanisms of regulation of the basolateral Kir4. 1/Kir5. 1 K^+ channels in the distal tubules[J]. Acta Physiol (Oxf), 2017, 219(1): 260 - 273.

[11] Gonzalez-Perez V, Christopher J. Lingle. Regulation of BK channels by beta and gamma subunits[J]. Annu Rev Physiol, 2019, 81: 113 - 137.

[12] Welling P A. Regulation of potassium channel trafficking in the distal nephron[J]. CurrOpin Nephrol Hypertens, 2013, 22(5): 559 - 565.

[13] Fahlke C, Fischer M. Physiology and pathophysiology of ClC-K/barttin channels[J]. Front Physiol, 2010, 1: 155

[14] Jentsch T J. Discovery of CLC transport proteins: cloning, structure, function and pathophysiology[J]. J Physiol, 2015, 593(18): 4091 - 4109.

[15] Suzuki M, Morita T, Iwamoto T. Diversity of Cl^- channels[J]. Cell Mol, 2006, 63(1): 12 - 24.

[16] Duran C, Atlanta G A, Thompson C H, et al. Chloride channels: often enigmatic, rarely predictable[J]. Annu Rev Physiol, 2010, 72: 95 - 121.

［17］ Poroca D R, Pelis R M, Chappe V M. ClC channels and transporters: structure, physiological functions and implications in human chloride channelopathies[J]. Front. Pharmacol, 2017, 8: 151.

［18］ Tomilin V, Mamenko M, Zaika O, et al. Role of renal TRP ion channels in physiology and pathology[J]. Semin Immunopathol, 2016, 38(3): 371-383.

［19］ Zhang X, Hasan R. Ca²⁺ regulation of TRP ion channels[J]. Int J Mol Sci, 2018, 19(4): 1256.

［20］ Paul B M, Heuvel. GBV kidney-polycystic kidney disease[J]. Wiley Interdiscip Rev Dev Biol, 2014, 3: 465-487.

［21］ Van Goor M K, de Jager L, Cheng Y, et al. High-resolution structures of transient receptor potential vanilloid channels: unveiling a functionally diverse group of ion channels[J]. Protein Science, 2020, 29(7): 1569-1580.

［22］ Hall G, Wang L, Spurney R F. TRPC channels in proteinuric kidney diseases[J]. Cells, 2020, 9(1): 44.

［23］ Nilius B, Owsianik G. The transient receptor potential family of ion channels[J]. Genome Biol, 2011, 12(3): 218.

［24］ Weiss N, Zamponi G W. Genetic T-type calcium channelopathies[J]. J Med Genet, 2020, 57(1): 1-10.

［25］ Gerald W. Zamponi, Joerg Striessnig, Alexandra Koschak, et al. The physiology, pathology, and pharmacology of voltage-gated Calcium channels and their future therapeutic potential[J]. Pharmacol Rev, 2015, 67(4): 821-870.

［26］ Hering S, Zangerl-Plessl E M, Beyl S, et al. Calcium channel gating[J]. Pflugers Arch-Eur J Physiol, 2018, 470(9): 1291-1309.

［27］ Rossier M R. T-type calcium channels: a privileged gate for calcium entry control of adrenal steroidogenesis[J], Front endocriol, 2016, 7: 43.

［28］ Zhou Y, Greka A. Calcium-permeable ion channels in the kidney[J]. Am J Physiol Renal Physiol, 2016, 310(11): F1157-F1167.

［29］ Kaczmarek-Hájek K, Lörinczi E, Hausmann R, et al. Molecular and functional properties of P2X receptors—recent progress and persisting challenges[J]. Purinergic Signalling, 2012, 8(3): 375-417.

［30］ Birch R E, Schwiebert E M, Peapiatt-Wildman C M, et al. Emerging key role of P2X receptors in the kidney[J]. Front physiol, 2013, 4: 262.

［31］ Prakriya M, Lewis R S. Store-operated Calcium channels[J]. Physiol Rev, 2015, 95(4): 1383-1436.

［32］ Garneau A P, Marcoux A A, Slimani S, et al. Physiological roles and molecular mechanisms of K⁺-Cl⁻-cotransport in the mammalian kidney and cardiovascular system: where are we? [J] J Physiol, 2019, 597(6): 1451-1465.

［33］ Kahle K T, Khanna A R, Alper S L, et al. K-Cl cotransporters, cell volume homeostasis, and neurological disease[J]. Trends Mol Med, 2015, 21(8): 513-523.

［34］ Melo Z, Cruz-Rangel S, Bautista R, et al. Molecular evidence for a role for K⁺-Cl⁻ cotransporters in the kidney[J] Am J Physiol Renal Physiol, 2013, 305(10): F1402-F1411.

［35］ Ostrosky-Frid M, Castañeda-Bueno M, Gamba G. Regulation of the renal NaCl cotransporter by the WNK/SPAK pathway: lessons learned from genetically altered animals[J]. Am J Physiol Renal Physiol, 2019, 316(1): F146-F158.

［36］ Wardak H, Omar A Z Tutakhel, Jenny Van Der Wijst. Role of the alternative splice variant of NCC in blood pressure control [J]. CHANNELS, 2018, 12(1): 346-355.

［37］ Pathare G, Hoenderop J G J, Bindels R J M, et al. A molecular update on pseudohypoaldosteronism type Ⅱ[J]. Am J Physiol Renal Physiol, 2013, 305: F1513-F1520.

［38］ Uchida S, Sohara E, Rai T, et al. Regulation of with-no-lysine kinase signaling by Kelch-like proteins[J]. Biol Cell, 2014, 106(2): 45-56.

［39］ Gamba G. The thiazide-sensitive Na⁺-Cl⁻-cotransporter: molecular biology, functional properties, and regulation by WNKs [J]. Am J Physiol Renal Physiol, 2009, 297(4): F838-F848.

［40］ Fenollar-Ferrer C, Patti M, Knöpfel T, et al. Structural fold and binding sites of the human Na⁺-phosphate cotransporter NaPi-Ⅱ[J]. Biophysical Journal, 2014, 106(6): 1268-1279.

［41］ Fenollar-Ferrer C, Forrest L R. Structural models of the NaPi-Ⅱ sodium-phosphate cotransporters[J]. Pflugers Arch-Eur J Physiol, 2019, 471: 43-52.

［42］ Jacquillet G, Unwin R J. Physiological regulation of phosphate by vitamin D, parathyroid hormone (PTH) and phosphate (Pi) [J]. Pflugers Arch-Eur J Physiol, 2019, 471(1): 83-98.

［43］ Laloux T, Junqueira B, Maistriaux L C, et al. Plant and mammal aquaporins: same but different[J]. Int J Mol Sci, 2018, 19(2): 521.

［44］ He J, Yang B. Aquaporins in renal diseases[J]. Int J Mol Sci, 2019, 20(2): 366-382.

［45］ Jung H J, Kwon T H. Molecular mechanisms regulating aquaporin-2 in kidney collecting duct[J]. Am J Physiol Renal Physiol, 2016, 311(6): F1318-F1328.

［46］ Roche J V, Törnroth-Horsefield S. Aquaporin protein-protein interactions[J]. Int J Mol Sci, 2017, 18(11): 2255.

［47］ Hashimoto Y, Tachibana K, Krug S M, et al. Potential for tight junction protein-directed drug development using claudin binders and angubindin-1[J]. Int J Mol Sci, 2019, 20(16): 4016-4033.

［48］ Heinemann U, Schuetz A. Structural features of tight-junction proteins[J]. Int J Mol Sci, 2019, 20(23): 6020.

［49］ Prot-Bertoye C, Houillier P. Claudins in renal physiology and pathology[J]. Genes, 2020, 11(3): 290.

［50］ Hou J. Claudins and mineral metabolism[J]. CurrOpin Nephrol Hypertens, 2016, 25(4): 308-313.

［51］ Gong Y, Hou J. Claudins in barrier and transport function — the kidney[J]. Pflugers Arch, 2017, 469(1): 105-113.

［52］ Leiz J, Schmidt-Ott K M. Claudins in the renal collecting duct[J]. Int J Mol Sci, 2020, 21(1): 221-232.

[53] Ghezzi C, Loo D D F, Wright E M. Physiology of renal glucose handling via SGLT1, SGLT2 and GLUT2[J]. Diabetologia, 2018, 61(10): 2087 – 2097.

[54] Deng D, Yan N. GLUT, SGLT, and SWEET: Structural and mechanistic investigations of the glucose transporters[J]. PRO SCI, 2016, 25(3): 546 – 558.

[55] Cianciolo G, Pascalis A D, Capelli I. Mineral and electrolyte disorders with SGLT2i therapy[J]. JBMR Plus (WOA), 2019, 3 (11): e10242 – e10251.

[56] Wright E M, Ghezzi, C, Loo D D F. Novel and unexpected functions of SGLTs[J]. Physiol(Bethesda), 2017, 32(6): 435 – 443.

[57] Ansary T M, Nakano D, Nishiyama A. Diuretic effects of sodium glucose cotransporter 2 inhibitors and their influence on the renin-angiotensin system[J]. Int J Mol Sci, 2019, 20(3): 629 – 642.

[58] Donowitz M, Tse C M, Fuster D. SLC9/NHE gene family, a plasma membrane and organellar family of Na^+/H^+ exchangers [J]. Mol Aspects Med, 2013, 34(2 – 3): 236 – 251.

[59] Donowitz M, Mohan S, Zhu C X, et al. NHE3 regulatory complexes[J]. J Exp Biol, 2009, 212(Pt 11): 1638 – 1646.

[60] Hilgemann D W. Regulation of ion transport from within ion transit pathways[J]. J Gen Physiol, 2020, 152(1): e201912455.

[61] Parker M D, Boron W F. The divergence, actions, roles, and relatives of sodium-coupled bicarbonate transporters[J]. Physiol Rev, 2013, 93(2): 803 – 959.

[62] Alper S L, Sharma A K. The SLC26 gene family of anion transporters and channels[J]. Mol Aspects Med, 2013, 34(2 – 3): 494 – 515.

[63] Abbott G W. Chansporter complexes in cell signaling[J]. FEBS Lett, 2017, 591(17): 2556 – 2576.

[64] Soleimani M. The multiple roles of pendrin in the kidney[J]. Nephrol Dial Transplant, 2015, 30(8): 1257 – 1266.

[65] Aalkjaer C, Boedtkjer E, Choi I, et al. Cation-coupled bicarbonate transporters[J]. ComprPhysiol, 2014, 4(4): 1605 – 1637.

[66] Parker M D, Boron W F. The divergence, actions, roles, and relatives of sodium-coupled bicarbonate transporters[J]. Physiol Rev, 2013, 93(2): 803 – 959.

[67] Felder R A, Jose P A, Xu P, et al. The renal sodium bicarbonate cotransporter NBCe2: is it a major contributor to sodium and pH homeostasis[J]? Curr Hypertens Rep, 2016, 18(9): 71 – 87.

[68] Alper S L. Molecular physiology and genetics of Na^+-independent SLC4 anion exchangers[J]. J Exp Biol, 2009, 212(Pt 11): 1672 – 1683.

[69] Liu Y, Yang J, Chen L M. Structure and function of SLC4 family HCO_3^- transporters[J]. Front physiol, 2015, 6: 355 – 375.

[70] Giladi M, Shor R, Lisnyansky M, et al. Structure-functional basis of ion transport in sodium-Calcium exchanger (NCX) proteins[J]. Int J Mol Sci, 2016, 17(11): 1949 – 1963.

[71] Khananshvili D. How a helix imposes palmitoylation of a membrane protein: What one can learn from NCX[J]. J Biol Chem, 2017, 292(25): 10753 – 10754.

[72] Ueno H, Suzuki K, Murata T. Structure and dynamics of rotary V_1 motor[J]. Cellular Mol Life Sci, 2018, 75(10): 1789 – 1802.

[73] Holliday L S. Vacuolar H^+-ATPases (V-ATPases) as therapeutic targets: a brief review and recent developments[J]. Biotarget, 2017, 1: 18 – 32.

[74] Watanabe T. Improving outcomes for patients with distal renal tubular acidosis: recent advances and challenges ahead[J]. Pediatr Health Med Therap, 2018, 9: 181 – 190.

[75] Conrard L, Tyteca D. Regulation of membrane calcium transport proteins by the surrounding lipid environment[J]. Biomolecules, 2019, 9(10): 513 – 559.

[76] Brini M, Calì T, Ottolini D, et al. The plasma membrane calcium pump in health and disease[J]. FEBS J, 2013, 280(21): 5385 – 5397.

[77] Strehler E E. Plasma membrane calcium ATPases as novel candidates for therapeutic agent development[J]. J Pharm Pharm Sci, 2013, 16(2): 190 – 206.

[78] Kumar R, Tebben P J, Thompson J R. Vitamin D and the kidney[J]. Arch Biochem Biophys, 2012, 523(1): 77 – 86.

[79] McCormick J A, Ellison D H. Distal convoluted tubule[J]. Compr Physiol, 2015, 5(1): 45 – 98.

[80] Gumz M L, Lynch I J, Greenlee M M, et al. The renal H^+-K^+-ATPases: physiology, regulation, and structure[J]. Am J Physiol Renal Physiol, 2010, 298(1): F12 – F21.

[81] Alexander S P H, Mathie A, Peters J A. Transporters[J]. Br J Pharmacol, 2011, 164(Suppl 1): S213 – S278.

[82] Mount D B. Thick ascending limb of the loop of Henle[J]. Clin J Am Soc Nephrol, 2014, 9(11): 1974 – 1986.

[83] Zacchia M, Capolongo G, Rinaldi L, et al. The importance of the thick ascending limb of Henle's loop in renal physiology and pathophysiology[J]. Inter J Nephrol Renovascul Dis, 2018, 11: 81 – 92.

[84] He J, Yang B. Aquaporins in renal diseases[J]. Int J Mol Sci, 2019, 20(2): 366 – 382.

[85] Mount D B. Thick ascending limb of the loop of Henle[J]. Clin J Am Soc Nephrol, 2014, 9(11): 1974 – 1986.

[86] Gonzalez-Vicente A, Saez F, Monzon C M. Thick ascending limb sodium transport in the pathogenesis of hypertension[J]. Physiol Rev, 2019, 99(1): 235 – 309.

[87] Tajima T, Morikawa S, Nakamura A. Clinical features and molecular basis of pseudohypoaldosteronism type 1[J]. Clin Pediatr Endocrinol, 2017, 26(3): 109 – 117.

[88] Uchida S, Sohara E, Rai T, et al. Regulation of with-no-lysine kinase signaling by Kelch-like proteins[J]. Biol Cell, 2014, 106(2): 45 – 56.

［89］ Giebisch G, Hebert S C, Wang W H. New aspects of renal potassium transport［J］. Pflugers Arch-Eur J Physiol, 2003, 446(3): 289-297.

［90］ Zacchia M, Abategiovanni M L, Stratigis S, et al. Potassium: from physiology to clinical implications［J］. Kidney Dis, 2016, 2(2): 72-79.

［91］ Rosenthal R, Günzel D, Theune D, et al. Water channels and barriers formed by claudins［J］. Ann N Y Acad Sci, 2017, 1397 (1): 100-109.

［92］ Huang X, Jiang Y, Xia W. FGF23 and phosphate wasting disorders［J］. Bone Research, 2013, 1(2): 120-132.

［93］ Courbebaisse M, Lanske B. Biology of fibroblast growth factor 23: from physiology to pathology［M］. Cold Spring Harb Perspect Med, 2018, 8(5): a031260.

［94］ Blaine J, Chonchol M, & Levi M. Renal control of calcium, phosphate, and magnesium homeostasis［J］. Clin J Am Soc Nephrol, 2015, 10(7): 1257-1272.

［95］ Gattineni J. Inherited disorders of calcium and phosphate metabolism［J］. Curr Opin Pediatr, 2014, 26(2): 215-222.

［96］ Curry J, Yu A. Magnesium handling in the kidney［J］. Adv Chronic Kidney Dis, 2018, 25(3): 236-243.

［97］ Li H, Sun S, Chen J, et al. Genetics of magnesium disorders［J］. Kidney Dis, 2017, 3(3): 85-97.

第三节·肾小管酸碱代谢与调节

酸碱平衡和 pH 调节对于维持正常生理和细胞代谢至关重要。机体则通过细胞内外缓冲系统（以 HCO_3^-/CO_2 最为重要）、肾脏调节（主要维持 HCO_3^- 的浓度）和呼吸作用（主要维持 $PaCO_2$ 的水平）相互作用进行精细调节，将 pH 调节在狭窄的正常范围内。机体的新陈代谢和功能活动不断产生大量酸性物质和少量的碱性物质，加上体外摄入，都会影响酸碱平衡。酸碱平衡紊乱在临床上很常见，酸碱失衡会影响细胞膜的生理环境、细胞内信号和代谢，从而导致一系列临床问题。肾脏对酸碱平衡的调控是维持机体酸碱平衡的关键因素。肾脏通过肾小管重吸收滤过的碳酸氢根离子（HCO_3^-）、分泌氢离子（H^+）和排泄铵离子（NH_4^+）在酸碱平衡中起主要作用[1]。

一、肾小管酸碱代谢的生理过程

■ （一）肾小管酸碱代谢

酸碱平衡主要涉及的是维持体液中正常的氢离子浓度（$[H^+]$），pH 定义为 $[H^+]$ 的负对数。正常生理条件下，动脉血 pH 波动于 7.35～7.45。临床酸碱化学的基础是各种缓冲对化学作用的共同结果，酸是质子供体，碱则是质子受体。内源性产生的酸碱负荷会影响 pH 的稳定，必须被排出以维持正常的血液 pH，如果不去除这些负荷，就会导致血液 pH 紊乱，从而损害细胞功能。除了细胞内外的缓冲系统、肺脏的呼吸作用，肾脏可以消除大部分酸，从而维持正常 pH。肾脏主要调节 HCO_3^- 浓度，因此是调节酸碱平衡的代谢成分。在健康个体中，肾脏可以排出酸负荷，从而将血浆 $[HCO_3^-]$ 维持在 24 mmol/L 左右。HCO_3^- 浓度的维持是通过肾脏的以下三种机制实现：滤过 HCO_3^- 的重吸收；通过排出可滴定酸产生新的 HCO_3^-；通过 NH_4^+ 的产生形成新的 HCO_3^-。除了重吸收过滤后的 HCO_3^-（后文会详细讨论），每天以非挥发性酸的形式产生的 H^+ 必须从尿液中排出，肾脏将酸排泄到尿液中还会产生额外的 HCO_3^-

（酸的排泄相当于碱的产生）。H^+ 主要以可滴定酸（titratable acid，TA）和 NH_4^+ 的形式排出，只有少量的 H^+ 以自由离子的形式排出。这个过程涉及 2 种主要的尿液缓冲系统是 HPO_4^{2-}／$H_2PO_4^-$ 和 NH_3/NH_4^+。其中尿液中以磷酸盐形式排出的酸，称为可滴定酸（TA），定义为将单位体积的酸性尿液滴定至血液 pH（即 7.4）所需的氢氧根离子（OH^-）的量[2]。因此，滴定所使用的氢氧根离子的量，等于在管腔中被缓冲的 H^+ 的量。其他有机物质，如肌酐和尿酸盐，也有助于可滴定酸排泄，但影响较少。以可滴定酸（TA）和 NH_4^+ 的形式被排泄的 H^+，可量化为净酸排泄量（net acid excretion，NAE）。NAE 定义为可滴定酸（TA）和 NH_4^+ 的总和，再减去 H^+ 的增加量（由 HCO_3^- 从尿液中的丢失而造成的体内增加的 H^+）。计算公式：$NAE = TA + NH_4^+ - HCO_3^-$。NAE 反映了尿液中以缓冲液形式排泄的 H^+ 量[2]。在正常情况下，肾脏排泄的净酸有 1/3～1/2 是可滴定酸，另外 1/2～2/3 是 NH_4^+ 的排泄。在酸负荷条件下，排泄 NH_4^+ 的能力远大于增加可滴定酸的能力。NH_4^+ 的排泄引起净酸排泄的机制将在后文讨论。

■ （二）H^+、HCO_3^- 的转运与调节

HCO_3^- 在肾小球可自由滤过，正常人每日滤过的 HCO_3^- 为 4 000～4 500 mmol。HCO_3^- 通过肾小管后约 99% 被重吸收，其中近端小管重吸收约 80%，髓袢重吸收约 15%，余下约 5% 在远端小管和集合管重吸收，故正常尿液中基本上不含 HCO_3^-[3]。肾小管各段重吸收 HCO_3^- 的过程及机制分别叙述如下。

1. 近端小管·近端小管具有较强的 HCO_3^- 重吸收能力。这种重吸收的发生主要通过上皮细胞主动分泌 H^+ 间接实现。在近端小管主要通过 Na^+/H^+ 交换体 3（sodium-hydrogen ion exchanger isoform 3，NHE3）和质子泵（H^+-ATPase）机制分泌 H^+ 到肾小管管腔中。60%～70% 的 H^+ 由 NHE3 分泌，剩下的 H^+ 由 H^+-ATP 酶分泌。分泌到管腔的 H^+ 与肾小球滤过液中的 HCO_3^- 结合，形成 H_2CO_3，小管上皮细胞顶膜富含碳酸酐酶 4（carbonic anhydrase 4，CA4），H_2CO_3 在 CA4 的催化下进一步分解为 CO_2 和 H_2O。如下式：

$$\overset{CA4}{\underset{CA2}{HCO_3^- + H^+ \Longleftrightarrow H_2CO_3 \Longleftrightarrow H_2O + CO_2}}$$

管腔内的 CO_2 向细胞内扩散，在细胞内碳酸酐酶 2（Carbonic anhydrase 2，CA2）的催化下与 H_2O 重新生成 H_2CO_3；H_2CO_3 脱氢形成 H^+ 和 HCO_3^-。随后通过 NHE3 和 H^+-ATP 酶将 H^+ 由近端小管上皮细胞顶膜分泌到小管腔中开始再次循环利用。

通过小管上皮细胞基底外侧膜的生电性 Na^+/HCO_3^- 共转运体（sodium bicarbonate cotransporter 1，NBCe1）同向转运蛋白，HCO_3^- 同向转运至细胞间液，每一个 Na^+ 离子对应 2～3 个 HCO_3^- 离子转运。另一种机制是通过 Cl^-/HCO_3^- 逆向转运蛋白，每一个 Cl^- 离子对应 1 个 HCO_3^- 离子转运。HCO_3^- 转运和 H^+ 分泌所需要的能量和电化学梯度，均由位于基底外侧膜的 Na^+/K^+-ATP 酶泵提供。

2. 髓袢·髓袢的 HCO_3^- 重吸收和 H^+ 分泌机制与近端小管相似，主要在髓袢升支粗段

完成。

3. 远端小管·远端小管细胞类型包括主细胞和闰细胞,闰细胞有三种类型(A、B、C 型),负责酸碱转运(远曲小管后端和皮质集合管)的 A 型闰细胞(type A intercalated cell)负责分泌 H^+,H^+ 产生是 H_2O 和 CO_2 在胞质内经 CA2 催化还原生成,管腔膜面的 $H^+ - K^+ - ATP$ 酶和 $H^+ - ATP$ 酶消耗 ATP 酶直接将 H^+ 泵入管腔。进入管腔的 H^+ 再被 NH3 和 HPO_4^{2-} 缓冲形成 NH_4^+ 和 H_2PO_4 排出体外。同时,分泌 H^+ 后产生的 OH^- 能与 CO_2 结合生成 HCO_3^-,HCO_3^- 在基侧膜通过 Cl^-/HCO_3^- 阴离子交换子 1(anion exchanger,AE1)转运离开细胞进入血液,并伴随一个 Cl^- 进入细胞中,该 Cl^- 再经 $K^+ - Cl^-$ 共转运子(potassium-chloride cotransporter,KCC4)或氯通道(Chloride channel,CIC - Kb)出胞而返回至血中。皮质集合管的 B 型闰细胞将 HCO_3^- 分泌到小管腔内。这些细胞在顶膜中具有潘蛋白(pendrin);而在基底外侧膜中具有 $H^+ - ATP$ 酶。碱负荷可刺激 HCO_3^- 的分泌,而小管腔内 Cl^- 的消耗则抑制其分泌。皮质集合管的 C 型闰细胞在顶膜中表达 $H^+ - ATP$ 酶和 pendrin,也参与 HCO_3^- 的处理过程。远端肾小管的主细胞(principal cell)主要负责水、钠的重吸收和钾的分泌,虽不直接分泌 H^+ 进入肾小管管腔内,但是它们对钠的重吸收和钾的分泌所引起的跨上皮电化学梯度的变化会间接影响 H^+ 的分泌[4]。

4. 集合管·集合管包括皮质部、外髓部和内髓部。外髓部和内髓部集合管的闰细胞重吸收 HCO_3^- 并分泌 H^+,与 A 型闰细胞机制相类似。外髓部和内髓部集合管的细胞不会将 HCO_3^- 分泌到管腔中[2]。

上述过程可受多种因素影响,如代谢性酸中毒、$PaCO_2$ 增高(呼吸性酸中毒)、低钾血症、低氯血症及细胞外液容量不足,肾小管细胞主动分泌 H^+ 及 HCO_3^- 重吸收均增多;反之,代谢性碱中毒、$PaCO_2$ 降低(呼吸性碱中毒)、高钾血症及细胞外液容量增多时,HCO_3^- 重吸收减少,HCO_3^- 从尿液排出增多。此外,醛固酮在 A 型闰细胞的 HCO_3^- 重吸收和 H^+ 分泌中起重要作用,它还可刺激主细胞对 Na^+ 重吸收,促进 H^+ 分泌。甲状旁腺激素可抑制肾小管对 HCO_3^- 的重吸收。在临床实际情况下,各种调节因素可能相互作用并同时起作用,这些综合影响的净效应因具体情况而异[5]。

■ (三)铵离子转运与调节

铵离子(NH_4^+)的排泄是肾脏排泄酸的另一个主要机制[6]。如前所述,在肾脏排出净酸过程中,有 1/2～2/3 是由于 NH_4^+ 在尿液中的排泄。此外,在酸负荷或酸中毒期间,NH_4^+ 的排泄量可以增加几倍。氨有两种分子形式,NH_3 和 NH_4^+,它们的相对含量由缓冲反应 $H^+ + NH_3 \rightleftharpoons NH_4^+$ 控制。尿中的 NH_4^+ 并不是主要来自肾小球滤过的,而是来源于谷氨酰胺代谢[7]。绝大部分 NH_4^+ 在近端小管上皮细胞内产生,髓袢和远曲小管少量合成,集合管不合成[1]。谷氨酰胺进入近端小管上皮细胞后,在谷氨酰胺酶作用下产生 NH_3、H^+ 及 α -酮戊二酸,后者进一步代谢生成 HCO_3^- 后被重吸收。大部分 NH_4^+ 通过 NHE3 直接分泌入管腔,然后离开近曲小管至髓袢升支粗段经 $Na^+ - K^+ - 2Cl^-$ 共转运子(sodium-potassium-chloride cotransporter，NKCC)作用持续重吸收并浓聚于髓质间质。NH_4^+ 转运的另一个关键机制是 NH_3 通过红细胞抗原家族成员的恒河猴家族 C 糖蛋白(Rhesus family C glycoprotein，RhCG)介导顺着浓度梯度差弥散到集合管腔内，在这里也能结合分泌的 H^+ 形成 NH_4^+[8]。RhCG 作为转运蛋白可明显促进 NH_3 的扩散，但也可能包括 NH_4^+ 的电性转运[9]。钾离子对 NH_4^+ 的排泄有影响，低钾可刺激近端小管生成和分泌 NH_4^+，高钾作用则相反。酸中毒也可促进近端小管 NH_4^+ 的分泌，可能与刺激 NH_4^+ 生成酶的活性有关。

二、肾小管酸碱代谢的主要转运分子

■ （一）Na^+/H^+ 交换体（sodium-hydrogen ion exchanger，NHE）

NHE 是单价阳离子质子反转运超家族(monovalent cation proton antiporter superfamily)的成员，在肾脏中广泛表达，人 Na^+/H^+ 交换体由 *SLC9* 基因家族编码。NHE 家族包含 9 种相关基因产物(NHE1～NHE9)[10]，其中 NHE2、NHE3 和 NHE8 沿顶膜表达，并利用细胞外到细胞内的钠离子梯度分泌 H^+。NHE3(*SLC9A3*)表达于近端小管和髓袢升支粗段，NHE3 产生近端小管和升支粗段重吸收 HCO_3^- 所需的大部分尿液 H^+。NHE2(*SLC9A2*)在近端小管和远端小管表达，但在尿液酸化中作用很小。NHE8(*SLC9A8*)在幼龄动物的近端小管中被发现，但其在早期发育中的作用尚不清楚。NHE1(*SLC9A1*)和 NHE4(*SLC9A4*)定位于基底外侧膜，可能在升支粗段调节 NH_4^+ 的重吸收。小鼠实验表明，近端小管 2/3 的 HCO_3^- 重吸收是通过 NHE 实现的[11]。

■ （二）质子泵（H^+-ATPase）

H^+-ATP 酶属于旋转型 ATP 酶(rotary ATPases)大家族成员中的 V 型 ATP 酶(vacuolar-type ATPases)，是一种多个亚单位组成的复杂组装体，形成两个主要结构域，包括膜外亲水性的水解 ATP 的 V1 结构域(包括 A、B、D、F 亚单位)及具有离子转运性质的包被于膜内的 V0 结构域(包括 a、b、c、d、f 亚单位)[12]。H^+-ATP 酶亚单位不同的亚型及剪接变体，以及它们的细胞特异性分布可能有助于调节 H^+ 和 HCO_3^- 的转运。除了上述核心亚单位，H^+-ATP 酶还与(前)肾素受体(P)RR(ATP6AP)发生共定位，ATP6AP1 及 ATP6AP2 可能发挥 H^+-ATP 酶辅助亚单位的作用并调节 H^+-ATP 酶的活性。

H^+-ATP 酶参与亚细胞区室的质膜 H^+ 分泌和酸化，包括高尔基体、溶酶体、内体和网格蛋白包被囊泡。近端小管 H^+-ATP 酶在刷状缘微绒毛、刷状缘的基部和网格蛋白包被区域之间的顶端内陷中表达。近端小管大约 40% H^+ 分泌是通过 H^+-ATP 酶实现的。此外，H^+-ATP 酶可酸化近端小管内体和溶酶体，感知内体 pH，并参与将转运蛋白招募到酸化囊泡，从而确保从初级内体到溶酶体的演变。近端小管 H^+-ATP 酶活性因血管紧张素Ⅱ和慢性代谢性酸中毒而增加。在集合管，H^+-ATP 酶在闰细胞中表达丰富，在主细胞中表达含量少[13]。

■ （三）碳酸酐酶（carbonic anhydrase，CA）

CA 是一类含锌金属酶家族成员。分泌到管腔的 H^+ 与滤过液中的 HCO_3^- 结合，形成 H_2CO_3，H_2CO_3 分解为 CO_2 和 H_2O 是由于 CA4 的催化作用，CO_2 在细胞内 CA2 的催化下与 H_2O 重新生成 H_2CO_3；H_2CO_3 迅速分解为 H^+ 和 HCO_3^-。因此，CA 调节 CO_2 和 H_2O 与 H^+ 和 HCO_3^- 的相互转化。目前已知至少有 15 种 CA 亚型，CA2 在肾脏中占主导地位，约占肾脏 CA 总活性的 95％。CA2 是一种含 29 kDa 分子量的蛋白，主要表达于近端小管的细胞质中，还表达于降支细段、升支粗段和闰细胞。CA2 可结合多种 HCO_3^- 转运体，进一步促进尿液酸化和跨上皮 HCO_3^- 转运。CA4 是一种膜相关的碳酸酐酶亚型，通过糖基磷脂酰肌醇锚定与质膜相连，表达于近端小管和集合管的闰细胞。CA4 与多种 HCO_3^- 转运体相互作用，包括 AE1、AE2 和 AE3 及近端小管 NBCe1，也促进近端小管 HCO_3^- 的重吸收。CA2 也是一种膜相关的碳酸酐酶亚型，表达于集合管，具有单跨膜区域。在人体肾脏主细胞基底外侧中已发现 CA2 的免疫反应性，而在小鼠皮质和髓质集合管的 A 型闰细胞基底外侧发现了 CA2 的免疫反应性。CA4 和 CA2 约占剩余 5％的肾脏 CA 活性[14]。

■ （四）Na^+/HCO_3^- 共转运体

参与酸碱代谢的 HCO_3^- 转运体可分为两大类：Na^+/HCO_3^- 共转运体（sodium bicarbonate cotransporter，NBC）和 Cl^-/HCO_3^- 阴离子交换子（anion exchanger，AE）。在人体肾脏中，*SLC26* 基因家族编码 Na^+ 非依赖的 Cl^-/HCO_3^- 交换子，而 SLC4 家族编码的蛋白既可以是 Cl^-/HCO_3^- 交换子，也可以是 Na^+/HCO_3^- 共转运体。生电性 Na^+/HCO_3^- 共转运体 1（electrogenic sodium bicarbonate cotransporter 1，NBCe1）是钠偶联碳酸氢钠转运蛋白家族的成员，由 *SLC4A4* 基因编码，细胞溶质 HCO_3^- 主要通过 NBCe1 以 3 HCO_3^-：1 Na^+ 的比例穿过基底外侧膜。NBCe1 具有较大的胞质氨基末端残基和羧基末端残基及 10～14 个跨膜结构域，并作为同二聚体组成的功能活性亚单位。已知 *NBCe1* 基因有三个剪接变体，它们由两种交替的氨基和羧基尾部基因产物产生。NBCe1A 通过羧基 23 氨基酸在近端小管基底外侧膜表达[15,16]。

电中性 Na^+/HCO_3^- 共转运体 1（electroneutral sodium bicarbonate cotransporter 1，NBCn1）：NBCn1 表达于髓质升支粗段上皮细胞和髓质集合管 A 型闰细胞的基侧膜面，由 *SLC4A7* 基因编码 NBCn1。NBCn1 促进 Na^+ 和 HCO_3^- 的电中性偶联转运，代谢性酸中毒和低钾血症会增加升支粗段 NBCn1 的表达。它的主要功能在于调节 NH_4^+ 的分泌：髓袢升支粗段是 NH_4^+ 分泌的主要节段，NH_4^+ 经由管腔膜面的 NKCC 进入细胞，释放 H^+ 使得细胞酸化，NH_3 经由基侧膜面出胞进入集合管，再与 H^+ 结合而酸化尿液；NBCn1 通过中和细胞内的 H^+，稳定细胞内 pH[17]。

Na^+ 非依赖的 Cl^-/HCO_3^- 阴离子交换子（anion exchanger，AE）可由 *SLC26* 或 *SLC4* 基因家族编码，其中 *SLC26A6* 广泛分布于近端小管、髓袢升支粗段、致密斑和远端小管，SLC26A7 分布于集合管 A 型闰细胞的基底外侧膜，通过基侧膜将草酸盐、硫酸根、氯化物和碳酸氢根从肾小管细胞转运出去[18]。$SLC4A1$ 基因编码 Na^+ 非依赖的 Cl^-/HCO_3^- 交换子 AE1。AE1 是一种完整的膜蛋白,具有多个跨膜区域和细胞质羧基和氨基末端,有 2 个亚型,一个是全长的红细胞 AE1(eAE1),另一个为截短的肾型 AE1(kAE1),kAE1 表达于肾脏集合管 A 型闰细胞的基侧膜面。细胞在生理条件下,AE1 发挥 Na^+ 非依赖的 Cl^-/HCO_3^- 交换子功能,AE1 对胞内 pH 特别敏感,在细胞内 pH 增加时,将细胞内的 HCO_3^- 与细胞外的 Cl^- 交换,以恢复细胞内 pH。AE1 功能缺陷导致远端肾小管酸中毒[19]。

Pendrin 由 $SLC26A4$ 基因编码,是一种完整的膜蛋白,有 11～12 个跨膜结构域与细胞质氨基和羧基末端。在肾脏,它表达于连接管与集合管 B 型闰细胞的管腔膜面。远端小管和集合管是肾脏调节全身酸碱平衡的重要节段,而这种功能是通过闰细胞来完成的:在酸负荷的情况下,H^+ 通过 A 型闰细胞管腔膜面的 H^+-ATP 酶,分泌质子进入管腔;而在 pH 升高时,它的 B 型闰细胞管腔膜面的 pendrin,分泌 HCO_3^- 并重吸收 Cl^-,因此生理情况下的 pendrin 不仅与全身酸碱平衡的调节有关,而且在维持电解质、血容量和血压的稳定中发挥重要作用[20]。

■ (五) H^+-K^+-ATP 酶

在集合管中另外一个重要的分泌 H^+ 机制是 H^+-K^+-ATP 酶。H^+-K^+-ATP 酶属于 P 型 ATP 酶超家族,是由 α 亚单位和 β 亚单位组成的异二聚体。α 亚单位是一种具有多个跨膜结构域的完整膜蛋白,包含酶的催化部分;β 亚单位仅有 1 个跨膜结构域,是 α 亚单位靶向质膜和转运功能所必需的。α 亚单位分为胃型 H^+-K^+-ATP 酶 α1 亚单位(HKα1)和非胃型 H^+-K^+-ATP 酶 α2 亚单位(HKα2)。两种亚型的 H^+-K^+-ATP 酶均表达于集合管 A 型和 B 型闰细胞的管腔膜面,HKα2 也表达于升支粗段。H^+-K^+-ATP 酶的主要功能在于 H^+ 的分泌和 K^+ 的重吸收。另外,H^+-K^+-ATP 酶也可能参与 Na^+ 的重吸收,且在氨的转运 HCO_3^- 重吸收中发挥作用[21]。

三、肾脏引起的酸碱平衡紊乱

血浆 HCO_3^- 的变化会导致代谢性酸碱紊乱,而动脉 PCO_2 的变化会导致呼吸性酸碱紊乱。临床上有四种原发性酸碱紊乱:① 代谢性酸中毒;② 代谢性碱中毒;③ 呼吸性酸中毒;④ 呼吸性碱中毒。其中,代谢性酸中毒主要见于从胃肠道或肾脏丢失 HCO_3^-、肾功能受损导致 H^+ 潴留、外源性或内源性强酸等原因。肾脏方面原因包括急性肾损伤和慢性肾脏病引起的阴离子间隙增高性代谢酸中毒、肾小管酸中毒(renal tubular acidosis, RTA)引起的高氯性代谢性酸中毒等。RTA 是一组单独的肾小管疾病,主要是尿排酸功能障碍,涉及的关键转运分子包括 Na^+/H^+ 交换体 3(NHE3)、钠碳酸氢盐转运子 Na^+/HCO_3^- 共转运体 1(NBCe1)、Cl^-/HCO_3^- 阴离子交换子 1(AE1)、H^+-ATP 酶、2 型碳酸酐酶(CA2),这些转运分子发生突变可引起代谢性酸中毒,多与遗传相关,称为原发性肾小管酸中毒。肾脏机制由于 HCO_3^- 潴留和(或)H^+ 分泌可导致代谢性碱中毒。代谢性碱中毒涉及的肾小管转运分子包括近端小管的

$Na^+ - H^+ - ATP$ 酶、$H^+ - ATP$ 酶,髓袢升支粗段的 $Na^+ - K^+ - 2Cl^-$ 共转运子(NKCC)、远曲小管 Na^+/Cl^- 协同转运蛋白,皮质集合管主细胞 ENaC,A 型闰细胞上的 $H^+ - ATP$ 酶和 $H^+ - K^+ - ATP$ 酶、B 型闰细胞的 Pendrin,关联的遗传机制疾病包括 Bartter 综合征、Gitelman 综合征、Liddle 综合征、家族性醛固酮增多症 I 型等(相关疾病后文有详细叙述)。

(毛建华　冯春月)

◆ 参考文献 ◆

[1] Wagner C A, Devuyst O, Bourgeois S, et al. Regulated acid-base transport in the collecting duct[J]. Pflugers Arch, 2009, 458(1): 137 - 156.

[2] Alluru S. Reddi. Fluid, electrolyty and acid-base disorders, clinical evaluation and management[M]. 2th ed. Switzerland: Springer, 2018: 311 - 427.

[3] Wagner C A, Imenez Silva P H, Bourgeois S. Molecular pathophysiology of acid-base disorders[J]. Semin Nephrol, 2019, 39(4): 340 - 352.

[4] Alexander R T, Bitzan M. Renal tubular acidosis[J]. Pediatr Clin North Am, 2019, 66(1): 135 - 157.

[5] Maarten W. Taal, Glenn M. Chertow, Philip A. Marsden, et al. Brenner and rector's the kidney[M]. 9th ed. Philadelphia: Elsevier, 2012: 293 - 318.

[6] Hamm L L, Nakhoul N, Hering-Smith K S. Acid-base homeostasis[J]. Clin J Am Soc Nephrol, 2015, 10(12): 2232 - 2242.

[7] Hess B. Acid-base metabolism: implications for kidney stones formation[J]. Urol Res, 2006, 34(2): 134 - 138.

[8] Ellis D. Avner, William E. Harmon, Patrick Niaudet, et al. Pediatric nephrology[M]. 7th ed. New York: Officially endorsed by IPNA, 2016: 248 - 274.

[9] Wagner C A, Devuyst O, Belge H, et al. The rhesus protein RhCG: a new perspective in ammonium transport and distal urinary acidification[J]. Kidney Int, 2011, 79(2): 154 - 161.

[10] Dominguez Rieg J A, de la Mora Chavez S, Rieg T. Novel developments in differentiating the role of renal and intestinal sodium hydrogen exchanger 3[J]. Am J Physiol Regul Integr Comp Physiol, 2016, 311(6): R1186 - R1191.

[11] Bobulescu I A, Moe O W. Na^+/H^+ exchangers in renal regulation of acid-base balance[J]. Semin Nephrol, 2006, 26(5): 334 - 344.

[12] Nakhoul N L, Hamm L L. Vacuolar H(+)-ATPase in the kidney[J]. J Nephrol, 2002, 15(Suppl 5): S22 - 31.

[13] Brown D, Paunescu T G, Breton S, et al. Regulation of the V-ATPase in kidney epithelial cells: dual role in acid-base homeostasis and vesicle trafficking[J]. J Exp Biol, 2009, 212(Pt 11): 1762 - 1772.

[14] Purkerson J M, Schwartz G J. The role of carbonic anhydrases in renal physiology[J]. Kidney Int, 2007, 71(2): 103 - 115.

[15] Li H C, Worrell R T, Matthews J B, et al. Identification of a carboxyl-terminal motif essential for the targeting of $Na^+-HCO_3^-$ cotransporter NBC1 to the basolateral membrane[J]. J Biol Chem, 2004, 279(41): 43190 - 43197.

[16] Kao L, Sassani P, Azimov R, et al. Oligomeric structure and minimal functional unit of the electrogenic sodium bicarbonate cotransporter NBCe1 - A[J]. J Biol Chem, 2008, 283(39): 26782 - 26794.

[17] Jakobsen J K, Odgaard E, Wang W, et al. Functional up-regulation of basolateral Na^+-dependent HCO_3^- transporter NBCn1 in medullary thick ascending limb of K$^+$-depleted rats[J]. Pflugers Arch, 2004, 448(6): 571 - 578.

[18] Soleimani M. SLC26 Cl^-/HCO_3^- exchangers in the kidney: roles in health and disease[J]. Kidney Int, 2013, 84(4): 657 - 666.

[19] Romero M F, Chen A P, Parker M D, et al. The SLC4 family of bicarbonate (HCO_3^-) transporters[J]. Mol Aspects Med, 2013, 34(2 - 3): 159 - 182.

[20] Soleimani M. The multiple roles of pendrin in the kidney[J]. Nephrol Dial Transplant, 2015, 30(8): 1257 - 1266.

[21] Gumz M L, Lynch I J, Greenlee M M, et al. The renal H^+-K^+-ATPases: physiology, regulation, and structure[J]. Am J Physiol Renal Physiol, 2010, 298(1): F12 - 21.

第四节 · 肾小管内分泌代谢与功能

肾脏作为人体的重要器官,主要生理功能是生成尿液,在调节机体水和电解质的平衡方面发挥着重要作用。肾脏具有重要的内分泌功能,肾小管细胞能产生某些激素类的生物活性物质,包括血管活性肽和非血管活性物质。前者作用于肾脏本身,包括肾素、血管紧张素、前列腺素、激肽释放酶-激肽系统、内皮素、利钠肽等物质;后者则主要参与机体功能活动的调节,包括

1,25-$(OH)_2D_3$ 和促红细胞生成素等。本节主要通过介绍肾小管分泌的这些活性物质,对疾病的发病机制有进一步的了解,以便更好地应用于临床的诊断及治疗。

一、肾素-血管紧张素系统

肾素-血管紧张素系统(RAS)是生物体内重要的激素内分泌系统,通过对肾素、血管紧张素的激活与抑制,在调节血压、保持水平衡、电解质稳态和心脏重塑等方面都发挥着重要作用,在肾脏疾病的发生和发展中占有重要地位。

(一)分类

1. 循环型 RAS · 循环型 RAS 是由一系列肽类激素及其相应的酶所组成的内分泌调节系统,由肾素、血管紧张素原(angiotensinogen,AGT)、血管紧张素(angiotensin,Ang)、血管紧张素转换酶(angiotensin-converting enzyme,ACE)、血管紧张素受体和醛固酮六大部分组成。在多种因素作用下,肾小球旁器分泌肾素,并促使 AGT 生成血管紧张素 I (angiotensin I,Ang I),Ang I 在 ACE 作用下,再转化成血管紧张素 II (angiotensin II,Ang II)。RAS 中所有血管活性物质的调控作用均是通过与靶细胞上的特异性受体结合并激活相应信号途径而实现的。目前发现的血管紧张素受体包括 AT1R、AT2R、AT3R、AT4R、Mas 受体、肾素原受体、胰岛素调控氨基肽酶受体等。不同的血管紧张素通过结合不同的受体,发挥各自的生物学效应。其中血管紧张素 II 是 RAS 中最重要的活性肽,通过与 AT1R/AT2R 结合发挥调节血压、维持电解质平衡、调节血容量、增强交感神经兴奋性等作用;血管紧张素 III 与其作用类似,但作用强度仅为血管紧张素 II 的 10%~20%;血管紧张素 IV 则仅有微弱的刺激醛固酮分泌和收缩血管作用[1]。

2. 组织型 RAS · 除循环中的 RAS 外,在心、血管、脑、肾等组织中,也有肾素、血管紧张素、血管紧张素转换酶的 mRNA 表达,这提示还存在着局部组织的 RAS。组织型 RAS 产生的 Ang II 可通过自分泌、旁分泌或胞内分泌等方式发挥作用,对组织的生理功能及其结构起重要的调节作用。生理状态下,该类物质可在一定程度上维持自身组织器官的结构和功能,病理状态下则主要参与组织损伤后的炎症反应、氧化应激、代谢改变及结构重塑。目前一般认为组织型 RAS 与循环型 RAS 之间存在交互作用,生理状态下,两者既相互独立又相互联系,处于动态平衡中,共同维持机体的稳态[2]。

(二)肾素

95%的肾素来源于肾小球旁器,它是肾素合成、储存、释放的场所。肾素是一种糖基化的单链酸性蛋白,其主要作用是催化血管紧张素原转变为 Ang I。肾素的 mRNA 在体内分布十分广泛,但仍以肾脏为主。血钠降低、交感神经兴奋及肾脏血流量下降时,肾素释放增加,由肝脏产生的血管紧张素原在肾素的作用下转变为 Ang I。产生的 Ang I 本身并无生物活性,而 Ang I 遇到血浆和组织中,特别是在肺循环血管内皮存在的 ACE 时,其 C 端的两个氨基酸被剪切,随即产生八肽的 AngⅡ,AngⅡ在 ACE2 及氨肽酶 A 的作用下可进一步分解为血管紧张素(1-7)和血管紧张素Ⅲ、血管紧张素Ⅳ。肾素的表达不仅受到多种基因的影响,高血钙、高血镁、高血钾、低钠及 β 肾上腺素能受体激动剂均可促进肾素 mRNA 的表达,而 AngⅡ、醛固酮、抗利尿激素等可抑制其表达[3]。

■（三）血管紧张素 Ⅱ（AngⅡ）

AngⅡ是 RAS 最主要的生物活性物质,通过直接或间接方式影响肾脏的排泄功能,进而影响机体体液容量,实现对机体血压的调控。AngⅡ在肾脏的主要生理表现为:① AngⅡ使出球小动脉收缩且对出球小动脉的作用大于入球小动脉,从而可以有效提高肾小球毛细血管压力及滤过压;AngⅡ可引起系膜细胞的收缩、刺激系膜细胞增殖,并使系膜细胞外基质增多,从而减少肾小球毛细血管滤过分数(kf)。② AngⅡ可以直接刺激肾小球和近曲小管细胞肥大。③ 增加系膜对大分子的摄取并延缓其清除。

这些病理生理的改变与肾脏疾病的发生发展密切相关。目前,有大量研究表明,AngⅡ直接参与了进行性肾损害[4]。AngⅠ具有稳定肾小球内皮细胞,抑制内皮细胞通透性、炎症反应和血管生成的功能,AngⅡ能够拮抗 AngⅠ的作用,刺激肾小球内皮细胞的细胞骨架蛋白 F-actin 解聚,扩大滤膜孔,引发蛋白尿。AngⅡ使近端小管细胞膜 AT1R 活化,促进出球小动脉平滑肌细胞的内质网钙库释放钙离子进入细胞质,使得出球小动脉明显收缩,上调肾小球滤过压,产生高滤过损伤。AngⅡ还可以通过刺激局部黏附分子如细胞间黏附分子-1、血管细胞黏附分子-1、E-选择素和趋化因子-单核细胞趋化蛋白（monocyte chemotactic protein,MCP-1）等的产生来募集炎性细胞,并促使这些细胞分化、增殖和功能激活。AngⅡ可以通过诱导转化生长因子 β1(TGF-β1)、血小板源性生长因子、结缔组织生长因子等细胞因子影响细胞的生长和细胞间基质的合成,造成组织的再生或纤维化,在肾间质纤维化中也发挥着重要作用[5]。

因此,RAS 系统的阻滞剂血管紧张素转化酶抑制剂(ACEI)在治疗高血压、心力衰竭及肾脏疾病方面有着良好的疗效,大量的动物及临床研究均表明,ACEI 在降低血压的同时还可以改善胰岛素抵抗、逆转左心室肥厚、降低蛋白尿,延缓肾脏疾病的进展。随着 ACEI 的大量应用及人们对 RAS 系统阻滞剂的深入研究,肾素拮抗剂和 AngⅡ的 1 型受体拮抗剂(AT1RA)也相继问世。研究发现,AT1RA 可降低蛋白尿排泄、下调 TGF-β 表达,减少细胞外基质(ECM)积聚,抑制肾间质胶原和纤维结合蛋白的合成,延缓肾脏病变[6]。

■（四）临床意义

1. **肾素瘤** · 肾小球旁器的良性肿瘤,分泌大量肾素,引起严重高血压。该病血浆肾素活性增高,醛固酮增高,一侧肾静脉的肾素活性增高。

2. **肾动脉狭窄** · 由肾动脉狭窄导致动脉的血液灌注减少,张力减低,进而产生大量的血管紧张素,引起高血压,可伴有低血钾和继发性的醛固酮增多,一侧肾静脉的肾素活性高,对侧的肾素活性低。

3. 原发性醛固酮增多症· 血浆醛固酮增加，血容量增加，RAS 受到抑制。血浆肾素基础值极低，呋塞米激发后呈低反应。

4. Liddle 综合征· 由于肾小管倾向性重吸收钠增多以致排钾，故伴有高血压、低血钾，但血浆肾素活性和醛固酮分泌减低[7]。

二、前列腺素

前列腺素(prostaglandin, PG)是一组具有不同生物学活性的环脂肪酸，其前体是花生四烯酸，在 PG 合成酶作用下生成，肾小管间质是产生 PG 的主要场所，也是 PG 代谢和发挥广泛生物学作用的主要部位。PG 可以与各受体结合，调节细胞内的环磷酸腺苷(cAMP)及钙离子(Ca^{2+})水平，在肾脏的生理和病理生理功能中起着重要的作用，PG 可有效维持多种肾脏疾病情况下的肾血流灌注，影响水钠的运转和排泄，对血压、体液起调节作用。

▧ （一）PG 的合成及代谢

PG 包括 PGD_2、PGE_2、前列环素(PGI_2)、PGF_2 及血栓烷素(TX)等，其生物合成主要分为三步：受到多种生长因子及细胞因子等因素的刺激，细胞膜中的磷脂酶 A_2 被激活将膜磷脂水解，释放花生四烯酸(AA)，游离的 AA 经肾髓质细胞微粒体中的前列腺素合成酶-环氧化酶(COX)催化后，生成 PGH_2 及 PGG_2 两种不稳定的环内过氧化物，其中 PGH_2 是各种 PG 的共同中间产物，可继续在不同的细胞组织中代谢，生成具有生物活性的血栓烷素 A_2(TXA_2)、PGE_2 及 PGI_2 等不同的终产物。其中 COX 是前列腺素合成过程中的限速酶，分为 COX - 1 和 COX - 2。COX - 1 主要分布于人体的肾小动脉内皮细胞、肾小球系膜细胞、皮髓质集合管及肾小囊的壁层上皮细胞，正常状态下的 COX - 1 活性较稳定，参与维持机体一切正常的生理功能；COX - 2 在正常生理状态下低表达，但在生长因子、细胞因子刺激下或是在慢性缺氧及炎症的应激状态下，COX - 2 的活性明显增高。

目前发现肾脏是 PG 合成非常活跃的组织之一，肾小球、皮质集合管、动脉及小动脉是皮质 PG 的主要合成场所，肾小球产生的 PG 为 PGI_2，系膜细胞产生的 PG 为 PGE_2、PGF_2 和 PGI_2($PGE_2 > PGF_2 > PGI_2 = TXA_2$)，它们可调节肾血流量及肾小球滤过率。肾髓质中的肾间质细胞及集合管上皮细胞是合成髓质 PG 的主要场所，对机体的水盐代谢起着重要作用。机体在应激状况下，PG 与其各个受体相互作用，通过肾脏中的不同表达相互协调保护肾脏，避免生理功能发生剧烈变化，维持机体的正常运行。

在肾脏的 PG 和 TXA_2 在细胞降解酶的作用下迅速失活，PGE_2、PGF_2 和 PGI_2 通过酶的氧化和非酶化的水解作用失去活性。其中，PGI_2 和 TXA_2 经过非酶化作用迅速分解为 6 -酮-$PGF_{1\alpha}$ 和 TXB_2，因此尿中排出的 6 -酮- $PGF_{1\alpha}$ 可反映体内的 PGI_2 的合成情况。具有活性的 PG 可在肾静脉流出道测得，除 PGI_2 外，大部分的 PG 在肺部失去活性而并不进入循环。

▧ （二）PG 的生理作用

1. PGE_2 的生理作用· 目前认为在肾脏花生四烯酸代谢产物中含量最丰富的是 PGE_2，通过四种受体(EP1、EP2、EP3 和 EP4)发挥作用。其中,EP1 主要由集合管产生,在肾小球系膜细胞、足细胞和近端小管细胞中均可检测到 EP1 的存在,具有利尿的生理功能。EP1 受体在抑制肾小球系膜细胞增殖,减轻肾小球肥大;减少足细胞损伤,延缓蛋白尿及肾纤维化;促进肾素释放,保护肾功能等方面发挥着重要作用。

目前,对于 EP2 受体仍知之甚少,其主要存在于肾血管及间质细胞内。在动物模型中发现,EP2 可降低肾小球硬化,减轻肾小管间质损伤并可改善肾小管结构;还可通过抑制囊性上皮的凋亡来介导囊肿形成。此外,还有研究发现,EP2 和 EP4 受体有助于 PGE_2 发挥促炎作用。

肾脏 EP3 受体以不同的剪接体形式存在,在尿液中的 EP3 受体,可通过 Gi 蛋白抑制腺苷酸环化酶,增加细胞内的钙,激活 G12/G13 途径,进而导致 Rho 激酶激活。EP3 受体还可通过调节血管紧张素和梗阻性多尿中的相关信号通路发挥作用。此外,在链脲佐菌素诱导的糖尿病小鼠模型中,EP3 可通过抑制水的重吸收而进一步发挥利尿作用。

大部分的肾细胞中 EP4 受体含量丰富,通过 cAMP - PI3k - MAPK、G(i)α - cAMP、β - arrestin、β - catenin 等多种分子通路发挥作用。在缺失 EP4 的足细胞小鼠模型中,EP4 缺失可改善肾切除和糖尿病所致的肾损伤,延缓蛋白尿和肾小球瘢痕形成过程;在肾近端小管细胞损伤的小鼠模型中,抑制 EP4 在抗炎和抗凋亡过程中也发挥着关键作用。但在肾脏疾病中,EP4 受体仍存在很多争议。近期几项研究表明,EP4 在减少上皮细胞凋亡,预防肾小球损伤,防止间质纤维化,维持体液稳态等方面均发挥着重要作用。

2. PGI_2 的生理作用 · 前列环素是 COXs 途径的主要产物之一,在肾脏血流动力、肾小管转运、肾素释放及减少肾脏纤维化和炎症中发挥调节作用;在肾外,PGI_2 对于卒中、血栓形成、动脉粥样硬化及心肌梗死均具有保护作用。PGI_2 的主要肾脏功能由其细胞表面受体 IP 介导,PGI_2 受体激动剂通过依赖肾素、保留 β 细胞功能,进而减少了蛋白尿的生成。此外,大量证据表明,PGI_2 能激活过氧化物酶体增殖物激活受体 α(PPARα)或过氧化物酶体增殖物激活受体 δ(PPARδ),以保护急性肾损伤的肾小管细胞免于凋亡。

3. PGD_2 的生理作用 · PGD_2 主要参与体内的多种神经生理功能,包括体温控制、激素释放及睡眠觉醒周期等。在肾脏中产生的 PGD_2,对肾血流量、尿量、肌酐清除率及钠和钾排泄量均具有调节作用。PGD_2 与 DP1 和 DP2 两种受体相互作用而发挥功能。DP1 受体分布广泛且功能多样,参加皮肤和肺静脉血管舒张、血小板聚集、黏蛋白分泌等多项生理功能;相反,DP2 则主要存在于炎症细胞中,起着化学吸引受体同源分子的作用,可能参与了肾小管间质纤维化和炎症的发展。

4. TXA_2 的生理作用 · TXA_2 是一种血小板激活剂,可促进平滑肌收缩,还可作为血管平滑肌细胞的促分裂原。在生理条件下,血小板衍生的 TXA_2 主要取决于 COX - 1 的活性。TXA_2 是目前公认的 RhoA 的激活剂,它可能通过与 AP - 1、NF - κB、MRTF - A 和 YAP 等相关分子相互作用诱导细胞增殖、分化,产生炎症反应。TXA_2 在肾脏的血流动力调节方面也发挥了关键作用,在 2 型糖尿病模型中,TXA_2 合成酶抑制剂可有效减少肾小球病变及蛋白尿生成。有研究发现,内毒素血症引起的 GFR 降低主要是由 COX - 1 生成的 TXA_2 增加所致。除此之外,通过抑制 TXA_2 受体 TP,可以在一定程度上缓解肾损害:在糖尿病小鼠的肾脏中,TP 受体拮抗剂可减轻蛋白尿,抑制氧化应激和炎症,还可减轻足细胞的损伤作用;而在慢性肾脏病小鼠模型中,TP 受体激活则会导致血管重构。

5. $PGF_2\alpha$ 的生理作用·$PGF_2\alpha$ 也是肾脏 COX 介导的花生四烯酸酯代谢产物之一,$PGF_2\alpha$ 作用于 G 蛋白偶联受体 FP_A 和 FP_B,增加细胞内的 Ca^{2+} 流量,参与肾成纤维细胞的转化。通常在肾脏中可以检测到 FP 受体,在集合管的主细胞中表达量较高,在远曲小管、足细胞中表达量较少。既往的研究表明,$PGF_2\alpha$ 通过激活肾皮质集合管,与肾脏的尿钠排泄和利尿作用密切相关[8]。

■ (三)PG 与疾病的关系

1. Bartter 综合征·临床表现为儿童生长迟缓,尿浓缩功能减退,低钾血症,高血浆肾素活性,醛固酮分泌增多,但血压不高。前列腺素合成酶抑制剂可纠正 Bartter 综合征的大部分病变,改善高肾素血症、高醛固酮血症及尿中 PGE_2 排泄物增多等情况,但不能纠正远端小管氯化物重吸收的缺陷,对于低血钾也只能进行部分纠正。

2. 肾脏疾病·PG 调节或参与肾脏损伤,在尿毒症患者中,尿中的 TXB_2 及 6-酮-$PGF_1\alpha$ 均增高,但 $TXB_2/6$-酮-$PGF_1\alpha$ 减低。当肾功能减退时,肾脏合成 PGI_2 比 TXA_2 更加活跃,以增加肾血流,维持肾功能。选择性地抑制 TXA_2 合成,肾小球滤过率增加,蛋白尿减少,对肾组织有保护作用。

3. 动脉粥样硬化症·PGI_2 有扩血管和抗血小板凝集作用,因此可应用前列腺素治疗动脉粥样硬化症。由动脉粥样硬化引起的阻滞性脉管炎患者中应用 PGI_2 可使疼痛减轻,坏死消退,缺血性溃疡愈合。

4. 狼疮性肾炎·狼疮性肾炎时,肾脏 TXA_2 产生增加,TX 受体拮抗剂短期治疗可改善肾功能。Tomasoni 等在研究中发现,狼疮性肾炎活动期的患者外周血单核细胞 TXB_2 合成及 COX-2 表达高于正常人,COX-2 染色强于正常对照。上述结果提示,在狼疮性肾炎活动期 COX-2 上调,浸润肾小球的单核细胞参与局部的 TXA_2 的合成。

5. 肾移植排异·肾移植排异过程中出现最早的是 TXA_2 的降解产物 TXB_2,是肾移植排异过程中最敏感的检测指标。另外,在动物实验中发现给予 TXA_2 合成抑制剂或受体拮抗剂可改善排异移植肾的肾功能及环孢素的肾毒性作用。

三、激肽释放酶-激肽系统

激肽释放酶-激肽系统(kallikrein-kinin system,KKS)是生物体内重要的炎性调节系统,参与心血管、肾脏和中枢神经系统等各组织器官的炎症过程,并与多种肿瘤的发生相关。

■ (一)肾激肽释放酶-激肽的生成和代谢

KKS 由激肽释放酶、激肽原、激肽和激肽酶四部分组成。激肽释放酶是一种丝氨酸蛋白酶,作用于血浆中一种糖蛋白即激肽原而形成激肽。肾脏中的激肽释放酶(大于90%)主要存在于肾皮质,在近曲小管和远曲小管也可测得激肽释放酶。哺乳动物体内存在着两种形式的激肽释放酶,即血浆激肽释放酶(plasma kallikrein,PK)和组织激肽释放酶(tissue kallikrein,TK)。此外,血浆中还存在着高分子量和低分子量两种激肽原,PK特异性地在肝细胞表达,仅作用于高分子量激肽原,并与高分子量激肽原、Hagemen因子一起激活XI因子参与内源性凝血机制,参与激活纤溶酶原,活化补体,从而将三个系统联系起来。TK存在于肾脏、胰腺、肠、唾液腺、汗腺及这些器官分泌的外分泌液中,分布广泛。目前,已发现有15种人组织激肽释放基因(KLK1~KLK15),其中KLK1编码的组织激肽释放酶1是产生激肽的主要物质[9]。

活化的TK催化低分子量激肽原转化为激肽和缓激肽(bradykinin,BK),后者作用于缓激肽B_1受体(bradykinin B_1 receptor,B_1R)和缓激肽B_2受体(bradykinin B_2 receptor,B_2R)发挥一系列生物效应,如内皮依赖性血管舒张、非血管平滑肌收缩、炎症反应及疼痛等。激肽主要通过B_2R发挥其生物学作用,人体的B_2R主要存在于肾脏、心脏、肺、脑、子宫及泪腺中。在生理及病理状态下,B_2R激活能够减轻组织损伤,促进血管新生和靶器官功能恢复等。在应激状况(如缺血缺氧、炎症及外伤等)下,B_1R激活能够促进早期炎症因子的释放,增强炎症反应,加重缺血后组织水肿进而加剧组织损伤。此外,TK还可直接激活缓激肽受体发挥作用,也可通过非缓激肽受体如蛋白激活酶受体发挥生物学效应[10]。

▓ (二) 激肽释放酶-激酶系统的生理作用

激肽是起局部作用的激素,具有强烈且广泛的生理作用:① 激肽可对抗交感神经及血管紧张素,使小动脉扩张;② 抑制ADH;③ 对远曲小管发挥作用,促进水、钠排出,使血压下降。

激肽释放酶的产生、分泌受细胞外液容量、体内钠量、醛固酮及肾血流量等多种因素的影响。其中醛固酮最为重要,可促进缓激肽的分泌。低血钾时醛固酮分泌受到抑制,进而减少了缓激肽的释放,高血钾时则相反,激肽灭活由激肽酶完成。

KKS也能与各种自体有效物质相互作用。如激肽通过增加骨骼肌血流参与骨骼肌的代谢,缓激肽能直接刺激葡萄糖转运蛋白(GluT4)从细胞内池转移到各种细胞的胞质膜,并表达激肽受体和GluT4转运子。表明激肽作为一局部激素,运动时刺激葡萄糖转运至骨骼肌,同时从骨骼肌细胞释放出缓激肽。

此外,激肽对各种细胞的生成、迁移均有作用,特别是对血管平滑肌细胞、系膜细胞和纤维母细胞。在某些条件下,缓激肽能抑制肾脏成纤维细胞的增生。

▓ (三) 激肽释放酶-激酶系统与疾病

1. 急性肾损伤·在注射高铁血红蛋白诱导的兔急性肾衰竭模型中,尿激肽释放酶排泄显著降低,给这些兔子高钠饮食时,尿激肽释放酶排泄增加,而并不发展为急性肾衰竭。尿激肽释放酶与急性肾衰竭的严重程度呈负相关。这表明KKS对急性肾衰竭的发生、发展具有保护作用。另外,急性或慢性钳夹狗的肾动脉及在兔的输尿管慢性阻塞时,尿激肽释放酶排泄降低。因此,KKS活性减低是导致以肾血管收缩为特征的急性肾衰竭的原因之一。

2. 慢性肾脏病 · 在慢性肾脏病时,尿中激肽释放酶、激肽的排泄各项研究结果不一。一般认为在慢性肾炎和肾衰竭患者尿中激肽排泄降低,可能与肾组织破坏后肾激肽释放酶产生减少有关。有研究发现,慢性肾衰竭组尿激肽/肌酐比值升高,说明残存肾单位代偿产生较多的激肽以扩张血管,改善疾病所引起的肾血流降低,以维持残存肾单位的功能。在肾病综合征中,尿激肽排泄明显增加,其一方面作为一种代偿机制增加肾血流,另一方面却加重蛋白尿和水肿,具有致病意义。

3. KKS与肾移植 · 多数研究发现,肾移植后尿激肽排泄降低。但在急性排异反应时,尿激肽排泄明显增加,其原因可能是激肽释放酶被激活,因此有作者提出尿激肽排泄可作为临床诊断急性排异反应的实验室指标。

4. KKS与高血压 · 在肾实质性高血压的患者中,其高血压与 RAS 系统及细胞外液容量密切相关。此类患者尿中激肽释放酶、激肽含量很低,且高血压的严重程度与激肽释放酶排泄呈负相关;而伴有肾衰竭的患者中,尿激肽释放酶排泄低于高血压程度相同的原发性高血压患者。说明在肾实质性高血压中,KKS 的缺乏起着重要作用。

此外,在原发性高血压患者尿中激肽释放酶的排泄也低于血压正常者,但部分有重叠现象,许多高血压患者尿中激肽释放酶的排泄正常。近年来的研究发现,低肾素高血压患者尿中激肽释放酶和激肽的排泄均明显减少,同时尿中激肽释放酶抑制剂水平增高,尿激肽原减少,而激肽酶增加。此外,KKS 作为舒血管系统,还可以与 NO、PGE_2/PGI_2 共同参与舒张调节,同时也可通过 NO 及 PGI_2 释放,参加 ACEI 对血管损伤后的新生内膜形成的抑制作用[11]。

5. 糖尿病肾病 · KKS 在糖尿病肾病中有着双向作用。目前的大多数研究表明,KKS 在糖尿病中具有保护作用,$B_2R^{-/-}$ 或 STZ 诱导的 $LKL^{-/-}$ 鼠(T1DM)出现更严重的蛋白尿和肾小球硬化,而用艾替班特拮抗 db/db 鼠(T2DM)的 B_2R 使雷米普利的抗蛋白尿作用减弱。但仍有部分研究发现,KKS 可能对肾脏有损害,缓激肽通过胞外信号调节激酶,上调肾小管细胞白细胞介素-6、TGF-β 的表达,$B_2R^{-/-}$ 的 STZ 糖尿病鼠的肾脏损伤不再进展,而使用艾替班特拮抗 B_2R 的单肾切除的 db/db 鼠,其生化和病理组织学损伤得到缓解[12]。但目前的研究倾向于认为 KKS 的药理激活可改善糖尿病的肾脏结局,并认为该系统可能是预防和治疗糖尿病肾病的治疗靶标。

四、促红细胞生成素

促红细胞生成素(EPO)是调节红细胞生成的多肽类激素,90% 由肾脏产生,10% 由肝、脾产生,肾远曲小管、肾皮质和外髓部分小管周围毛细血管内皮细胞、小管周围的成纤维细胞产生促红细胞素。

■(一)产生与作用

促红细胞生成素是一种糖蛋白激素,分子量为 $25\sim40$ kDa,由 165 个氨基酸组成,糖基化程度很高。相关研究表明,EPO 分子必须糖基化才能被分泌并具有明显的生物学效应。根据糖类的含量不同,天然存在的 EPO 分为两类,α 型含有 34% 的糖类,β 型含有 26% 的糖类。两种类型在生物效应及抗原性上均相同。人类 EPO 基因定位于第 7 号染色体长臂(q11～q22),含有 5 个外显子和 4 个内含子,为单拷贝基因[13]。

胚胎早期时,EPO 由肝脏生成,出生后则主要由肾小管间质细胞分泌,对红细胞的生成具有增强作用。造血干细胞分化成红细胞系干细胞时,EPO 可发挥作用,使之变为前成红细胞,并对进一步成熟为成红细胞、网织红细胞,以及血红蛋白的合成及流入末梢血管等均有促进作用[14]。近年来的研究也表明,EPO 对体外内皮细胞的迁移和增殖亦有一定的促进作用[15]。

EPO 的主要生理功能在于对每日红细胞生成的正常调节,组织供氧不足是刺激 EPO 合成释放的最重要因素。当机体缺氧时,肾小管间质细胞周围的氧分压下降,影响到胞质中的还原状态,当胞内存在高水平的 H_2O_2,EPO 的表达处于抑制状态;反之,H_2O_2 浓度降低时,抑制解除而使 EPO 表达增强。缺氧时,通过线粒体的相关作用,使胞内的自由基活性氧增多,也引起 EPO 表达增加。此外,EPO 还能增强一氧化氮的扩血管作用,明显缓解血管挛缩,并能直接作用于血管内皮细胞,促进血管新生,在缺血部位建立侧支循环。这些作用都有助于改善局部缺血缺氧状况。一些其他的局部介质如前列腺素 E_2、腺苷、胰岛素样生长因子-1(IGF-1)、高浓度的肾素和血管紧张素 Ⅱ 等和内分泌激素如促肾上腺皮质激素、甲状腺激素、性激素、生长激素等,对 EPO 的合成释放也具有一定的影响和调节作用[16]。

除肾脏外,体内其他组织也能产生 EPO,在发育过程中具有重要的非造血功能。大量研究表明,脑组织中存在 EPO 和 EPO 受体,同时发现 EPO 的生成量与脑组织的供血供氧情况相关,在脑缺血时,EPO 的生成量成倍增加。研究发现,包括神经元在内的多种神经细胞均能产生 EPO,且与肾小管间质细胞产生 EPO 的机制相似,神经元和神经胶质的细胞内氧化-还原状态的改变也能促使 EPO 表达增加[17]。通过对大脑损伤模型和神经细胞的实验研究,证实 EPO 是一种神经营养和神经保护因子,可通过降低谷氨酸盐毒性、诱导神经抗凋亡因子的生成、减轻炎症和 NO 介导的损伤及 EPO 直接抗氧化等机制实现其神经保护作用。

（二）作用机制

EPO 的效应细胞主要包含了从红细胞定向干细胞到早期成红细胞等一系列红细胞生成细胞。EPO 可以促使这些细胞进入 S 期,从而启动靶细胞的分裂增殖。其中最主要的靶细胞是晚期红系祖细胞,特别是红系祖细胞集落形成单位(CFU-E)。EPO 在体内对 CFU-E 具有特异分化作用,在 EPO 作用下,CFU-E 明显增加,并转化成增殖性前红母细胞[14]。除了刺激红细胞定向干细胞的增殖和分化,EPO 还能激活原成红细胞和嗜碱性红细胞的有丝分裂,加速骨髓中网织红细胞的释放。通常网织红细胞升高出现在血中 EPO 水平升高后的 3～4 日。

EPO 通过与靶细胞膜上的特异性受体结合,从而产生生物学效应。目前已知,人的 EPO 受体基因定位于第 19 号染色体,编码含有 508 个氨基酸残基的受体蛋白,分子量为 300 kDa。红系造血红细胞表面分布有 EPO 受体,与生长激素、集落刺激因子及一些白细胞介素的受体同属一个受体家族。该家族受体的信号传导具有一定共性,EPO 与受体结合后,EPO 的转录因子、缺氧诱导因子在有氧状态下被羟基化且被蛋白酶分解。EPO 受体在其胞外部分一个 20 个氨基酸组成的片段引导下发生同种二聚反应,使与受体相连的 JAK 激酶(以 JAK2 为主)发生磷酸化而被激活,继续引发下游信号转导过程[18]。

■ (三)临床应用

1985 年,cDNA 被成功克隆,并利用基因重组技术开始大批量生产人促红细胞生成素(recombinant human erythropoietin,rHuEPO),其与天然 EPO 的氨基酸序列、二硫键位置、糖基化部位及分子的二级结构完全相同,故免疫特性相同,因而广泛应用于临床[17]。EPO 已广泛应用于各种贫血的治疗。其中最有效的是肾性贫血,对肿瘤相关性贫血、早产儿和孕产妇贫血、围手术期减少异源性输血等方面也有良好的疗效。

当前使用的 rHuEPO 均为单体 EPO,慢性贫血患者常需要大剂量长期应用,用药量相当可观。法国学者 Bruno Dalle 等利用基因重组技术合成了二聚体 EPO,它与单体 EPO 在药代动力学性质方面相类似,但体内、体外试验证明二聚体 EPO 有高于单体数倍的促红细胞再生能力。新型红细胞生成刺激蛋白已开始投入临床,其半衰期无论是静脉注射还是皮下注射,均延长了 2 倍,有利于简化给药方案,临床上可每 2 周,甚至每 3 周用药 1 次。在慢性肾性贫血的治疗指南中推荐使用 EPO 的剂量一般为 50~100 U/kg,目的是纠正贫血,使血红蛋白维持在 110~120 g/L,当血红蛋白高于 130 g/L 时,反而增加心血管事件的风险。

但是长期大量使用 EPO 会产生不良反应,高血压为其主要的不良反应,发生率为 5%~30%;其次为癫痫,高血压脑病可能为其主要原因,发生率为 4%~6%;有时还常常出现头痛、血液凝固增加、透析器清除率降低、肌痛及输液样反应等多种不良反应[19]。

五、活性维生素 D

活性维生素 D 是人体内调节钙、磷代谢的重要激素之一,与骨病的发生关系密切,同时亦有其他多种生物学作用。

■ (一)维生素 D 的代谢及其调节

维生素 D 为调节人体钙磷代谢及骨形成的脂溶性维生素,在人体中有两种基本存在形式:维生素 D_2(麦角钙化醇)和维生素 D_3(胆钙化醇)。它们是由紫外线(UV)照射维生素 D_2 产生,其存在于植物、真菌或动物来源的 7-脱氢胆固醇(维生素 D_3 前体)中。维生素 D 在两个羟基化反应中被进一步激活。第一步发生在肝细胞,通过 CYP2R1 和 CYP27A1 的酶活性激活为 25-羟维生素 D[25-(OH)D];第二步发生在近端小管,在线粒体单氧酶作用下,1-羟化酶与 24-羟化酶相互竞争性抑制,受血钙水平调控后经 1 位羟基化,转变为 1,25-二羟胆钙化醇[1,25-$(OH)_2D_3$]。1,25-$(OH)_2D_3$ 是维生素 D 的主要生物活性形式,调节小肠、肾和骨骼对钙、磷的吸收与代谢[3]。

在肾近曲小管细胞内尚存在 24-羟化酶,可使 1,25-$(OH)_2D_3$ 和 25-(OH)D 转化为

$1,24,25-(OH)_2D_3$ 和 $24,25-(OH)_2D_3$,后两者的生物活性较 $1,25-(OH)_2D_3$ 小得多。因此可认为肾小管是合成活性维生素 D 的主要来源,各种原因的肾小管病变可影响维生素 D 的代谢[7]。

近年来发现,许多其他组织细胞,如免疫细胞、胰腺细胞、乳腺细胞、神经细胞、肌肉细胞等也可将 $25-(OH)_2D_3$ 转变成 $1,25-(OH)_2D_3$。这些肾外来源的骨化三醇作用于细胞周围的某一部位,按照其作用也可以认为是一种细胞因子[3]。

体内调控维生素 D 代谢的主要因素有:① 甲状旁腺激素(parathyroid hormone,PTH):PTH 可以刺激体内环磷酸腺苷(cAMP)增加,后者通过刺激肾小管细胞 1α 羟化酶,使得 $1,25-(OH)_2D_3$ 合成增加。$1,25-(OH)_2D_3$ 又通过反馈抑制 pro-PTH RNA 合成,从而抑制 PTH 的过度分泌,维持 PTH - $1,25-(OH)_2D_3$ 轴的平衡。② 血磷:低血磷可刺激肾小管细胞 1α 羟化酶,使 $1,25-(OH)_2D_3$ 合成增加,后者可以促进肠道和肾脏对磷的转运吸收,使血磷稳态得以维持。③ 血钙:血钙降低可以促进甲状旁腺分泌 PTH,PTH 再次刺激肾脏分泌 $1,25-(OH)_2D_3$ 增加,后者又可以起到调节血钙的作用。④ 酸中毒:可阻滞 PTH 对于 1α 羟化酶的刺激作用,进而减少 $1,25-(OH)_2D_3$ 的产生。⑤ 激素:动物实验结果显示,体内催乳素、生长激素、性激素等水平升高,可促进 $1,25-(OH)_2D_3$ 的合成与分泌。

■（二）生理作用

$1,25-(OH)_2D_3$ 发挥生理作用是通过结合蛋白转运至细胞核,与细胞核维生素 D 受体结合,通过一系列反应,产生钙结合蛋白等物质,最终发挥调节钙磷代谢等生物作用。

1. 维持血清钙磷浓度的稳定·血钙浓度低诱导 PTH 分泌,将其释放至肾及骨细胞。在肾中 PTH 除刺激 1-羟化酶与抑制 24-羟化酶外,还促使钙在肾小管中再吸收;在骨骼中 PTH 与 $1,25-(OH)_2D_3$ 协同作用,将钙从骨骼中动员出来;在小肠中 $1,25-(OH)_2D_3$ 促进钙的吸收。肾、骨骼、小肠三条途径使血钙恢复至正常水平后,反馈调控 PTH 进一步分泌及 $1,25-(OH)_2D_3$ 的合成。

2. 对其他组织细胞的作用·维生素 D 对钙磷代谢的作用虽然重要,但这只是维生素 D 生理作用的冰山一角。研究表明,维生素 D 受体(VDR)属于核内类固醇甲状腺激素受体超家族成员,几乎遍布所有细胞的细胞核。用基因芯片检查,在基因组中初步发现有 2 667 个结合位点,最少可以明显地改变 229 个基因的表达。VDR 遍布于心、脑、肝脏、肾脏、骨、泌尿生殖器、甲状旁腺及各种免疫细胞中。$1,25-(OH)_2D_3$ 可以通过调节钙结合素表达调控 Ca^{2+} 流入胰岛细胞内,影响胰岛素的释放。缺乏 $1,25-(OH)_2D_3$ 时,胰岛素分泌发生障碍,出现糖尿病样反应。在对细胞生长与分化的作用中,$1,25-(OH)_2D_3$ 可以抑制白血病细胞株克隆增殖,并促进其分化。因此,维生素 D 缺乏可出现贫血、骨髓细胞减少、髓外红细胞生成减少、脾集落单位生成减少等症状,在给予维生素 D 后上述情况则会明显好转。

3. 免疫调节·$1,25-(OH)_2D_3$ 还具有免疫调节作用,它能调节白细胞介素系统、干扰素、转移生长因子、T 细胞生长因子及其他细胞因子的合成和分泌;强化单核细胞呈递抗原,使得 B 淋巴细胞合成免疫球蛋白,增加记忆活化巨噬细胞的调节免疫作用。应用活性维生素 D 可以纠正某些免疫异常,加强防御功能。

■ （三）临床应用

1. 维生素 D 缺乏·预防维生素 D 缺乏的一般措施：增加日照和富含维生素 D 食物的摄入是预防维生素 D 缺乏/不足的经济有效的方法。通常，春、夏和秋季 11:00—15:00，将面部和双上臂暴露于阳光 5～30 分钟（取决于多种因素），每周 3 次即可达到预防目的。缺少日照时，则建议积极补充维生素 D。

2. 佝偻病/骨软化症·在儿童时期，骨骺生长板尚未闭合，生长板软骨矿化障碍导致特征性的骨骼畸形，称为佝偻病；在成年时期，生长板已经闭合，骨重建部位新形成的类骨质矿化障碍，骨矿物质含量减少，致使骨骼易于变形和发生骨折，称为骨软化症。佝偻病多出现在 6 个月至 2 岁的婴幼儿，可出现方颅，手镯、脚镯症，肋串珠，严重时出现鸡胸、O 形腿或 X 形腿，生长缓慢。骨软化症早期症状不明显，逐渐出现乏力、骨痛、行走困难，严重者出现四肢长骨、肋骨、骨盆和脊柱等处的病理性骨折，身高变矮，甚至卧床不起[20]。维生素 D 缺乏、维生素 D 代谢及作用异常是佝偻病和骨软化的重要病症。

（1）维生素 D 缺乏性佝偻病/骨软化症：由维生素 D 缺乏和（或）钙缺乏可导致佝偻病/骨软化症，又称营养性佝偻病。主要原因是患者缺少日照导致皮肤维生素 D_3 合成不足。

（2）维生素 D 依赖性佝偻病 I 型：本病为常染色体隐性遗传病，患者由于肾 1α 羟化酶缺陷，在出生后不久便停止生长，出现低血钙（四肢抽搐、喉头痉挛等）、低血磷症状。因体内活性维生素 D 产物很少，故给单纯维生素 D 治疗无效，而应予以 $1,25$ -$(OH)_2D_3$ 0.5～1.0 $\mu g/d$ 治疗。

（3）低血磷抗维生素 D 佝偻病：本病为 X 染色体性连锁显性遗传疾病。男性患者较重，出生后不久发病，患者血液循环中高水平的成纤维细胞生长因子 23（fibroblast growth factor 23，FGF23）抑制肾小管钠磷共转运蛋白的表达和功能，使得近曲小管和肠道上皮对磷的转运发生障碍，导致低血磷。需要补磷和 $1,25$ -$(OH)_2D_3$ 或 AT_{10}［构型与 $1,25$ -$(OH)_2D_3$ 相似］治疗才能维持血磷水平。

3. 慢性肾脏病-矿物质和骨异常（chronic kidney disease-mineral and bone disorder，CKD - MBD）·又称肾性骨营养不良症，肾功能不全缺乏 1-羟化酶，体内不能合成 $1,25$ -$(OH)_2D_3$，必须从体外补充。维生素 D 代谢异常及 CKD - MBD 常发生于 CKD 早期，并贯穿于肾功能减退全过程，其与患者并发症及病死率增加密切相关。活性维生素 D 及其类似物主要用于 CKD 继发甲状旁腺功能亢进症的治疗。在应用活性维生素 D 时，应动态观察钙、磷和 PTH 的变化，并进行综合判断。目前常用的用于 CKD - MBD 的维生素 D 制剂主要有骨化三醇、阿法骨化醇和帕立骨化醇等，应用上述药物将血 PTH、钙、磷维持在目标范围。

4. 骨质疏松症·骨质疏松症是以骨密度降低、骨组织微结构损伤，导致骨强度下降、骨折危险性增加为特征的全身性骨骼疾病。$1,25$ -$(OH)_2D_3$ 作为重要的钙调节激素，在骨质疏松症的治疗中发挥着重要作用，临床上常用阿法骨化醇（1α 羟维生素 D）或骨化三醇［$1,25$ -$(OH)_2D_3$］进行治疗。

5. Fanconi 综合征·患者近端小管对氨基酸、葡萄糖、磷酸盐、碳酸氢盐、尿酸等多种物质重吸收障碍，引起体内代谢紊乱、低血磷且常常伴有软骨病。此类患者肾近曲小管存在对

$1,25-(OH)_2D_3$ 的转化障碍,需要补磷和 $1,25-(OH)_2D_3$ 或 AT_{10} 治疗。

6. 甲状旁腺功能减退 · 患者因甲状旁腺素产生减少导致钙、磷代谢异常,在低血钙时不能产生 $1,25-(OH)_2D_3$,进而产生以低钙血症、高磷血症伴 PTH 水平降低为特征的疾病,其经典治疗为长期口服 $1,25-(OH)_2D_3$ 及钙剂。

■ (四)维生素 D 的安全性

普通维生素 D 的安全剂量范围较宽,安全性好。在人群中极少会长期使用超过最大耐受剂量的维生素 D,少有因普通维生素 D 摄入过量导致中毒的报告[21]。但过量、长期服用维生素 D 的患者,可导致血钙过高,早期症状主要包括便秘、头痛、食欲下降、头晕、视物模糊、走路困难、肌痛、骨痛及心律失常等;晚期症状包括瘙痒、肾功能损害、骨质疏松、体重下降、肌肉和软组织钙化等。因此,使用常规剂量普通维生素 D 一般不需要检测血钙和尿钙;在长期使用维生素 D、维生素 D 联合钙剂及其用于 CKD 患者时,则需要更加关注其安全性。

(沈茜)

◦ 参考文献 ◦

[1] Balakumar P, Anand-srivastava M B, Jagadeesh G. Renin-angiotensin-aldosterone:an inclusive, an invigorative, an interactive and an interminable system[J]. Pharmacological research, 2017, 125(Pt A):1 – 3.

[2] 王雅惠,江澜,陈沛,等.肾素-血管紧张素系统与缺血性脑卒中的关系研究进展[J].中华神经医学杂志,2019,18(2):184 – 188.

[3] 章友康.中华医学百科全书:临床医学肾脏病学[M].北京:中国协和医科大学出版社,2016.

[4] Woolf A S, Gnudi L, Long D A. Roles of angiopoietins in kidney development and disease[J]. Journal of the American Society of Nephrology:JASN, 2009, 20(2):239 – 244.

[5] 白伟伟.血管紧张素Ⅱ参与炎症过程对糖尿病肾病作用的研究进展[J].微循环学杂志,2011,21(4):70 – 72.

[6] Simanshu D K, Nissley D V, Mccormick F. RAS proteins and their regulators in human disease[J]. Cell, 2017, 170(1):17 – 33.

[7] 陈楠.肾小管间质疾病诊疗新技术[M].北京:人民军医出版社,2002.

[8] Li Y, Xia W, Zhao F, et al. Prostaglandins in the pathogenesis of kidney diseases[J]. Oncotarget, 2018, 9(41):26586 – 26602.

[9] Regoli D, Gobeil F. Kinins and peptide receptors[J]. Biological chemistry, 2016, 397(4):297 – 304.

[10] Hillmeister P, Persson P B. The kallikrein-kinin system[J]. Acta physiologica (Oxford, England), 2012, 206(4):215 – 219.

[11] Kakoki M, Smithies O. The kallikrein-kinin system in health and in diseases of the kidney[J]. Kidney International, 2009, 75(10):1019 – 1030.

[12] Liu W, Stanton R C, Zhang Z. The kallikrein-kinin system in diabetic kidney disease[J]. Current opinion in nephrology and hypertension, 2017, 26(5):351 – 357.

[13] Jacobs K, Shoemaker C, Rudersdorf R, et al. Isolation and characterization of genomic and cDNA clones of human erythropoietin[J]. Nature, 1985, 313(6005):806 – 810.

[14] Shih H-M, Wu C-J, Lin S-L. Physiology and pathophysiology of renal erythropoietin-producing cells[J]. Journal of the Formosan Medical Association, 2018, 117(11):955 – 963.

[15] Bahlmann F H, Degroot K, Duckert T, et al. Endothelial progenitor cell proliferation and differentiation is regulated by erythropoietin[J]. Kidney International, 2003, 64(5):1648 – 1652.

[16] Bunn H F. Erythropoietin[J]. Cold Spring Harbor perspectives in medicine, 2013, 3(3):a011619.

[17] Marti H H, Wenger R H, Rivas L A, et al. Erythropoietin gene expression in human, monkey and murine brain[J]. European Journal of Neuroscience, 1996, 8(4):666 – 676.

[18] Rainville N, Jachimowicz E, Wojchowski D M. Targeting EPO and EPO receptor pathways in anemia and dysregulated erythropoiesis[J]. Expert opinion on therapeutic targets, 2016, 20(3):287 – 301.

[19] 王思璐,谢晓恬.促红细胞生成素治疗早产儿贫血研究进展[J].中华实用儿科临床杂志,2019,34(23):1831 – 1833.

[20] 孟迅吾.骨软化症和佝偻病:协和内分泌代谢学[M].北京:科学出版社,1999.

[21] Holick M F, Binkley N C, Bischoff-ferrari H A, et al. Evaluation, treatment, and prevention of vitamin D deficiency:an endocrine society clinical practice guideline[J]. The Journal of clinical endocrinology and metabolism, 2011, 96(7):1911 – 1930.

第三章
医学遗传学在原发性肾小管
疾病中的临床应用

目前认为儿童遗传性肾小管疾病的发病由相关致病基因突变所引起,利用遗传学方法检测相关的基因突变对疾病诊断及指导治疗至关重要。本章将简单介绍遗传学在遗传性肾小管疾病中的应用及相关的遗传咨询。

一、医学遗传学简介

医学遗传学是遗传学和医学相互渗透的一门学科,是以研究人类遗传病发病的遗传方式、物质基础及诊断、治疗和预防等为主要内容,从细胞、分子水平揭示遗传病的发病机制,从个体水平探索遗传病的诊断和治疗,从家族或群体水平研究遗传病的预防策略。自 20 世纪 50 年代以来,医学遗传学得到了迅猛的发展,70 年代初,人类基因组计划(human Genome project,HGP)将医学遗传学的发展推进了黄金时代。

医学遗传学的发展为精准医学的发展奠定了理论基础,对于基因病,基因诊断被公认为疾病诊断最准确、可靠的诊断技术和金标准。其不仅可对患者的疾病作出诊断,还可对表型正常的携带者或遗传易感者作出前瞻性诊断。根据遗传模式的不同,可以分为五大类遗传病,分别为单基因病、多基因病、染色体病、线粒体病及体细胞遗传病。其中单基因病是指疾病的发生受 1 对等位基因控制的遗传病;多基因病是指受 2 对以上致病基因的累积效应所致的遗传病,其遗传效应同时受环境因素的影响;染色体病是指染色体数目和(或)结构异常所引起的疾病;线粒体病是指遗传缺损引起线粒体代谢酶缺陷,致 ATP 合成障碍、能量来源不足导致的一组异质性病变;体细胞遗传病是指体细胞相关基因突变所导致的遗传病,常见于肿瘤。

二、医学遗传学在儿童遗传性肾小管疾病中的作用

随着遗传学技术的不断发展,现已证实许多肾小管及间质疾病的发病与基因突变有关。

遗传性肾小管疾病大都是表达于肾小管上皮细胞中的各种离子通道或转运蛋白缺陷,导致肾小管上皮细胞功能受损,从而出现肾小管疾病的相应临床症状,通常起病隐匿、发病缓慢,尿检多正常或轻度异常,发现时甚至已进展至终末期肾脏病,因缺乏特异性的实验室检查指标,临床诊断较困难,医学遗传学的广泛应用加速了遗传性肾小管间质疾病的精准诊断的进程。

目前国内已经尝试采用与国际接轨的遗传性肾脏病的最新分类方法,通过表型与基因型交互验证的数据分析方法,极大地提高了儿童遗传性肾脏病的分子诊断阳性率,其中遗传性肾小管疾病的诊断率提高到 63.3%[1]。儿童遗传性肾小管疾病根据肾小管损伤、功能及病因等的不同,可以分为单一肾小管功能障碍、多发肾小管功能障碍及无法分类的肾小管转运障碍性疾病三类[2]。单一的肾小管功能障碍包括近端肾小管功能障碍及远端肾小管功能障碍,大多数儿童遗传性肾小管疾病为单基因病,根据临床表现的不同,大致可以分为低钾血症相关的肾小管疾病及肾结石相关的肾小管疾病。

以低钾血症为主要临床表现的遗传性肾小管疾病,常见的有肾小管酸中毒(RTA)、Gitelman 综合征、Bartter 综合征、Liddle 综合征等,临床上以水电解质或酸碱平衡紊乱等,伴或不伴明显生长迟缓,部分患者临床表现并不典型,为疾病诊断造成一定的困难,结合基因检测可极大地提高疾病诊断率。例如,SLC4A1 基因突变可引起常染色体显性遗传性 RTA,ATP6V1B1 突变可引起常染色体隐性遗传性 RTA[3]。此外,Gitelman 综合征、Bartter 综合征、Liddle 综合征都可表现为低钾性碱中毒,但其致病基因不同,例如,Gitelman 综合征的主要致病基因为 SLC12A3[4],主要表现为常染色体隐性遗传;Bartter 综合征可表现为常染色体隐性遗传及常染色体显性遗传两种遗传方式,临床上可分为新生儿型、经典型、伴感音型耳聋型及伴低血钙型,不同类型的 Bartter 综合征常见的致病基因不同,目前已经证实的致病基因有 SLC12A1、KCNJ1、CLCNKB、BSND、L125P 等[5,6],通过不同的基因突变,可协助明确 Bartter 综合征的临床类型;Liddle 综合征是一种常染色体显性遗传性疾病,致病基因为 SCNN1B 及 SCNN1G[7]。

与肾结石相关的遗传性肾小管疾病,除了表现为低钾血症,还可伴有其他物质的排泄异常,如草酸、钙离子、胱氨酸等,引发肾结石,若不早期诊断、治疗,可导致肾功能进行性下降。Dent 病是一种 X 连锁隐性遗传性疾病,临床表现为低分子蛋白尿、高尿钙、肾结石,最终可引起肾衰竭,其发病机制主要是 CLCN5 基因突变[8],尚无特效治疗方法,主要为对症支持治疗,预防肾结石的形成,延缓肾功能进展。眼-脑-肾综合征(Lowe 综合征),也是一种 X 连锁隐性遗传性疾病,由 OCRL 基因突变所致[9],临床表现为先天性脑病、眼病变及肾小管功能异常,起病早,通常在 1 岁左右出现症状,预后不佳。除此之外,胱氨酸尿症是一种常染色体隐性遗传性疾病,由 SLC3A1 或 SLC7A9 基因突变[7],导致近端肾小管对胱氨酸转运障碍,主要表现为肾结石(胱氨酸结石),部分患儿可伴有生长发育障碍及智力发育迟缓。

除此之外,还有一类遗传性间质性肾炎,有常染色体隐性遗传和常染色体显性遗传两种,其中前者主要指肾单位肾痨,是导致儿童或青少年终末期肾病最常见的遗传性肾脏病,临床表现无特异性,其发病主要是由 NPHP1-8、NPHP1L、NPNP2L 等基因突变所引起的肾小管间质性病变[10],但由于临床表现无特异性、致病基因种类多,目前只有 1/3 的患者存在致病基因突变,而剩余 2/3 的患者可能存在新的致病基因,尚有待进一步研究。除肾单位肾痨外,常染色体显性遗传性肾小管间质肾病(ADTKD)是另一种常见的遗传性间质性肾病,临床表现为早期出现的贫血、高尿酸血症、高钾血症,并缓慢进展至终末期肾脏病,目前发现的主要致病基因包括 *ADTKD - MUC1*、*ADTKD - UMOD*、*ADTKD - REN* 及 *ADTKD - HNF1B*[11-13],这类肾间质性病变同样缺乏特异性临床表现及病理学改变,临床容易漏诊,其诊断主要通过相关基因检测。

由此可见,遗传性肾小管-间质性疾病临床表现无特异性,单纯依靠实验室检查尚不能达到很高的诊断率,借助遗传学技术,寻找致病基因突变,可极大地提高疾病诊断率,同时为后续的个体化治疗提供方向。

三、遗传咨询

■ (一)遗传咨询概念

遗传咨询在遗传病预防中发挥着不可替代的作用,是遗传学服务的重要组成部分,是由从事医学遗传的专业人员或咨询医生对咨询者就其家庭中遗传性疾病的发病原因、遗传方式、诊断、预后、复发风险、防治等问题予以解答,并对其婚育问题提出建议和具体指导以供参考。其目标是使咨询对象有能力根据自身条件做出自主的选择。

咨询过程涉及患者本人、亲属和社会三方面的关系和利益。

1. 对患者本人·使患者了解遗传病的发病根源,减轻其心理、精神上的痛苦;提供病情发展趋势及预后信息;提供可能治疗的信息。

2. 对亲属·提供遗传信息;确定携带者,指导婚育;为有发病风险的夫妇提供可行性建议并制订可行的措施;为有遗传病患儿的父母提供患儿教养方法和意见。

3. 对社会·降低人群遗传负荷;提高社会对遗传病的认识,提高优生意识;降低遗传病的发生率、发病率,提高出生人口素质。

■ (二)遗传咨询注意事项

1. 耐心询问家族史·家族史的询问对遗传性肾脏病的诊疗至关重要。寻找一切可能存在遗传性肾脏病家族史的线索,调查范围至少包括 3 代及以上直系家族史。调查过程中注意可能存在的隐匿的临床症状,并注意保护患者及家属隐私。必要时完善家族成员的实验室检查,便于临床表型的确定。

2. 注重体格检查·部分遗传性肾脏病除肾脏的临床表现外,往往会合并肾外表现,如 Alport 综合征伴有眼、耳的病变,Lowe 综合征伴有白内障、智力异常,Denys - Drash 综合征伴有隐睾丸、尿道下裂等。因此在家系调查过程中,除了必要的实验室检查,要关注肾外体征的挖掘,体格检查时获得真实可靠信息的重要手段。

3. 合理利用遗传学技术·对于临床可疑的遗传性肾脏病,应积极动员先证者及家族成员进行相关致病基因的筛查,一方面可以协助明确诊断,另一方面可能为精准治疗提供方向。

■（三）目前存在的困难

目前已知的遗传性肾小管疾病,已发现大量的致病基因突变,依靠目前的医疗水平,尚不能对这类疾病达到精准治疗,绝大多数治疗都是以对症支持治疗为主。但根据严密的家族调查,可以向患者提供专业的遗传咨询,尽最大可能达到优生优育的目的,降低人群整体发病率。

（王伟铭）

◆ 参考文献 ◆

[1] Rao J, Liu X, Mao J, et al. Genetic spectrum of renal disease for 1 001 Chinese children based on a multicenter registration system[J]. Clin Genet, 2019, 96(5): 402 – 410.

[2] Karet F E. Inherited distal renal tubular acidosis[J]. J Am Soc Nephrol, 2002, 13(8): 2178 – 2184.

[3] Karet F E. Monogenic tubular salt and acid transporter disorders[J]. J Nephrol, 2002, 15 (Suppl 6): S57 – 68.

[4] Lemmink H H, Knoers N V, Karolyi L, et al. Novel mutations in the thiazide-sensitive NaCl cotransporter gene in patients with Gitelman syndrome with predominant localization to the C-terminal domain[J]. Kidney Int, 1998, 54(3): 720 – 730.

[5] Kleta R, Bockenhauer D. Bartter syndromes and other salt-losing tubulopathies[J]. Nephron Physiol, 2006, 104(2): p73 – 80.

[6] Fremont O T, Chan J C. Understanding Bartter syndrome and Gitelman syndrome[J]. World J Pediatr 2012, 8(1): 25 – 30.

[7] Devuyst O, Knoers N V, Remuzzi G, et al. Rare inherited kidney diseases: challenges, opportunities, and perspectives[J]. Lancet, 2014, 383(9931): 1844 – 1859.

[8] Devuyst O, Thakker R V. Dent's disease[J]. Orphanet J Rare Dis, 2010, 5: 28.

[9] Sliman G A, Winters W D, Shaw D W, et al. Hypercalciuria and nephrocalcinosis in the oculocerebrorenal syndrome[J]. J Urol, 1995, 153(4): 1244 – 1246.

[10] Mergen M, Engel C, Muller B, et al. The nephronophthisis gene product NPHP2/Inversin interacts with Aurora A and interferes with HDAC6 – mediated cilia disassembly[J]. Nephrol Dial Transplant, 2013, 28(11): 2744 – 2753.

[11] Raffler G, Zitt E, Sprenger-Mahr H, et al. Autosomal dominant tubulointerstitial kidney disease caused by uromodulin mutations: seek and you will find[J]. Wien Klin Wochenschr, 2016, 128(7 – 8): 291 – 294.

[12] Mancusi S, La Manna A, Bellini G, et al. HNF-1beta mutation affects PKD2 and SOCS3 expression causing renal cysts and diabetes in MODY5 kindred[J]. J Nephrol, 2013, 26(1): 207 – 212.

[13] Beck B B, Trachtman H, Gitman M, et al. Autosomal dominant mutation in the signal peptide of renin in a kindred with anemia, hyperuricemia, and CKD[J]. Am J Kidney Dis, 2011, 58(5): 821 – 825.

第四章
肾小管疾病常用的检查及评价

第一节 · 肾小管疾病实验室检查及评价

一、尿液分析在肾小管疾病中的应用

尿液分析为一种临床应用十分广泛的无创性诊断方法,结合患儿病史、体格检查和血清化学分析等,在评估急、慢性肾脏疾病中发挥着重要作用。

■ (一)尿液分析

完整的尿液分析由三个部分组成:肉眼评估、试纸尿干化学检测分析(或称试纸条分析)和尿沉渣镜检。其中肉眼主要评估尿液的混浊度和颜色;试纸尿干化学检测可对尿液特征进行快速半定量评估并为临床提供以下尿液参数:血红素、白细胞酯酶、亚硝酸盐、白蛋白、氢离子、比重和葡萄糖;尿沉渣镜检是尿液分析不可或缺的组成部分,因为它能够对试纸尿干化学检测结果进行确认和阐明,并且还可以鉴别试纸尿干化学检测不能评估的结构,如上皮细胞、管型和晶体。本节重点介绍与肾小管疾病相关的尿液分析内容[1,2]。

■ (二)尿液分析与肾小管疾病

1. 尿葡萄糖检测 · 葡萄糖可自由通过肾小球滤过膜,但血糖正常的情况下,尿液中只存在极少量葡萄糖,无法被检测到,这是因为肾小管可以将其几乎完全从原尿中重新吸收。尿糖阳性,可见于以下几种情形:① 肾功能正常,血糖浓度超过肾糖阈(8.96～10.08 mmol/L),超出了肾小管重吸收葡萄糖的能力,使葡萄糖溢入尿中。② 血浆葡萄糖浓度正常,近端小管重吸收的原发性缺陷,近端肾小管不能重吸收滤过的葡萄糖导致尿糖阳性。在这种情况下,糖尿可与近端小管功能障碍的其他临床表现同时存在,包括高磷酸盐尿(导致低磷血症)、尿酸尿、肾小管性酸中毒和氨基酸尿,这一综合征被称为 Fanconi 综合征,并且可能由多种情况所致,包

括多发性骨髓瘤、重金属暴露和使用某些药物(包括替诺福韦、拉米夫定、顺铂、丙戊酸、氨基糖苷类抗生素)。血糖正常的情况下出现糖尿,也可见于接受钠-葡萄糖协同转运蛋白 2 抑制剂的患者,这是一种新型类别的口服降糖药。糖尿也可能是孤立存在的缺陷(孤立性肾性糖尿),与影响肾脏葡萄糖转运的基因突变有关。临床应注意鉴别[3,4]。

2. **尿比重检测** · 尿比重,又称尿比密,指 4℃时尿液与同体积纯水的重量比。尿比重受肾小管重吸收和浓缩功能影响,与尿可溶性物质的数目和质量成正比,与尿量成反比。许多试纸尿干化学检测能够估算尿比重,通过检测尿比重可推测尿渗透压。尿比重通常因尿渗透压而异,尿渗透压每升高 35~40 mOsmol/kg,尿比重上升约 0.001。但这两种检测存在重要差异:尿渗透压取决于尿中微粒(如尿素、钠、钾)的数量,而比重由尿中微粒数量和质量共同决定。试带法测定尿比重相较于用冰点测定渗透压来的简便得多,因此可以使用尿比重测定来反映肾脏的浓缩功能。尿比重一般在 1.010~1.025,禁水一段时间或大量出汗后,在抗利尿激素的作用下,肾小管加强浓缩功能,重吸收更多的水,但同时排出的废物不减少,于是尿比重升高,这就是晨尿比重一般较高的原因。尿比重主要反映的是肾小管浓缩能力,因此降低具有更重要的临床诊断价值,当发生肾衰竭时,终尿所含的溶质接近于血浆和肾小球滤过液,此时尿比重固定在 1.008~1.012,称为等渗尿,由于随机尿影响因素多,需要在一天中进行多次检测,单次最高尿比重与最低尿比重之差,应大于 0.008。如果机体无论处于什么情况都排出等渗尿,说明肾小管浓缩稀释功能已经严重受损[5,6]。

3. **尿液 pH** · 用 pH 来测量尿液氢离子浓度反映了尿液的酸化程度。尿液 pH 的范围为4.5~8,具体取决于系统的酸碱平衡。尿液 pH 在临床上最常用于代谢性酸中毒的患者。肾脏对酸血症的适当反应是尿中酸性物质排泄增加,尿 pH 下降至 5.3 以下且通常低于 5。pH高于该值可能提示存在肾小管性酸中毒。具体的确诊需要氯化铵负荷试验或碳酸氢盐重吸收试验、血液生化等其他诊疗手段进行进一步确诊。详见"尿酸化功能在肾小管疾病价值"章节。在某些情况下,尿 pH 并不能表明尿液酸化程度。例如,在感染任何能产脲酶的病原菌(如奇异变形杆菌)时,可导致尿 pH 超过 7~7.5,尽管此时肾脏的尿酸化正常[7]。

4. **尿沉渣镜检** · 将新鲜的尿液标本离心后取沉渣进行显微镜检查,将会看到镜下少量细胞(红细胞、白细胞、肾脏和泌尿系统脱落的细胞)、管型,以及可能存在的脂肪和色素微粒。其中,肾小管上皮细胞和肾小管上皮细胞管型与肾小管疾病诊断密切相关。肾小管上皮细胞为从肾小管脱落后出现在尿中,大小是白细胞的 1.5~3 倍,细胞核圆形、大且位于细胞中心。相应管型为其在肾小管管腔内形成的圆柱形结构。镜检见大量肾小管上皮细胞和肾小管上皮细胞管型,提示急性肾小管坏死(acute tubular necrosis,ATN)。另外,肾小管上皮细胞管型还可见于其他肾小管上皮细胞脱落的情形,包括急性间质性肾炎和增生性肾小球肾炎,临床应注意鉴别[8]。

尿液分析是基础、廉价且全面的针对泌尿系统疾病的临床筛查手段,其不仅能在感染性疾病发生时及时做出提示,也能帮助发现隐匿的肾脏疾病,但其特异性较低,在很多生理病理情况下都会提示异常,需要进一步通过其他检测方法对疾病进行诊断和鉴别诊断。

二、尿电解质检测与肾小管功能评价

肾小管可分成三个部分：近曲小管、髓袢和远曲小管。原尿中的水、葡萄糖、氨基酸、蛋白质、磷酸盐、钠、钾等绝大部分都由近端小管重吸收；髓袢升支粗段对氯主动重吸收，伴有钠被动重吸收（10%～20%）；远曲小管在醛固酮的作用下，可分泌氢离子、钾和氨，与原尿中的钠进行交换，肾小管对人体细胞外液的水和电解质平衡至关重要。肾小管的功能改变可导致尿电解质重吸收功能缺陷，引起尿电解质紊乱，因此可通过尿电解质检测并结合其他检查，对肾小管相关疾病进行诊断与鉴别诊断。

▓ （一）尿电解质检测

临床实践中尿电解质检测通常包括钠、钾、氯、钙、磷、镁、碳酸氢根及氨，但其容易受到饮食、容量、药物和疾病状态的影响，且一天中排泄量波动较大，因此建议临床采集 24 小时尿液标本进行尿电解质的检测，以更好地分析判断电解质的代谢情况。若遇到急诊患者，可采集随机尿，结合血气等检测，协助判别当前患者的电解质及酸碱平衡状态。

▓ （二）尿电解质检测与肾小管疾病

1. 尿钠离子、氯离子检测·Na^+ 是细胞外液中主要的阳离子，钠主要通过肾脏排泄，几乎99%滤过的钠都在肾小管重吸收，肾可根据摄入量的多少来调节其排泄量。尿钠的参考范围为随机尿：64～172 mmol/L；24 小时尿：130～260 mmol/24 h。尿钠检测主要用于鉴别诊断低钠血症、高钠血症，在低钠血症的情况下，若为肾性失钠如急性肾小管坏死时，肾小管对钠重吸收减少，尿钠常＞20 mmol/L；若为肾外性体液丢失时，即肾小管功能正常，尿钠常＜10 mmol/L。

此外，常用钠排泄分数（FENa）判定肾小管吸收钠的功能。

$$钠排泄分数＝尿钠浓度×血清肌酐浓度/（血清钠浓度×尿肌酐浓度）$$

钠排泄分数对急性肾衰竭的鉴别诊断很有价值，尤其是少尿型肾衰竭[9, 10]。钠排泄分数＜1%时，通常表明肾小管吸收钠功能良好，可能是急性肾小球肾炎或是肾前性氮质血症引起的急性肾衰竭；钠排泄分数＞1%时，肾小管对钠的吸收功能差，有可能为急性肾小管坏死或非少尿型急性肾小管坏死。但值得注意的是，呕吐与利尿剂都有可能导致钠排泄分数＞1%，因此需要结合患者的临床表现及用药史来综合判断。

Cl^- 是细胞外液中主要的阴离子，因此氯在体内的变化基本与钠相同。尿氯的参考范围为随机尿：54～158 mmol/L；24 小时尿：170～250 mmol/24 h。钠与氯的排泄量不对等时可出现在呕吐或慢性腹泻的患者中，因此可同时检测尿钠和尿氯并结合尿液 pH 来评估体内有效循环量及酸碱平衡状态[10]。

2. 尿钾离子检测·人体钾主要来源于食物，大部分的钾都可被肾小管回收，但仍有一小部分可被排泄。与钠排泄不同的是,即使没有钾摄入的情况下,尿中也可检测出钾的排出,主要是因为:① 醛固酮可促使远曲小管保钠排钾;② 肾小管远端流速增加促使排钾等。尿钾的参考范围为随机尿:17～71 mmol/L;24 小时尿:25～100 mmol/24 h。尿钾检测主要用于鉴别诊断低钾血症、高钾血症的病因。低钾血症时,肾外失钾一般尿钾<15 mmol/L,若为肾钾丢失,一般尿钾>20 mmol/L。肾钾丢失时需结合血液 pH 判定是否存在酸中毒或碱中毒,从而进一步明确病因,酸中毒时可考虑肾小管酸中毒(RTA)、糖尿病酮症中毒及输尿管乙状结肠吻合术后,碱中毒则可考虑利尿剂、Bartter 综合征或 Gitelman 综合征。

3. 尿钙离子、磷离子检测 · 正常情况下,98%～99%的钙被肾小管重新吸收。60%～70%的钙在近曲小管中被重吸收,20%在髓祥细段中被重吸收,10%被远曲小管吸收,5%被集合管吸收。虽然末端肾单位只负责 5%～10%的钙重吸收,但它是调节钙排泄的主要部位。75%～85%的磷被肾小管重新吸收。85%的磷酸盐重吸收发生在近端小管[11]。

尿钙磷水平对于肾小管性酸中毒分型具有一定的指示作用,主要是肾小管对钙磷重吸收的部位不同引起的。肾小管性酸中毒根据病变部位可分为远端肾小管性酸中毒(Ⅰ型 RTA)、近端肾小管性酸中毒(Ⅱ型 RTA)、全远端肾小管性酸中毒(Ⅳ型 RTA)。由于磷的重吸收主要在近端小管,而钙的排泄主要在远曲小管,因此远端 RTA 可出现肾性高钙尿症,甚至导致肾钙化症,而高钙尿症在近端 RTA 罕见;反之,近端 RTA 常有磷尿症而远端 RTA 少见。

4. 尿镁离子检测 · 正常情况下,96%的镁被肾小管重吸收,其中 10%～30%的镁被近端小管吸收,40%～70%的镁在髓祥吸收,其余 5%～10%的镁在远曲小管中被重吸收[11]。尿镁排泄减少主要可能是慢性肾衰竭少尿期、尿毒症、肾衰竭时肾小球滤过功能受损而导致血清镁潴留无法排出。排除非肾脏疾病引起的镁丢失,尿镁排泄增加可见于慢性肾炎多尿期或利尿期。Bartter 综合征可作为辅助诊断之一可能是由于肾小管髓祥升支粗段功能障碍,而镁离子的重吸收主要在髓祥段,因此在此疾病中,尿镁的升高较为显著。

尿电解质可在某种程度上反映肾小管重吸收功能,但因其影响因素太多,特异性较低,无法单独鉴别诊断疾病。但在肾脏疾病的基础上,结合血清指标及 pH 等检查,可辅助诊断病因,并对后续对症治疗有指导性作用。

三、尿酸化功能在肾小管疾病价值

人体每天代谢产生的酸性物质多于碱性物质,为了保持血液偏碱性的酸碱度,肾脏必须排出血液中多余的酸性物质、重吸收滤过到肾小管腔内的碱性物质,最终形成酸性尿,这就是尿的酸化功能。临床上,尿的酸化功能是通过测定尿/血的 pH、碳酸氢根离子、磷酸根离子、铵离子浓度或一些特殊检验加以判断。

肾小管性酸中毒(renal tubular acidosis, RTA)是由各种病因导致肾脏酸化功能障碍而产生的一种临床综合征,主要表现为:① 高氯性、正常阴离子隙性代谢性酸中毒;② 电解质紊乱;③ 骨病;④ 尿路症状。大多数患者无肾小球异常。在一些遗传性疾病,RTA 可能是最主要或仅有的临床表现。本组疾病按病因分为原发性和继发性;按是否发生全身代谢性酸中毒分为完全性和不完全性;按主要肾小管受累部位分为近端和远端。现在多采用按病变部位病理生理变化和临床表现的综合分类:Ⅰ型,远端 RTA;Ⅱ型,近端 RTA;Ⅲ型,兼有Ⅰ型和Ⅱ型 RTA 的特点;Ⅳ型,高血钾型 RTA(表 4-1)。肾功能不全时的 RTA 病理机制与以上四型相比较为特殊单独叙述,国外报道以Ⅳ型最为常见,国内的报道则以Ⅰ型所占比例最多[12]。

表 4-1 各型肾小管酸中毒特点

	Ⅰ型 RTA	Ⅱ型 RTA	Ⅲ型 RTA
发病机制	远端肾小管泌氢障碍	近端肾小管 HCO_3^- 重吸收障碍	醛固酮分泌过少或远端肾小管病变使其对醛固酮的作用耐受
血 HCO_3^-	可变,大多<10 mmol/L	通常 12~20 mmol/L	>17 mmol/L
尿 pH	>5.5	可变,如超过 HCO_3^- 重吸收阈值可>5.5	通常<5.5
血钾	多降低,也可表现为高钾;随补碱治疗低钾多可纠正	降低	升高

■ (一)Ⅰ型(远端)肾小管性酸中毒

典型高氯性正常阴离子隙性代谢性酸中毒,尿 pH 始终大于 5.5,易发生肾结石和有骨关节病变等临床表现者考虑Ⅰ型 RTA,实验室可进行以下检测进行判断。

1. 尿 pH · 正常尿呈弱酸性,代谢性酸中毒时肾泌 H^+ 及有机酸排出增多,尿 pH 下降。如有肾小管酸中毒,肾泌 H^+ 或 HCO_3^- 重吸收障碍,则即使血 pH<7.35,尿 pH 仍>6.0。pH 测定可用 pH 试纸或 pH 计,做酸碱负荷试验时要求精确可应用 pH 计。尿 pH 测定简单易行,对有典型症状的肾小管酸中毒,通过血和尿的 pH 检查便可诊断[13]。

2. 氯化铵负荷试验(酸负荷试验) · 由于远端肾小管功能缺陷,使肾小管内液与外液之间不能建立生理性 pH 梯度,而导致分泌的 H^+ 和生产的 NH_4^+ 减少,H^+ 滞留于体内而引起远端肾小管性酸中毒。可以通过检测受试者尿液 pH 评估其肾小管酸化功能。可在停用碱性药物 2 天后开始口服氯化铵(NH_4Cl)0.1 g/(kg·d)(每日量分 3 次,已有明显酸中毒者不适用)连续 3 天后测尿 pH[14]。有肝病或肝功能异常者改用 0.1 mmol/kg 氯化钙($CaCl_2$)。如果尿 pH 不能降至 5.5 以下则有诊断价值。也可使用 1 次法,即将 0.1 g/(kg·d)的氯化铵在 3~5 小时内服完,之后每小时测尿 pH 共 5 次,如尿 pH>5.5 为阳性。酸负荷试验只适用于不典型或不完全的肾小管性酸中毒,即无全身性酸中毒表现的患者,否则如本身已有酸中毒则不需要也不应当再做这种酸负荷试验,以免加重患者的酸中毒。

3. 碳酸氢离子重吸收排泌试验(碱负荷试验) · 近端肾小管重吸收碳酸氢盐的功能减低,使原尿中的 HCO_3^- 不能被重吸收,导致近端肾小管泌 H^+ 减少,H^+-Na^+ 交换障碍,尿液不能被酸化,从而产生近端肾小管酸中毒。受试者按每千克体重 1~2 mmol/d 的剂量口服 $NaHCO_3$,连服 3 日,在此过程中,注意监测血浆 $NaHCO_3$ 浓度,当≥26 mmol/L 时留取尿液

20~30 mL 及时测定尿液 HCO_3^- 和肌酐(Ucr),同时测定血清 HCO_3^- 和肌酐(Scr)的浓度,计算尿中 HCO_3^- 部分的排泄率[14]。

$$尿中\ HCO_3^-\ 部分的排泄率(\%)=\frac{尿\ HCO_3^-\ (mmol/L)\times Scr(mmol/L)}{血清\ HCO_3^-\ (mmol/L)\times Ucr(mmol/L)}\times U0$$

4. 尿 PCO_2/血 PCO_2·正常情况下,因远端小管腔内缺乏碳酸酐酶,上皮细胞排泌的 H^+ 和管腔中的 HCO_3^- 结合生成的 H_2CO_3 要到达较远部位。尤其是肾盂后才形成 CO_2,从而尿 PCO_2 常较血 PCO_2 高出 20~30 mmHg(2.67~4.00 kPa)。氢泵本身障碍或电压依赖型 RTA 患者中,即使尿液碱化,由于远端小管管腔内 H^+ 减少,H_2CO_3 的产生也随之减少,因此尿 PCO_2/血 PCO_2 值不能上升。而在梯度障碍型患者中,H^+ 反漏则正常。测定方法是:静脉注射 1 mmol/L 的碳酸氢钠($NaHCO_3$),3 mL/min。每 15~30 分钟直立位排尿一次,测定尿 pH 及 PCO_2,当连续三次尿 pH>7.80 时,于两次排尿中间测血 PCO_2。

5. 呋塞米试验·正常人肌内注射呋塞米 20~40 mg 后到达远端小管的 Na^+ 增加,它们在皮质部集合管被大量重吸收,从而使小管腔内电负性增加,为维持电荷平衡,小管上皮泌 H^+ 增多,同时 K^+ 的排出也增多,此时尿 pH 应有明显下降。

(1) 弥漫性 H^+-ATP 酶障碍:患者在应用呋塞米后,H^+ 排泌不能相应增加,因而尿 pH 无显著下降;但因细胞功能正常,Na^+ 仍可被重吸收,故尿 K^+ 含量应有增高。

(2) H^+-ATP 酶障碍仅局限于髓质部集合管:由于皮质部集合管重吸收 Na^+ 和泌 H^+ 功能正常,故应用呋塞米后尿 pH 可以下降,尿 K^+ 也有增加,但因基础状态下排 H^+ 仍少,所以即使出现酸中毒,尿 pH 仍>5.5。

(3) 电压依赖型或 Na^+ 重吸收障碍的肾小管酸中毒:其病变位于皮质部集合管,应用呋塞米后 Na^+ 不能被重吸收,尿 pH 也不下降,尿 K^+ 排泄也不增加。

6. 中性磷酸钠或硫酸钠试验·注射中性磷酸钠或硫酸钠后,远端小管对磷酸根或硫酸根离子不吸收,管腔中电负性和 pH 增加,刺激可滴定酸排泄,尿 pH 下降、PCO_2 上升。如果注射后不出现上述改变,表示泌氢障碍。而非已分泌的 H^+ 反漏引起,可用 1 mmol/L 的中性磷酸钠溶于 180 mL 生理盐水,静脉滴注 3 小时,当尿 pH 接近 6~8 或尿磷酸盐浓度达到 20 mmol/L 以上时,尿 PCO_2 比血 PCO_2 高 3.33 kPa(25 mmHg)以上。

硫酸钠试验操作比较复杂,之前可令患者低盐饮食数日,处于钠渴状态。实验前 12 小时口服地塞米松 1 mg 或于试验前 12 小时及 2~4 小时肌内注射醋酸去氧皮质酮 5 mg,在 40~60 分钟内静脉滴注 4% 的硫酸钠 1 000 mL(为防止酸中毒,可同时滴入 30 mmol/L 的 $NaHCO_3$),输完液后收集 2~3 小时尿,测定尿 pH,H^+ 反漏的 RTA 患者可<5.5,而排泌障碍患者则可以>5.5。

■ (二) Ⅱ型(近端)肾小管酸中毒

正常阴离子隙性慢性代谢性酸中毒,常伴低钾血症等典型临床表现。当血 HCO_3^- 含量下降但>15 mmol/L 时,尿 pH 常>5.5;而当血 HCO_3^- 含量继续下降<15 mmol/L 时,尿反而可

被酸化，pH<5.5。补充碳酸氢盐后，血 HCO_3^- 滤出增多，超过近端小管重吸收能力，使尿 pH 上升，为确定诊断进行 HCO_3^- 排出分数测定，计算公式：

$$FE_{HCO_3^-} = \frac{尿\ HCO_3^-\ 浓度 \times 血 HCO_3^-\ 浓度}{尿肌酐 \times 血肌酐} \times 100$$

若该值>15％可诊断近端 RTA，远端 RTA 则<5％。近来也有学者提出血 HCO_3^- 正常或降低时，该值>3％～5％即需考虑。

该型 RTA 的尿 NH_4^+ 的排泄量正常，>40 $\mu mol/(min \cdot 1.73\ m^2)$。

▥ （三）混合型肾小管性酸中毒

混合型肾小管性酸中毒在发病机制、临床表现上兼有 Ⅰ 型和 Ⅱ 型 RTA 的特点；也有人认为并不存在这样一个独立类型，而应作为 Ⅰ 型或 Ⅱ 型的一个亚型。其远端小管酸化障碍较 Ⅰ 型重，尿中排出的 HCO_3^- 也多（达滤过量的 5％～10％），故酸中毒程度比前两型为重，并发症也较多。

▥ （四）Ⅳ型肾小管性酸中毒

Ⅳ型肾小管性酸中毒是醛固酮缺乏或肾小管对醛固酮作用失敏而使远端小管 H^+、K^+ 排泌减少。醛固酮障碍时的高血钾、NH_4^+ 合成及排泄减少是该型 RTA 的主因。

▥ （五）肾功能不全性肾小管酸中毒

这种通常出现在中度肾功能不全（GFR 在 20～50 mL/min）患者，是一种血钾正常的高氯性代谢性酸中毒，基本障碍为远端小管铵（NH_4^+）的产生和排泄减少、肾髓质不能聚集大量的氨（NH_3）而导致排酸下降。由于其他部位的 HCO_3^- 或 H^+ 排泌功能及 Na^+、K^+ 转运过程基本正常。故尿 pH 可适当降低至<5.5、血钾基本正常，而尿氨总量减少。

肾小管酸中毒（renal tubular acidosis，RTA）是一组远端肾小管分泌氢离子和（或）近端肾小管重吸收碳酸氢根离子功能障碍所致的疾病，表现为高氯性或阴离子间隙正常的代谢性酸中毒、电解质紊乱、尿液酸化障碍等。肾小管酸中毒起病隐匿，可导致中重度低钾血症、肾钙化、尿路结石、骨软化、佝偻病、病理性骨折、慢性肾功能不全等，严重损害患者的预期寿命及生活质量。肾小管酸中毒是一种并不少见的肾小管间质疾病，RTA 病因复杂、临床表现多样，成年人以继发性 RTA 多见，明确肾小管酸中毒的诊断后，应进一步排查自身免疫性疾病、肾脏疾病等潜在疾病。儿童以原发性多见，早期起病，应加以重视。部分患儿可继发于原发性干燥综合征及系统性遗传代谢病，应避免漏诊。成人患者若同时出现低钾血症表现及尿液浓缩障碍，应警惕肾小管酸中毒。干燥综合征合并低钾血症时应警惕远端肾小管酸中毒。婴幼儿及学龄前儿童出现难以解释的代谢性酸中毒、生长发育迟缓及佝偻病应警惕原发性肾小管酸中毒。应提高医师的认知程度，早期识别及干预，防止骨关节畸形、肾功能不全等并发症的发生[15]。除高氯性代谢性酸中毒外，大多数患者出现低钾血症，半数以上患者出现低钙血症，患者血钠水平往往正常,治疗上应注意及时纠正水电解质酸碱失衡,避免严重低钾血症、低钙抽搐等发生。肾小管酸中毒可导致多种并发症,且漏诊率及误诊率高,临床上应仔细甄别。绝大多数肾小管酸中毒患者经积极治疗后症状缓解、实验室指标好转,短期预后良好。

临床上由于小管间质病变临床、病理表现缺乏特异性,实验室诊断成为临床早期诊断不可或缺的要素之一,也是评估肾小管疾病演进、预后的重要指标[16]。尿酸化功能试验在肾小管相关疾病的诊疗中发挥了非常重要的价值。

四、尿液浓缩与稀释功能评价

(一)尿液浓缩与稀释过程

尿液的浓缩与稀释主要靠髓袢 U 形管的反流倍增机制和髓质渗透压梯度完成,在 U 形管降部,水分随着渗透压梯度被逐渐转运至间质,而 Na^+ 与 Cl^- 为不被通透,管腔内 Na^+ 与 Cl^- 浓度随渗透压逐渐升高至顶端达最高,而在 U 形管升部随着 Na^+ 与 Cl^- 被转运至间质而水分子不被通透,管腔内渗透压逐渐降低,然后再进入下一个反流倍增循环。

肾脏皮质部渗透浓度与血浆相等,而在髓质部存在渗透浓度梯度。尿素除在近端小管 50% 被重吸收外,在髓袢远端小管均不能通透,这样到达髓质集合管的尿素浓度达到最高,然后尿素从髓质集合管进入髓质间质,髓质间质的尿素有部分再进入髓袢管腔,进行尿素再循环,保证了髓质渗透压梯度的形成。肾内髓袢升支粗段是尿液开始稀释的肾单位部位,以后在远曲小管与集合管 Na^+ 与 Cl^- 进一步重吸收,而水的重吸收很少,最终排出大量的低渗尿。

(二)影响尿液浓缩和稀释的因素

肾髓质渗透压梯度的建立与维持,以及远曲小管、集合管对水的通透性是尿液浓缩与稀释的重要条件。在某些肾脏疾病,如慢性肾盂肾炎引起的髓质纤维化、肾囊肿引起肾髓质萎缩等,均可影响髓袢通透性及肾髓质渗透压梯度,使尿液浓缩功能降低。呋塞米等利尿剂能够抑制髓袢升支粗段 Na^+ 与 Cl^- 的主动重吸收,所以既影响肾髓质渗透压梯度的建立,又增加了小管液溶质浓度,从而降低尿液浓缩能力,达到利尿的目的。

尿素是形成髓质渗透压梯度建立的重要因素,当某些营养不良的患者,由于缺乏蛋白质,体内尿素生成量减少,以致髓质渗透压梯度降低、尿液浓缩能力减弱。此外,老年人蛋白质代谢率降低、尿液浓缩功能也会减弱。偶然摄入较多蛋白质时,尿液浓缩功能可改善,暂时出现少尿现象。

直小血管血流速度过快,可从肾髓质组织间液带走过多的溶质,渗透压梯度不易维持,尿液浓缩功能降低。某些高血压患者,尿液浓缩能力降低可能与之有关。而直小血管血流过慢,则重吸收的水分不能及时由血液带走,也不利于渗透压梯度的维持而影响尿液浓缩。

(三)肾脏浓缩与稀释功能的检测

1. *尿渗透压* · 尿渗透压测定反映尿中溶质分子和离子总数,多采用冰点渗透压计测量。

其实反映肾脏远端肾小管浓缩功能最简单的检查是尿常规中的尿比重,其参考范围是 1.003～1.030,但易受尿蛋白、尿糖浓度、温度等多种因素影响,而尿渗透压较少受尿蛋白影响。尿渗透压的检测方法为晚餐后禁水 8 小时以上,次日留尿,并且可同时采血,分别测定尿和血清的渗透压。尿渗透压的参考范围是 600～1 000 mOsm/(kg·H$_2$O),平均 800 mOsm/(kg·H$_2$O),血浆渗透压平均为 300 mOsm/(kg·H$_2$O),也可以使用尿渗透压与血渗透压的比值(3～4.5)∶1 来进行参考。禁水 8 小时后尿渗透压高于 700～800 mOsm/(kg·H$_2$O),14 小时后为 800～1 300 mOsm/(kg·H$_2$O)。固定的低渗尿提示远端肾小管功能极度下降。测定尿渗透压的临床意义在于: ① 判断肾脏浓缩功能:禁水 8 小时后尿渗透压小于 600 mOsm/(kg·H$_2$O),加上尿/血渗透压比值<1,均表明肾脏浓缩功能障碍。多见于慢性肾盂肾炎、多囊肾、尿酸性肾病等慢性间质性病变,也可见于慢性肾炎后期和急、慢性肾衰竭累及的肾小管和肾间质疾病。② 一次性尿渗透压检测用于鉴别肾前性、肾性少尿:肾前性少尿时,尿渗透压较高;肾小管坏死致肾性少尿时,尿渗透压降低。③ 通过皮下注射抗利尿激素,检测尿渗透压有助于鉴别尿崩症类型,用药后尿渗透压不增高为肾性尿崩,用药后升高为中枢性尿崩症[17]。

2. 莫氏试验(昼夜尿比重试验)·其操作步骤为试验前日晚 8 时后禁食,试验当日正常进食,每餐含水分约 500 mL,不再饮用任何液体。晨 8 时排尿弃去,于上午 10 时、12 时,下午 2 时、4 时、6 时、8 时(日间尿)及次晨 8 时(夜间尿)各留尿一次,尿须排尽。准确测定各次尿量及尿比重 SG。莫氏试验的参考值为: 24 小时尿量为 1 000～2 000 mL,日间/夜间尿量之比为(3～4)/1,夜间尿 SG>1.020。日间尿 SG 因饮水量而有变异,可波动在 1.002～1.020,最高与最低 SG 差应>0.009。莫氏试验的临床意义在于: ① 夜尿>750 mL 或昼夜尿量比值降低而尿比重正常,为浓缩功能受损的早期改变,见于间质性肾炎、慢性肾小球肾炎、高血压肾病等早期主要损害肾小管的疾病;若同时伴夜尿增多及尿比重无一次>1.018 或昼夜比重差值<0.009,提示上述疾病致稀释浓缩功能严重受损;若每次尿比重均固定在 1.010～1.012,称为等渗尿,表明肾只有滤过功能,浓缩稀释功能完全丧失。② 尿量少而比重增高,固定在 1.018 左右,差值<0.009,多见于急性肾小球肾炎及 GFR 下降。③ 若尿量明显增多,24 小时尿量>4 L 而尿比重均低于 1.006,为尿崩症。

3. 抗利尿激素(ADH)·ADH 是由下丘脑的视上核和室旁核的神经细胞分泌的环状肽激素,经下丘脑-垂体束到达神经垂体后叶后释放出来。其主要作用是增强远曲肾小管和集合管对水的重吸收,是尿液浓缩和稀释的关键性调节激素。此外,该激素还能增强内髓部集合管对尿素的通透性。在抗利尿时,远曲小管前段仍然是低渗液,在远曲小管后段受到抗利尿激素作用,增强水重吸收使小管液与血浆等渗。当小管液流经集合管时,由于水被重吸收使渗透浓度持续升高,最后形成尿量小的高渗尿。所以肾的尿浓缩部位包括远曲小管后段与集合管全长。ADH 的参考值是 1～10 μU/mL;11～30 μU/24 h。测定 ADH 的临床意义在于: ① ADH 降低或缺乏见于尿崩症,根据 ADH 缺乏的程度,分为完全性尿崩症和部分性尿崩症,前者 ADH 完全或者重度缺乏,后者体内尚有一定量的 ADH 分泌。② ADH 升高见于抗利尿激素分泌失调综合征,如某些肿瘤、肺部感染、中枢神经病变及应用某些药物,可使内源性抗利尿激素持续分泌,血浆 ADH 增高。肾性尿崩症是一种遗传性疾病,其肾小管对 ADH 不敏感,临床表现与尿崩症极其相似,但血 ADH 升高或正常。慢性肾功能不全由于肾脏对 ADH 的代谢清除减少,患者血浆 ADH 较正常人增高[18]。

4. 自由水清除率(CH_2O)·CH_2O 指单位时间内从血浆中清除到尿液中不含溶质的水量,其计算方法是 $CH_2O(mL/h)=$每小时尿量 $*(1-$尿渗透压/血浆渗透压$)$,可较准确地反映远端肾小管的浓缩功能,正常时为负值,禁水 8 小时后晨尿的 CH_2O 为$-25\sim-120$ mL/h。CH_2O 是大多数肾脏疾病患者最先丧失的功能之一,常用于评价急性肾小管坏死时肾小管功能的恢复情况或发现移植肾早期排异[19]。

综上所述,尿液浓缩与稀释主要取决于远曲小管和集合管对水的重吸收。水重吸收的量受抗利尿激素对远曲小管和集合管的调节。评价尿液浓缩与稀释功能的实验室检查主要有尿渗透压、莫氏试验、抗利尿激素及自由水清除率等指标。

五、生物标志物检测在监测肾小管损伤中的意义

肾脏疾病是世界范围内的公共健康问题,发病原因较多,早期发现并监测肾脏疾病的进展对降低终末期肾衰竭患者的数量及肾脏损伤的病死率具有重要意义。肾小管的损伤一般发生在肾小球功能下降之前,因此通过尿液中各种小分子蛋白和酶类管型判断肾小管损伤可较早发现肾脏损伤。下文就肾小管损伤标志物进行介绍。

■（一）N-乙酰-β-D-氨基葡萄糖苷酶（n-acetyl-beta-glucosaminidase，NAG）

NAG 是近端肾小管细胞中的溶酶体酶[20]。在肾功能不全或肾小管损伤中,尿 NAG 排泄量与肾脏损伤持续时间成比例增加,尿 NAG 排泄也是一种敏感的肾小管生物标志物[20]。尿中 NAG 活性的增加先于尿白蛋白的出现,故 NAG 活性增加为近曲小管受损的早期标志之一[21]。关于心肺分流术的前瞻性研究发现,在血肌酐升高前,尿液中的 NAG 和 KIM-1 即可明显增加[22]。

■（二）β₂-微球蛋白（β₂-microglobulin）

β_2-微球蛋白是由淋巴细胞、血小板、多形核白细胞等分泌的一种由 99 个氨基酸组成的单链多肽,相对分子质量为 11 800,其是有核细胞表面 I 型人白细胞抗原的轻链蛋白,与重链脱离后作为单体进入循环。正常人体内 β_2-微球蛋白的水平相对恒定,几乎全部从肾小球滤过,99.9%由近曲小管以胞饮的形式重吸收,并在肾小管上皮细胞内分解,故正常人尿液中 β_2-微球蛋白是很微量的。当近曲小管受损、重吸收功能下降时,尿中 β_2-微球蛋白的排出增多。β_2-微球蛋白不及 α_1-微球蛋白稳定,受尿 pH 的影响较大,pH<5.5 时开始降解,因此测定前可给患者服用碱性药物使尿的 pH>6。研究证实,β_2-微球蛋白可作为近曲小管损伤的早期标志物,并且其还能反映近端肾小管损伤的程度[23]。

▧ （三）视黄醇结合蛋白（retinol binding protein，RBP）

RBP 是另一种低分子量（21 kDa）蛋白质，可在肾小球上自由过滤，然后在近端小管中几乎完全重新吸收。与正常白蛋白尿患者和正常对照组相比，微白蛋白尿患者的尿 RBP 水平显著更高，表明 DN 早期肾小管近端肾小管功能受损[20,24]。在一项研究中，糖尿病合并微量白蛋白尿的患者中有 90.9% 的患者伴有肾小管功能紊乱，并伴有较高的尿 RBP，这提示尿 RBP 升高可能是早期肾损伤的有用标志物[25]。

▧ （四）肾损伤分子-1（kidney injury molecule-1，KIM-1）

KIM-1 是分布在肾近曲小管上皮细胞的一种跨膜糖蛋白，属于免疫球蛋白基因超家族。其在正常肾脏组织中几乎不表达，而在缺血或肾毒性损伤后再生的近曲小管上皮细胞中显著表达[26]。尿中 KIM-1 水平升高证明肾小管损害，甚至在糖尿病和明显的肾脏疾病发生之前就很明显[27]。

▧ （五）肝型脂肪酸结合蛋白（liver-type fatty acid binding protein，L-FABP）

L-FABP 是一种低分子量（15 kDa）的细胞内载体蛋白，在肾脏近端小管和肝脏中表达。在肾脏疾病中，肾脏中的 L-FABP 基因表达上调，其尿排泄与肾小管间质损伤的严重程度相关，反映了近端小管的损伤程度[25]。在正常生理状态下，肝脏来源的 L-FABP 释放入血循环，经肾小球滤过，在近端小管细胞 megalin 受体的介导下，被重吸收入肾小管。血清 L-FABP 的水平受肝细胞状态的影响，故在评估急性肾损伤时并不具备肾脏的特异性。有研究比较了肝病患者、慢性肾病患者及正常人群的血清 L-FABP 和尿 L-FABP 水平，结果发现肝病患者和 CKD 患者的血清 L-FABP 水平均明显升高，而肝病患者的尿 L-FABP 水平与正常人群相似，CKD 患者则明显高于正常人群，这说明尿 L-FABP 对肾损伤具有更高的特异性和敏感性，且不受血清 L-FABP 的影响[28]。

▧ （六）白细胞介素-18（interleukin 18，IL-18）

IL-18 是近端小管产生的一种促炎因子，相对分子质量约为 24 000。IL-18 可以诱生多种免疫炎性因子，在多器官炎症反应和缺血损伤中起重要作用，在自身免疫性疾病、感染、肿瘤及变态反应等多领域被广泛研究。Parikh 等测定了 72 例肾脏病患者血中 IL-18 水平，发现急性肾小管坏死（acute tubular necrosis，ATN）患者的 IL-18 水平明显高于肾前性氮质血症、尿道感染、肾病综合征及慢性肾功能不全患者，可以作为将 ATN 从其他类型的急性肾脏疾病中区分开来的有效工具[29]。

▧ （七）中性粒细胞明胶酶相关脂质运载蛋白（NGAL）

NGAL 是脂质运载蛋白超家族中的一员，相对分子质量 25 000，通过与嗜铁载体结合而参与细胞中铁的转运，调控肾脏细胞再生、修复及凋亡。主要在增殖细胞核抗原中表达，在人类许多组织（如肾脏、肺）上均呈低表达，在肾脏近端小管呈阳性[30]。但当上皮细胞受到刺激时会显著高表达。大量研究证实,对建立的缺血性或肾毒性 AKI 动物模型,出现急性肾损伤后,很快可以在血清及尿液中检测到 NGAL[31]。如在顺铂诱导的急性肾损伤约 2 小时就能在尿中检测到 NGAL[32]。

■ (八)半胱氨酸蛋白酶抑制剂 C(Cystatin C,CYS C)

CYS C 是一种低分子量蛋白质,相对分子质量为 13 359,CYS C 可自由通过肾小球滤过膜,在近曲小管几乎被完全重吸收和降解,不再回到血循环中,而且肾小管上皮细胞也不分泌 CYS C,因此理论上其是评估肾小球滤过率较理想和敏感的内源性标志物。一项针对心外科手术后发生急性肾损伤(acute kidney injury,AKI)的前瞻性研究显示,术后发生 AKI 者尿液中 CYS C 的水平在术后 6 小时即明显增高,且显著高于未发生 AKI 者,而血液中 CYS C 的变化不明显,提示尿液中 CYS C 可用于 AKI 的早期监测[33]。

■ (九)基质金属蛋白酶 9(matrix metalloproteinase 9,MMP-9)

MMP-9 是一类依赖于锌、钙等金属离子的蛋白水解酶,相对分子质量为 92 000。MMP-9 包含一个 V 型的胶原蛋白结构域,此结构域具有高度的糖基化作用,其影响底物的特异性,并有抗衰变的作用。MMP-9 的作用底物较多如 IV、V、VII、X、XI 型胶原、蛋白聚糖的核心蛋白等。在肾中毒血清肾炎(nephrotoxic serum nephritis,NTN)诱导的大鼠模型中先后观察到 MMP-9 早期的增量表达、白细胞浸润、蛋白尿及肾衰竭[34]。MMP-9 缺乏会减少组织细胞的损伤和巨噬细胞促炎症反应的浸润,从而延缓 NTN 的进程。在实验性新月体肾小球肾炎中,MMP-9 间接延缓了巨噬细胞活化所致的肾损伤[34]。在 AKI 大鼠模型中,MMP-9 在肾脏近端小管 S3 片段上表达的增加,延缓了细胞凋亡,MMP-9 的缺乏会加速细胞凋亡,加重肾脏病变,延缓肾功能的恢复[35]。

■ (十)丙氨酸氨基肽酶(alanine aminopeptidase,AAP)

AAP 是一种氨基肽酶,相对分子质量为 240 000,存在于人体各脏器中,特别是肾近曲小管的刷状缘、毛细胆管、小肠黏膜。因 AAP 的分子量较大,故血中的 AAP 不易通过肾小球基膜,因此尿液中的 AAP 多来源于肾脏近端小管上皮细胞的刷状缘。研究表明,肾小管损伤后,尿常规无变化时尿 AAP 的水平已明显增加[36,37]。有研究表明,AAP 灵敏度优于 γ-GT 和 γ-GT 微球蛋白[38]。

■ (十一)γ-谷氨酰转移酶(γ-glutamyl transferase,γ-GT)

γ-GT 是一种细胞分泌酶,广泛分布于人体各组织中,肾内最多,其次是胰和肝。在肾脏主要分布于肾近曲小管上皮细胞刷状缘中,γ-GT 的相对分子质量较大,因而不能通过肾小球滤膜,因此尿中 γ-GT 主要来源于肾小管的上皮细胞。当肾近曲小管受损,上皮细胞刷状缘受损脱落,尿中 γ-GT 的活性增高,提示 γ-GT 可作为肾小管间质损害的监测指标[38]。

肾小管损伤是肾脏疾病早期病程的重要组成部分。肾小管标志物可区分健康者和早期阶段肾脏疾病患者,也可作为肾脏保护药物功效的标志物,为动态监测肾小管的早期损伤提供了很大的帮助,但至今为止,尚未有单一的生物标志物能够敏感地、特异地将某种疾病与其他疾病区分开来,目前的研究主要是联合检测多种生物学标志物以提高诊断的灵敏度和特异度。如何从肾小管损伤后出现的诸多尿液生物学标志物中筛选出更有应用价值的指标并更好地应用于临床是未来需要进一步解决的问题。

(张泓)

◆ 参考文献 ◆

［1］ 宋乐.分析尿常规检测在肾脏疾病诊断中的效果[J].中国医药指南,2020,18(1):132.

［2］ 关喜华.尿常规检测在肾脏疾病诊断中的应用价值[J].中国当代医药,2020,27(3):162-164.

［3］ 王晓慧,赵向忠,李春梅,等.中国家族性肾性糖尿 SGLT2 基因突变分析及表型和基因型相关性研究[J].中华肾脏病杂志,2016,32(1):1-8.

［4］ 小强.尿糖阳性不一定是糖尿病[J].人人健康,2013,(3):34.

［5］ 任启芳,徐贵霞,单新莉.尿崩症患者禁水试验的监护[J].蚌埠医学院学报,2006,31(1):96-97.

［6］ 张定武.尿浓缩稀释试验方法学探讨[D].江苏:南通大学,2005.

［7］ 涂娟,陈朝英,曹力,等.41 例儿童肾小管酸中毒的临床分析[J].中国医刊,2016,51(6):67-70.

［8］ 袁金玲,伍勇,曹宇星,等.尿液肾小管上皮细胞在糖尿病肾小管损伤中的应用评估[J].中华检验医学杂志,2020,43(3):317-321.

［9］ Schrier R W. Diagnostic value of urinary sodium, chloride, urea, and flow[J]. Journal of the American Society of Nephrology, 2011, 22(9): 1610-1613.

［10］ Palmer B F, Clegg D J. The use of selected urine chemistries in the diagnosis of kidney disorders[J]. Clinical journal of the American Society of Nephrology, 2019, 14(2): 306-316.

［11］ Blaine J, Chonchol M, Levi M. Renal control of calcium, phosphate, and magnesium homeostasis[J]. Clinical journal of the American Society of Nephrology, 2015, 10(7): 1257-1272.

［12］ 陈灏珠,林果为,王吉耀.实用内科学[M].14 版.北京:人民卫生出版社,2013:2267-2270.

［13］ 谢祥鳌.几种检测肾小管功能的方法及评价[J].中国实用儿科杂志,2003,18(008):451-454.

［14］ 王鸿利.实验诊断学[M].2 版.北京:人民卫生出版社,2010:210.

［15］ 申丛榕,于澈,张璐,等.266 例成人及儿童肾小管酸中毒临床特征分析[J].中华肾脏病杂志,2018,34(009):667-672.

［16］ 王伟铭,陈楠.肾小管功能检测及其意义[C].第 9 届全国中西医结合肾脏病学术会议论文集,2007:153-155.

［17］ 张小莲,张聪玲,卢雪,等.尿渗透压和尿/血渗比在肾病诊断中的意义[J].实验与检验医学,2012,30(4):398-399.

［18］ 纪锴,刘慧,王蓓蓓,等.抗利尿激素分泌失调综合征三例报道[J].中国全科医学,2018,23:89-90.

［19］ 张培琳.三小时进水法测自由水清除率 266 例报告[J].临床误诊治,2007,20(4):93-94.

［20］ Salem M A K, Safinaz A. EI-Habashy, Saeid O M, et al. Urinary excretion of n-acetyl-beta-D-glucosaminidase and retinol binding protein as alternative indicators of nephropathy in patients with type 1 diabetes mellitus. Pediatr Diabetes, 2002, 3(1): 37-41.

［21］ Stefan H R, Dennis P, Johannes H, et al. Prognostic value of tubular proteinuria and enzymuria in nonoliguric acute tubular necrosis[J]. Clin Chem, 2004, 50(3): 552-558.

［22］ Han W K, Waikar S S, Johnson A, et al. Urinary biomarkers in the early diagnosis of acute kidney injury[J]. Kidney Int, 2008, 73(7): 863-869.

［23］ Schaub S, Wilkins J A, Antonovici M, et al. Proteomic-based identification of cleaved urinary beta2 - microglobulin as a potential marker for acute tubular injury in renal allografts[J]. Am J Transplant, 2005, 5(4 Pt 1): 729-738.

［24］ Hong C Y, Chia K S, Ling S L. Urine protein excretion among Chinese patients with type 2 diabetes mellitus[J]. Med J Malaysia, 2000, 55(2): 220-229.

［25］ Kamijo A, Sugaya T, Hikawa A, et al. Urinary excretion of fatty acid-binding protein reflects stress overload on the proximal tubules[J]. Am J Pathol, 2004, 165(4): 1243-1255.

［26］ Bonventre J V. Kidney injury molecule-1 (KIM-1): a urinary biomarker and much more[J]. Nephrol Dial Transplant, 2009, 24(11): 3265-3268.

［27］ Carlsson A C, Calamia M, Risérus U, et al. Kidney injury molecule (KIM)-1 is associated with insulin resistance: results from two community-based studies of elderly individuals[J]. Diabetes Res Clin Pract, 2014, 103(3): 516-521.

［28］ Kanijo A, Sugaya T, Hikawa A, et al. Urinary liver-type fatty acid binding protein as a useful biomarker in chronic kidney disease[J]. Mol Cell Biochem, 2006, 284(1-2): 175-182.

［29］ Parikh C R, Jani A, Melnikov V Y, et al. Urinary interleukin-18 is a marker of human acute tubular necrosis[J]. Am J Kidney Dis, 2004, 43(3): 405-414.

[30] Kjeldsen L，Cowland J B，Borregaard N. Human neutrophil gelatinase-associated lipocalin and homologous proteins in rat and mouse[J]. Biochim Biophys Acta，2000，1482(1-2)：272-283.

[31] Mishra J，Ma Q，Prada A，et al. Identification of neutrophil gelatinase-associated lipocalin as a novel early urinary biomarker for ischemic renal injury[J]. J Am Soc Nephrol，2003，14(10)：2534-2543.

[32] Mishra J，Mori K，Ma Q，et al. Neutrophil gelatinase-associated lipocalin：a novel early urinary biomarker for cisplatin nephrotoxicity[J]. Am J Nephrol，2004，24(3)：307-315.

[33] Koyner J L，Garg A X，Shlipak M G，et al. Urinary cystatin C and acute kidney injury after cardiac surgery[J]. Am J Kidney Dis，2013，61(5)：730-738.

[34] Kluger M A，Zahner G，Paust H J，et al. Leukocyte-derived MMP-9 is crucial for the recruitment of proinflammatory macrophages in experimental glomerulonephritis[J]. Kidney Int，2013，83(5)：865-877.

[35] Bengatta S，Arnould C，Letavernier E，et al. MMP-9 and SCF protect from apoptosis in acute kidney injury[J]. J Am Soc Nephrol，2009，20(4)：787-797.

[36] Mukhopadhyay B，Chinchole C，Lobo V，et al. Enzymuria pattern in early post renal transplant period：diagnostic usefulness in graft dysfunction[J]. Indian J Clin Biochem，2004，19(2)：14-19.

[37] Spasovski D. Renal markers for assessment of renal tubular and glomerular dysfunction[J]. J Nephropharmacol，2013，2(2)：23-25.

[38] Spasovski D，Jelka M S，Nada M，et al. Diagnostic value of brush border enzymes of the proximal renal tubules in rheumatoid arthritis[J]. Clin Lab，2011，57(5-6)：305-314.

第二节 · B 超检查在肾小管疾病中的应用及临床意义

一、超声检查在肾脏疾病的应用概述

超声具有简便、快速、无创、无辐射等优点，是儿童泌尿系统疾病评估的首选影像学检查方法。灰阶超声可以通过观察和测量肾脏大小、形态、结构、肾皮质厚度、肾实质回声强度来评价肾脏疾病进展，彩色多普勒超声阻力指数(RI)、血管指数(VI)、收缩期峰值流速(PSV)等半定量参数均可反映肾内小动脉的血流动力情况。但彩色多普勒超声对小动脉的敏感度低，不能准确反映微循环灌注情况，因此在肾脏疾病诊断中的能力有限。

近年来，医学影像学技术发展迅速，不仅可以连续、实时、重复观察肾皮质血流情况，且对肾脏的血流灌注研究也逐渐从形态学检测向功能学评估发展，从定性诊断发展到定量研究，大大提高了对肾脏疾病的诊断和鉴别诊断能力。弹性成像技术能根据组织硬度改变得到关于组织弹性的信息，弥补了常规声像图的不足，开拓了成像模式的新领域，具有极大的临床应用价值和广阔的发展前景。弹性成像是对组织施加一个压力，使组织随之发生位移、形变等改变；利用超声成像，结合数字图像处理技术，可估计出组织内部的位移、形变等参数，从而间接或直接反映其弹性模量等力学属性的差异。目前，国内外对于超声弹性成像的临床研究，主要涉及肝脏、乳腺、甲状腺等方面，对于组织纤维化和良恶性肿瘤的鉴别具有很大的指导意义。近年来，超声弹性成像技术在泌尿系统领域，特别是评估肾纤维化成为新的研究热点[1]。超声造影作为超声诊断的一个重要进展，与二维灰阶超声和彩色多普勒超声相比，能更直观、准确地显示出组织的微循环血流灌注情况，多用于肝脏、甲状腺、乳腺等领域，在肾脏领域的研究热点则集中在肾动脉狭窄和移植肾方向。超声造影可定量评价肾脏微循环血流，提供局部血流信息，不仅能显示大中血管，而且能显示微小血管甚至容量大的毛细血管床的血流，因而比多普勒超声更能精确反映器官微循环情况，在肾脏微小动脉和较大动脉的显示、肾动脉硬化、肾灌注缺损、生理或药理刺激可能导致的肾动脉血流改变等研究中具有潜在应用价值[2,3]。此外,随着超声分子成像技术的发展,靶向超声造影和超声微泡技术的应用研究不断深入,也为诊断和治疗肾脏疾病提供了新思路[4-6]。

二、儿童肾脏超声特征

与成人肾脏相比,新生儿和婴儿肾脏有三个独特的特征[7]。首先,足月儿肾皮质的回声通常与肝脏或脾脏的回声相等或略高(图4-1),而年长儿和成人的肾皮质回声应与肝脏的回声相等或略低,实质回声低于脾脏的回声。与成年人相比,新生儿肾脏肾小球占皮质体积的比例更大。相对增多的肾小球导致更多的声学界面,这被认为是皮质回声增强的原因。早产儿的肾皮质相对于肝脏呈高回声。事实上,婴儿越早产,肾皮质回声增强的可能性越高。到12个月大时,肾皮质的回声通常比肝脏或脾脏低。新生儿和婴儿肾脏与成人肾脏的第二个特征是前者的肾髓质锥体是中度或显著的低回声,并且非常明显。这被认为反映了与年龄较大的儿童和成人相比,新生儿的髓质体积更大,皮质体积更小。当婴儿长到12个月大时,肾锥体就不再明显。新生儿和小婴儿肾脏的第三个独特特征是肾窦回声低于年龄较大的青少年和成人,因为该区域缺乏纤维脂肪组织。肾窦回声随年龄增长而增强。

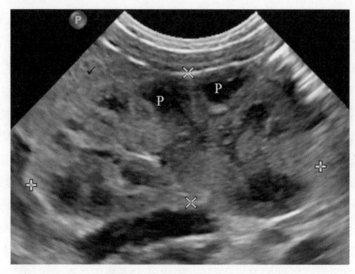

图4-1·正常新生儿肾脏

皮质(箭)回声与邻近肝脏(L)回声相等,肾锥体(P)突出,肾窦中央呈无回声

三、肾脏内科疾病

肾脏内科疾病由肾组织损伤引起,是急性或慢性肾衰竭的原因之一[8]。急性肾衰竭是肾功能突然急剧恶化,慢性肾衰竭的特征是肾功能逐渐进行性丧失。临床特点包括尿量减少或

消失、血尿、蛋白尿和高血压。治疗通常为对症支持,必要时需要透析。

急性肾损伤可分为肾前性、肾性(内源性的)或肾后性。肾前性损伤由低血压引起,通常与严重脱水、休克、败血症、烧伤、出血或心力衰竭等引起血容量不足有关,低灌注肾脏可表现正常或回声增强。内源性肾损伤可能由肾小管、肾小球、间质或血管损伤引起。肾小管损伤通常是由于淤血性肾病或急性肾小管坏死(acute tubular necrosis,ATN)。肾小球损害通常是急性肾小球肾炎和药物毒性或系统性红斑狼疮的结果。间质损害通常是由急性间质性肾炎引起的。血管损伤是由溶血性尿毒症综合征、过敏性紫癜和肾动脉或静脉血栓形成引起的。

肾脏内科疾病的超声表现无特异性,超声的作用是排除解剖结构异常作为肾衰竭的病因。急性期肾脏轻度肿大或正常大小,实质回声常增强,但在轻症患者中,回声可能是正常的。当肾脏回声高于肝或脾时,认为回声增强。回声增强的程度与疾病的严重程度呈弱相关,但与特定的组织病理学诊断不相关。其他表现包括皮质髓质分界消失和肾周积液[9]。在慢性期,肾脏萎缩,回声增强,皮质厚度变薄。

多普勒血流和 RI 在肾前性疾病和轻度肾实质病变中通常是正常的(平均 RI 为 0.58～0.67)[10]。在更严重的疾病中,收缩期和舒张期血流减少、消失或反向,RI 可能升高(平均 RI>0.75)。在成人中,弹性成像肾脏硬度已被证明在慢性肾脏疾病中高于自体肾脏和健康对照。弹性值的大小可能与肾纤维化程度相关[11]。

四、常见肾小管疾病的超声应用及临床意义

■ (一)淤血性肾病

淤血性肾病(stasis nephropathy)是由肾小管内糖蛋白沉积(如 Tamm-Horsfall 蛋白)导致的一过性肾小管阻塞的结果。主要发生在出生后不久就出现少尿的新生儿。典型的超声表现是与蛋白沉积相关的髓质锥体回声增强(图 4-2),肾脏大小正常。淤血性肾病通常在出生后第一周内自行缓解。

■ (二)急性肾小管坏死

急性肾小管坏死(ATN)可由肾小管的肾毒性或缺血性损伤引起。肾毒性损伤与使用抗生素、非甾体抗炎药和化疗药物相关。急性期超声表现为肾脏增大、皮质回声增强、肾锥体增大呈低回声(图 4-3)。缺血性损伤所致

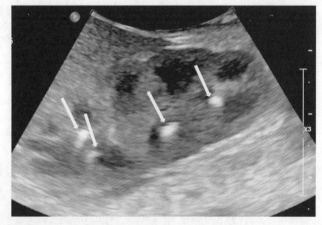

图 4-2·继发于 Tamm-Horsfall 蛋白沉淀的淤血性肾病
纵切面图像显示高回声肾锥体(箭),新生儿肾实质回声总体正常

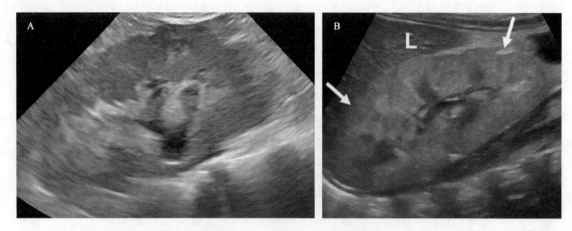

图 4 - 3 · 内科肾病，不同患者

A. 急性肾小管坏死；B. 急性间质性肾炎。纵切面图像显示肾脏回声增强（箭），皮质回声高于肝脏（L）

肾小管坏死的声像图通常正常。

■ （三）肾钙质沉着症

肾钙质沉着症（nephrocalcinosis）是指肾实质内钙的病理性沉积，髓质钙化比皮质钙化更常见。在新生儿和婴儿中，肾髓质钙质沉着症的常见原因是慢性利尿剂治疗支气管肺发育不良、皮质类固醇的使用和代谢紊乱，如高钙尿和高钙血症[12, 13]。其他病因包括肾小管酸中毒（renal tubular acidosis, RTA）、Bartter 综合征（以低钾血症、代谢性碱中毒和正常至低血压为特征）和 Williams 综合征（特发性婴儿高钙血症）。在大龄儿童和青少年中，髓质钙化的原因包括：① 代谢性疾病，如高草酸尿、高钙血症状态（甲状旁腺功能亢进、维生素 D 过多症、Williams 综合征）、胱氨酸尿和 RTA；② 引起淤血/阻塞的结构异常，如先天性肾积水、常染色体隐性和显性肾脏疾病及髓质海绵肾；③ 感染。约 25% 的患者原因不明[13]。

肾髓质钙质沉着症发病初期超声表现为肾锥体边缘回声增强呈强回声环，肾锥体中心区为正常低回声。随病情进展，钙质沉着的增加，整个肾锥体逐渐变为团状强回声，围绕肾窦呈放射状排列，后方常无声影，但严重者也可伴声影。

皮质钙化罕见，但可发生于高钙血症状态、慢性肾小球肾炎、急性皮质或肾小管坏死、肾静脉血栓形成和卡氏肺囊虫、鸟-胞内分枝杆菌和巨细胞病毒感染。

■ （四）肾结石

肾结石是原发性肾小管疾病的常见表现。通常为特发性，但也可能是潜在的尿路梗阻和相关感染、长期制动、肾小管疾病（RTA、胱氨酸尿、甘氨酸尿）、酶紊乱（高草酸尿、黄嘌呤尿）、尿酸紊乱（遗传性高尿酸尿 Lesch-Nyhan 综合征）、骨髓增生状态、高钙血症状态和肠道异常的并发症。最常见的结石类型是草酸钙，其次是磷酸钙、磷酸铵镁和半胱氨酸结石。输尿管膀胱连接处的远端输尿管是结石嵌塞的常见部位。超声是临床上最常见的用于筛查肾结石的辅助检查。能检测出 X 线阴性的结石,如尿酸结石。典型的肾结石和肾钙化超声影像表现为强回声后方伴声影,容易识别(图 4-4)。肾结石位于肾脏集合系统内;由于肾窦也为高回声,可致结石后方声影难以显示。当结石直径小于超声波声束宽度时,也可不出现后方声影。肾钙化发生在肾实质内,形态和边界不规则,应注意与肾结石鉴别。肾结石、肾钙化和钙质沉着,在超声下有时难以分辨;均为强回声,均可有后方声影,如多囊肾的囊壁钙化或钙质沉着,远端肾小管酸中毒和高钙尿症的肾髓质钙质沉着等。行腹部 X 线平片和 CT 检查有助于鉴别,肾结石和肾钙化为高密度影,肾钙质沉着不显影。

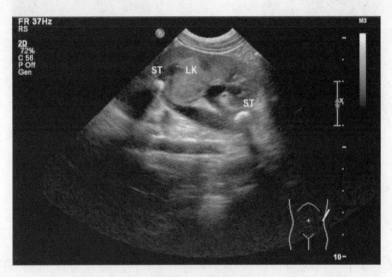

图 4-4·左肾结石

纵切面图像显示左肾(LK)及肾输尿管移行处强回声团(ST)后方伴声影

肾结石的超声表现为回声增强区域,伴或不伴声影和快闪伪像(也称为"彩色彗星尾征")[14-16]。直径>5 mm 的结石比直径较小的结石更易产生声影。文献综述报道提示,超声检测肾结石的敏感性和特异性分别为 45% 和 88%[17]。结石成分对敏感性影响不大。不透明结石(如尿酸结石)与透明结石或含钙结石声影一致。

■ (五)髓质海绵肾

髓质海绵肾(medullary sponge kidney,MSK)是指以髓质集合管囊性扩张为主要表现的先天性发育异常疾病,简称海绵肾。MSK 以中青年多发,多数为散发性,少数表现为家族聚集性,肾锥体部乳头管及集合管囊状扩张是其特征性表现,临床表现为血尿、尿路感染、肾钙质沉着和肾结石、肾小管功能受损,常伴发其他先天性疾病,如偏身肥大、先天性幽门狭窄、马方综合征、马蹄肾等。

MSK 超声表现为双肾大小形态基本正常,肾脏内部回声及结构主要与病程长短有关。早期患儿集合管扩张所形成囊腔内尚无结石形成,超声声像图仅表现为肾锥体回声增强,囊腔因微小致超声不能显示或偶可见小囊肿;随病情进展,扩张集合管内小结石形成增多,肾脏超声声像图表现为肾锥体呈团状高回声,围绕肾窦呈放射状排列,后方可伴或不伴声影,肾皮质回声正常(图 4 - 5)。彩色多普勒超声检查双肾皮质内血流信号无明显异常。

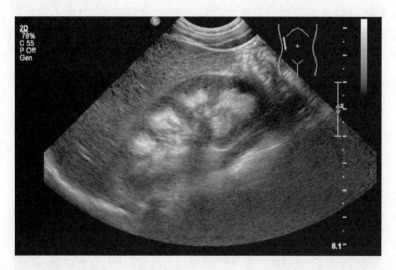

图 4 - 5 · 髓质海绵肾

肾脏声像图表现为肾锥体呈团状高回声,围绕肾窦呈放射状排列,肾皮质回声正常

▓ (六) 肾小管酸中毒

肾小管酸中毒(renal tubular acidosis,RTA)是肾小管分泌 H^+ 和重吸收 HCO_3^- 障碍造成尿液酸化异常,进而引起慢性酸中毒及水盐调节紊乱的一种疾病。主要表现为高氯性、正常阴离子隙性(AG)代谢性酸中毒、电解质紊乱、骨病和尿路症状等。大多患者无肾小球异常,在一些遗传性疾病,RTA 可能是最主要或仅有的临床表现。

RTA 所致的肾脏钙化分布在髓质,这一特点使肾锥体的弱回声明显增强,并且可见强回声光点、光斑,形成沿肾窦周围呈放射状分布的"花瓣样"改变(图 4 - 6)。随着病程延长,逐渐变为强回声,形成结石。这一声像图改变对诊断肾小管性酸中毒有重要意义。

RTA 这一特征应注意与其他肾脏疾病的鉴别,如与 MSK、慢性肾脏疾病、肾结核及任何原因引起的高钙血症的鉴别。MSK 集合管呈囊样扩张,在肾脏髓质部形成多数囊肿,直径数毫米至 1 cm,肾脏缩小,皮质变薄,由于髓质的囊性扩张一般较小,在超声不能分辨,同时囊内可形成小的钙化和结石,呈现出高回声。这种表现也较为典型,形成沿肾窦周围肾髓质的放射状高回声。但因其病变是集合管,所以局限于锥体的乳头部,这与肾小管酸中毒几乎整个锥体回声增强的"花瓣样"改变有所不同。慢性肾病是各种肾脏疾病的晚期表现,虽也有髓质回声增强,但皮质回声也增强且变薄,肾脏缩小,同时有长期肾脏疾病史,易与 RTA 相鉴别。肾结核在整个病变范围内有大量的钙盐沉积,可局限于肾脏的一部分或累及全肾,虽也有髓质的回声增强,但肾结核性病变一般较复杂,回声也不均匀,结构杂乱,结合病史不难作出诊断。

(许云峰 胡慧勇)

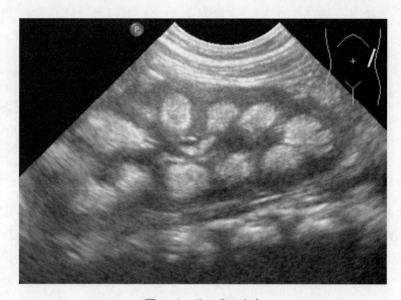

图4-6・肾小管酸中毒

纵切面图像显示右肾肾窦周围呈放射状分布的"花瓣样"强回声

◆ 参考文献 ◆

[1] Orlacchio A, Chegai F, Del Giudice C, et al. Kidney transplant: usefulness of real-time elastography (RTE) in the diagnosis of graft interstitial fibrosis[J]. Ultrasound in medicine & biology, 2014, 40(11): 2564 - 2572.

[2] Unnikrishnan S, Klibanov A L. Microbubbles as ultrasound contrast agents for molecular imaging: preparation and application [J]. AJR American journal of roentgenology, 2012, 199(2): 292 - 299.

[3] Wang L, Cheng J F, Sun L P, et al. Use of contrast-enhanced ultrasound to study relationship between serum uric acid and renal microvascular perfusion in diabetic kidney disease[J]. BioMed research international, 2015, 2015: 732317.

[4] Grabner A, Kentrup D, Mühlmeister M, et al. Noninvasive imaging of acute renal allograft rejection by ultrasound detection of microbubbles targeted to T-lymphocytes in rats[J]. Ultraschall in der Medizin (Stuttgart, Germany: 1980), 2016, 37(1): 82 - 91.

[5] Zhang Y, Ye C, Wang G, et al. Kidney-targeted transplantation of mesenchymal stem cells by ultrasound-targeted microbubble destruction promotes kidney repair in diabetic nephropathy rats[J]. BioMed research international, 2013, 2013: 526367.

[6] Cao W J, Matkar P N, Chen H H, et al. Microbubbles and ultrasound: therapeutic applications in diabetic nephropathy[J]. Advances in experimental medicine and biology, 2016, 880: 309 - 330.

[7] Daneman A, Navarro O M, Somers G R, et al. Renal pyramids: focused sonography of normal and pathologic processes. Radiographics: a review publication of the Radiological Society of North America, Inc 2010, 30(5): 1287 - 1307.

[8] Khati N J, Hill M C, Kimmel P L. The role of ultrasound in renal insufficiency: the essentials[J]. Ultrasound quarterly, 2005, 21(4): 227 - 244.

[9] Oh S L, Jeon T Y, Yoo S Y, et al. Outcome and risk factors associated with perirenal subcapsular fluid collections in extremely preterm infants with acute kidney injury[J]. European radiology, 2019, 29(7): 3847 - 3853.

[10] Wiersma F, Toorenvliet B R, Ruige M, et al. Increased echogenicity of renal cortex: a transient feature in acutely ill children [J]. AJR American journal of roentgenology, 2008, 190(1): 240 - 243.

[11] Samir A E, Allegretti A S, Zhu Q, et al. Shear wave elastography in chronic kidney disease: a pilot experience in native kidneys[J]. BMC nephrology, 2015, 16: 119.

[12] Doehn C, Grünwald V, Steiner T, et al. The diagnosis, treatment, and follow-up of renal cell carcinoma[J]. Deutsches Arzteblatt international, 2016, 113(35 - 36): 590 - 596.

[13] Diallo O, Janssens F, Hall M, et al. Type 1 primary hyperoxaluria in pediatric patients: renal sonographic patterns[J]. AJR American journal of roentgenology, 2004, 183(6): 1767 - 1770.

[14] Colleran G C, Callahan M J, Paltiel H J, et al. Imaging in the diagnosis of pediatric urolithiasis[J]. Pediatric radiology, 2017, 47(1): 5 - 16.

[15] Dillman J R, Kappil M, Weadock W J, et al. Sonographic twinkling artifact for renal calculus detection: correlation with CT [J]. Radiology, 2011, 259(3): 911 - 916.

[16] Sorensen M D, Harper J D, Hsi R S, et al. B-mode ultrasound versus color Doppler twinkling artifact in detecting kidney stones[J]. Journal of endourology, 2013, 27(2): 149 - 153.

[17] Brisbane W, Bailey M R, Sorensen M D. An overview of kidney stone imaging techniques[J]. Nature reviews Urology, 2016, 13(11): 654 - 662.

第三节 · 其他辅助检查在肾小管疾病中的应用及临床意义

辅助检查在肾小管疾病中的应用进展

原发肾小管疾病包括肾小管功能和结构异常的疾病。前者主要是指肾小管转运功能障碍,包括重吸收和排泌功能障碍疾病,可以是单一或多转运功能障碍。后者主要指近端、远端肾小管和集合管的萎缩或扩张,包括囊样扩张和囊肿形成,常见于各种先天遗传性囊肿性肾病。原发肾小管功能障碍疾病,初期多无肾小球功能受累;随着疾病进展,肾间质可受累,出现间质纤维化,并可逐渐累及肾小球;肾脏的结构和形态也发生改变。此外,肾小管功能障碍导致各种离子,尤其是钙磷等矿物质的重吸收障碍,尿中钙、磷升高;有机酸的排泌障碍导致高尿酸血症等;这些情况可在肾组织形成尿酸结晶、钙质沉着、肾钙化和肾结石。钙、磷的丢失,又可导致骨骼钙化不足,骨密度下降、骨质疏松,并易于发生骨折。合适的影像学和辅助检查,有助于早期发现病灶、准确评估病情、指导治疗和改善预后。

▓ (一)放射线影像检查

1. 腹部 X 线检查·腹部 X 线摄片简便和经济,但需要肠道清洁,有辐射。于检查前一日晚服缓泻药(甘露醇或硫酸镁等),也可在摄片前 1～2 小时内给 2 次开塞露导便或摄片前 2 小时清洁洗肠。腹部平片包括范围上腹部两侧肾区、中下腹部、盆腔,包括肾脏、输尿管及膀胱。

X 线是检查肾结石、肾钙化的重要手段之一,可以了解肾脏外形及肾结石的大小、形态、数目、部位。85%～90%含钙结石可以在腹部平片上显影,称为阳性结石;表现为高密度钙化影(图 4 - 7)。不同成分肾结石的形状可有不同,草酸钙和磷酸钙结石呈高密度钙化影;磷酸铵镁结石生长迅速,常表现为 X 线半透光鹿角形结石影;胱氨酸结石呈均一磨砂玻璃状半透光影;尿酸结石在 X 线平片上不显影,称为阴性结石。当结石直径<2 mm 时,腹部平片 X 线无法分辨,需进行 CT 检查。

2. 静脉肾盂(尿路)(IVP)造影与逆行尿路造影·IVP 是造影剂经静脉注射,然后几乎全部经肾小球滤过,可显示肾盂肾盏、输尿管及膀胱内腔的解剖结构,同时还可了解双肾功能。造影剂可选泛影葡胺(需做碘过敏试验)或非离子造影剂。注药后 1～2 分钟摄断层片显示肾实质,再分别于 7 分钟、15 分钟和 30 分钟摄取双肾区片。儿童采用不加腹压的快速摄片,一般于注射后 3 分钟、5 分钟和 10 分钟各摄片 1 次。

注射造影剂后 1～2 分钟,由于造影剂在肾小管内潴留,肾实质密度均匀增高,不能分辨肾

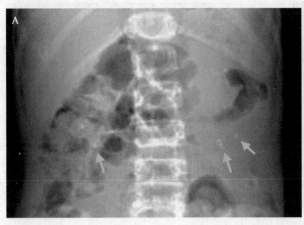
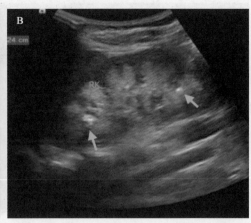

图4-7·患儿,女,9岁。远端肾小管酸中毒,双肾多发结石:腹部X线平片(A)示双肾髓质多发斑点状高密度影,边界清晰(箭头);超声(B)为强回声影(箭头)

皮质、髓质。2~3分钟显示肾盏肾盂,15~30分钟肾盏肾盂显影最浓。正常肾盏的远端为杯口状,边缘清楚,前后向的肾小盏呈现为中央较透光的环影。如果出现形态改变,提示肾乳头、集合管和肾髓质等存在病变。肾盂显影密度均匀。如果存在结石或其他占位病变,则密度不均。尿酸结石在X线下不显影,在行IVP时,由于造影剂的衬托呈"负"性影。由于输尿管蠕动,输尿管不呈现全程显影,否则提示输尿管下端梗阻。肾显影延迟或不显影提示肾功能不全或严重损坏。

逆行性尿路造影是静脉尿路造影的一种补充性检查;但由于是一种侵入性的检查,不作为常规检查手段。

3. 计算机断层扫描(CT)·CT对肾实质、肾周病变的检查优于常规X线检查方法。先天性肾畸形、肾囊肿、肾损伤、肾肿块、游走肾的定位、肾结石及急性肾盂肾炎累及肾实质时,均可行肾脏CT检查。临床上已少用静脉肾盂(尿路)造影检查。

肾脏CT常规进行轴位扫描,层厚8~10 mm,层间隔8~10 mm,有非增强扫描和增强扫描。增强扫描时相可分为动脉期、肾实质期和延迟期。一般静脉注射造影剂后15~30秒进行动脉期扫描,55~100秒后进行肾实质期扫描,而延迟3~5分钟后进行排泌期扫描,可显示肾盂。在动脉期和肾实质期可见到肾皮质明亮强化,肾实质强化减低多见于肾盂肾炎或肾梗死;肾排泌期可见全肾和肾盂强化,当泌尿系统梗阻或肾实质病变时可出现排泌延迟。

CT检查对结石敏感,能分辨出0.5 mm的微小结石,以及平片难以显示的阴性结石。肾结石在CT上表现为高密度影(图4-8)。CT可准确显示结石的位置及与邻近组织的关系。肾囊肿在CT表现为肾实质内边缘清晰的圆形低密度影,CT值为0~20 HU,增强造影前后CT值无明显变化。肾囊肿伴发出血、感染、钙化时,囊肿内容物的CT值均会增高。常染色体显性遗传多囊肾病、常染色体隐性多囊肾病和肾单位肾痨等囊肿性肾病,在CT上通常表现为双肾大小不等的囊肿。

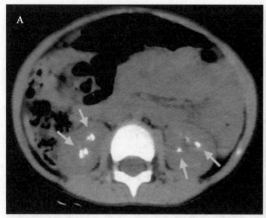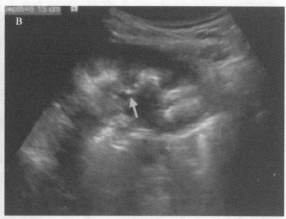

图4-8·患儿,男,6岁。远端肾小管酸中毒;CT(A)示双肾髓质多发高密度影、边界清晰(箭头),B超(B)为高回声影(箭头)

CT 对软组织及含水丰富的囊肿等的分辨不及 MRI。

■（二）泌尿系统磁共振（MRI）

MRI 具有高空间分辨率和高软组织对比,已成为肾脏疾病的重要检查手段。MRI 可提供比 CT 和超声更好的软组织对比度,更易发现和鉴别肾脏各种病变。此外,MRI 没有电离辐射,尤其适用于孕妇、胎儿、儿童和青少年。MRI 可不使用造影剂;如需使用,其剂量也远低于 CT 和静脉肾盂造影。MRI 造影剂无明显肾毒性,比较适合肾功能不全,特别是肾衰竭患者。MRI 可获得肾脏横断面、冠状面和矢状面的图像,而无须移动患者。三维成像可清晰显示病变的立体位置以及与邻近组织的位置关系。

MRI 常规扫描序列包括:轴位屏气梯度回波 T1 加权(T1WI)、冠状位或轴位屏气 T2 加权(T2WI)半傅立叶单次激发快速自旋回波(HASTE)序列和屏气 3D 脂肪抑制相梯度回波 T1WI。MRI 对充满液体的囊性病变较 CT 敏感,可清晰显示肾囊性病变的轮廓、大小和位置。肾囊肿在 MRI 上信号改变的规律与囊肿的内容物密切相关。肾囊肿所含的内容物以水分为主,T1WI 为低信号,低于肾实质的信号强度;T2WI 为高信号,并随回波时间延长,信号强度升高,往往可超过肾实质的信号强度。如囊肿出血,则 T1WI 和 T2WI 均为高于肾实质的高信号,其中尤以 T1WI 高信号有助于诊断;如囊肿感染,则 T1WI 信号可稍增高,与肾实质相接近或稍高于肾实质,T2WI 图像为高信号。MRI 对结石的敏感性不及 CT,一般不作为结石的进一步检查手段。

磁共振尿路水成像(MR urography,MRU)是在脂肪抑制技术的基础上利用重 T2WI 将体内缓慢流动或静态的液体(尿液)和周围组织相区分的一种技术。常用扫描序列有厚层 HASTE 序列、多层 HASTE 或快速自回旋(TSE)序列。MRU 水为极高信号,因而对显示尿路,尤其是因梗阻而扩张的输尿管、肾盂、肾盏及肾囊肿效果极佳(图 4-9)。

■（三）放射性核素显像检查

1. 肾动态显像及肾小球滤过率、有效肾血浆流量测定和肾小球滤过分数·通过静脉注射

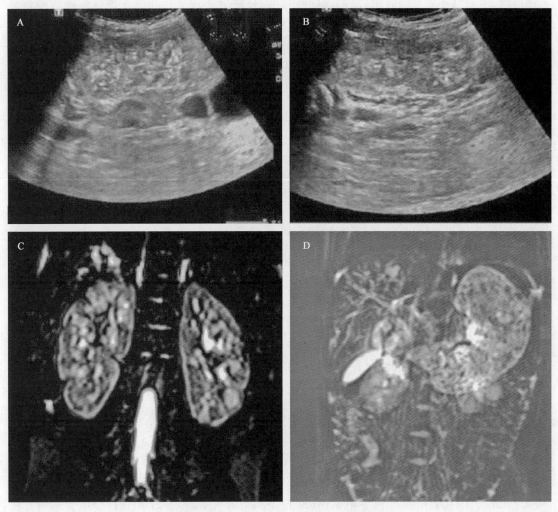

图 4-9·患儿,男,5 岁,婴儿型多囊肾

B 超(A 和 B)示双肾髓质密集强回声团,后伴有声影,拟钙质沉着;MRI(C 和 D)示双肾实质信号不均匀,可见多发大小不一小囊状、斑片状高及稍高信号影(C),T2WI 示肝 S7 可见不规则高信号影,边界清楚(D)

由肾小球滤过或肾小管上皮细胞选择性分泌,而不被肾小管重吸收的显像剂,可依次观察到显像剂在肾动脉灌注、肾实质内聚集和随尿液排入膀胱的过程。用单光子发射计算机断层成像(single photon emission computed tomography,SPECT)或 γ 照相机连续动态采集双肾区域及输尿管和膀胱的放射性影像,利用感兴趣区(region of interest,ROI)提取技术,可获得肾脏放射性计数-时间曲线(肾图),计算肾小球滤过率(glomerular filtration rate,GFR)或有效肾血浆流量(effective renal plasma flow,ERPF)及肾小球滤过分数;提供肾血流灌注、肾功能评价和尿路通畅度等信息。

检查时使用不同的显像剂,在图像视觉上无明显差别,但定量分析给出的肾功能评价参数完全不同,分别为 GFR 和 ERPF。计算 GFR 选用肾小球滤过型显像剂,目前最常用^{99m}锝-二乙烯三胺五乙酸(^{99m}Tc-DTPA),分子量约为 500 kDa,其生物学特性与菊酚相似;主要由肾小球滤过,不被肾小管重吸收,以原形随尿液排泄,反映肾小球滤过功能。静脉注射后随血液流经肾脏时,一次提取率约为20%,其中95%以上由肾小球滤过,注射后4～5分钟肾摄取达最大值,并快速地以原形随尿液排出。计算 ERPF 选用肾小管分泌型显像剂;目前常用^{99m}锝-巯基乙酰三甘氨酸(^{99m}Tc-MAG$_3$)或^{99m}锝-双半胱氨酸(^{99m}Te-EC)等,其静脉注射后的血浆蛋白结合率分别为88%和31%;由肾小管上皮细胞从血液摄取,分泌至肾小管管腔,不被重吸收,以原形随尿液排泄,可反映肾小管排泌功能。

正常情况下,静脉注射的显像剂在腹主动脉显影后1～2秒可见双肾几乎同时显影,4～6秒肾影清晰显示,此为肾动脉灌注相;双肾显影峰时差<2秒,峰值差<25%。由于未被肾脏摄取的显像剂被肾静脉血流带离,肾影显示清晰后会变淡。随着肾脏不断从血液中摄取再循环的显影剂,肾影继灌注相减淡后又逐渐增浓,经2～4分钟肾影最浓,肾脏影像完全显示,此时为肾实质功能相。此后,肾影周边逐渐减淡,显像剂逐渐向肾盏、肾盂汇聚,输尿管隐约可见,随之膀胱内出现显像剂,并逐渐增多,至肾影基本消退,时间20～30分钟,为显影剂排泄相。

检查时,患者取仰卧位或坐位。给患者肘静脉注射显像剂后,立即进行连续动态影像采集。影像采集分为两个时相,第一时相为肾动脉灌注相,1分钟,采集30～60帧;第二时相为肾实质功能相和排泄相,20～30分钟,采集80～120帧。应用 ROI 技术可分别获得左、右肾的血流灌注放射性计数-时间曲线(肾图),协助分析(图4-10)。

正常成人 GFR 正常值约为100 mL/min,ERPF 为500～600 mL/min。新生儿的正常值很低;生后5～6个月,按体表面积校正后,接近成人。肾小球滤过分数(FF),即 GFR/ERPF,正常值为0.2,一般与年龄无关。在同一患者,同时测量 GFR 和 ERPF,计算 FF 有助于分析肾小球或肾小管功能受损时肾脏的病理生理改变,协助判断肾脏疾病的性质。

SPECT 灵敏度好,安全性高,不受内生肌酐清除率(Ccr)影响。即使在血尿素氮(BUN)>35.7 mmol/L(100 mg/dL)和血清肌酐(SCr)>884 μmol/L(10 mg/dL)时,仍不受影响。在反映肾功能变化方面,SPECT 可同时获得双肾和分肾功能,较 Ccr 和 SCr 灵敏;特别是在肾功能受损程度较轻时,优于 Ccr。国内外均已将其广泛应用于各种原发或继发性肾脏疾病的肾功能评价中。

2. 肾静态显像·静脉注射可被肾实质摄取并较长时间保留的显影剂^{99m}锝-二巯基丁二酸钠(^{99m}Tc-DMSA),以 SPECT 做后位肾静态显像,所得影像即为肾静态实质影像,可清楚显示肾脏位置、形态和大小。显像剂在肾实质的量和分布可反映肾实质整体和局部功能。SPECT 三维断层显像,可消除肾周围组织重叠的影响,更有利于观察肾内局部细微改变,如肾瘢痕的形成等。

肾静态显像对发现肾实质瘢痕优于超声和 IVP。影像学表现为肾实质单个或多个局部放射性缺损或减低区,可伴有肾影变形。此外,急性肾盂肾炎时,肾实质局部缺血及肾小管功能障碍,导致对 DMSA 摄取减少,肾实质表现单个或多个局灶放射性减低或缺损,也可呈弥漫的放射性稀疏伴外形肿大。肾静态显像是诊断急性肾盂肾炎的金标准,对治疗、预后和疗效评估均有指导意义。

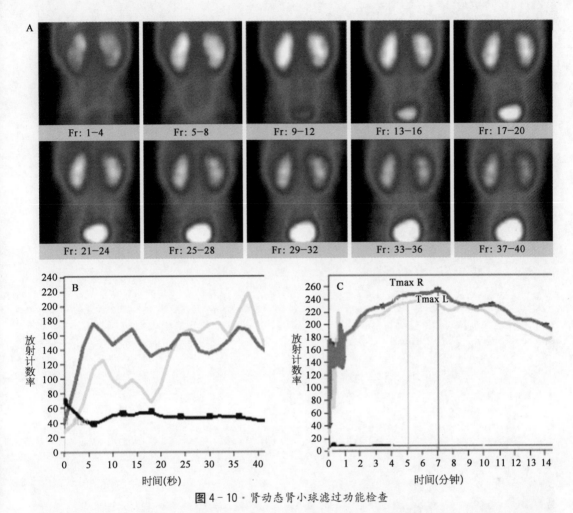

图 4 - 10 · 肾动态肾小球滤过功能检查

患儿男性,5 岁,婴儿型多囊肾。A(肾动态图).双肾皮质显影尚清晰,双肾皮质内放射性分布欠均匀,边缘轮廓欠清晰,随时间延长双肾影略有变淡,后期双肾内见明显放射性滞留。周围血本底轻度增高。双侧输尿管未见明显显影,膀胱影随时间延长而浓聚。B(肾血流相).双肾灌注影变淡,双肾血流灌注曲线降低。C(肾功能相).双侧肾图曲线呈功能受损抛物线型(Tmax L 为左肾最大计数率的时间,Tmax R 为右肾最大计数率的时间)。该患儿肾小球滤过率总值稍降低,为 84.7 mL/min(左肾 43.2 mL/min,右肾 41.5 mL/min)。

(孙良忠)

❖ 参考文献 ❖

[1] 黎磊石,刘志红.中国肾脏病学[M].北京:人民军医出版社,2008.

[2] 王海燕.肾脏病学[M].3 版.北京:人民卫生出版社,2008.

[3] Reusz G S, Hosszu A, Kis E. Evaluation of a child with suspected nephrolithiasis[J]. Curr Opin Pediatr, 2020, 32(2):265 - 272.

[4] Gimpel C, Avni E F, Breysem L, et al. Imaging of kidney cysts and cystic kidney diseases in children: an international working group consensus statement[J]. Radiology, 2019, 290(3):769 - 782.

[5] Chung E, Conran R, Schroder J W, et al. From the radiologic pathology archives: Pediatric polycystic kidney disease and other ciliopathies: radiologic-pathologic correlation[J]. Radiographics, 2014, 34(1):155 - 178.

[6] Ferro F, Vezzali N, Comploj E, et al. Pediatric cystic diseases of the kidney[J]. J Ultrasound, 2019, 22(3):381 - 393.

[7] Thurman J, Gueler F. Recent advances in renal imaging[J]. F1000Res, 2018, 7: F1000 Faculty Rev-1867.

[8] Grenier N, Merville P, Combe C. Radiologic imaging of the renal parenchyma structure and function[J]. Nat Rev Nephrol, 2016, 12(6):348 - 359.

[9] Tong H J, Yue Z H, Sun L Z, et al. Clinical features and mutation of NPHP5 in two Chinese siblings with Senior-Loken syndrome[J]. Nephrology (Carlton), 2013, 18(12):838 - 842.

临床篇

儿童原发性肾小管疾病

——附经典案例分析

肾小管疾病是一类以肾小管重吸收功能障碍为主要临床特征的肾脏病变,可伴或不伴有肾小球损害。儿童肾小管疾病种类繁多,多为罕见病和少见病,临床表现多样化,缺乏特异性症状,在疾病初期,多表现为多饮多尿、生长发育迟缓、肌无力、佝偻病等,疾病呈现缓慢进展状态,实验室检查手段有限。因此,迄今对该类疾病缺乏认识,在临床上容易被误诊、误治,患儿若未得到及时诊治,临床预后不容乐观。

近年来,随着分子生物学技术的发展,肾小管疾病的病因被逐渐认识。然而,目前国内外对肾小管疾病尚缺乏公认的系统性分类方法。为帮助一线医务人员更好地掌握各类肾小管疾病的临床诊治思路,本书特提出以下归类方法,以供参考。

▦ (一)按疾病的病因分类

可分为先天/遗传性、获得性和原发性肾小管疾病。起病年龄小,甚至伴有明确的疾病家族史,基因检测能明确致病基因的肾小管疾病可命名为先天/遗传性肾小管疾病。众所周知,肾小管发挥着重要的重吸收和排泄功能,易受感染、药物、毒物、重金属和缺血缺氧等各类有害刺激的影响,对于这类具有明确致病因素的肾小管功能障碍可归类为获得性肾小管疾病。对于迄今病因仍不明确的肾小管疾病可归类为原发性肾小管疾病。

▦ (二)按肾小管累及部位进行分类

按受累的解剖学部位进行分类最为通俗易懂,也便于记忆与掌握。近端肾小管是水、钠、钾、氯、钙、氨基酸、葡萄糖和低分子量蛋白质等物质的主要吸收部位,也是最容易出现功能障碍的部位。近端肾小管功能障碍性疾病,包括原发性肾性糖尿、原发性肾性氨基酸尿、近端肾小管酸中毒、低磷性佝偻病、胱氨酸尿、Dent 病、特发性高钙尿症、原发性高草酸尿症和 Fanconi 综合征等。累及髓袢的肾小管疾病主要为 Bartter 综合征。远端肾小管功能障碍性疾病,则包括远端性肾小管酸中毒、Gitelman 综合征、遗传性假性醛固酮增多症(Liddle 综合征)、假性醛固酮减少症等。肾小管多部位累及的疾病,包括肾性尿崩症、家族性青少年高尿酸血症肾病、特发性肾小管-间质性肾炎等。

▦ (三)按肾小管重吸收物质的障碍进行分类

肾小管疾病最常见的实验室检查特点:多饮多尿引起的低比重尿、电解质紊乱(低血钾、低血钠、低血镁、低血磷等)、高钙尿、酸碱失衡等。因此,可以根据相应的物质重吸收障碍进行分类。比如以水吸收障碍为主的肾性尿崩症;以血钾降低为主的肾小管酸中毒、Bartter 综合征、Gitelman 综合征及 Liddle 综合征等;以代谢性酸中毒为突出表现的肾小管酸中毒等。由于物质转运往往不是单一物质重吸收障碍,因此,该分型较为局限。

▦ (四)按肾小管转运蛋白及其编码基因的突变进行分类

肾小管对水、电解质和酸碱平衡的调控,涉及一系列的离子通道蛋白,如 $Na^+ - K^+ - ATP$ 酶等。按单一或多致病基因进行肾小管疾病归类,有助于进一步系统地分析基因型与表型的关联性。

本篇将按照肾小管疾病累及的近端肾小管、髓袢及远端肾小管进行逐一论述。

第五章
原发性肾性糖尿

临床特征及诊治要点

· 持续孤立性尿糖增高,空腹血糖及口服葡萄糖耐量试验(OGTT)正常,不伴有其他
  肾小管功能障碍。
· 常染色体显性伴不完全外显性疾病。
· 绝大多数患者与钠-葡萄糖共转运蛋白 2(SGLT2)的编码基因 *SLC5A2* 突变有关。
· 预后相对良好。

一、概念

　　原发性肾性糖尿(primary renal glucosuria, PRG),又称为家族性肾性糖尿(familial renal
glucosuria, FRG)(OMIM:233100),是指在血糖浓度正常或低于正常肾糖阈的情况下,近端
肾小管重吸收功能降低引起的持续性、孤立性糖尿,是一种遗传性疾病[1],并不伴有其他肾小
管功能障碍。它是一种常染色体共显性遗传且不完全性外显性疾病[2],与钠-葡萄糖共转运蛋
白 2(SGLT2)编码基因——可溶性载体家族 5 成员 2(*SLC5A2*)突变有关[3]。原发性肾性糖
尿可以发生于各个年龄段,男女发病比例没有显著差异。在加拿大人群中,其发病率为
0.29%[4],而在日本学龄儿童中,发病率低于 0.1%[5]。

二、病因与发病机制

　　肾性糖尿可以分为原发性肾性糖尿和继发性肾性糖尿。原发性肾性糖尿是由基因突
变导致的肾性糖尿,一般不伴有其他肾小管功能损伤。继发性肾性糖尿表现为近端肾小
管功能普遍异常,除尿糖阳性外往往同时伴有氨基酸、蛋白质、碳酸氢根、磷等排泄增加,

临床上多见于多种病理生理状态，包括妊娠、其他肾小管间质疾病如 Fanconi 综合征等、慢性肾炎、肾病综合征、间质性肾炎、肾盂肾炎、多发性骨髓瘤、药物中毒、重金属中毒、破伤风等。

正常情况下，血浆内葡萄糖可以自由通过肾小球，并完全滤过，滤液内与血浆内的葡萄糖浓度相同，而近端肾小管几乎全部重吸收滤液中的葡萄糖，故血浆葡萄糖浓度正常时，尿液中不出现糖。但肾小管重吸收葡萄糖有最大极限，当肾小管重吸收葡萄糖超过此极限时尿液中即出现葡萄糖，此即为肾小管最大重吸收率($T_M G$)。当血浆葡萄糖浓度升高，肾小球滤过葡萄糖随之增加，近端肾小管重吸收葡萄糖也增加，当肾小球滤液中葡萄糖浓度超越 $T_M G$ 时，即出现糖尿。尿中刚出现葡萄糖时的血浆葡萄糖浓度即为肾糖阈。正常肾小管对葡萄糖具有很强的重吸收能力，生理状态下尿液中只有极少量葡萄糖排泄(< 1.0 g/24 h)，临床常规检查尿糖阴性(< 0.83 mmol/L 或 15 mg/dL)。尿糖定性试验阳性(> 2.22 mmol/L 或 40 mg/dL)时即称为糖尿。血糖正常时，尿糖排出增多即称为肾性糖尿。肾性糖尿具体发病机制目前仍尚未明确，可能与以下一些因素相关：① 近端肾小管表面积与肾小球滤过膜面积比率降低导致球管失衡；② 肾小管对葡萄糖重吸收的转运功能不均衡；③ 肾小管细胞对不同浓度葡萄糖的聚积功能降低，葡萄糖重吸收转运体数目减少或亲和力改变或梯度障碍；④ 肾小管细胞膜对葡萄糖的渗透性降低。

肾小管对葡萄糖的重吸收是 SGLT 介导的钠离子依赖性转运过程。目前对 SGLT1 和 SGLT2 认识较明确，两者主要分别在肠道和肾脏对葡萄糖的重吸收起重要作用。原尿中大约 10% 的葡萄糖在近端肾小管 S3 段由 SGLT1 介导重吸收，但 SGLT1 的缺陷主要与家族性肠道葡萄糖-半乳糖吸收不良相关[6]。而 90% 以上的葡萄糖在近端肾小管 S1 段由 SGLT2 介导重吸收。SGLT2 是一种低亲和力高容量的葡萄糖转运蛋白，它决定了肾脏重吸收葡萄糖的能力。SGLT2 由 673 个氨基酸组成，位于近端肾小管的 S1 段[2]；其编码基因 SLC5A2 总长约 7.7 Kb，位于 16 号染色体上短臂 1 区 1 带 2 亚带(16p11.2)，由 14 个外显子组成[7]。位于肾小管细胞外侧的 $Na^+ - K^+ - ATP$ 酶将钠离子泵出细胞外，产生电化学梯度，驱动钠离子和葡萄糖与 SGLT2 耦合，葡萄糖就从刷状缘膜逆梯度转运入肾小管细胞[8]。在血糖正常情况下，SGLT2 在近端肾小管(S1/S2 段)重吸收所有滤过葡萄糖[9]。肾脏可以通过 SGLT2 增加葡萄糖的重吸收来维持正常血糖。肾脏 SGLT2 蛋白表达增加，近端肾小管重吸收葡萄糖增加，但易导致近端肾小管增生肥大[10,11]。原发性肾性糖尿即由 SLC5A2 基因突变导致其编码蛋白 SGLT2 蛋白缺陷进而功能下降[3]，引起近端肾小管 S1 段重吸收原尿中葡萄糖减少，致使终尿中葡萄糖增多。大量病例报道已证实大部分原发性肾性糖尿的发病均与 SLC5A2 基因突变有关[12-15]，另外发现 SLC5A1、GLUT2 及 GLYS1 基因也与肾脏重吸收葡萄糖相关[16]。目前，国内外已报道 50 多种 SLC5A2 基因突变型，包括错义突变、无义突变、剪接突变、小片段缺失突变和小片段插入突变[17]，其中 IVS 7+5G>A 是热点突变[16]。但 c.886(-10_-31)del 突变可能是中国人群的高频突变[17]。根据遗传学规律，原发性肾性糖尿应为常染色体隐性遗传，但研究表明，它是一种常染色体显性伴不完全外显性遗传[14]，杂合突变既可发病，也可不发病。这可能取决于杂合突变的严重程度，也可能与机体内存在其他尿糖重吸收的机制有关[2,17]。SLC5A2 基因纯合或复合杂合突变者表现为中重度葡萄糖尿,而单杂合突变的个体表现为轻度葡萄糖尿[尿糖<10 g/(1.73 m² · 24 h)],甚至尿糖阴性[2,18,19]。

三、实验室检查

尿常规检查可见尿糖阳性,往往是持续性的,不伴有其他项目异常;血空腹葡萄糖测定在正常范围,口服葡萄糖耐量试验正常;糖化血红蛋白、糖化白蛋白、C肽、胰岛素、抗谷氨酸脱羧酶抗体、抗胰岛细胞抗体、胰岛素自身抗体均正常;血气分析提示无酸碱平稳紊乱、电解质紊乱,肝肾功能基本正常;24 小时尿葡萄糖定量>500 mg,多数在 5~30 g/24 h,更有甚者可达100 g/24 h,尿磷、氨基酸、尿酸、碳酸氢盐和其他尿酸化试验均正常。泌尿系统 B 超或 MRI 有助于检查有无其他肾脏结构等疾病。

四、临床特征

原发性肾性糖尿通常无明显临床表现,无多饮、多尿、多食等糖尿病症状,大多通过尿常规检查发现。少数儿童可因尿糖过多发生低血糖,但一般不会转变为代谢性糖尿病。尿糖丢失严重者,可出现酮症,尿酮阳性,易误诊为糖尿病。但需警惕,肾性糖尿可以是糖尿病的前奏,在肾性糖尿基础上发展成真正糖尿病。原发性肾性糖尿通常有家族史。对于遗传性疾病来说,起病的症状、症状严重程度与年龄相关,也受环境因素如饮食、气候、基因及表观遗传学等多因素共同影响[20]。

根据尿糖水平,原发性肾性糖尿可以分为三种亚型(A、B 和 O)[16]。A 型原发性肾性糖尿的特点是 T_MG 降低,肾脏对葡萄糖转运功能缺陷即转运率减低或者转运子数量减少;而 B 型原发性肾性糖尿特点是 T_MG 正常,葡萄糖转运率和转运子数量均正常,但转运子和葡萄糖的亲和力减低;O 型原发性肾性糖尿最为严重,尿糖≥10 g/(1.73 m² · 24 h),是一种最为少见的类型,由肾糖转运完全缺失导致[16]。大部分原发性肾性糖尿病患者临床没有明显症状或严重的伴随症状,然而,O 型原发性肾性糖尿病患者可能会发生多尿、夜尿及轻度发育迟缓[21]。各种其他临床表现,如短暂的脱水、酮症、泌尿生殖系统感染也可以发生在严重的原发性肾性糖尿中[20]。同一个家系中,可以出现 2 种或 3 种亚型。原发性肾性糖尿病患者肾组织活检的光镜、免疫荧光及电镜检查均基本正常[22]。

五、诊断与鉴别诊断

原发性肾性糖尿诊断时需注意家族史的询问,尤其是糖尿病、肾脏病、代谢性疾病及其他可能导致肾小管功能障碍的疾病,并注意全身体格检查,根据临床表现与家族史可诊断本病,多应用 Marble 制定的标准[23]。

(1)持续且稳定的糖尿(10~100 g/d),不随饮食变化。

（2）尿糖为葡萄糖。

（3）空腹血浆血糖和口服葡萄糖耐量试验（OGTT）正常。

（4）糖类储备和利用正常。

但仍需与以下疾病相鉴别[23]，具体如下。

1. 葡萄糖-半乳糖吸收不良·由 *SLC5A1* 基因突变所致，呈常染色体隐性遗传。该基因突变导致肠黏膜上皮细胞和肾小管吸收葡萄糖-半乳糖异常，临床表现为新生儿期发病的严重水样腹泻、脱水，伴间歇性轻度尿糖阳性。

2. Fanconi-Bickel 综合征·由 *SLC2A2* 基因突变所致，呈常染色体隐性遗传。该基因编码葡萄糖转运体 2，该蛋白缺陷导致糖类代谢障碍，临床特点为肝肾糖原累积、葡萄糖和半乳糖不耐受、空腹低血糖、肾小管障碍和尿糖阳性。

3. 青少年型白内障伴小角膜·由 *SLC16A12* 基因突变所致，为常染色体显性遗传。该基因编码单羧酸转运蛋白，主要表达于肾脏、视网膜及视网膜色素上皮细胞。临床表现为年龄相关性白内障、小角膜，伴或不伴肾性糖尿。

4. 糖尿病·糖尿病是一组因胰岛素绝对或相对分泌不足和（或）胰岛素利用障碍引起的糖类、蛋白质、脂质代谢紊乱性疾病，以血葡萄糖水平慢性增高为特征。临床常表现为多饮、多尿、多食、体重下降，伴有空腹血糖升高，葡萄糖耐量降低。但偶有肾性葡萄糖尿和糖尿病存在于同一个体的情况。

5. 其他继发性疾病·如慢性肾炎、肾盂肾炎、多发性骨髓炎、Fanconi 综合征、Lowe 综合征及妊娠均可有糖尿发生，但原发病明确，需注意鉴别。

六、治疗与预后

原发性肾性糖尿一般不需要特殊治疗，对某些可能发生低血糖和酮症的患者应予补糖治疗。为了预防低血糖，可给患者足够的糖类，避免长时间饥饿。原发性肾性糖尿预后良好，一般不影响肾功能或代谢状态的恶化及患者的生命。本病为遗传性疾病，目前无有效根治措施。

七、病例分析

患儿，女，3 岁 3 月龄，因"发现尿糖 2 年"入院。患儿 2 年前因"呕吐"就诊时检查发现尿糖（＋＋＋），尿蛋白、尿红细胞均进行检查，血糖正常，无多饮、多尿、多食等症状，未予特殊处理，后定期随访尿常规，尿糖波动于＋＋～＋＋＋＋，门诊检查血气分析、空腹血糖、肝肾功能、电解质、糖化血红蛋白、血胰岛素、24 小时尿电解质、尿系列微量蛋白、泌尿系统 B 超均未见异常。患儿生长发育正常。患儿外公、舅舅有糖尿，舅舅后发展为糖尿病。

- **实验室初次检查**

尿常规：pH 6.0，比重 1.046，葡萄糖（＋＋＋＋），蛋白－，红细胞－，酮体－。血葡萄糖：5.08 mmol/L。

- **诊断分析**

步骤❶ 明确是否伴有血糖异常

该患儿发现尿糖阳性后，即多次检测空腹血糖、随机血糖均正常，且平素无多饮、多尿、多食、消瘦等症状，无尿酮阳性，确认尿液中存在葡萄糖还原物质，可进一步完善糖化血红蛋白、白蛋白、C 肽、胰岛素、口服葡萄糖耐量试验、抗谷氨酸脱羧酶抗体、抗胰岛素抗体、胰岛素细胞抗体等，结果均为正常，故进一步排除了糖尿病存在的可能性。

步骤❷ 明确是否为孤立性糖尿

诊断原发性肾性糖尿前应注意排除是否合并有其他肾脏疾病等。进一步完善血气分析、24 小时尿电解质、尿系列微量蛋白、血尿渗透压、氨基酸尿等检查，以排除其他肾小管疾病。该患儿各项检查均正常，故考虑该患儿为孤立性糖尿。并完善了基因检查，提示为 *SLC5A2* 杂合突变。进一步完善了父母、外公、舅舅的基因测序，结果提示外公、舅舅及母亲均存在与患儿相同位点的杂合突变。母亲目前尿常规正常，血糖亦正常，不存在肾性糖尿或糖尿病，追问既往病史，具体情况不详。根据家族史及突变基因，患儿母亲的肾性糖尿自行缓解的可能性大。

步骤❸ 其他检查及随访评估

原发性肾性糖尿病患者大部分预后良好，不影响正常生长发育，但后续有进展为糖尿病的可能性，故需平时注意有无多饮、多尿、多食等症状，定期检测血糖等进行评估有无糖尿病发生。

- **诊断建议**

（1）家族史及既往生长发育史情况的询问很重要。

（2）排除糖尿病。

（3）排除其他肾小管障碍性疾病，基因结果并非诊断所必需，但有助于明确诊断及判断疾病严重程度，需积极完善基因检查。

● 诊断流程图

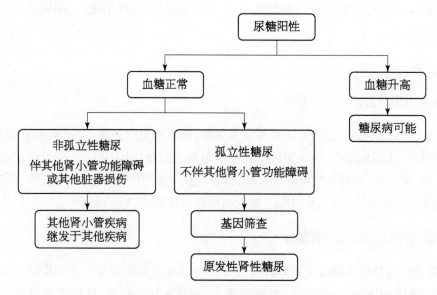

图 5-1·原发性肾性糖尿诊断流程图

（朱光华　钮小玲）

❖ 参考文献 ❖

［1］ Elsas L J, Rosenberg L E. Familial renal glycosuria: a genetic reappraisal of hexose transport by kidney and intestine[J]. J Clin Invest, 1969, 48(10): 1845 - 1854.

［2］ Lee H, Han K H, Park H W, et al. Familial renal glucosuria: a clinicogenetic study of 23 additional cases[J]. Pediatr Nephrol, 2012, 27(7): 1901 - 1905.

［3］ Calado J, Loeffler J, Sakallioglu O, et al. Familial renal glucosuria: *SLC5A2* mutation analysis and evidence of salt-wasting[J]. Kidney Int, 2006, 69(5): 852 - 855.

［4］ Crombie D L. Incidence of glucosuria and diabetes[J]. Proc R Soc Med, 1962, 55: 205 - 207.

［5］ Urakami T, Yoda M, Yoshida K, et al. Renal glucosuria in schoolchildren: clinical characteristics[J]. Pediatric Int, 2018, 60(1): 35 - 40.

［6］ Matin M G, Turk E, Lostao M P, et al. Defects in Na$^+$/glucose cotransporter(SGLT1) trafficking and function cause glucose-galactose malabsorption[J]. Nat Genet, 1996, 12(2): 216 - 220.

［7］ Wells R G, Mohandas T K, Hediger M A. Localization of the Na$^+$/glucose cotransporter gene SGLT2 to human chromosome 16 close to the centromere[J]. Genomics, 1993, 17(3): 787 - 789.

［8］ Abdul-Chani M A, Norton L, Defronzo R A. Role of sodium-glucose cotransporter 2(SGLT2) inhibitors in the treatment of type 2 diabetes[J]. Endocr Rev, 2011, 32(4): 515 - 531.

［9］ Rieg T, Masuda T, Gerasimova M, et al. Increase in SGLT1 - mediated glucose reabsorption in the early proximal tubule[J]. J Am Soc Nephrol, 2014, 22: 104 - 112.

［10］ Vallon V, Rose M, Gerasimova M, et al. Knockout of Na-glucose transporter SGLT2 attenuates hyperglycemia and glomerular hyperfiltration but not kidney growth or injury in diabetes mellitus[J]. Am J physiol Renal Physiol, 2012, 304(2): F156 - 167.

［11］ Wang X X, Levi J, Luo Y, et al. SGLT2 expression is increased in human diabetic nephropathy: SGLT2 inhibition decreases renal lipid accumulation, inflammation and the development of nephropathy in diabetic mice[J]. J Biol Chem, 2017, 292(13): 5335 - 5348.

［12］ Wang X, Yu M, Wang T, et al. Genetic analysis and literature review of Chinses patients with familial renal glucosuria: Identification of a novel *SLC5A2* mutation[J]. Clin Chim Acta, 2017, 469: 105 - 110.

［13］ Kim K M, Kwon S K, Kim H Y. A case of isolated glycosuria mediated by an *SLC5A2* gene mutation and characterized by postprandial heavy glycosuria without salt wasting[J]. Electrolyte Blood Press, 2016, 14(2): 35 - 37.

［14］ Ottasson-Laakso E, Tuomi T, Forsen B, et al. Influence of renal glycosuria due to mutations in the SLC5A2 gene on changes in glucose tolerance over time[J]. Plos One, 2016, 11(1): e0146114.

[15] Li S T, Yang Y Y, Huang L H, et al. A novel compound heterozygous mutation in *SLC5A2* contributes to familial renal glucosuria in a Chinese family, and a review of the relevant literature[J]. Molecular medicine reports, 2019, 19(5): 4364 – 4376.

[16] Santer R, Calado J. Familial renal glucosuria and SGLT2: From a mendelian trait to a therapeutic target[J]. Clin J Am Soc Nephrol, 2010, 5(1): 133 – 141.

[17] 王晓慧,赵向忠,李春梅,等.中国家族性肾性糖尿 SGLT2 基因突变分型及表型和基因型相关性研究[J].中华肾脏病杂志, 2016,32(1): 1 – 8.

[18] Magen D, Sprecher E, Zelikovic I, et al. A novel missense mutation in *SLC5A2* encoding SGLT2 underlies autosomal-recessive renal glucosuria and aminoaciduria[J]. Kidney Int, 2005, 67(1): 34 – 41.

[19] Santer R, Kinner M, Lassen C L, et al. Molecular analysis of the SGLT2 gene in patients with renal glucosuria[J]. J Am SocNephrol, 2003, 14(11): 2873 – 2882.

[20] Hou J, van Leeuwen J, Andrews B J, et al. Genetic network complexity shapes background-dependent phenotypic expression [J]. Trends Genet, 2018, 34(18): 578 – 586.

[21] Scholl-Burgi S, Santer R, Ehrich J H. Long-term outcome of renal glucosuria type O: the original patient and his natural history[J]. Nephrol Dial Transplant, 2004, 19(9): 2394 – 2396.

[22] Yu L, Hou P, Lv J C, et al. A novel sodium-glucose co-transporter 2 gene(SGLT2) mutation contributes to the abnormal expression of SGLT2 in renal tissues in familial renal glucosuria[J]. Int Urol Nephrol, 2014, 46(11): 2237 – 2238.

[23] 余自华,陈丽珠.肾性糖尿的诊疗现状[J].中华实用儿科临床杂志.2018,33(17): 1286 – 1289.

第六章
原发性肾性氨基酸尿

临床特征及诊治要点

- 罕见的肾小管疾病,临床表现及发病年龄不一。
- 多数患儿生长发育迟缓,神经系统损害多样。
- 循环氨基酸水平下降或正常,高氨血症。
- 显著特征是尿氨基酸排泄增加。
- 确定诊断需要基因检测。

一、概念与分类

▪ (一)概念

原发性肾性氨基酸尿(primary renal aminoaciduria,PRA)是指循环氨基酸水平正常时,肾小管氨基酸转运系统缺陷引起的以尿中氨基酸增加为显著特征的一组疾病。关于氨基酸的转运可参见第二章第一节。正常人尿中含有微量氨基酸,由于氨基酸循环水平的升高,肾小球滤入原尿中的氨基酸显著增加,超过了肾小管的最大重吸收能力引起的氨基酸尿,属继发性氨基酸尿,称为溢出性氨基酸尿,不在本章讨论范围。

▪ (二)分类

关于氨基酸尿的分类,目前仍然根据尿中氨基酸的化学特征,分为碱性(阳离子)、中性、酸性(阴离子)及亚氨基酸尿几大类。但近端小管功能障碍引起的以全氨基酸尿、糖尿及其他溶质尿为特征的 Fanconi 综合征在第二十三章讨论。

二、病因与发病机制

■ （一）肾脏氨基酸转运的基本特征

循环游离氨基酸经肾小球滤过后，绝大部分在近端小管的曲部，一小部分于直部被重吸收入血，其重吸收的占比达 99% 以上。肾小管氨基酸转运的基本特征主要包括以下几个方面。

1. **主动转运** · 肾脏氨基酸的重吸收属于二级主动转运，消耗的能量来自小管细胞基侧膜面 $Na^+ - K^+ - ATP$ 酶运转建立的管腔到细胞 Na^+ 的电化学梯度。氨基酸的转运分成三个紧密联系的步骤：从管腔内跨细胞膜面的入胞，细胞内的转移及从基侧膜面到间质的出胞。这一过程可能是 Na^+ 依赖性的，也可能是 Na^+ 非依赖性的。因此，影响主动转运的因素如 $Na^+ - K^+ - ATP$ 酶的活性、氨基酸转运子的表达与活性、底物浓度、小管内液体的流动速率等均将影响氨基酸的转运速率。

2. **转运的特异性** · 根据氨基酸的生化特征，一般将氨基酸区分为二价碱性阳离子氨基酸、中性氨基酸、酸性阴离子氨基酸、胱氨酸、半胱氨酸、甘氨酸、亚氨基酸、α、β、γ 氨基酸及左旋氨基酸，这些氨基酸的转运由氨基酸转运蛋白完成，因此大多具有底物特异性。换句话说，某一种氨基酸转运子的异常，只影响它特异转运的一种或几种氨基酸，而不影响其他氨基酸的重吸收。

3. **转运的可饱和性** · 氨基酸转运系统可以分为高亲和低容量系统（high-affinity low-capacity system）及低亲和高容量系统（low-affinity high-capacity system）两大部分，前者转运特异性高而重吸收阈值较低容易饱和，后者转运特异性低但重吸收阈值较高不易饱和。新生儿肾小管重吸收氨基酸的能力低下，可能与其转运系统的成熟度有关。转运具有双向性。从间质到细胞，再从细胞到小管腔内的氨基酸的逆向转运或经过细胞旁途径回漏进入管腔同样发生，这不仅仅与肾脏生理学如髓质高渗状态下细胞生理功能的维持、NH^+ 的产生等有关，也与氨基酸的协同转运有关。因此，小管细胞氨基酸转运的方向和速率取决于正向与逆向氨基酸转运之和[1-3,22,23]。

■ （二）氨基酸转运蛋白

人类基因组组织（human genome organization，HUGO）根据基因的同源性和氨基酸的结构特征，引入了溶质载体家族（solute carrier family，SLC）命名法。到目前为止，已经鉴定 65 种不同的 SLC 家族，400 多转运蛋白基因，其中已知有 11 个基因家族编码的蛋白质涉及氨基酸的转运。依据底物特异性及钠依赖性，氨基酸转运蛋白可分为：广谱钠依赖的中性氨基酸转运蛋白 b^0（broad selectivity sodium-dependent neutral amino-acid transporter）、广谱钠非依赖的中性和碱性氨基酸转运蛋白 $b^{0,+}$（broad selectivity sodium-independent neutral and basic amino-acid transporter）、钠非依赖的碱性氨基酸转运蛋白 Y^+L（sodium-independent basic amino-acid transporter）及钠依赖的酸性氨基酸转运蛋白 X_{AG}（sodium-dependent acidic amino-acid transporter)等。原发性氨基酸尿所涉及的转运分子的异常将在有关疾病中简要介绍，而关于氨基酸转运的细节，可参见有关章节。

（三）阳离子氨基酸尿

阳离子氨基酸尿（Cationic aminoaciduria）目前分为 5 个亚类：经典的胱氨酸尿、孤立性胱氨酸尿、赖氨酸尿蛋白不耐受、二价碱性氨基酸尿及孤立性赖氨酸尿，其中胱氨酸尿将在第八章专门介绍。

1. 赖氨酸尿蛋白不耐受

（1）病因：赖氨酸尿蛋白不耐受（lysinuric protein intolerance，LPI），又称为 Ⅱ 型二价碱性氨基酸尿（OMIM：222700）。LPI 属于常染色体隐性遗传，致病基因 SLC7A7 定位于 14q11.2，含 11 个外显子及 10 个内含子，编码的蛋白质含 511 个氨基酸残基，分子量为 56 kDa。这种蛋白质是二价碱性氨基酸异二聚体转运蛋白 HAT 轻链 Y^+ LAT1 的催化亚单位，它的重链亚单位由 SLC3A2 编码。目前，已经确定了 50 种以上的突变，除个别患者以外，绝大部分患儿的 SLC7A7 突变均在于单个氨基酸残基的替代或小片段删除，较大片段的删除、插入或拼接突变则很少。

（2）发病机制：LPI 的发病机制不明。它的基本生化缺陷在于肠道及肾小管上皮细胞的基侧膜面二价碱性氨基酸（赖氨酸、精氨酸及鸟氨酸）转运障碍，SLC7A7 广泛分布于各种组织细胞，其底物主要包括赖氨酸、精氨酸及鸟氨酸。LPI 最重要的病理生理机制可能在于细胞内精氨酸的代谢失衡，事实上，精氨酸是一种半必需氨基酸，它参与了尿素循环及多胺、脯氨酸、肌酸、谷氨酸盐及胍基丁胺的生物合成，更重要的是，精氨酸是一氧化氮（NO）合成的唯一前体物质，而 NO 则是调节多种细胞过程强有力的多能分子。肠道吸收障碍，使得这些氨基酸的循环水平下降，肝细胞（不表达 SLC7A7 蛋白）尿素合成的原料减少，尿素循环障碍导致蛋白不耐受及高氨血症；在肾脏、肺脏等实质脏器，NO 的增加将诱导细胞的凋亡及炎症反应，引起慢性肾脏疾病及肺间质的改变；在免疫活性细胞，NO 则可能维持乃至放大实质脏器的炎症反应；免疫细胞功能异常的程度，可能与个体的临床表现有关[4-7]。

2. 二价碱性氨基酸尿 Ⅰ 型·二价碱性氨基酸尿（hyperdibasic aminoaciduria，HDBA type Ⅰ）Ⅰ 型 HDBA（OMIM♯222690）的致病基因不明，基本缺陷在于肠道及肾脏上皮细胞对赖氨酸、精氨酸及鸟氨酸转运障碍，但是与 LPI 存在明显差异，这些差异包括：Ⅰ 型 HDBA 属常染色体显性或隐性遗传，血中二价碱性氨基酸含量及血氨水平正常，没有蛋白不耐受，杂合子尿中氨基酸水平升高等。临床表现包括活动过度、精神发育迟缓、构音障碍、手足徐动及吩噻嗪的副反应等[8]。

孤立性赖氨酸尿（isolated lysinuria）目前仅有个案报道，患儿除赖氨酸尿以外，还表现为生长发育迟缓。

（四）中性氨基酸尿

中性氨基酸尿（neutral aminoaciduria）包括三个疾病：Hartnup 病、蛋氨酸尿和组氨酸尿。

1. Hartnup 病

(1) 病因：Hartnup 病（OMIM：234500）由于肠黏膜和肾小管上皮细胞转运中性氨基酸障碍，临床表现为糙皮病样皮疹、神经系统损害和氨基酸尿，属于常染色体隐性遗传性疾病，其致病基因 SLC6A19 定位于 5p15.33，编码 Na^+-依赖的中性氨基酸转运蛋白 B^0AT1，已经鉴定 20 多种突变，包括错义突变、无义突变、删除及拼接错误等。然而，除了 SCL6A19，研究表明，Cellectrin、血管紧张素转化酶 2 及肝核因子 1α（hepatic nuclear factor 1 alpha，HNF1α）也可能与 Hartnup 病有关。Cellectrin 是一种分子量为 27 kDa 的 I 型膜蛋白，它仅表达于肾脏而不表达于肠道上皮细胞，它与 B^0AT1 蛋白形成异二聚体，有助于 B^0AT1 蛋白的稳定与表达。不表达 Cellectrin 的小鼠，与 Hartnup 病一样，出现多种氨基酸尿。血管紧张素转化酶 II 是表达于肠道的与 Cellectrin 有关的羧肽酶，它不仅灭活血管紧张素 II，也参与肽的摄取并协助 SLC6A19 蛋白对中性氨基酸的摄取。血管紧张素转化酶 II 突变与纯肠道表现的 Hartnup 病有关。年轻的成人起病型糖尿病（maturity onset diabetes of the young，MODY3）系转录因子 HNF1α 突变引起，HNF1α 是调控肾组织 Cellectrin 表达的重要转录因子之一，HNF1α 失活导致 Cellectrin 及 SCL6A19 产物的表达减少。至于 SLC6A19 的单核苷酸多态性及与 SLC6 有关的其他转运蛋白是否参与了 Hartnup 的发病，目前缺少研究[9-12]。

(2) 发病机制：Hartnup 病的基本缺陷在肠道及肾脏对中性氨基酸的转运障碍，糙皮病样皮疹是色氨酸在肠道吸收不良及肾脏大量丢失，使得机体合成烟酸及烟酰胺的原料缺乏。而小脑共济失调的发生机制不清，一些研究者认为可能与神经递质 5-羟色胺缺乏有关，5-羟色胺具有调节情绪、睡眠、食欲、体温等多种功能。另外，也可能与色氨酸在肠道经由细菌降解产生的硫化吲哚类产物有关[9-12]。

2. 蛋氨酸尿·本病的病例较少，基本缺陷在于肠道吸收、肾脏重吸收蛋氨酸障碍。由于蛋氨酸在肠道的细菌降解产物 α-羟基丁酸吸收入血后，再由肾脏排泄，患者往往出现尿中臭味、水肿、间歇过度通气、惊厥及精神发育迟缓。这些患者没有其他氨基酸尿，表明肾脏及肠道存在蛋氨酸的特异转运系统[13]。

3. 组氨酸尿·组氨酸尿（OMIM：235830）患者的基本缺陷在于肾脏及肠道组氨酸的转运障碍，患者出现孤立性组氨酸尿及智力低下，遗传方式不清。

■ （五）亚氨基酸尿及甘氨酸尿

亚氨基酸尿及甘氨酸尿（aminoaciduria and glycinuria）包含两个不同的疾病：亚氨基甘氨酸尿及孤立性甘氨酸尿。

1. 亚氨基甘氨酸尿·亚氨基甘氨酸尿（OMIM♯242600）属于常染色体隐性遗传，病因涉及编码质子依赖的氨基酸转运蛋白 PAT2 基因 SLC36A2、编码钠依赖的亚氨酸转运子 SIT1 基因 SLC6A20 及编码 Na^+-依赖的中性氨基酸转运子 B^0AT1 的基因 SLC6A19。部分患儿可能涉及编码甘氨酸转运子基因 SLC6A18。特征是尿中脯氨酸、羟脯氨酸及甘氨酸的排泄增加。临床表现主要出现在纯合子或等位基因联合突变的个体，症状包括高血压、糖尿、精神发育迟缓、肾结石、耳聋和视力障碍等。正常新生儿尿中这三种氨基酸的排泄量较高，但在 6 月龄后大致正常。本病的临床表现差异明显：一部分患者表现为良性病程，一部分患者病情较明显；大约半数家系杂合子尿氨基酸排泄正常，另一半杂合子出现甘氨酸尿；一些纯合子患者肠道亚氨基酸的吸收异常，另一些完全正常；另外，有的患者肾脏脯氨酸的最大转运速率正常，而甘氨酸转运速率受损。这些患者的临床表现差异表明了遗传的异质性。亚氨基甘氨酸尿需要与脯氨酸代谢障碍相鉴别，这些患者的亚氨基酸尿系高脯氨酸血症引起尿脯氨酸排泄增加超过肾脏的最大重吸收能力所引起的[14,15]。

2. 孤立性甘氨酸尿·甘氨酸尿常见，但孤立性甘氨酸尿少见。在新生儿中，由于甘氨酸转运系统尚未发育成熟，甘氨酸尿并不意味着疾病。甘氨酸尿还见于低磷血症性佝偻病及部分亚氨基甘氨酸尿家系中的杂合子。孤立性甘氨酸尿属常染色体显性遗传，候选基因主要为 SLC6A18[16-18]。

■ （六）二羧基氨基酸尿

二羧基氨基酸尿(dicarboxylic aminoaciduria)(OMIM：222730)，发病率估计 1：36 000。它属于常染色体隐性遗传，病因由定位于 9p24.2 编码兴奋性氨基酸转运蛋白 EAAT3 的 SLC1A1 基因功能丢失性突变引起。发病机制与肠道、肾脏及脑组织谷氨酸及天门冬氨酸转运障碍有关。脑组织 EAAT3 功能丢失使得谷胱甘肽及 GABA 的合成障碍，可能与智力障碍等神经系统表现有关。受累的个体不一定出现症状。临床特征是尿中谷氨酸及天门冬氨酸排泄显著增加，临床表现不一，多数患者无特殊表现，部分患者可能出现生长迟缓、智力低下、饥饿性低血糖及酮症酸中毒倾向。低血糖倾向的原因可能是产糖氨基酸的不足[17,19]。

■ （七）β-氨基酸尿

β-氨基酸尿(β-aminoaciduria)(OMIM：210100)常见于一些良性疾病中，系 β-氨基异丁酸-丙酮酸氨基转移酶缺陷使得 β-氨基异丁酸分解异常引起其排泄增加，而不属于肾脏氨基酸转运缺陷。但是已经在人肾小管管腔膜面鉴定了 $Na^+ - Cl^-$-依赖的牛磺酸/β-丙氨酸(SLC6A6 基因编码)及甜菜碱/γ-氨基丁酸(SLC6A12 基因编码)两种转运蛋白，而且，已经发现了牛磺酸转运缺陷的小鼠。

三、实验室检查

氨基酸尿的常规实验室检查应该包括血常规、尿常规(尤其注意酮体)、肝肾功能、血糖、血气分析(注意乳酸盐及阴离子间隙)及血氨测定。代谢性酸中毒患儿需要考虑遗传代谢病，如有机酸代谢障碍、线粒体病、脂肪酸氧化障碍等。氨基酸尿患儿由于尿中氨基酸的丢失，血氨基酸水平下降及尿素循环异常，往往存在血氨增高。LPI 临床表现个体间差异很大，目前没有什么实验室检查指标可以确定或排除 LPI 的诊断，综合考虑下列资料可能有助于 LPI 的诊断。① 尿中赖氨酸、精氨酸及鸟氨酸含量增加而血水平下降；② 24 小时尿乳清酸(orotic acid)排泄增加；③ 餐后轻度高氨血症。其他检查包括血脂分析、骨及肺的 X 线片等。确定诊断需要基因检测[20]。

四、临床特征

LPI 是一种严重的多系统疾病,几乎任何器官系统均可受累。母乳及较低蛋白质含量配方奶喂养的新生儿及幼儿,临床表现一般不明显,断奶以后,尤其是高蛋白质饮食以后,餐后的高氨血症及胃肠道症状迅速出现。临床表现主要包括:厌食,尤其是富含蛋白质饮食,呕吐,腹泻,肝脾肿大及胰腺炎,慢性肾脏疾病,高血压及 Fanconi 综合征,轻度白细胞减少、嗜血淋巴增生/巨噬细胞活化,肌张力低下、肌无力及肌萎缩,肺泡蛋白沉积症、肺间质改变及肺出血,身材矮小及体重不增,骨质疏松、骨龄延迟或反复骨折,嗜睡、发育迟缓、精神紊乱、惊厥乃至昏迷等多器官系统的损害。实验室检查表现为蛋白质负荷以后的大量二价碱性氨基酸尿,尤其是赖氨酸尿及血氨增加[4-7,24]。

Hartnup 病杂合子尿中氨基酸排泄正常,纯合子发病,多表现为糙皮病样皮疹及小脑共济失调,但也有部分患者症状较重,出现光敏性皮炎、肢体麻木、寒冷、疼痛、间歇乃至持续不自主运动、脾气暴躁、抑郁等,而给予富含蛋白质食物后,大部分患者症状消失。这些患者尿中出现大量单氨基及单羧基中性氨基酸,包括丝氨酸、苏氨酸、谷氨酰胺、酪氨酸、色氨酸、组氨酸、丙氨酸、缬氨酸、亮氨酸、异亮氨酸、瓜氨酸、苯丙氨酸及天冬酰胺,而不含脯氨酸及甘氨酸。

Hartnup 病的表现型除了受到环境因素尤其是饮食的影响,还受到遗传因素的影响。文献报道,存在纯肾脏表现的 Hartnup 病及纯肠道表现的 Hartnup 病。Hartnup 病临床表现的差异性往往给诊断带来困难。对于那些糙皮病样皮疹的患者,如果没有烟酸缺乏的病史,应高度怀疑本病。确定诊断应做基因检测[9-12]。

五、诊断与鉴别诊断

原发性肾性氨基酸尿是一组少见病,诊断需要临床医生的高度警惕。对于一些不明原因呕吐腹泻、反复骨折、泌尿系统结石,尤其是生长发育迟缓、智力障碍的患儿,应该考虑本病。血和尿中氨基酸分析是此类疾病临床诊断的重要手段,且尿氨基酸分析可迅速将 Hartnup 病与其他氨基酸尿鉴别开来,而确定诊断必须进行基因检测[21]。

六、治疗与预后

LPI 的治疗目标在于控制高氨血症及治疗并发症。控制高氨血症的措施主要包括低蛋白质饮食[0.8~1.5 g/(kg·d)]、补充维生素、补充微量营养素、适当给予瓜氨酸[一般剂量为 100 mg/(kg·d)分 4 次口服];精氨酸及鸟氨酸可明显改善患儿的高氨血症,促进患儿生长发育,但必须注意细胞内精氨酸含量增加继而 NO 产生增加,有可能加重患儿的临床症状;血氨增高的患儿给予氨廓清药苯甲酸钠(100~250)mg/(kg·d)分 4 次口服;低肉毒碱血症的发生可能与低蛋白质饮食、肾功能不全及降氨药物有关,可适当补充L-肉毒碱[25～50 mg/(kg·d)分2～3次口服];阿仑膦酸钠可以改善骨质疏松,但用法、用量及效果尚不确定;身材矮小的患儿,应评估生长激素状况;生长激素缺乏的患儿,可给予生长激素治疗;高血脂患儿,可给予HMG-CoA还原酶抑制剂治疗。慢性肺间质改变时,可给予泼尼松及免疫抑制剂治疗,出现肺泡蛋白沉积症时,应予全肺灌洗。出现血液系统及肾脏损害时,应根据具体情况,在相关专家的指导下治疗[4-7,24]。

对于Hartnup病,每日口服40～100 mg的烟酰胺即可起到良好的治疗效果,也可给予色氨酸乙酯口服。

七、病例分析

患儿,男,12岁,因发热5天就诊,拟"发热、肝脾肿大原因待查"入院。小时候以米粉喂养,生长发育尚好。到5～6岁时,其生长发育较同龄儿落后。体检:T 38.5℃,意识模糊,躁动不安,身高1.3 m,体重22 kg,皮肤苍黄,多处浅表淋巴结可及,巩膜黄染不明显,肝脏肋下3 cm,脾脏平脐。四肢肌力、肌张力较低,神经系统未查见阳性体征。

自小不喜肉类,进食后思睡;曾多次患"肺炎",三次骨折。10岁时诊断"矮小症",使用半年生长激素,效果不理想后停药。家族史无特殊。

● 实验室初步检查

血常规:白细胞$2.36×10^9$/L,血红蛋白70 g/L,血小板$40×10^9$/L。尿常规:尿糖(＋)。肝功能:白蛋白25 d/L,谷丙转氨酶50 U/L,谷草转氨酶70 U/L,乳酸脱氢酶950 U/L。总胆红素20 μmol/L,血清铁蛋白增高600 μg/L、eGFR 60 mL/min,生长激素、甲状腺素水平正常,腹部B超肝脾肿大、肠系膜及腹膜后淋巴结肿大。

● 诊断分析

步骤① 初步诊断

根据病史、临床表现及初步检查结果拟为"嗜血淋巴增生综合征(hemophagocytic lymphohistiocytosis, HLH/hemophagocytic syndrome, HPS)"。由于HLH分为原发性和继发性两大类,进一步检查结果包括:甲、乙、丙、丁、戊肝病原学(一),EB病毒IgM抗体弱阳性,IgG抗体(＋＋),拷贝数$2.3×10^5$,CMV IgM抗体(＋),IgG抗体(＋＋),拷贝数$1.5×10^6$。血糖、血电解质及二氧化碳结合力大致正常,血氨200 μmol/L,血胆固醇11 mmol/L,三酰甘油3.3 mmol/L,纤维蛋白原1.4 g/L。24小时尿蛋白280 mg,尿β2-微球蛋白增高,eGFR

60 mL/min(以 Schwartz formula 计算)[27]。淋巴细胞亚群 NK 比例及绝对值降低,免疫球蛋白基本正常,抗核抗体(+),其他自身抗体(—),补体 C3 0.56 g/L,补体 C4 正常。X 线胸片示双肺索条状致密影。其他检查包括颅脑 MRI 未见明显异常,骨龄略低,骨密度明显降低,骨髓穿刺感染性骨髓象。考虑到患儿的既往史,其 HLH 可能是在基础疾病上感染由诱发,而基础疾病极有可能为肾脏氨基酸转运障碍[25,26]。

步骤❷ 确定诊断

针对性检查表明,尿氨基酸/肌酐:赖氨酸 1 024 μmol/mmol 肌酐,精氨酸 70 μmol/mmol 肌酐,鸟氨酸 50 μmol/mmol,肌酐、血氨基酸未检。基因检测结果:*SLC7A7* 错义突变 C. 753G>C。患儿父母基因检测正常,考虑新发突变,明确 LPI 诊断。由于病况及经济原因,未行胸部 CT、串联质谱、肺活检及肾活检等有关检查。经针对 HLH 及保肝降脂等综合治疗好转出院,失访。

● 诊疗建议

(1)重视既往史和家族史的详细询问。
(2)系统地进行体格检查,关注患者生长发育及智力情况。
(3)血和尿氨基酸分析是此类疾病临床诊断的重要手段,基因检测有助于确诊。

(卢思广)

· 参考文献 ·

[1] Camargo S M, Bockenhauer D, Kleta R. Aminoacidurias: Clinical and molecular aspects[J]. Kidney Int, 2008, 73(8): 918-925.

[2] Broer S. Amino acid transport across mammalian intestinal and renal epithelia[J]. Physiol Rev, 2008, 88(1): 249-286.

[3] Hildebrandt F. Genetic kidney diseases[J]. Lancet, 2010, 375(9722): 1287-1295.

[4] Sebastio G, Sperandeo M P, Andria G. Lysinuric protein intolerance: reviewing concepts on a multisystem disease[J]. Am J Med Genet C Semin Med Genet, 2011, 157C(1): 54-62.

[5] Barilli A, Rotoli B M, Visigalli R, et al. In lysinuric protein intolerance system y+L activity is defective in monocytes and in GM-CSF-differentiated macrophages[J]. Orphanet J Rare Dis, 2010, 5: 32-43.

[6] Posey J E, Burrage L C, Miller M J, et al. Lysinuric protein intolerance presenting with multiple fractures[J]. Mol Genet Metab Rep, 2014, 1(1): 176-183.

[7] Ceruti M, Rodi G, Stella G M, et al. Successful whole lung lavage in pulmonary alveolar proteinosis secondary to lysinuric protein intolerance: a case report[J]. Orphanet J Rare Dis, 2007, 2(1): 14-21.

[8] Bröer S, Gether U. The solute carrier 6 family of transporters[J]. Br J Pharmacol, 2012, 167(2): 256-278.

[9] Bala P A, Foster J, Carvelli L, et al. SLC6 transporters: structure, function, regulation, disease association and therapeutics[J]. Mol Aspects Med, 2013, 34(2-3): 197-219.

[10] Broer S. Apical transporters for neutral amino acids: physiology and pathophysiology[J]. Physiology (Bethesda), 2008, 23(2): 95-103.

[11] Broer S. The role of the neutral amino acid transporter B⁰AT1 (*SLC6A19*) in Hartnup disorder and protein nutrition[J]. IUBMB Life, 2009, 61(6): 591-599.

[12] Pochini L, Scalise M, Galluccio M, et al. Membrane transporters for the special amino acid glutamine: structure/function relationships and relevance to human health[J]. Front Chem/Cellular Biochem, 2014, 2: 1-23.

[13] Luu N, Wen L, Fu L, et al. Differential regulation of two histidine ammonia-lyase genes during Xenopus development implicates distinct functions during thyroid hormone-induced formation of adult stem cells[J]. Cell Biosci, 2013, 3(1): 43-54.

[14] Uno M, Nishimura S, Fukuchi K, et al. Identification of physiologically active substances as novel ligands for MRGPRD[J]. J Biomed Biotechnol, 2012, 2012: 816159-816168.

[15] Loeffen Y G, Biebuyck N, Wamelink M M, et al. Nephrological abnormalities in patients with transaldolase deficiency[J].

Nephrol Dial Transplant，2012，27(8)：3224 - 3227.

［16］ Bröer S，Bailey C G，Kowalczuk S，et al. Iminoglycinuria and hyperglycinuria are discrete human phenotypes resulting from complex mutations in proline and glycine transporters［J］. J Clin Invest，2008，118(12)：3881 - 3892.

［17］ Bailey C G，Ryan R M，Thoeng A D，et al. Loss-of-function mutations in the glutamate transporter SLC1A1 cause human dicarboxylic aminoaciduria［J］. J Clin Invest，2011，121(1)：446 - 453.

［18］ Vilches C，Boiadjieva-Knöpfe E，Bodoy S，et al. Cooperation of antiporter LAT2/CD98hc with uniporter TAT1 for renal reabsorption of neutral amino acids［J］. J Am Soc Nephrol，2018，29(6)：1624 - 1635.

［19］ Macphee S，Weaver I N，Weaver D F. An evaluation of interindividual responses to the orally administered neurotransmitter beta-alanine［J］. J Amino Acids，2013，2013：429847 - 429852.

［20］ Yahyaoui R，Pérez-Frías J. Amino acid transport defects in human inherited metabolic disorders［J］. Int J Mol Sci，2020，21(1)：119 - 136.

［21］ Haijes H A，Prinsen H C M T，de Sain-van der Velden M G M，et al. Accurate discrimination of Hartnup disorder from other aminoacidurias using a diagnostic ratio［J］. Mol Genet Met Rep，2020，22：10055 - 10061.

［22］ Bröer S，Bröer A. Amino acid homeostasis and signalling in mammalian cells and organisms［J］. Biochem J，2017，474(12)：1935 - 1963.

［23］ Bröer S. Amino acid transporters as disease modifiers and drug targets［J］. SLAS Discovery，2018，23(4)：303 - 320.

［24］ Mauhin W，Habarou F，Gobin S，et al. Update on Lysinuric Protein Intolerance，a Multi-faceted Disease Retrospective cohort analysis from birth to adulthood［J］. Orphanet J Rare Dis，2017，12(1)：3 - 15.

［25］ Henter J-I，Horne A，Aricó M，et al. HLH-2004：Diagnostic and therapeutic guidelines for hemophagocytic lymphohistiocytosis［J］. Pediatr Blood Cancer，2007，48(2)：124 - 131.

［26］ Zhang Z，Wang J，Ji B，et al. Clinical presentation of hemophagocytic lymphohistiocytosis in adults is less typical than in children［J］. CLINICS，2016，71(4)：205 - 209.

［27］ Schwartz G J，Haycock G B，Edelmann C M，et al. A simple estimate of glomerular filtration rate in children derived from body length and plasma creatinine［J］. Pediatrics，1976，58(2)：259 - 263.

第七章
肾小管酸中毒

临床特征及诊治要点

- 生长迟缓、喂养困难、反复呕吐、脱水、佝偻病是临床诊断肾小管酸中毒常见的首要线索。
- 起病年龄小、症状反复、就诊时病情严重提示原发性或遗传性可能性大。
- 主要发病机制是近端肾小管重吸收 HCO_3^- 或(和)远端肾单位排 H^+ 泌 NH_4^+ 障碍。
- 正常 AG 的高氯性代谢性酸中毒伴低钾血症或高钾血症,多数肾小球滤过功能正常。
- 肾小管诊断试验有助于肾小管酸中毒分型,精准诊断和分型有赖于基因检测。
- 碱性药物治疗是各型肾小管酸中毒基本且重要的措施。
- 可治疗,可改善,早期、长期、持续治疗是关键。

一、概念与分类

■ (一)概念

肾小管酸中毒(renal tubular acidosis,RTA)是一类由近端肾小管重吸收碳酸氢盐和(或)远端肾小管排氢、泌铵功能障碍引起的一组以持续性代谢性酸中毒为主要表现的临床综合征。自 1935 年 Lightwood 首先描述了 1 例儿童 RTA 病例以来陆续有报道,1945 年 Brain 报道了首例成人病例,1958 年董德长等也首次在国内报道了 RTA,该病逐渐被认识。然而,肾小管酸中毒临床表现多变,可累及多个系统和器官,又缺乏对该类疾病特异性检测方法和规范的筛查体系,因此漏诊率、误诊率高。

■ (二)分类

按病因可分为原发性和继发性 RTA;按肾小管受损部位分为近端和远端 RTA;按是否合

并全身酸血症分为完全性和不完全性 RTA,这种情况更多见于远端 RTA。完全性远端 RTA 定义为机体出现自发全身酸中毒时尿液 pH 仍然>5.5;而不完全性远端 RTA 定义为在机体全身酸碱平衡正常时,存在尿液最大酸化功能和泌铵功能障碍,即使在酸负荷或利尿剂作用下,尿液 pH 仍不能最大限度下降,可见于无症状低枸橼酸尿儿童、后尿道瓣膜患儿、骨质疏松症并伴有尿石症和肾钙质沉着症患者[1,2]。

按肾小管受损部位和临床表现可分为 I 型 RTA(远端型,dRTA)(OMIM:179830)、II 型 RTA(近端型,pRTA)(OMIM:179800)、III 型 RTA(混合型)(OMIM:267200)和 IV 型 RTA (高钾血症型),同时这种分型也结合了一定的病理生理机制,故仍是目前临床上最常用的分类方法。

二、病因与发病机制

酸碱状态在人体内受到严格的控制,任何偏差会影响细胞膜的生理环境、细胞内信号和代谢,对心血管系统、骨骼和其他组织功能都可造成急性和长期的后果。新陈代谢的结果就是产生了氢离子(H^+),而生物系统在较窄的 pH 范围内工作最佳,因此机体清除 H^+ 以维持这种内稳态非常必要,而肾脏调控则是人类通过三种机制(细胞内外缓冲、呼吸作用、肾脏调节)来维持机体酸碱平衡之中最重要的关键因素。

正常西方饮食的成年人,每千克体重大约产生 1 mmol 需处理的 H^+,生长中的儿童每千克体重则产生 2~3 mmol H^+。机体产生的这些 H^+ 需通过碳酸氢盐进行缓冲,其结果必然造成碳酸氢盐的净消耗,而这些碳酸氢盐的补充则由肾脏代谢有机阴离子从头合成新的 HCO_3^- 以保证体内稳态,这一过程主要由近端小管完成,但其他肾单位也有参与。生理情况下,近端小管中生成的 NH_4^+ 代谢分为两部分,其中约 50% 最终经肾静脉进入循环,另外 50% 在肾小管腔内循环利用,生成的氨最终将以铵离子(NH_4^+)形式排泄 H^+。而在肾小管产生和重吸收 HCO_3^-、排出 H^+、NH_4^+ 调控酸碱平衡过程中,所涉及的各种关键转运分子比如钠碳酸氢盐共转运子(NBCe1)、Cl^-/HCO_3^- 阴离子交换子 1(AE1)、H^+- ATP 酶和 II 型碳酸酐酶(CA2)等发生突变均可引起上述酸碱平衡调控紊乱,这一类多与遗传相关,在儿童中更常见,也称为原发性 RTA;另一类由于肾小管损伤导致明显的酸碱失衡及一系列长期临床后果往往继发于系统性疾病和肾毒性药物,成人更多见。可继发于各种肾脏疾病如间质性肾炎、梗阻性肾病、肾盂肾炎,也可继发于多种非肾脏疾病,最常见于自身免疫性疾病如干燥综合征、系统性红斑狼疮、类风湿关节炎、结节性多动脉炎,其他如糖尿病、高血压、慢性肝病(包括肝硬化)、遗传性疾病(肝豆状核变性、遗传性椭圆细胞增多症)等都可引起[3-5]。还有一些由于肾毒性药物(如两性霉素 B、异环磷酰胺、环孢素 A、阿德福韦酯)也可引起 RTA[6]。

继发性 RTA 不在本章的介绍范围内,各型原发性 RTA 的致病基因、发病机制及病理生理变化还略有不同,后面将分别详细介绍,但为了方便理解,有必要先简单了解与肾小管酸中毒发生相关的肾脏酸碱平衡调控。

■ （一）肾脏对酸碱平衡的调控

1. 近端肾小管和碳酸氢盐的重吸收·碳酸氢盐在肾小球可自由滤过,但大部分(约80%)又在近端小管重吸收且必须被重吸收,否则大量碳酸氢盐经尿液丢失则会影响机体的酸碱平衡,这一过程依赖于酸性物质排泄进入近端小管管腔内。大多数氢离子(H^+)通过肾小管管腔膜面的钠氢交换子3(sodium protein exchanger isoform3, NHE3,编码基因 $SLC9A3$)进入小管腔内,少部分通过管腔膜面的 H^+-ATP 酶排出至管腔。值得注意的是,在新生儿,近端小管钠氢交换子是由 NHE8 介导可部分弥补 NHE3 的缺失。进入管腔内的 H^+ 在管腔膜面 Ⅳ 型碳酸酐酶(carbonic anhydrase 4, CA4)催化下和 HCO_3^- 在小管腔内转化为 CO_2 和 H_2O 如下式:

$$\overset{CA4}{\underset{CA2}{HCO_3^- + H^+ \Longleftrightarrow H_2CO_3 \Longleftrightarrow H_2O + CO_2}}$$

H_2O 通过近端小管上皮细胞基侧膜面和细胞腔内的水通道蛋白-1(aquaporin-1, AQP1)被重新吸收,CO_2 则不需要蛋白质转运机制就可以在细胞间自由移动;值得注意的是,水通道蛋白-1 也可促进 CO_2 跨膜转运。进入细胞内的 CO_2 和 H_2O 在胞质内 Ⅱ 型碳酸酐酶(carbonic anhydrase 2, CA2)催化下又可还原为 H^+ 和 HCO_3^-。H^+ 可跨过管腔膜被循环利用,而 HCO_3^- 形成后与 Na^+ 协同,通过基侧膜面上生电性 Na^+/HCO_3^- 共转运子(sodium bicarbonate cotransporter 1, NBCe1,编码基因为 $SLC4A4$)跨膜吸收入血。部分从近端小管溢出的碳酸氢盐可在髓袢升支粗段由 NHE3 通过类似的过程回收利用。碳酸氢盐在近端肾小管的重吸收是一个可饱和的过程,血清碳酸氢盐在正常范围时,滤的碳酸氢盐几乎完全由近端小管重吸收;当血清碳酸氢盐的浓度增加,滤过的碳酸氢盐超过近端小管的重吸收阈,碳酸氢盐则通过尿液丢失。以上过程见图 7-1[7]。

近端小管生成碳酸氢盐的另一种方式是近曲小管上皮细胞线粒体内的谷氨酰胺转化生成 NH_4^+ 的过程中伴随产生的,其后 HCO_3^- 的转运则通过上述所提及的 NBCe1 参与完成在髓袢升支粗段的持续重吸收,这部分大约占滤过碳酸氢盐的 10%。大部分 NH_4^+ 通过 NHE3 直接泌入管腔,然后离开近曲小管至髓袢升支粗段经 $Na^+-K^+-2Cl^-$ 共转运子(sodium-potassium-chloride cotransporter, NKCC)作用持续重吸收并浓聚于髓质间质;小部分 NH_4^+ 在细胞内分解为氨,NH_3 通过红细胞抗原家族成员的恒河猴家族 C 糖蛋白(Rhesus family C glycoprotein, RhCG)介导顺着浓度梯度差弥散到集合管腔内[8],在这里也能结合分泌的 H^+ 形成 NH_4^+。事实上,铵离子产生与分泌的上调是机体纠正肾外因素引起酸中毒的主要方式。

近端肾小管几乎完全重吸收肾小球滤过的氨基酸和葡萄糖,吸收滤过的大约 85% 碳酸氢盐和 85% 磷酸盐,这一过程是由细胞内的低钠浓度和负电位所驱动的,此外,随水、磷酸盐、氨基酸和葡萄糖重吸收过程中,60% 的钠可被近端肾小管重吸收。

2. 远端肾单位和泌酸功能·远端肾单位(远曲小管后段和集合管)的 A 型闰细胞(type A intercalated cell)负责酸根(H^+)的分泌,H^+ 产生是由 H_2O 和 CO_2 在胞质内经 Ⅱ 型碳酸酐酶

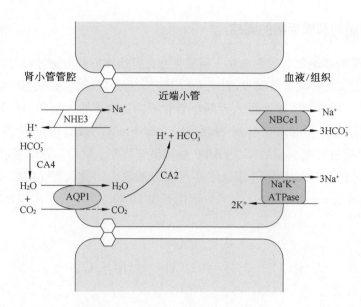

图 7 - 1·近端小管重吸收碳酸氢盐

大部分滤过的碳酸氢盐（HCO_3^-）从近端小管重吸收，H^+ 通过管腔膜面
NHE3 进行 Na^+ - H^+ 交换，首先通过 CA4 转化为 H_2O 和 CO_2；进入细胞的
H_2O（通过 AQP1）和 CO_2（自由进入细胞）在 CA2 作用下又还原为 H^+ 和
HCO_3^-，H^+ 通过 NHE3 再循环利用，而 HCO_3^- 通过细胞基侧膜面上的
NBCe1 回到循环系统

（CA2）催化还原生成，同时伴随一个 HCO_3^- 生成，管腔膜面的 H^+ - ATP 酶和 H^+ - K^+ - ATP
酶消耗 ATP 酶直接将 H^+ 泵入管腔，一些遗传性或继发性肾小管疾病正影响这一环节致病。
进入管腔的 H^+ 再被氨和磷酸盐缓冲形成 NH_4^+ 和 H_2PO_4 排出体外，而细胞内新生成的
HCO_3^- 又通过基侧膜的 Cl^- / HCO_3^- 阴离子交换子 1（anion exchanger 1，AE1，编码基因
SLC4A1）转运离开细胞进入血液，并伴随一个 Cl^- 进入细胞中，该 Cl^- 再经 K^+ - Cl^- 共转运子
（potassium-chloride cotransporter，KCC4）或氯通道（chloride channel，ClC - Kb）出胞而返回
至血中。

远端肾单位的主细胞（principal cell）主要负责钠、水的重吸收和钾的分泌，虽不直接分泌
H^+ 进入小管腔内，但是它们对钠的重吸收和钾的分泌所引起的跨上皮电化学梯度的变化必
定会间接影响 H^+ 的分泌，因此该部位编码重要离子通道蛋白如外髓质钾通道蛋白（renal
outer medullary potassium channel，ROMK）、上皮钠离子通道（epithelial sodium channel，
ENaC）的基因突变及影响该部位的药物或疾病都会引起机体酸碱平衡紊乱。

远端小管泌酸过程及所涉及的重要离子通道和调控酸碱平衡的蛋白分布见图 7 - 2[7]。

■ （二）Ⅰ型 RTA

1. 病因·儿童Ⅰ型 RTA 绝大多数都是原发性 dRTA，常在婴幼儿早期起病，多由远端肾
单位调控 H^+ 排出和 HCO_3^- 重吸收相关的离子通道或酶基因突变所致。

空泡型 H^+ - ATP 酶（vacuolar type of H^+ - ATPase，V - ATPase）突变是原发性 dRTA

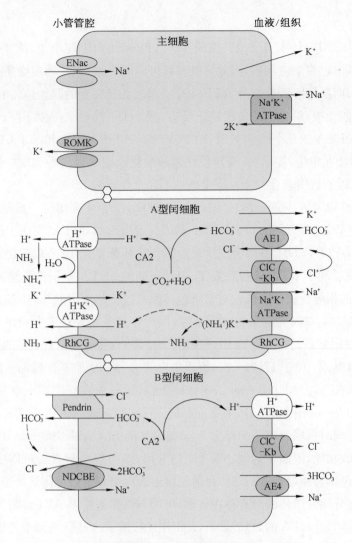

图 7-2·集合管泌酸过程

图中描述了远端肾单位集合管上皮细胞主要的生理物质钠、钾和酸碱调节的情况,包括小管腔膜面和基侧膜面上重要的参与转运的酶和分子蛋白:H^+-ATP 酶;CA2,Ⅱ型碳酸酐酶;AE1,阴离子交换子 1(SLC4A1);AE4,阴离子交换子 4(SLC4A9);CIC-Kb,氯离子通道 Kb;ENaC,上皮钠离子通道;ROMK,外髓质钾通道;NDCBE,钠驱动 Cl^-/HCO_3^- 交换子;RhCG,恒河猴猴家族 C 糖蛋白

最常见的原因。V-ATPase 是远端肾单位 A 型闰细胞上将 H^+ 由细胞内泵入小管腔内的主要酶,它由两个区的 15 个亚单位组成:外侧的 V1 区决定了 ATP 的水解并与 V0 区连接,形成一个完整的结构,V1 区至少由 8 个不同亚单位组成,其中 B1 亚单位(ATPV1B1)是引起 dRTA 隐性遗传最常见的突变部位;V0 区则利用 V1 区提供的能量具备了 H^+ 转移的功能[9,10],由 5 个不同亚单位组成,α-亚单位是最大的亚单位共有 4 种亚型(α1~α4),其中 α4 亚单位(ATPV0A4)在肾脏广泛分布[9,11]。

根据遗传方式将原发性Ⅰ型 RTA 分为两种类型:常染色体隐性遗传 dRTA,常见致病基因为 ATP6V1B1、ATP6V0A4 及 SLC4A1;常染色体显性遗传 dRTA,常见致病基因为

SLC4A1。

（1）*ATP6V1B1*基因：位于 2p13，编码 V - ATPase 的 B1 亚单位，该亚单位同时表达在肾脏、耳蜗和内耳淋巴囊上皮细胞，因此肾脏和耳可同时受累，该基因突变所致的 dRTA 可伴有早发性感音性耳聋。此外，有部分 *ATP6V1B1* 基因无义突变的隐性遗传 dRTA 儿童，可有明显的尿酸化功能受损，对急性酸负荷缺乏反应，尿 pH 不能最大限度下降，表现为不完全性 dRTA。在引起 dRTA 的几个致病基因 *ATP6V1B1*、*ATP6V0A4* 和 *SLC4A1* 均不会影响到 H^+ - ATP 酶的 B2 亚单位，提示 B1 亚单位在尿液酸化作用的重要性和唯一性[12]。也有报道在 *ATP6V1B1* 基因的截短杂合突变家族中可见不完全性远端 RTA[1]。

（2）*ATP6V0A4*基因：位于 7q34，编码 V - ATPase 的 α4 亚单位。该基因突变也可引起感音性耳聋，但耳聋的频率低于 *ATP6V1B1* 基因突变所致的 dRTA，发病年龄也偏大，普遍在青少年期间发现，*ATP6V1B1* 基因突变所致的感音性耳聋多在 10 岁以前出现[13]。从上述内容发现，耳聋出现可晚于 RTA 诊断后数年，因此正确的 dRTA 分子诊断至关重要，对未来的随访管理有很好的指导价值。在既往对常染色体隐性遗传的 I 型 RTA 中都认为 *ATP6V1B1* 基因是比 *ATP6V0A4* 基因更常见的致病基因，而近年来一些家族和儿童的病例发现却显示了 *ATP6V0A4* 基因致病是 *ATP6V1B1* 基因的 2 倍甚至更高，甚至有更多的致病位点[13,14]。

（3）*SLC4A1*基因：位于 17q21 - 22，编码集合管 A 型闰细胞基侧膜面上的 HCO_3^-/Cl^- 阴离子交换子蛋白（AE1）。AE1 是一种二聚体糖蛋白，因首先在红细胞上发现，最早称为红细胞带 3 蛋白（red blood cell band 3），主要负责集合管细胞对新生的碳酸氢盐从小管上皮细胞转运入血的过程，同时偶联氯离子的排出[15]。编码基因 *SLC4A1* 突变后，AE1 不能发挥正常碳酸氢盐的重吸收功能，限制了远端小管 H^+ 的分泌，既可以引起常染色体隐性遗传 dRTA，也可以引起常染色体显性遗传 dRTA。目前已报道的可引起常染色体显性遗传的基因有 8 个不同突变位点，部分隐性遗传的患者存在贫血，可能与红细胞膜上 AE1 缺陷为同一位点[16,17]。

（4）其他引起 I 型 RTA 的致病基因：近年来还报道了一些新基因也可引起 dRTA，比如 K^+ - Cl^- 共转运子（KCC4），同时也可伴有感音性耳聋[18]，*SLC26A7* 基因编码人和小鼠钠驱动 Cl^-/HCO_3^- 交换子（NDCBE）[19]，转录因子 Foxil 可影响 V - ATPase 亚单位的转录和一些未知功能[20]，国内还报道了 *WNK1* 和 *CLDN16* 等基因[21]。

2. 发病机制 • 本病的主要缺陷是远端肾小管排氢功能障碍，即内源性非挥发性酸（磷酸-硫酸等）排泄能力下降，不能在血液及小管液间建立足够的 H^+ 浓度，不能降低尿液 pH 是其最大的特点。尿液不能酸化，酸性代谢产物持续增加蓄积，正常可由氨循环产生新的碳酸氢盐来补充机体碱消耗，而在 dRTA 时肾脏局部氨循环受损，增量产生的新碳酸氢盐不足以补充持续的碱消耗，最终碱缺失不断增加。由于该病近端小管重吸收碳酸氢盐的功能仍正常，故而治疗时所给碱剂量小于 II 型 RTA，只要稍大于内源性产生的酸就可纠正酸中毒。

肾钙质沉着、肾结石在本病较常见，与低枸橼酸尿关系密切。机体细胞酸中毒使枸橼酸进入线粒体，通过刺激内膜的枸橼酸载体，随之胞质内枸橼酸浓度下降，可进一步刺激枸橼酸从小管腔及小管周围间隙重吸收增加，使尿中枸橼酸水平降低，而枸橼酸是尿钙溶解的重要因素，易形成钙化和结石[22]。长期给予碱剂及钾可纠正低枸橼酸尿。

低钾血症也是本病重要的病理生理改变,病因尚不明确。可能由于尿中持续碱丢失,细胞外液容量减少,继发性醛固酮增多及高肾素血症、钠氢交换增多导致尿失钾、低钾血症和细胞内缺钾。另一种解释可能与集合管上皮 B 型闰细胞上 ROMK 和最大电压门控式 K^+ 通道异常调控致 K^+ 排出增多,同时这种变化引起跨小管膜梯度差的变化可导致 H^+ 排出异常[23]。

▨ (三) Ⅱ型 RTA

1. 病因·单纯性Ⅱ型 RTA(isolated proximal RTA)比较少见,仅表现近端小管碳酸氢盐吸收障碍,而更多则是以 Fanconi 综合征的一部分出现,与广泛近端小管功能障碍相关,表现为肾脏近端小管对多种溶质包括磷酸盐、尿酸、葡萄糖、氨基酸、低分子量蛋白质和碳酸氢盐吸收障碍。

单纯 pRTA 多由近端肾单位调控 HCO_3^- 重吸收相关的转运蛋白突变所致,可以表现为常染色体隐性遗传和散发性,常染色体显性遗传仅见个别报道。常染色体隐性遗传目前已知的致病基因是 SLC4A4,位于 4q21,编码小管基侧膜蛋白钠碳酸氢盐共转运子(NBCe1),该基因突变致转运子活性和(或)转运能力降低,干扰了近端小管碳酸氢盐的重吸收过程[24]。NBCe1 也分布在眼和心脏,因此这类遗传方式的 RTA 还可伴有严重的生长迟缓、眼部异常及基底神经节钙化、智力缺陷。常染色体显性遗传目前仅在哥斯达黎加家族报道,具体致病基因尚不明确。散发性孤立性 pRTA 是暂时性功能紊乱,非遗传性,多有肾脏和肠道碳酸氢盐吸收障碍,很大程度上与 Na^+/H^+ 钠氢交换子(NHE)生理性功能不成熟有关,因此在新生儿期血碳酸氢盐水平较低可视作正常,相比之下,患有短暂性散发 pRTA 的儿童在出生后的第一年,尿碳酸氢盐丢失会持续很长时间,常表现为呼吸急促、进食困难、反复呕吐和生长缓慢,然而大多数患儿通过补充碱剂很容易解决症状和改善生长,并且可以在几年后停止治疗而不再复发[25,26]。

Fanconi 综合征可为原发性,也可继发于全身其他疾病,甚至更多见于肾毒性药物所致,原发性 Fanconi 综合征目前也已有较多的致病基因明确,如编码钠磷酸盐共转运子(NaPi-Ⅱ)的基因 SLC34A1、EHHADH、HNF4A、SCL2A2 等,详细介绍参见 Fanconi 综合征章节。

2. 发病机制·本病的关键病理生理学改变是近端肾小管碳酸氢盐重吸收阈值下降。在血清碳酸氢盐正常时,滤过的碳酸氢盐实际上超过了肾小管碳酸氢盐的最大重吸收能力,尿中排出一定量的碳酸氢盐,进一步引起血中碳酸氢盐水平降低,当下降到一定程度,滤过和吸收可形成新的平衡,滤过的碳酸氢盐又可完全重吸收。Ⅱ型 RTA 患者当酸中毒严重血 HCO_3^- 低于近端碳酸氢盐重吸收阈值时,滤过的碳酸氢盐可完全重吸收,此时远端肾小管排氢功能正常,故可排出酸性尿,这一点可通过酸负荷试验如氯化铵负荷试验、呋塞米+氟氢可的松试验来证明,尿 pH 可低于 5.5 以下,这也是与Ⅰ型 RTA 的重要区别。

Ⅱ型 RTA 时远端可滴定酸排泄正常,在孤立性 pRTA 几乎看不到肾钙质沉着、肾结石,也无佝偻病和骨软化,除非在 Fanconi 综合征时,有肾性失磷所致的低磷血症引起的骨病[27]。

▨ (四) Ⅲ型 RTA

病因与发病机制·目前已知的唯一病因是Ⅱ型碳酸酐酶(CA2)缺陷。CA2 无论在近端小管还是在远端肾单位集合管上皮细胞内催化还原 H_2O 和 CO_2 产生 H^+ 和 HCO_3^- 方面都起了不可替代的作用,因此不难理解该酶的缺陷既影响了近端小管碳酸氢盐重吸收过程,也影响到远端肾小管排氢过程最终导致混合性代谢性酸中毒,表现为Ⅰ型和Ⅱ型混合型。此外,CA2对破骨细胞功能至关重要,Ⅱ型碳酸酐酶的缺陷可引起骨代谢中破骨作用减弱、成骨作用增强,过度骨矿化可致骨石化症,当然骨石化症还可以由影响破骨细胞功能的其他基因突变引起,石骨病患者并不意味着一定存在 CA2 缺陷和 RTA。

■ (五) Ⅳ型 RTA

1. 病因·分原发性和继发性,原发性主要对盐皮质激素即醛固酮反应不敏感或抵抗,多与相关致病基因突变相关,临床表现为假性醛固酮低下症[28],主要分以下两种类型。

(1) Ⅰ型假性低醛固酮血症(Ⅰ型 PHA)分两种亚型:轻型(ⅠA 型 PHA)新生儿及婴儿早期发病,系醛固酮受体基因 *NR3C2* 功能性突变缺失所致常染色体显性遗传疾病;重型(ⅠB 型 PHA)为常染色体隐性遗传,是由于编码上皮钠通道 ENaC 的三个亚单位 α、β、γ 的三个基因 *SCNN1A*、*SCNN1B* 和 *SCNN1C* 中任何一个基因突变均可引起全身多器官的醛固酮抵抗,除尿液外汗液、唾液和呼吸道分泌物钠的丢失都明显增加。

(2) Ⅱ型假性低醛固酮血症:也称为 Gordon 综合征,既往认为其发病与远曲小管和集合管上皮细胞钠氯共转运子(NCC)的功能性突变有关,近年来认为发病与编码丝氨酸-苏氨酸的 WNK(with no lysine kinases)信号瀑布中相关蛋白的基因有关,已确定的编码基因包括 *WNK1*、*WNK4*、*KLHL3* 和 CUL3,均参与了 NCC 活性或表达的调控,也影响了其他靶分子 NKCC、ENaC 和 ROMK 功能,最终使细胞容量、胞内离子浓度和血压、酸碱平衡方面都受到影响。这些致病基因的突变可促进 NCC 活性增强或抑制 NCC 蛋白降解,最终导致远曲小管钠的重吸收作用增强、容量扩张和高血压,这一过程也抑制了集合管对钠的重吸收,进而抑制尿钾和 H^+ 的排出,表现为高钾血症性代谢性酸中毒[29-31]。

继发性高血钾型 RTA 涉及药物、全身疾病等多种因素,常伴有醛固酮缺乏。医源性药物应用,比如一些作用于远端肾单位的利尿剂安体舒通、阿米洛利和氨苯蝶呤可影响集合管主细胞致 RTA,安体舒通和氨苯蝶呤通过直接阻断或竞争性拮抗醛固酮受体降低上皮钠通道(ENaC)表达,而阿米洛利则可直接阻断 ENaC,干扰 Na^+ 转运,间接抑制 H^+ 排泄[32];其他一些药物如肝素、包括吲哚美辛在内的非甾体类抗炎药、环孢霉素、血管紧张素转换酶拮抗剂/抑制剂等也可引起Ⅳ型 RTA。许多疾病包括无肾内疾病的醛固酮缺乏症如先天性肾上腺皮质增生症、孤立性醛固酮低下症和 Addisons 病等、梗阻性尿路病、间质性肾炎、自身免疫性疾病、系统性红斑狼疮等均可引起肾小管细胞对醛固酮反应降低引起Ⅳ型 RTA。

2. 发病机制·原发性Ⅳ型 RTA 发生主要是由肾小管对醛固酮的作用不敏感或抵抗所致。醛固酮作用于远端肾单位的主细胞是刺激钠的重吸收,促进钾的排泄,增加管腔内负电位有利于氢离子泵的泌 H^+;而对 A 型闰细胞的作用在于调节 H^+-ATP 酶及碳酸酐酶的表达,促进 H^+ 的泌出。Ⅳ型 RTA 时致病基因的突变无论是直接引起醛固酮抵抗,还是通过影响 NCC 功能改变,均导致盐皮质激素反应性降低引起尿钠排泄增多,排钾、排氢减少,由于患儿近端小管重吸收碳酸氢盐功能正常,大部分患儿酸中毒不像其他各型 RTA 严重,突出的临床问题是高血钾。

三、实验室检查

肾小管酸中毒诊断过程中除血液尿液常规检查包括血气分析、血生化、肾功能、尿常规和尿液电解质等,以及影像学常规检查包括肾脏超声、X 线及 CT 检查以外,更重要的是由此衍生出的一些指标和功能试验对于 RTA 分型诊断和鉴别诊断非常有价值,合理组合并应用有助于对 RTA 的正确评估。

■ (一)基本检查

1. 血浆阴离子间隙(plasma anion gap,AG)·血浆或血清 AG 是诊断慢性代谢性酸中毒患儿首先必做的生化检查,AG 值表示血浆中未测定的阴离子和阳离子之间的差值,记作 $AG=(Na^++K^+)-(Cl^-+HCO_3^-)$,正常 AG 范围通常是 $(8\sim12)\pm(4\sim6)$ mmol/L(在考虑到 K^+ 时)。

在酸中毒时,正常阴离子间隙(高氯性代酸)提示可能存在 HCO_3^- 从肾脏或胃肠道的丢失,也可能系肾脏排出 H^+ 障碍。四种类型 RTA 都是以正常 AG 的高氯代谢性酸中毒为特征。

需要注意的是,AG 值也受血浆中白蛋白、磷酸盐钙和镁的浓度影响而变化[33],白蛋白每下降 1 mg/dL,AG 下降 $2.5\sim3$ mmol/L,因此如果考虑到白蛋白因素,AG 应用以下公式矫正:矫正 AG=测得的 AG+2.5×(常规白蛋白值-测得的白蛋白值)。

2. 尿 NH_4^+(urinary ammonium)·西方饮食的正常成人每日清除大约 40 mmol/L 的 NH_4^+,儿童由于新骨形成过程中有 H^+ 产生,按千克体重矫正后,尿中 NH_4^+ 排泄更高。在代谢性酸中毒时,正常肾脏反应是随 NH_4^+ 生成增多尿中排 NH_4^+ 也增多,同时尿液 pH 降低,尤其在慢性代谢性酸中毒时,尿中 NH_4^+ 排泄可高达正常值的 $5\sim8$ 倍,尿液 pH 呈最大限度下降;而在 RTA 时 NH_4^+ 分泌受损,尿 NH_4^+ 排泄下降。

需要注意的是,在急性代谢性酸中毒时,尿液 pH 最低可小于 5.5,但尿 NH_4^+ 水平并没有大幅度增加。然而,事实上,因尿中的 NH_4^+ 测定很麻烦,大多数临床实验室并不开展这项检查,因此,常用尿阴离子间隙、尿渗透间隙来代替该检查用于间接评估尿 NH_4^+ 水平。

3. 尿阴离子间隙(urinary anion gap,UAG)·UAG 间接反映尿 NH_4^+ 的生成情况,用于鉴别正常血 AG 的代谢性酸中毒是否由肾外因素所致如急性腹泻,可以通过测定尿中电解质浓度依公式 $UAG=(Na^++K^+)-Cl^-$ 计算而得。尿 NH_4^+ 在肾小管是以 NH_4Cl 形式表现,尿中 NH_4^+ 与 Cl^- 排泄水平呈正相关。

如前所述,肾外因素所致正常血 AG 的酸中毒尿 NH_4^+ 排泄增加,而肾性代谢性酸中毒尿 NH_4^+ 排泄降低,因此肾小管功能正常者 UAG 可为零,负值提示肾外因素所致酸中毒,而各型 RTA UAG 均为正值。需要注意的是,新生儿和小婴儿中 UAG 和 NH_4^+ 之间的相关性尚不明显。

4. 尿渗透间隙（urine osmolal gap） 在某些情况下，UAG 与尿 NH_4^+ 并不相关，比如慢性酸中毒时，尿 pH 超过 6.5 时，HCO_3^- 是主要的阴离子，此时所测得的 HCO_3^- 明显超过 NH_4^+，或者在当 NH_4^+ 与 Cl^- 以外的阴离子一起排泄时，UAG 用于评估 NH_4^+ 排泄的准确性都会大大降低，此时用尿渗透间隙评估尿 NH_4^+ 水平更为实用和准确。

公式：尿渗透间隙＝测得的渗透压－计算所得的渗透压。

测得的渗透压可用渗透压仪直接测定晨尿所得，计算所得的渗透压需用下列公式计算：

$$计算所得的渗透压＝2(Na^+ ＋K^+)＋尿素氮＋尿糖（单位：mmol/L）$$

如果尿渗透间隙＞100 mOsm/kg，则考虑尿 NH_4^+ 排泄增多[34]。

5. 尿 pH（urinary pH） 尿液 pH 反映了尿液游离 H^+ 浓度，可以评估远端尿液酸化机制。应测定新鲜晨尿，当存在酸中毒时，尿 pH 持续大于 5.5 则有利于远端肾小管酸中毒的诊断。

需要注意的是，如果肾脏本身不存在酸化功能缺陷，一些因素如尿液高度稀释、低尿钠、尿氨浓度及尿液中细菌生长都会干扰正常尿液 pH。低尿 NH_4^+ 可导致尿液 pH 降低，而刺激氨化可使尿液 pH 增高；低尿钠和尿路感染的解脲微生物也可以引起尿液 pH 值增高。如果需要除外尿 pH 增高的假阳性，应行改良的酸化功能检查如 FF（呋塞米＋氟氢可的松试验）。

▓ （二）功能检查

1. 远端肾小管酸化功能试验

（1）氯化铵负荷试验（ammonium chloride load）：被公认为经典的诊断远端 RTA 的关键检测方法，通过给予酸化剂如氯化铵（NH_4Cl）、氯化钙和盐酸精氨酸诱导代谢性酸中毒的发生（血液 HCO_3^- 在婴儿至少＜18 mmol/L，儿童至少＜21 mmol/L），再评估肾脏对代谢性酸中毒的反应包括刺激 H^+ 的远端排泄，促进近端小管产氨及集合管 NH_4^+ 的增多。如果血 pH 及 CO_2CP 下降，而尿 pH 不能降至 5.5 以下，判定结果为阳性。

Ⅰ型 RTA 患者的尿液酸化能力减弱，尿 pH 不能降至 5.5 以下，结果为阳性；Ⅱ型和Ⅳ型 RTA 患者的尿液酸化能力保持不变，尿 pH 可降至 5.5 以下。就尿 NH_4^+ 排泄来说，Ⅰ型 RTA、Ⅲ型 RTA（以 H^+ 分泌缺陷为主）和Ⅳ型 RTA（醛固酮抵抗）儿童位于低水平，孤立性Ⅱ型 RTA 患儿基本正常。

然而，由于该试验必须诱导代谢性酸中毒的发生，存在一定风险，且 NH_4Cl 试验耐受性很差，易引起恶心和呕吐，其临床应用受到很大限制，目前已少有开展，可用以下改良的酸化功能试验如呋塞米试验或呋塞米＋氟氢可的松试验（FF）来代替评估，结果判定和意义等同氯化铵负荷试验（参见下文）。

（2）呋塞米试验（furosemide test）：用于评价远端肾小管酸化功能，静脉注射或口服 1 mg/kg 呋塞米后收集一段 4 小时尿液标本。呋塞米可阻滞髓袢升支粗段的 Na^+-K^+-$2Cl^-$ 共转运蛋白，从而增加远端肾单位氯化钠的转运；同时刺激了皮质集合管对 Na^+ 的重吸收，由此产生管腔顺势跨膜负电压，进一步促进尿中 H^+ 和 K^+ 的排泄并增加基线的 2~3 倍，因此，与 NH_4Cl 作用不同在于可在不引起机体代谢性酸中毒的情况下使尿液 pH 急剧下降。

远端肾小管排钠减少(如肾病综合征)或受损患者及远曲小管钠重吸收异常(如镰细胞贫血或锂中毒)患者对呋塞米试验反应同正常人,尿液 pH 低于 5.5 而尿钾和尿 NH_4^+ 排泄可增加。Ⅰ型 RTA 患者远端小管酸化功能异常,尿液 pH 不能小于 5.5,尿 NH_4^+ 排泄降低;Ⅱ型和Ⅳ型 RTA 患者的尿液酸化能力保持不变,尿 pH 可降至 5.5 以下。

需要注意的是,静脉滴注呋塞米可致血浆肾素活性和醛固酮浓度显著升高,而口服利尿剂时这些激素的活性并无显著升高,了解这种差异在评估高钾性 RTA 患者非常重要。

(3) 呋塞米＋氟氢可的松试验(furosemide＋fludrocortisone test):在Ⅰ型 RTA 的诊断中被认为可以代替 NH_4Cl 负荷试验[35],口服呋塞米 1 mg/kg(最大 40 mg)和氟氢可的松 0.025 mg/kg(最大 1 mg),每小时测一次尿 pH,连续收集 4～6 小时尿液。健康成人尿 pH<5.5,NH_4^+ 排泄大于 85 ± 23 $\mu mol/min$(均数±标准差),而远端 RTA 患者尿液 pH 不能降至 5.5 以下,NH_4^+ 排泄与基线相比增加不明显。

呋塞米联合氟氢可的松应用的优势就是给药后数分钟后,盐皮质激素即可刺激集合管主细胞钠的重吸收,从而加强尿酸化机制,促进尿 pH 快速降低。该试验耐受性好,达到 H^+ 排泌和尿 pH 降低所需时间短,又无引起机体酸中毒的风险,是一种切实可行的评价尿酸化机制效率的检查[36]。此外,呋塞米＋氟氢可的松试验在鉴别完全性和不完全 dRTA 中具有重要作用。

2. 碳酸氢盐负荷试验(bicarbonate load)

(1) 尿碳酸氢盐排泄分数(FE):可反映近端小管碳酸氢盐重吸收功能,即血浆 HCO_3^- 浓度正常时(20～24 mmol/L),尿液 HCO_3^- 排出占滤过总量的百分比。FE 公式:(尿 HCO_3^-×血肌酐)/(血 HCO_3^-×尿肌酐)×100%。FE 大于 15% 有利于Ⅱ型 RTA 诊断,小于 5% 则提示Ⅰ型 RTA。Ⅲ型 RTA 患者,FE 的值取决于近端小管 HCO_3^- 重吸收受损的严重程度,纠正这类患者酸中毒所需要的口服碱剂量远低于孤立性Ⅱ型 RTA 患者,也提示尿 HCO_3^- 丢失并不是很高,FE 值可能介于Ⅰ型和Ⅱ型之间;Ⅳ型 RTA 中,尽管基于临床研究的数据很少,但普遍认为 HCO_3^- FE 值在 5%～10%[37]。

本试验通常需先口服 4 mmol/kg 碳酸氢钠(1 g=12 mmol)纠正酸中毒,此剂量对于大多数存在 HCO_3^- 显著丢失比如近端 RTA 的患者很难纠正血浆 HCO_3^- 至正常。这些患者需要更大剂量的口服碳酸氢盐或 3.75% $NaHCO_3$ 溶液静脉滴注,滴注速率为 0.3～0.8 mL/min,使血浆 HCO_3^- 增加 2～3 mmol/(L·h),最大限度地降低细胞外液的扩张。然而,即使不能达到正常血浆 HCO_3^- 水平,需要大量碳酸氢钠纠正而 HCO_3^- 水平仍低于正常,反过来也是近端 HCO_3^- 重吸收缺陷的佐证。

(2) 乙酰唑胺吸收试验(acetazolamide administration):被认为在进行碳酸氢盐负荷试验方面能代替碳酸氢钠具有更好的优势,乙酰唑胺口感更好,耐受性更佳,在达到最大尿 pH 方面,比碳酸氢钠作用更快(160 分钟 *vs.* 116 分钟)。乙酰唑胺可抑制 CA2,从而降低近端小管对 HCO_3^- 的再吸收,导致高 HCO_3^- 尿。而且有趣的是,经静脉注射乙酰唑胺后却没有上述的作用。

(3) 尿液-血液二氧化碳分压差测定(U－B pCO_2):是反映远端肾单位 H^+ 分泌的敏感指标[59,60],即当血浆 HCO_3^- 浓度正常时(20～24 mmol/L),尿液比血液更碱时两者 pCO_2 的差异。假设给予碳酸氢盐纠正酸中毒至血浆 HCO_3^- 浓度正常,尿液 pH 增加到 7.6 以上,正常人

U-B PCO_2 应该大于 20 mmHg；在原发性Ⅰ型 RTA 患者中，U-B PCO_2 小于 10 mmHg，甚至可以为负值；而在Ⅱ型 RTA 和Ⅳ型 RTA 中则同正常人一样大于 20 mmHg。

静脉或口服补充 $NaHCO_3$ 使尿液碱性，刺激远端肾小管泌 H^+，PCO_2 增加。H^+ 与 HCO_3^- 结合形成 H_2CO_3，在髓质集合管中缓慢脱水形成 CO_2，CO_2 在细胞质中扩散，在 CA2 作用下与 H_2O 反应释放出 H^+。在Ⅲ型 RTA 患者 CA2 缺乏，限制了 CO_2 向管腔外的弥散使得肾髓质和终尿中产生高 PCO_2，此外，酸化作用受损，U-B PCO_2 水平也偏低。

还有其他一些检查，如中性磷酸盐负荷试验或硫酸钠试验，并不适合在儿科患者中应用，但在成人继发性 RTA 需进一步探寻肾酸化缺陷的本质原因（H^+ 反流、电压因素、梯度缺陷）时不失为实用的检查。

表 7-1 是对上述涉及肾小管酸中毒诊断所需要的重要检查在四种原发性 RTA 的总结，方便在实际工作中查找。

表 7-1　四种原发性 RTA 的实验室检查鉴别

鉴别要点	Ⅰ型 RTA	Ⅱ型 RTA	Ⅲ型 RTA	Ⅳ型 RTA
酸中毒时				
-血 AG	N	N	N	N
-尿 AG	正值	正值	正值	正值
-尿 NH_4^+ *	↓	N/↑	↓	↓
-尿 PH	弱酸或碱性	酸性	弱酸或碱性	酸性
-血 K^+	↓/N	↓/N	↓/N	↑
血 HCO_3^- 正常 （碳酸氢盐负荷试验）				
-HCO_3^- FE	<5%	>15%	>5%	>5%～10%
-U-B PCO_2 (mmHg)	<20	>20	<20	>20
酸化功能试验 （呋塞米＋氟氢可的松）				
-尿 pH 最小值	>5.5	<5.5	>5.5	<5.5

注：N,normal,正常；↓,降低；↑,增高；* 可由尿 AG 和尿渗透间隙间接计算估计。

▓（三）分子诊断检查

目前已明确的原发性 RTA 都是单基因突变所引起的，根据临床表型可以推断可能的致病基因，然后用 Sanger 法（一代测序法）对某个候选基因进行直接测序或采用高通量测序法（二代测序技术）对涉及肾小管酸中毒已知的某些相关致病基因进行靶向基因测序法，进行遗传分子学诊断。事实上，随着测序技术日趋成熟、测序成本的大幅降低，全外显子和全基因组测序已越来越成为寻找致病基因的直接、快速、准确的方法。所需的样本量较小且能有效检出大多数致病基因，并有助于发现新致病基因。

基因检查尽管不是 RTA 诊断中严格必需的检查，但对了解 RTA 的致病原因，乃至实现 RTA 精准分型的检查不失为一个理想的检查，建议有条件的单位尽可能开展，对临床表型高度怀疑 RTA 者推荐首选。尤其对于临床症状不典型，实验室检查仍不能明确或难以合理解释者，基因诊断可能会提供一个诊断方向。同时对于常染色体隐性遗传家系中还能发现无症状的致病基因携带者，对于未来的遗传咨询提供科学的指导。

四、临床特征

■ （一） Ⅰ 型 RTA

Ⅰ 型肾小管酸中毒是远端肾单位 A 型闰细胞排氢功能缺陷、可滴定酸和尿 NH_4^+ 排出减少，以致不能在血液和肾小管间建立合适的 H^+ 浓度，表现远端肾小管酸化功能障碍所引起的临床综合征。

男女均可发病，起病年龄小，开始可有喂养困难、厌食、呕吐、脱水等表现，主要临床特征[7,13,38]：① 生长迟缓、顽固性佝偻病在未治疗的儿童患者中最常见，有时生长落后甚至是唯一症状，常见骨龄落后伴有某种程度的普遍脱钙，表现为骨痛或鸭步态；② 肾钙质沉着或肾结石常见，因尿中枸橼酸水平较低，尿钙不易溶解形成钙化，多沉着在肾髓质甚至可完全石化，最早可在生后一个月发现，小的钙化 X 线检查可正常，需 CT 或超声发现；③ 低钾血症，可有便秘、肌无力，严重者可出现周期性麻痹和心律失常，甚至肾浓缩功能下降、低比重尿、多尿；④ 正常血 AG 的高氯性代谢性酸中毒，尽管全身严重酸中毒，尿液不能酸化 pH 仍大于 5.5。

■ （二） Ⅱ 型 RTA

Ⅱ 型肾小管酸中毒是由近端肾小管重吸收碳酸氢盐缺陷所致的临床综合征。主要特点是正常血 AG 的高氯性代谢性酸中毒、低钾血症，全身严重酸中毒时，可排出 pH＜5.5 的尿液，这也是与 Ⅰ 型 RTA 的重要区别之一。

单纯性 pRTA 由于 Na^+/H^+ 钠氢交换子（NHE）生理性功能不成熟，生后第一年可能因尿碳酸氢盐丢失症状突出，除生长缓慢外可有酸中毒症状如呼吸急促、进食困难、反复呕吐等，也可有缺钠的表现如肌无力、疲软、脱水等，然而大多数患儿通过补充碱剂很容易解决症状和改善生长，随年龄增长而自愈[25,26]。由致病基因 *SLC4A4* 突变所致的 pRTA 少见，婴幼儿起病，生长迟缓明显，除严重的生长迟缓外，还可有眼部和神经系统异常如青光眼、白内障、角膜白斑、带状角膜病变及基底神经节钙化、智力缺陷。由于远端净排酸能力正常，故此型几乎看不到肾结石或肾钙质沉着[3,27]。

■ （三） Ⅲ 型 RTA

Ⅲ 型肾小管酸中毒又称混合型 RTA，指的是既有碳酸氢盐的重吸收异常，也存在氢离子的排泄障碍，结合了 Ⅱ 型和 Ⅰ 型 RTA 的临床特点，也是一种少见的常染色体隐性遗传病，症状出现早，婴幼儿起病，也可早至生后一个月，生长迟缓，血清钾低或正常，尿钙和尿枸橼酸排泄水平与近端和远端小管受累的比重和程度有关。由于该酶也存在于骨和脑中，因此可表现为骨质疏松、脑钙化、部分患儿肾钙质沉和肾结石、面部畸形（远距性、耳位低、鼻梁凹陷）、传导性听力丧失和认知障碍[7,39]。

■ （四）Ⅳ型 RTA

Ⅳ型肾小管酸中毒又称高血钾型 RTA，与其他三型 RTA 低钾血症不同的是，Ⅳ型 RTA 血钾水平正常或增高。主要特征是正常 AG 高氯性代谢性酸中毒及高钾血症，尿酸化功能正常，尿 pH 可 <5.5，但净酸排出速度下降，排铵能力下降，碱性尿时尿 PCO_2 正常。本型虽有慢性酸中毒，但尿枸橼酸含量正常，故无高钙尿和肾钙化。与Ⅱ型 RTA 的不同在于，Ⅳ型 RTA 在行碳酸氢盐负荷试验时，尿钾也不增加，血浆肾素活性及尿醛固酮排出正常或增加。

临床主要表现为假性醛固酮低下症，均以低血压、低钠血症和高钾血症为特点[28]。Ⅰ型 PHA 中轻型（ⅠA 型 PHA）者新生儿及婴儿早期发病，临床表现与盐的丢失有关，但随着年龄的增加（1～3 岁），机体通过其他机制如肾小管功能的发育成熟、肾外髓钾通道（ROMK）的成熟、近端小管代偿、盐摄入的增加，患儿情况逐步得到改善；重型（ⅠB 型 PHA）者存在全身多器官的醛固酮抵抗，除尿液外汗液、唾液和呼吸道分泌物钠的丢失都明显增加。此外，由于 ENaC 是肺脏液体重吸收的关键因子，这些患儿出生时就可能存在严重的肺部问题，也易被误诊为囊性纤维化[45]。Ⅱ型假性低醛固酮血症也称为戈登综合征或家族性高钾血症性高血压（familial hyperkalemic hypertension，FHH）[29-31,40]主要表现高钾高氯血症性代谢性酸中毒同时伴有高血压，尿钙排泄增加，高血钾的抑制使得血肾素水平和醛固酮水平相对偏低，也可正常。KLHL3 或 CUL3 基因突变患者的临床表型更严重，生长迟缓更突出。本病对醛固酮治疗无效，对噻嗪类治疗非常敏感。

表 7-2 总结了上述四种原发性 RTA 所涉及的致病基因、编码蛋白、遗传方式及相应的临床特征[37,41]。

五、诊断与鉴别诊断

因本病症状复杂，表现形式多样，易漏诊、误诊，典型病例诊断不难。生长迟缓、喂养困难、反复呕吐、脱水、佝偻病常是 RTA 临床诊断的首要线索，尤其是遗传性、原发性 RTA 起病年龄早，就诊时病情严重需高度怀疑，应做进一步检查鉴别并明确诊断。

1. 首先应检查是否存在酸中毒及酸中毒性质·可进行血气分析明确是否存在酸中毒→尿 pH，以及血、尿电解质初步检查计算血 AG 值：① 血浆高 AG 酸中毒：寻找有无遗传代谢疾病、毒物摄入或晚期慢性肾功能不全；② 血浆正常 AG 酸中毒→计算尿 AG 值并结合尿 pH 判断→肾外疾病：尿 AG 值负值，酸性尿；RTA：尿 AG 值正值，酸性、碱性尿都可见。

2. 进行 RTA 的鉴别和分型诊断·根据 UAG 和尿渗透间隙可间接评估尿 NH_4^+ 排泄水平高低，并结合血钾水平继续评估分析。

（1）低 NH_4^+ 尿＋血钾正常/降低如酸中毒时晨尿提示碱性或弱酸性，Ⅰ型 RTA 可能性大→酸化功能试验（NH_4Cl/呋塞米/呋塞米＋氟氢可的松试验）诱导机体呈代酸状态下尿液

表 7-2 四种原发性 RTA 基因型-临床表型特点

RTA 类型	致病基因	编码蛋白	遗传方式	临床、生化和影像学特点	肾外伴随症状
Ⅰ	ATP6V1B1	V-ATPase B1 亚单位	AR	婴幼儿起病,生长迟缓、呕吐、脱水和多尿;血清钾降低或正常下限;低枸橼酸	感音性耳聋起病年龄早、重
	ATP6V0A4	V-ATPase α4 亚单位	AR	酸尿;肾钙质沉着,生后儿周即有此型常见,也可见尿石症	感音性耳聋晚发,多在 10 岁
	SLC4A1	AE1	AR	婴儿和儿童都可起病,表现多样,生长迟缓,肌无力,常有佝偻病和骨骼畸形;血清钾低或正常;肾钙质沉着多见	可有贫血
	SLC4A1	AE1	AD	多在儿童或成年出现症状,较轻,半数患儿有肾钙质沉着,血清钾降低或正常	
Ⅱ	SLC4A4	NBCe1	AR	少见,婴幼儿起病,生长迟缓明显,无肾钙质沉着或尿石症,血清钾降低或正常	眼部(青光眼、白内障、带状角膜病变)和神经系统异常
Ⅲ	CA2	Ⅱ型碳酸酐酶	AR	婴幼儿起病,生长迟缓,尿钙和尿枸橼酸排泄水平与近端和远端小管受累的比重和程度有关,部分有肾钙质沉和肾结石,血清钾低或正常	骨质疏松、脑钙化、传导性听力丧失和认知障碍
Ⅳ	NR3C2	MC 受体	AD	ⅠA 型 PHA,新生儿和婴儿起病,暂时性,肾性失盐症状如生长迟缓、呕吐和脱水;低钠血症、高钾血症和高醛固酮血症;正常的柠檬酸尿枸橼酸和尿钙正常;无肾钙质沉着症	
	SSCNN1A SSCNN1B SSCNN1C	ENaC ENaC ENaC	AR AR AR	ⅠB 型 PHA,全身多器官醛固酮抵抗和失盐症状,可有严重低血容量、高血钾、代谢性酸中毒、血浆肾素活性和醛固酮水平显著升高	出生即有严重肺部问题
	WNK4 WNK1 KLHL3	都可能与 NCC、NKCC、EnaC、ROMK 有关	AD AD AD 或 AR	Ⅱ型 PHA,儿童期和成年期起病,高钾高氯血症性代谢性酸中毒同时伴有高血压,肾小球滤过率正常,血浆肾素和醛固酮水平相对较低;部分高钙尿	
	CUL3		AD	KLHL3 或 CUL3 基因突变患者的临床表型更严重,生长迟缓更突出	部分患者可有肌痛、周期性麻痹和牙齿异常

注: AR, autosomal recessive,常染色体隐性遗传;AD, autosomal dominant,常染色体显性遗传。

pH 仍>5.5 可证实为Ⅰ型 RTA→应计算 HCO_3^- FE(评估是否伴有近端小管 HCO_3^- 丢失即是否存在Ⅲ型 RTA,<5% Ⅰ型 RTA 可能性大)和 U-B PCO_2(确认酸化缺陷的原发部位,Ⅰ型 RTA<10 mmHg)→诊断原发性Ⅰ型 RTA,还需寻找有无肾钙质沉着并了解听力情况。

(2)尿 NH_4^+ 正常或增高+血钾正常/降低考虑近端 RTA,如酸中毒时,晨尿提示酸性,Ⅱ

型 RTA 可能性大→碳酸氢盐负荷试验：HCO_3^- FE>15% 有利于 II 型 RTA 诊断→酸化功能试验尿液 pH<5.5 可证实为 II 型 RTA→排查尿蛋白、尿氨基酸、尿糖、血和尿磷酸盐、尿酸除外 Fanconi 综合征和其他药物和疾病引起的近端肾小管功能障碍。

（3）低 NH_4^+ 尿＋高血钾→考虑 IV 型 RTA→检查肾脏和尿道结构有无畸形排除继发性 IV 型 RTA→血和尿 Na^+、K^+、血浆肾素活性和醛固酮水平。

3. 综合评估·可行基因检查,结合基因型-临床表型综合分析实现 RTA 精准诊断;影像学检查,肾外器官如眼、耳、神经系统评估。

六、治疗与预后

RTA 病因分类不同,临床表现轻重不一,治疗应结合病因和分型决定,各型治疗和管理重点稍有差异,但碱性药物治疗仍是各型 RTA 基本的和重要的措施,常用药物枸橼酸钠/钾。

■ （一）I 型 RTA

治疗目标是保证充分的生长和预防骨异常、肾结石和肾钙质沉着[3,13]。碱性药物治疗,纠正酸中毒,纠正高钙尿症和低枸橼酸尿。由于该病近端小管重吸收碳酸氢盐的功能仍正常,故而治疗时只要稍大于内源性产生的酸就可纠正酸中毒,所给碱剂剂量小于 II 型 RTA。本病常见肾钙质沉着、肾结石,长期给予碱剂、补充钾可纠正低枸橼酸尿。

治疗时需注意[42,43]：① 钾和钠同时给予,不管血钾浓度如何均应给钾,在严重低血钾病例应在纠正酸中毒前给钾,初始给 K^+ 2～4 mEq/(kg·d),以免诱发低钾危象。上皮钠通道 ENaC 阻滞剂阿米洛利可用于持续性低血钾患者。② 碱剂剂量取决于尿中排出 $NaHCO_3$ 的量,应为尿中排 $NaHCO_3$ 的量＋2 mmol/(kg·d);同时剂量也应满足能足以纠正高钙尿症和低枸橼酸尿,使尿钙定量<4 mg/(kg·d)。随年龄增大碱剂剂量减少,婴儿 5～8 mEq/(kg·d),儿童 3～4 mEq/(kg·d),成人 1～2 mEq/(kg·d)。③ 纠酸同时应尽量减少食物中的固定酸根（如 Cl^- 和 SO_4^-）的摄入,可采用低盐饮食或低含硫蛋白饮食。④ 碱剂治疗尽管能使血生化学恢复正常,但无法改善听力进行性损害,也无法改善内耳淋巴囊功能,对于伴有听力损害、溶血性贫血或肾结石患儿建议多学科综合治疗。

预后与治疗开始早晚、是否合理治疗和坚持持续治疗有关。如能早期诊断、合理治疗,则可预防间质性肾炎、肾钙化及肾小球损害的发生,预后良好。如能长期坚持治疗,不仅酸中毒可纠正,达到追赶式生长,钙排泄正常,骨病也可治愈。任何中断治疗均可使疾病复发。

■ （二）II 型 RTA

单纯 II 型 RTA 一线治疗方案就是补充碱丢失。纠正酸中毒是患儿能实现正常生长的关键,但该类型酸中毒纠正比较困难,个体碳酸氢盐阈值不同致纠酸所需碱剂剂量差异较大,通常在 5～15 mmol/(kg·d)[7,44]。也可合用双氢克尿噻以减少碱剂的用量,双氢克尿噻抑制远曲小管管腔膜面的 Na^+-Cl^- 共转运子引起细胞外液容量减少,从而增加近端小管和髓袢碳酸氢盐的重吸收。当然，双克同时会加重已有低钾血症的可能，要提前给予枸橼酸钾。

早期诊断、早期治疗会预后良好，孤立性常为自限性疾病，部分随年龄增长可缓解。

■ （三）Ⅲ型 RTA

是Ⅰ型和Ⅱ型的混合型，其临床表现与近端和远端小管受累的比重和程度有关，治疗同Ⅰ型和Ⅱ型。

■ （四）Ⅳ型 RTA

应积极促进尿钾的排泄，可给予口服离子交换树脂、袢利尿剂，同时积极应用碱性药物 $NaHCO_3$ 1.5～2 mmol/(kg·d)或枸橼酸钠 4～20 mmol/(kg·d)纠正酸中毒也可以减轻高血钾，早期婴儿型碱性药物剂量应更大，5 岁以后常不需要治疗[7]。也有研究者提出应用钾耦合剂如 patiromer，希望能降低血钾，增加尿 NH_4^+ 排泄纠正酸中毒，但事实上临床应用并没有能达到如期效果，还有一些新型药物如用于 CKD 纠酸治疗的药物 TRC101 也在探索中[45]。

Ⅰ型假性低醛固酮血症者对外源性醛固酮抵抗，必须补充氯化钠 3～6 g/d 并持续性纠正容量缺失，大多数病例即可纠正高钾血症及代谢性酸中毒而不需加用碱剂治疗。补充氯化钠的量随年龄增加逐步减少，一般到 2～4 岁后可停用。噻嗪类利尿剂对Ⅱ型假性低醛固酮血症（Gordon 综合征）有效。

七、病例分析

患者为 7 岁女孩，因"身材矮小 2 年余，听力下降 2 个月"收住院。自幼与同龄儿相比身材偏小，随年龄增大差距突出，近 2 个月发现听力下降。自幼进食、活动正常，智力发育正常。1 个月前外院检查血常规、肝肾功能、甲状腺激素、免疫学检查均正常；骨龄提示：指骨 3 岁，腕骨 2 岁；头颅＋垂体 MRI、腹部＋泌尿系统 B 超均未见异常，血气分析：pH 7.26，PCO_2 30 mmHg，BE—13 mmol/L，钾 3.5 mmol/L，氯 110.6 mmol/L，诊断为"矮小症（生长落后）、代谢性酸中毒"尚未用药。体格检查与同龄儿相比身长小于 P75，体重小于 P5，血压正常，心肺腹均无异常。

● 初次实验室检查

血 Na^+ 139 mmol/L，血 K^+ 3.6 mmol/L，血 Cl^- 110 mmol/L，血 HCO_3^- 15 mmol/L，血肌酐 36 mmol/L，动脉血 pH 7.29，BE—10.7 mmol/L，动脉血 PCO_2 25 mmHg。尿 pH 7.2。

● 诊断分析

步骤① 确定酸中毒性质是肾性还是肾外因素

动脉血 pH 7.29 低于正常提示存在酸中毒；血 HCO_3^- 13 mmol/L、BE—10.7 mmol/L、

PCO_2 25 mmHg 均明显下降可提示存在代谢性酸中毒,血阴离子间隙 $AG=(Na^++K^+)-(Cl^-+HCO_3^-)=(139+3.6)-(110+15)=17$ mmol/L 为正常 AG 的代酸,正常 AG 的代谢性酸中毒时(高氯性代酸)提示可能存在碳酸氢盐从肾脏或胃肠道的丢失,也可能系肾脏 H^+ 分泌受损,该患儿自幼进食好,无胃肠道疾病排除胃肠道丢失可能,初步判定代谢性酸中毒系肾源性。

进一步通过测定尿阴离子间隙和尿渗透间隙来证实。查:尿 Na^+ 46 mmol/L,尿 K^+ 23 mmol/L,尿 Cl^- 42 mmol/L,尿渗透压 328 mOsm/kg,尿肌酐 2 211 mmol/L,尿素氮 125 mmol/L,尿糖 0.1 mmol/L,尿 pH 7.5。

$$UAG=(Na^++K^+)-Cl^-=(46+23)-42=+27.4$$

$$计算所得渗透压=2(Na^++K^+)+尿素氮+尿糖$$
$$=2(46+23)+125+0.1=293.1 \text{ mOsm/kg}$$

尿渗透间隙=测得的渗透压-计算所得的渗透压=328-293.1=34.9 mOsm/kg

UAG 为正值,尿渗透间隙<100 mOsm/kg 提示尿 NH_4^+ 排泄下降,均可证实此患儿代谢性酸中毒为肾性因素,明确为肾小管酸中毒(RTA)。

步骤❷ 进行 RTA 分型

上述结果都提示患儿存在低 NH_4^+ 水平尿,多由以下两种情况所致:① 高钾血症引起 NH_4^+ 生成和再循环环节障碍;② H^+ 排泄能力下降,而此时尿 pH 增高可佐证。该患儿数次尿液 pH 多在7.0~7.5 波动,血钾正常或略低无高钾血症,因此倾向 H^+ 排泄功能障碍,Ⅰ型 RTA 可能性大。

进一步可行氯化钠负荷试验证实,如前所述,该试验实际在临床已不开展,现可用呋塞米+氟氢可的松试验来代替该试验用于评价远端肾单位排 H^+ 功能,诱导机体呈代谢性酸中毒状态下如尿液仍不能正常酸化可证实为Ⅰ型 RTA。具体方法参见前文酸中毒检查一节,该患儿连续数次尿 pH 都不能<5.5 提示远端酸化功能异常,可考虑Ⅰ型 RTA。

一旦证实Ⅰ型 RTA,还应行碳酸氢盐复合试验进一步计算正常血碳酸盐水平时 HCO_3^- 排泄分数以评估是否伴有近端小管 HCO_3^- 丢失(Ⅲ型 RTA)和碱性尿中 U-B pCO_2 水平降低以确认酸化缺陷的原发部位。具体方法参见前文酸中毒检查一节,该患儿给予碳酸氢盐纠正酸中毒后测定其尿碳酸氢盐 FE 为 3%,U-B PCO_2 为 4 mmHg,提示合并碳酸氢盐丢失的可能性不大符合Ⅰ型 RTA 特点。

该患儿也进行了相关基因检查,结果为 SLC4A1 c.A2705T,患儿父母和弟弟均正常,考虑该致病基因为新发突变。可明确诊断为Ⅰ型 RTA。

步骤❸ 其他检查和随访评估

诊断Ⅰ型 RTA 时还应进一步行以下一些检查。

(1)尿钙:24 小时尿钙定量超过 4 mg/(kg·d)或随机尿钙/肌酐>0.2 提示高钙尿,该患儿 24 小时尿钙处于正常范围。

(2)超声成像(泌尿系统平片):寻找是否存在肾髓质钙盐沉积或结石,该患儿未发现。

(3)眼睛/耳朵筛查:该患儿存在感音性听力下降。

（4）随访过程中需监测血气分析、血尿电解质、血生化检查调整治疗，也需要检测尿钙、泌尿系统 B 超，动态观察听力、眼睛变化进行全面综合评估。

- **诊断建议**

（1）注重病史包括既往史和家族史的详细询问和回忆。

（2）仔细进行体格检查，特别关注全身和骨骼的生长发育及其他特征性临床表型特点，如眼、耳、神经发育情况。

（3）任何类型的原发性 RTA 最终诊断一定要寻找受累基因突变，基因检查并非诊断严格必需的，但有助于致病基因的明确和非典型 RTA 的鉴别诊断。

- **诊断流程图**

肾小管酸中毒诊断流程图如下（图 7-3）。

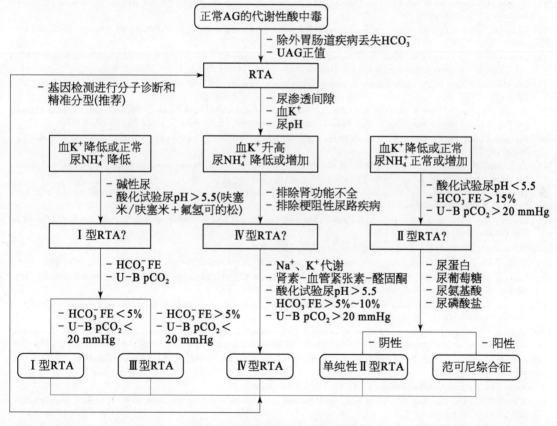

图 7-3·肾小管酸中毒诊断流程图

（吴滢）

参考文献

[1] Zhang J, Fuster D G, Cameron M A, et al. Incomplete distal renal tubular acidosis from a heterozygous mutation of the V-

ATPase B1 subunit[J]. Am J Physiol Ren Physiol, 2014, 307(9): F1063 - F1071.

[2] Sharma A P, Singh R N, Yang C, et al. Bicarbonate therapy improves growth in children with incomplete distal renal tubular acidosis[J]. Pediatr Nephrol, 2009, 24(8): 1509 - 1516.

[3] Gil-Peña H, Mejía N, Santos F. Renal tubular acidosis[J]. J Pediatr, 2014, 164(4): 691 - 698.

[4] Pereira P, Miranda D, Oliveira E, et al. Molecular pathophysiology of renal tubular acidosis[J]. CurrGenom, 2009, 10(1): 51 - 59.

[5] Jung S W, Park J, Kim S, et al. Renal tubular acidosis in patients with primary Sjögren's syndrome[J]. Electrol Blood Press, 2017, 15(1): 17 - 22.

[6] Kitterer D, Schwab M, Alscher M, et al. Drug-induced acid-base disorders[J]. Pediatr Nephrol, 2014, 30(9): 1407 - 1423.

[7] Alexander R T, Bitzan M. Renal tubular acidosis[J]. Pediatr Clin North Am, 2019, 66(1): 135 - 157.

[8] Wagner C A, Devuyst O, Belge H, et al. The rhesus protein RhCG: a new perspective in ammonium transport and distal urinary acidification[J]. Kidney Int, 2011, 79(2): 154 - 161.

[9] Stevens T, Forgac M. Structure, function and regulation of the vacuolar (H^+)- ATPase[J]. Annu Rev Cell Dev Biol, 1997, 13: 779 - 808.

[10] Ruf R, Rensing C, Topaloglu R, et al. Confirmation of the ATP6B1 gene as responsible for distal renal tubular acidosis[J]. Pediatr Nephrol, 2003, 18(2): 105 - 109.

[11] Esmail S, Kartner N, Yao Y, et al. Molecular mechanisms of cutis laxa and distal renal tubular acidosis-causing mutations in V - ATPase alpha-subunits, ATP6V0A2 and ATP6V0A4[J]. J Biol Chem, 2018, 293(8): 2787 - 2800.

[12] Pathare G, Dhayat N, Mohebbi N, et al. Changes in V-ATPase subunits of human urinary exosomes reflect the renal response to acute acid/alkali loading and the defects in distal renal tubular acidosis[J]. Kidney Int, 2018, 93(4): 871 - 880.

[13] Besouw M, Bienias M, Walsh P, et al. Clinical and molecular aspects of distal renal tubular acidosis in children[J]. Pediatr Nephrol, 2017, 32(6): 987 - 996.

[14] Batlle D, Haque S. Genetic causes and mechanisms of distal renal tubular acidosis[J]. Nephrol Dial Transpl, 2012, 27(10): 3691 - 3704.

[15] Reithmeier R A, Casey J R, Kalli A C, et al. Band 3, the human red cell chloride/bicarbonate anion exchanger (AE1, SLC4A1), in a structural context[J]. Biochim Biophys Acta, 2016, 1858(7 Pt A): 1507 - 1532.

[16] Mohebbi N, Wagner C. Pathophysiology, diagnosis and treatment of inherited distal renal tubular acidosis[J]. J Nephrol, 2018, 31(4): 511 - 522.

[17] Bruce L, Wrong O, Toye A M, et al. Band 3 mutations, renal tubular acidosis and South-East Asian ovalocytosis in Malaysia and Papua New Guinea: loss of up to 95% band 3 transport in red cells[J]. Biochem J, 2000, 350(Pt 1): 41 - 51.

[18] Boettger T, Hübner C, Maier H, et al. Deafness and renal tubular acidosis in mice lacking the K-Cl cotransporter Kcc4[J]. Nature, 2002, 416(6883): 874 - 878.

[19] Xu J, Song P, Nakamura S, et al. Deletion of the chloride transporter Slc26a7 causes distal renal tubular acidosis and impairs gastric acid secretion[J]. J Biol Chem, 2009, 284(43): 29470 - 29479.

[20] Blomqvist S R, Vidarsson H, Fitzgerald S, et al. Distal renal tubular acidosis in mice that lack the forkhead transcription factor Foxi1[J]. J Clin Invest, 2004, 113(11): 1560 - 1570.

[21] Zhou F, Mao J H, Ye Q, et al. Clinical features and genetic findings in Chinese children with distal renal tubular[J]. Int J Clin Exp Pathol, 2018, 11(7): 3523 - 3532.

[22] 杨霁云,白克敏.小儿肾脏病基础与临床[M].北京：人民卫生出版社,2000：308.

[23] Vallés P G, Batlle D. Hypokalemic distal renal tubular acidosis[J]. Adv Chronic Kidney Dis, 2018, 25(4): 303 - 320.

[24] Kurtz I, Zhu Q. Structure, function, and regulation of the SLC4 NBCe1 transporter and its role in causing proximal renal tubular acidosis[J]. Curr Opin Nephrol Hypertens, 2013, 22(5): 572 - 583.

[25] Igarashi T, Sekine T, Inatomi J, et al. Unraveling the molecular pathogenesis of isolated proximal renal tubular acidosis[J]. J Am Soc Nephrol, 2002, 13(8): 2171 - 2177.

[26] Igarashi T, Inatomi J, Sekine T, et al. Novel nonsense mutation in the Na^+/HCO_3^- cotransporter gene (SLC4A4) in a patient with permanent isolated proximal renal tubular acidosis and bilateral glaucoma[J]. J Am Soc Nephrol, 2001, 12(4): 713 - 718.

[27] Finer G, Landau D. Clinical approach to proximal renal tubular acidosis in children[J]. Adv Chronic Kidney Dis, 2018, 25(4): 351 - 357.

[28] Riepe F G. Pseudohypoaldosteronism[J]. Endocr Dev, 2013, 24: 86 - 95.

[29] Wilson F H, Disse-Nicodeme S, Choate K A, et al. Human hypertension caused by mutations in WNK kinases. Science, 2001, 293(5532): 1107 - 1112.

[30] Boyden L M, Choi M, Choate K A, et al. Mutations in kelch-like 3 and cullin 3 cause hypertension and electrolyte abnormalities [J]. Nature, 2012, 482(7383): 98 - 102.

[31] Santos F, Gil-Pena H, Alvarez-Alvarez S. Renal tubular acidosis[J]. Curr Opin Pediatr, 2017, 29(2): 206 - 210.

[32] Frindt G, Yang L, Uchida S, et al. Responses of distal nephron Na(1) transporters to acute volume depletion and hyperkalemia [J]. Am J Physiol Renal Physiol, 2017, 313(1): F62 - 73.

[33] Kraut J A, Madias N E. Serum anion gap: its uses and limitations in clinical medicine[J]. Clin J Am Soc Nephrol, 2007, 2(1): 162 - 174.

[34] Kraut J A, Madias N E. Differential diagnosis of nongap metabolic acidosis: value of a systematic approach[J]. Clin J Am Soc

Nephrol，2012，7(4)：671-679.

[35] Walsh S B，Shirley D G，Wrong O M，et al. Urinary acidification assessed by simultaneous furosemide and fludrocortisone treatment：an alternative to ammonium chloride[J]. Kidney Int，2007，71(12)：1310-1316.

[36] Sharma S，Gupta A，Saxena S. Comprehensive clinical approach to renal tubular acidosis[J]. Clin Exp Nephrol，2015，19(4)：556-561.

[37] Santos F，Ordóñez F，Claramunt-Taberner D，et al. Clinical and laboratory approaches in the diagnosis of renal tubular acidosis [J]. Pediatr Nephrol，2015，30(12)：2099-2107.

[38] Ranawaka R，Dayasir K，Gamage M. A child with distal (type 1) renal tubular acidosis presenting with progressive gross motor developmental regression and acute paralysis[J]. BMC Res Notes，2017，10(1)：618.

[39] Muzalef A，Alshehri M，Al-Abidi A，et al. Marble brain disease in two Saudi Arabian siblings[J]. Ann Trop Paediatr，2005，25(3)：213-218.

[40] Louis-Dit-Picard H，Barc J，Trujillano D，et al. KLHL3 mutations cause familial hyperkalemic hypertension by impairing ion transport in the distal nephron[J]. Nat Genet，2012，44(4)：456-460，S1-3.

[41] 黄文彦，孙蕾.儿童先天/遗传性肾小管疾病诊断与治疗现状[J].中华实用儿科临床杂志，2015，30(17)：1285-1288.

[42] Peters T，Monnens L，Cremers C，et al. Genetic disorders of transporters/channels in the inner ear and their relation to the kidney[J]. Pediatr Nephrol，2004，19(11)：1194-1201.

[43] Soares S B M，de Menezes Silva L A W，de Carvalho Mrad F C，et al. Distal renal tubular acidosis：genetic causes and management[J]. World J Pediatr，2019，15(5)：422-431.

[44] Haque S K，Ariceta G，Batlle D. Proximal renal tubular acidosis：a not so rare disorder of multiple etiologies[J]. Nephrol Dial Transplant，2012，27(12)：4273-4287.

[45] Batlle D，Arruda J. Hyperkalemic forms of renal tubular acidosis：clinical and pathophysiological aspects[J]. Adv Chronic Kidney Dis，2018，25(4)：321-333.

第八章
胱氨酸尿症

临床特征及诊治要点

· 对于儿童或青少年时期复发性结石或伴有结石家族史的患儿应高度怀疑胱氨酸尿症,需要长期随访。

· 胱氨酸尿症发病年龄通常在 10～40 岁,泌尿系统结石和肾钙盐沉积是其最常见的临床症状。

· 胱氨酸尿症的患儿,需要早期通过多学科合作进行诊断、预防和治疗。

· 饮食治疗可以预防胱氨酸结石的产生。

· 胱氨酸结石的长期治疗是一个非常棘手的问题,需要进一步开发新的药物。

一、概述

胱氨酸尿症(cystinuria)(OMIM：220100)是一种常染色体隐性遗传病,因胱氨酸和一些二碱基氨基酸(赖氨酸、鸟氨酸和精氨酸)在近端肾小管或胃肠道重吸收和转运障碍导致的代谢障碍。患者具有显著的基因及表型异质性,临床症状复杂,缺乏特异性症状与体征,早期诊断困难,需要依靠特殊生化分析。我国胱氨酸尿症发病率不详,美国约为 1：15 000,瑞士约为 1：100 000。

二、病因与发病机制

胱氨酸是半胱氨酸(一种氨基酸)的同源二聚体,正常情况下胱氨酸通过转运系统在近端肾小管上皮细胞进行重吸收(图 8-1)。胱氨酸尿症患者其肾脏转运胱氨酸受损,近端肾小管重吸收滤过的胱氨酸减少,导致尿中胱氨酸排泄量增加,产生胱氨酸肾结石。其原因可能是

SLC3A1 和（或）*SLC7A9* 基因突变和（或）基因组重排。胱氨酸尿症患者具有显著的基因及表型异质性，临床症状复杂。

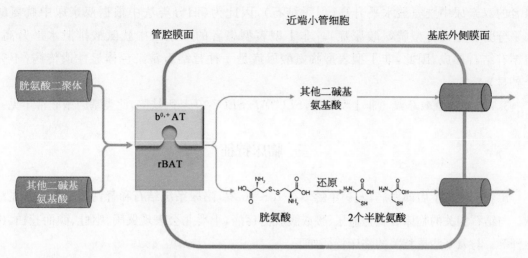

图8-1·胱氨酸和其他二碱基氨基酸在近端肾小管上皮细胞中的转运。正常情况下，胱氨酸通过近端小管的转运体 b⁰·⁺ 进行重吸收。转运体 b⁰·⁺ 是由 2 个亚基组成的异二聚体，其中轻亚基 b⁰·⁺AT 由 *SLC7A9* 基因序列编码，重亚基 rBAT 由 *SLC3A1* 基因序列编码，胱氨酸尿症患者体内存在 b⁰·⁺ 转运系统的异常

　　胱氨酸在酸性和中性尿中溶解度降低，当尿液胱氨酸异常增高时可形成结晶或结石，损害肾小管功能。胱氨酸转运体也促进其他二碱基氨基酸的重吸收，包括鸟氨酸、精氨酸和赖氨酸，但是这些化合物相对易溶，且尿中排泄量增加并不导致结石形成。

▧（一）按表型分类

　　1. Ⅰ型·最常见。患者双亲胱氨酸排泄量正常。表现为纯合子的患者，其尿胱氨酸、赖氨酸、精氨酸和鸟氨酸排出增加，可伴尿路结石；而且小肠（主要为空肠）氨基酸吸收轻度受损或未受损。表现为杂合子的患者，尿胱氨酸浓度正常，因胱氨酸溶解度低有时可合并尿路结石。

　　2. Ⅱ型·不完全性隐性遗传。纯合子患者尿胱氨酸、赖氨酸、精氨酸和鸟氨酸排出中度增加，小肠赖氨酸或胱氨酸吸收显著受损。而杂合子患者只用尿胱氨酸和赖氨酸增加，但比纯合子患者要轻。

　　3. Ⅲ型·患者双亲半胱氨酸排泄量中度（Ⅲ型）增加。纯合子患者小肠胱氨酸和二碱基氨基酸转运（吸收）显著受损，常发生营养不良，甚至影响小儿发育。而杂合子患者尿胱氨酸和赖氨酸排出中度增加，其程度介于Ⅰ型和Ⅱ型之间。

▧（二）按基因型分类

　　1. A型胱氨酸尿症·为Ⅰ型表型，其双亲胱氨酸排泄量正常。*SLC3A1* 基因缺陷，该基因编码 rBAT，是正常转运胱氨酸和二碱基氨基酸所需的蛋白质。该基因纯合子突变患者归类为 A 型胱氨酸尿症。

2. B型胱氨酸尿症·非Ⅰ型表型，*SLC7A9* 基因缺陷，该基因编码氨基酸转运体 $B^{0,+}$ AT。该基因纯合子突变患者归类为 B 型胱氨酸尿症。在大多数病例中，B 型胱氨酸尿症患者的双亲尿中胱氨酸水平升高（但无结石），因此为（旧分类法中根据双亲尿中胱氨酸水平分为Ⅱ型或Ⅲ型胱氨酸尿症）。非Ⅰ型表型患者的双亲尿中胱氨酸排泄水平升高，但罕有结石形成，因此，非Ⅰ型表型胱氨酸尿症是一种肾结石常染色体显性遗传病（不完全外显）。

3. AB 型胱氨酸尿症·非Ⅰ型表型，*SLC3A1*、*SLC7A9* 基因缺陷，此类基因型非常罕见。

三、临床特征

患者一般出生后即发病，发病年龄多在 10～40 岁，泌尿系统结石和肾钙化沉积是常见症状。与结石相关的临床表现为血尿、腰或腹股沟疼痛，小婴儿会表现哭闹、呕吐、颜面苍白、出冷汗等。与氨基酸尿相关的临床特征如下。

1. 特异性肾性氨基酸尿·尿中有大量胱氨酸与 3 种二碱氨基酸（赖氨酸、精氨酸和鸟氨酸），尿胱氨酸排泄量较大者（平均每天排出可达 730 mg）可在浓缩尿沉渣中见到胱氨酸结晶，3 种亚型的纯合子患者，其尿胱氨酸、赖氨酸、精氨酸及鸟氨酸排出增加，可存在尿路结石；Ⅱ型及Ⅲ型杂合子患者只有尿胱氨酸及赖氨酸增加。

2. 尿路胱氨酸结石·因大量胱氨酸超过尿中饱和度，在尿中溶解度下降，形成结石。胱氨酸结石占肾结石的 1%～2%。黄棕色，质硬，大小不等，大者可呈鹿角形，常多发性，不完全透 X 线，有淡薄阴影，因含有二硫化物，故不及钙性结石密度阴影。结石与氰化硝普钠呈阳性反应，可作为筛选性诊断试验。尿路结石常引起的症状为肾绞痛、血尿、尿路梗阻、反复尿路感染和高血压等；严重者可出现急性或慢性肾功能不全。部分表现为杂合子的患者可无明显临床症状，或只有"暂时性胱氨酸尿"，其尿胱氨酸排泄量较少，其浓度维持于饱和度以下，则称为无结石性胱氨酸尿症（acalculous cystinuria）。研究提示，胱氨酸尿症患者的家系中，也可有若干无结石的胱氨酸尿轻症患者。

3. 躯体矮小，智力发育迟缓·可能与大量氨基酸（特别是赖氨酸）丢失有关。

4. 吡咯烷及哌啶尿·由于空肠对这些氨基酸吸收不良，大量赖氨酸与鸟氨酸在肠道降解产生尸胺与腐胺，吸收后被还原成吡咯烷与哌啶从尿中排出。

5. 其他·少数患者可合并高尿酸血症、低钙血症、血友病、肌萎缩、胰腺炎、色素性视网膜炎、唐氏综合征和胰腺炎等。

四、诊断与鉴别诊断

■ （一）诊断

肾结石患者合并一个或多个以下条件即可诊断胱氨酸尿症。

（1）家族遗传性疾病史。

（2）出现肾结石的症状和体征，如血尿、腰或腹股沟疼痛，小婴儿会表现哭闹、呕吐、颜面苍白、出冷汗。如并发尿路感染，会出现发热、食欲不振、消瘦等。

（3）尿液分析中见到具有诊断意义的六角形胱氨酸结晶（图 8-2），可见于 25％患者的初始尿液分析中。

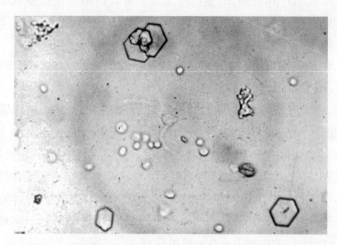

图 8-2·尿沉渣见六角形胱氨酸结晶

（4）对新发肾结石而就诊的患者进行结石成分分析。不可获得结石进行分析且尿中不可见胱氨酸结晶的疑似胱氨酸尿症患者应使用氰化物-硝普盐试验来筛查尿胱氨酸。

（5）氰化物-硝普盐试验筛查。取少许结石粉末置于试管中，加 1 滴浓氨水，再加 1 滴 5％氰化钠，5 分钟后，再加 3 滴 5％硝普钠，如立即出现樱桃红色，表示阳性，胱氨酸筛查结果阳性表明尿胱氨酸浓度大于 75 mg/L。阴性结果一般可排除胱氨酸尿症，但在罕见情况下，杂合子患者的试验结果也可能呈阴性。

（6）尿胱氨酸排泄。证实有胱氨酸结石、尿胱氨酸晶体和（或）氰化物-硝普盐试验筛查阳性的患者应进行尿胱氨酸排泄定量检验。正常胱氨酸排泄率为 30 mg/d（0.13 mmol/d），胱氨酸尿症患者排泄率通常超过 400 mg/d（1.7 mmol/d），有些甚至可高达 3 600 mg/d（15 mmol/d）。需要注意的是，胱氨酸尿症杂合子和 Fanconi 综合征患者存在肾小管功能广泛缺陷，排泄胱氨酸一般不超过 250 mg/d（约 1 mmol/d）。这样的患者通常不形成结石，因为胱氨酸浓度仍保持在可溶解范围内。胱氨酸排泄和尿液 pH 有动态变化，伴周期性高尿胱氨酸与尿液低 pH，此类患者偶有肾结石，临床上需要分次采集尿液。

（7）基因检测。有家族史者，可对患者及其家属进行 *SLC3A1* 基因和 *SLC7A9* 基因突变遗传分析。

■（二）鉴别诊断

以腰疼为首发表现者，需与肾盂肾炎、急性肠梗阻、胆囊炎等相鉴别。还可与其他类型尿石症相鉴别，如高钙尿症、高草酸尿症、高尿酸尿症等。

五、治疗与预后

▣ （一）治疗

1. **饮食治疗** · 水化治疗和低钠、低蛋白质饮食：每日钠摄入量控制在 2 g/d，动物蛋白质摄入量控制在 1 g/kg。推荐每昼夜饮水大于 3~4 L/24 h，使尿量大于 3L/24 h。故白天需每小时饮水 240 mL，且晚上临睡前再饮水 400~500 mL。

2. **碱化尿液** · 使用枸橼酸/枸橼酸钾或碳酸氢钾碱化尿液，使尿 pH 介于 7.0~7.5，以增加胱氨酸的溶解度，减少尿胱氨酸结晶。

3. **巯基络合物** · D-青霉胺，可与胱氨酸形成 L-半胱氨酸 D-青霉胺二硫化物（溶度大），可减少尿中游离胱氨酸的 50%，能防止结石形成。用法：1~2 g/24 h，分 3~4 次口服。该药不良反应较多且严重，包括肾病综合征、血清病、发热、皮疹、骨髓抑制，不宜长期应用。鉴于不良反应的发生率较高，一旦先前存在的结石已溶解，则可停止给药。如果结石复发，可重新开始给药。如果长期应用青霉胺，则需补充维生素 B_6（50 mg/d）。巯基丙酰甘氨酸（mercaptoproprionylglycine），该药比青霉胺具有更高氧化还原活性，但可出现某些不良反应，如蛋白尿、膜性肾病、发热、皮疹和抗核抗体（anti-nuclear antibody，ANA）阳性。

4. **应用铜或铅螯合剂** · 通过螯合剂与巯基结合，可转换胱氨酸至相对可溶成分。

5. **巯甲丙脯酸** · 巯基可与胱氨酸结合成为二硫复合物，其溶解度比胱氨酸大 200 倍；个别病例服用该药（Captopril 75~100 mg/d）后尿中胱氨酸排出减少 70% 和 93%。

6. **膀胱内局部应用巯基络合物** · 乙酰青霉胺、D-青霉胺、巯基丙酰甘氨酸或氨基丁三醇。

7. **手术取石或碎石术** · 手术取石术可应用尿路阻塞的病例，一般不作为首选。胱氨酸结石术后极易复发，体外冲击波碎石术常不能将其粉碎，经皮肾镜取石术后残余结石率较高，故胱氨酸结石的长期治疗是一个非常棘手的问题。

▣ （二）预后随访与管理

对胱氨酸尿症患者的定期随访十分重要。随访间期依据结石活跃性而定。结石生长活跃者，随访间期定为 3 个月以内，非活跃者为 6 个月。超声检查对结石检出率高且无辐射损伤，可作为首选。对于碱化疗法患者，应 6~12 个月检查一次血电解质和肾功能（UN、Cr）；采用巯基药物者至少在 6 个月内监测治疗的反应性及依从性，收集 24 小时尿液评估尿量、尿常规、尿钠、尿钙及肾功能。对生长活跃性结石的患者应测定 24 小时尿胱氨酸排泄量，以便对药物剂量进行调整，同时判别患者对治疗的依从性。

六、病例分析

4 月龄男孩，因"血尿 2 天"就诊，无发热、无呕吐，不伴咳嗽和腹泻。查体：全身皮肤无黄染、皮疹及出血点，心肺及腹部检查未见异常。血常规：白细胞 $15.52×10^9/L$，中性粒细胞百分比 17.3%，淋巴细胞百分比 73.7%，红细胞 $5.57×10^{12}/L$，血红蛋白测定 $132\ g/L$，血小板总数 $317×10^9/L$，C 反应蛋白 $<1.00\ mg/L$。肾 B 超示双肾内多发强光斑回声、膀胱壁增厚，诊断为肾结石；尿常规：pH $5.5～6.0$，尿比重：1.013，蛋白质（＋＋），白细胞 $89.5/\mu L$，红细胞（＋），结晶（＋）（为典型的六角形胱氨酸结晶）；尿微量蛋白：微量白蛋白 $45.3\ mg/L$，$\alpha 1$ 微球蛋白 $23.97\ mg/L$，$\beta 2$ 微球蛋白 $2.64\ mg/L$。氰化物-硝普盐试验阳性，尿氨基酸高效液相色谱显示胱氨酸，$159.3\ nmol/mg$ 提示升高。其他二元酸的水平氨基酸正常。结石成分分析：L-胱氨酸。

● 实验室检查

尿 pH $5.5～6.0$，血 Na^+ $137\ mmol/L$，血 K^+ $4.49\ mmol/L$，血 Ca^{2+} $2.75\ mmol/L$，血 HCO_3^- $14\ mmol/L$，BE $3.3\ mmol/L$。

在患者知情同意的前提下，留取患儿及其父母静脉血，采用二代基因测序技术进行胱氨酸尿症相关基因分析。患儿检出 *SLC3A1* 基因 c.1427 C＞T 纯合突变。其父母为 c.1427 C＞T 杂合突变携带者。

● 诊断分析

胱氨酸尿症诊断依据

（1）家族遗传性疾病史：该患儿家族成员无相关病史。

（2）有肾结石的症状和体征，如绞痛、血尿、尿路梗阻和（或）尿路感染。本例患儿因血尿入院。

（3）尿路反复发生胱氨酸结石，KUB 平片见双侧尿路多发性、阴影淡薄、大小不等结石。本例患儿尿常规提示血尿及蛋白尿，尿沉渣镜检可见六角形扁平结晶。泌尿系统彩超见双肾内多发强光斑回声提示结石。

（4）基因检测结果：患儿检出 *SLC3A1* 基因 c.1427 C＞T 纯合突变。其父母为 c.1427 C＞T 杂合突变携带者。

● 诊断建议

（1）详细咨询患儿病史，明确是否存在复发性结石或伴有结石家族史。

（2）基因检测有助于胱氨酸尿症的临床诊断。

• 诊断流程图

胱氨酸尿症诊断流程图如下（图 8 - 3）。

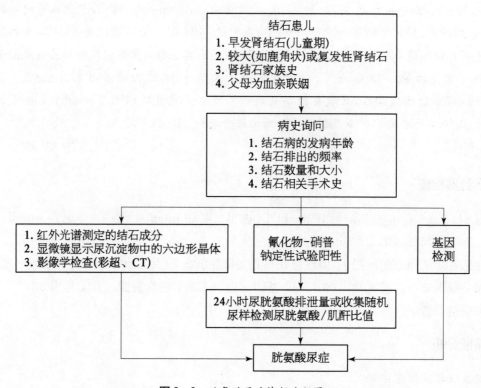

图 8 - 3 · 胱氨酸尿症诊断流程图

（冯仕品）

※ 参考文献 ※

［1］ Pereira D J, Schoolwerth A C, Pais V M. Cystinuria: current concepts and future directions[J]. Clin Nephrol, 2015, 83(3): 138 - 146.

［2］ Mattoo A, Goldfarb D S. Cystinuria[J]. Semin Nephrol, 2008, 28(2): 181 - 191.

［3］ Thomas K, Wong K, Withington J, et al. Cystinuria-aurologist's perspective[J]. Nat Rev Urol, 2014, 11(5): 270 - 277.

［4］ Saravakos P, Kokkinou V, Giannatos E. Cystinuria: current diagnosis and management[J]. Urology, 2014, 83(4): 693 - 699.

［5］ Martell H J, Wong K A, Martin J F, et al. Associating mutations causing cystinuria with disease severity with the aim of providing precision medicine[J]. BMC Genomics, 2017, 18(Suppl 5): 550.

［6］ Sumorok N, Goldfarb D S. Update on cystinuria[J]. Curr Opin Nephrol Hypertens, 2013, 22(4): 427 - 431.

［7］ Miguéns Blanco I, Parada Jorgal J R, Rancaño Domínguez B, et al. Cistinuria: la recurrencia de lo excepcional[Cystinuria: The recurrence of the exceptional][J]. Semergen, 2016, 42(5): 342 - 343.

［8］ Eggermann T, Venghaus A, Zerres K. Cystinuria: an inborn cause of urolithiasis[J]. Orphanet J Rare Dis, 2012, 7: 19.

［9］ Lafuente M, Solà J, Alfonso I. A Dynamic chemical network for cystinuria diagnosis[J]. Angew Chem Int Ed Engl, 2018, 57(28): 8421 - 8424.

［10］ Mizukami K, Raj K, Osborne C, et al. Cystinuria associated with different *SLC7A9* gene variants in the cat[J]. PLoS One, 2016, 11(7): e0159247.

［11］ Kim J H, Park E, Hyun H S, et al. Genotype and phenotype analysis in pediatric patients with cystinuria[J]. J Korean Med Sci, 2017, 32(2): 310 - 314.

［12］ Breuning M H, Hamdy N A. Van gen naarziekte; *SLC3A1*, *SLC7A9* encystinurie[From gene to disease; *SLC3A1*, *SLC7A9* and cystinuria][J]. Ned TijdschrGeneeskd, 2003, 147(6): 245 - 247.

［13］ Brons A K, Henthorn P S, Raj K, et al. *SLC3A1* and *SLC7A9* mutations in autosomal recessive or dominant canine cystinuria: a new classification system[J]. J Vet Intern Med, 2013, 27(6): 1400 - 1408.

［14］ 杨霁云,白克敏.儿肾脏病基础与临床[M].北京:人民卫生出版社,2000: 308.

［15］ Camargo S M, Bockenhauer D, Kleta R. Aminoacidurias: clinical and molecular aspects[J]. Kidney Int, 2008, 73(8): 918 - 925.

［16］ Vella M, Karydi M, Coraci G, et al. Pathophysiology and clinical aspects of urinary lithiasis[J]. Urol Int, 2007, 79 (Suppl 1): 26 - 31.

［17］ Pras E. Cystinuria at the turn of the millennium: clinical aspects and new molecular developments[J]. Mol Urol, 2000, 4(4): 409 - 414.

［18］ Usawachintachit M, Sherer B, Hudnall M, et al. Clinical outcomes for cystinuria patients with unilateral versus bilateral cystine stone disease[J]. J Endourol, 2018, 32(2): 148 - 153.

［19］ Wong K A, Pardy C, Pillay S, et al. Can the presence of crystalluria predict stone formation in patients with cystinuria? [J]. J Endourol, 2016, 30(5): 609 - 614.

［20］ Lee F, Su R, Lendvay T. Cystinuria crystals: an image from a 14 - year-old girl with cystinuria[J]. Urology, 2013, 81(4): e29.

［21］ Love K, Yeo F E. Cystinuria in a patient with polycystic kidney disease[J]. NDT Plus, 2009, 2(1): 30 - 33.

［22］ Shekarriz B, Stoller M L. Cystinuria and other noncalcareous calculi[J]. Endocrinol Metab Clin North Am, 2002, 31(4): 951 - 977.

［23］ Oliver K V, Vilasi A, Maréchal A, et al. Infrared vibrational spectroscopy: a rapid and novel diagnostic and monitoring tool for cystinuria[J]. Sci Rep, 2016, 6: 34737.

［24］ Liu Y, Yasheng A, Chen K, et al. Difference in urinary stone composition between Uyghur and Han children with urolithiasis [J]. Urolithiasis, 2017, 45(5): 435 - 440.

［25］ Esperto F, Marangella M, Trinchieri A, et al. A multiregional Italian cohort of 24 - hour urine metabolic evaluation in renal stone formers[J]. Minerva UrolNefrol, 2018, 70(1): 87 - 94.

［26］ Elkoushy M A, Andonian S. Characterization of patients with heterozygous cystinuria[J]. Urology, 2012, 80(4): 795 - 799.

［27］ Finocchiaro R, D'Eufemia P, Celli M, et al. Usefulness of cyanide-nitroprusside test in detecting incomplete recessive heterozygotes for cystinuria: a standardized dilution procedure[J]. Urol Res, 1998, 26(6): 401 - 405.

［28］ Shen L, Cong X, Zhang X, et al. Clinical and genetic characterization of Chinese pediatric cystine stone patients[J]. J Pediatr Urol, 2017, 13(6): 629. e1 - 629. e5.

［29］ Gres A A, Nitkin D M, Juraha T M, et al. Cystine as a risk factor of the stone formation in kidney: the reference value range of urinary excretion, the stage diagnosis of cystine metabolism disorder[J]. Urologiia, 2016, (4): 10 - 14.

［30］ Guillén M, Corella D, Cabello M L, et al. Reference values of urinary excretion of cystine and dibasic aminoacids: classification of patients with cystinuria in the Valencian Community, Spain[J]. Clin Biochem, 1999, 32(1): 25 - 30.

［31］ Masotti A, Laurenzi C, Boenzi S, et al. Gender-related effects on urine L-cystine metastability[J]. Amino Acids, 2014, 46(2): 415 - 427.

［32］ Fjellstedt E, Harnevik L, Jeppsson J O, et al. Urinary excretion of total cystine and the dibasic amino acids arginine, lysine and ornithine in relation to genetic findings in patients with cystinuria treated with sulfhydryl compounds[J]. Urol Res, 2003, 31(6): 417 - 425.

［33］ Martell H J, Wong K A, Martin J F, et al. Associatingmutations causing cystinuria with disease severity with the aim of providing precision medicine[J]. BMC Genomics, 2017, 18(Suppl 5): 550.

［34］ Ma Y Y, Liu Y P, Li D, et al. Clinical, biochemical, and genetic findings of cystinuria in Chinese children[J]. Clin Lab, 2018, 64(7): 1145 - 1151.

［35］ 迪亚尔·地里木拉提,安尼瓦尔·牙生.小儿尿石症尿代谢评估的意义[J].中华小儿外科杂志,2014,3(35): 227 - 229.

［36］ Prezioso D, Strazzullo P, Lotti T, et al. Dietary treatment of urinary risk factors for renal stone formation. A review of CLU Working Group[J]. Arch Ital UrolAndrol, 2015, 87(2): 105 - 120.

［37］ Penido M G, Tavares Mde S. Pediatric primary urolithiasis: Symptoms, medical management and prevention strategies[J]. World J Nephrol, 2015, 4(4): 444 - 454.

［38］ Zisman A L. Effectiveness of treatment modalities on kidney stone recurrence[J]. Clin J Am Soc Nephrol, 2017, 12(10): 1699 - 1708.

［39］ Malieckal D A, Modersitzki F, Mara K, et al. Effect of increasing doses of cystine-binding thiol drugs on cystine capacity in patients with cystinuria[J]. Urolithiasis, 2019, 47(6): 549 - 555.

［40］ Koraishy F M, Cohen R A, Israel G M, et al. Cystic kidney disease in a patient with systemic toxicity from long-term D-penicillamine use[J]. Am J Kidney Dis, 2013, 62(4): 806 - 809.

［41］ Moore S L, Cook P, de Coninck V, et al. Outcomes and long-term follow-up of patients with cystine stones: a systematic review[J]. Curr Urol Rep, 2019, 20(6): 27.

［42］ Kaaroud H, Harzallah A, Sayhi M, et al. Inherited kidney stones: a nephrology center experience[J]. Prog Urol, 2019, 29(16): 962 - 973.

第九章
Dent 病

临床特征及诊治要点

- 低分子量蛋白尿、高钙尿症、肾钙质沉着及进行性肾衰竭是 Dent 病的主要临床特征。
- 符合 X 连锁遗传的家族史。
- 基因突变是 Dent 病的主要致病原因,即 *CLCN5* 基因或 *OCRL1* 基因突变。
- 治疗原则:降低尿钙排泄、减轻肾脏钙化和肾小管间质纤维化程度,延缓肾功能不全的发生。

一、概念与分类

Dent 病(Dent disease)是一种罕见的 X 连锁遗传性肾小管疾病。1964 年由 Dent 和 Friedman 首次报道了 2 例表现为高钙尿、低磷血症、低分子量蛋白尿(low molecular weight proteinuria,LMWP)和氨基酸尿等肾小管损伤引起佝偻病的病例[1]。其后有一系列相似临床表现的综合征被报道,如 X 连锁隐性肾石病、X 连锁隐性遗传性低磷酸盐血症性佝偻病、X 连锁高钙尿性肾结石病和日本儿童特发性低分子量蛋白尿,这些综合征被认为是同一种疾病的不同表现类型。随着人类基因诊断技术的发展,1995 年人们逐渐认识到这类疾病是由 *CLCN5* 基因突变所致,并于 1997 年统称为 Dent 病[2]。该病的临床特征为低分子量蛋白尿、高钙尿症,部分可有肾钙化或肾结石及各种近端肾小管功能异常表现,可出现进行性肾功能异常,最终发展至终末期肾病(end stage kidney disease,ESKD)[3]。近年来,随着基因诊断技术的进步,越来越多的 Dent 病被发现。目前,Dent 病根据基因突变的类型分为两型:① Dent 病 1 型(OMIM:300009):由 *CLCN5* 基因突变引起;② Dent 病 2 型(OMIM:300555):由 *OCRL1* 基因突变引起[4]。

二、病因与发病机制

基因突变是 Dent 病的主要致病原因。目前发现有 2 种主要的致病基因与 Dent 病相关，即 *CLCN5* 基因及 *OCRL1* 基因突变，大约分别占 60％ 和 15％[5-7]。迄今为止，尚有 25％～35％ 的患者未检测出 *CLCN5* 或 *OCRL1* 基因突变，故可能存在其他致病基因的突变，但目前尚无相关突变报道[8]；同时，临床也有 *CLCN5* 基因与 *OCRL1* 基因共同致病的报道[9]。*CLCN5* 位于染色体 Xp11.22～p11.23，由 12 个外显子组成，编码 746 个氨基酸长度的氯离子通道蛋白 CLC-5(chloride channel 5)[10,11]。目前已有 200 多种该基因突变被报道，突变类型主要包括错义突变(36.5％)、移码突变(28％)、无义突变(17％)、剪切位点突变(11％)和片段缺失(6.6％)[12,13]。突变类型与疾病预后无关。LMWP 的重吸收主要由肾小管上皮细胞的内吞体完成，而 CLC-5 作为其组成之一，在维持早期内吞体的酸化中起重要作用，即 *CLCN5* 基因突变引起 CLC-5 通道蛋白的结构异常，进而导致近端肾小管上皮细胞氯离子电导的损耗及逆向转运蛋白功能缺陷，损伤囊泡的酸化功能，造成近端肾小管细胞胞吞作用障碍，引发一系列 Dent 病的临床改变[14-18]：① 原尿中白蛋白和低分子量蛋白的重吸收功能障碍导致 LMWP。② 通过影响集合管 A 型闰细胞(intercalated cell)的尿液酸化功能，改变尿液 pH，促进肾结石形成。③ 通过影响 Megalin/Cubilin 受体依赖形式的胞吞作用，使得原尿中的维生素 D 结合蛋白、25(OH)-D₃和甲状旁腺激素(PTH)在近端肾小管的重吸收障碍；尿中 PTH 浓度增加，继而引起肾 1α-羟化酶活性增加，合成 1,25(OH)-D₃增加，从而促进肠吸收钙亢进、骨骼重吸收钙质增加，导致高钙尿症和肾钙化或肾石症。尿中 PTH 增加还可激活肾小管上皮细胞顶部膜侧的受体，引起刷状缘的钠-磷共转运蛋白-2 内吞增加，导致近端肾小管磷的重吸收减少，继而引起低磷血症和高磷尿症。尿钙和尿磷排泄增加导致骨质钙化异常，进而可出现骨密度减低、生长发育迟缓等表现。

OCRL1 位于染色体 Xq25～26，含 24 个外显子，编码生成具有磷酸酯酶活性的 OCRL1 蛋白。2005 年，Hoopes 等首次报道了该基因引起 Dent 病[19]，目前已有 140 多种该基因突变与 Dent 病相关被报道，分布于不同的外显子，其中错义突变主要位于外显子 4～15，而无义突变和移码突变主要位于外显子 1～7[20]。其编码蛋白为磷脂酰肌醇 4,5-二磷酸 5-磷酸酶，该酶可以水解磷脂酰肌醇 4,5-二磷酸(PIP2)。PIP2 属于跨膜蛋白，在近端肾小管上皮细胞内，其主要分布于高尔基复合体和溶酶体，也可分布于早期内吞体，具有跨膜转运调节作用，参与内吞作用。*OCRL1* 基因突变可引起 OCRL1 蛋白的结构改变，内吞体网状系统转运异常，从而导致 LMWP 重吸收障碍[21]。此外，研究发现 OCRL1 可直接调控肠道钙吸收通道 TRPV6 对钙的转运，当 OCRL1 异常时，TRPV6 介导的 Ca²⁺ 重吸收增加，使血钙升高，导致尿钙排泄增多[22]。由于 *OCRL1* 基因还分布于眼睛、大脑和肌肉等组织器官，故 *OCRL1* 基因突变导致的 Dent 病 2 型还可出现一些肾外症状，如先天性白内障、轻度智力发育迟缓、运动功能障碍等。

三、实验室检查

▨（一）尿液检查

1. 尿常规·蛋白多数±～++,伴或不伴血尿。

2. 24 小时尿蛋白定量·一般<1.0 g/d,但 50％以上的患者可达肾病水平[23,24]。

3. 尿蛋白电泳、尿微量蛋白·显示 LMWP 占尿中总蛋白的 50％～70％,并且以 α1-微球蛋白、β2-微球蛋白或视黄醇结合蛋白等为主。

4. 尿钙/肌酐(mg/mg)比值·>0.25 或 24 小时尿钙>4 mg/kg,但应注意学龄前儿童尿钙/肌酐比的正常范围与大龄儿童及成人不同,有作者报道小儿第 95 百分位参考值为 (mg/mg)：<1 岁,<0.81;1～2 岁,<0.56;2～3 岁,<0.50;3～5 岁,<0.41;5～7 岁,<0.30。

▨（二）血液检查

可有血钙、血磷降低,血 PTH 正常或下降,血 $1,25(OH)-D_3$ 水平正常或升高,血清碱性磷酸酶升高。Dent 病 2 型患儿血 CPK、LDH 可升高。大多数患儿早期肾功能维持正常,逐渐出现血肌酐、尿素氮升高,肌酐清除率下降等肾衰竭表现[25]。

▨（三）影像学检查

肾脏超声可发现肾钙质沉着或肾结石,骨密度和 X 线检查是否有佝偻病和骨质软化症。

▨（四）肾活检病理学检查

Dent 病组织学表现通常无特异性,病变可累及肾小球和肾小管间质。光镜下肾小球结构大致正常或仅表现为轻微病变,肾小管可见萎缩,肾间质可见钙化及纤维化。有大量蛋白尿的 Dent 病 1 型可表现为局灶性节段性肾小球硬化(focal segmental glomerulosclerosis, FSGS)或局灶性球性肾小球硬化(focal global glomerulosclerosis, FGGS)[24,26-28]。免疫荧光镜检通常阴性。电镜显示肾小球无明显病变或仅可见足突部分融合,无电子致密物沉积[29]。

▨（五）基因检测

临床上,对于怀疑 Dent 病或有家族史的患儿要尽早进行基因检测。

▨（六）其他检查

智力评估、眼科检查和神经系统可早期发现 Dent 病 2 型的患儿。

四、临床特征

Dent 病通常发生在男性,可在儿童早期出现,据报道有 30％～80％的男性患者在 30～50 岁发展成慢性肾功能不全[30]。女性携带者症状轻微，可仅有镜下血尿，也可能有 LMWP 和高钙尿症，但很少发展为 CKD[4]。该病在临床上以 LMWP、高钙尿症为主要表现，并可有肾钙质沉着症/肾石症[15]。该病基因型与临床表现间没有必然的相关性，Dent 病的严重程度即使在同一家族不同成员间也可能有很大差异[31,32]。LMWP 是 Dent 病一个突出的临床特征，见于所有 Dent 病患者，是 Dent 病常见的早期表现之一，可作为筛查指标。高钙尿症也很常见，在欧美国家几乎接近 90% 或以上的患儿存在高钙尿症。但是高钙尿症不是 Dent 病诊断的必需项，国内及日本的研究发现高钙尿症在亚洲人群的发生率明显低于欧美人群[21,33]。此外，患者可有不同程度的近曲小管功能不全表现，如高钾尿/低钾血症、高磷尿/低磷血症、氨基酸尿、糖尿等 Fanconi 综合征表现[34]，少数患者有低镁血症和肾小管酸中毒表现[35]。此外，Dent 病也可以有 Bartter 综合征样表现[36]。

Dent 病 2 型患者与 Dent 病 1 型表现类似，但少见糖尿、氨基酸尿等 Fanconi 综合征表现。此外，还可有一些肾外症状，如先天性白内障、轻度智力障碍、生长发育迟缓，尚未见严重的精神和运动发育落后。最近研究发现，Dent 病 2 型患儿有典型的皮肤特征，即化脓性汗腺炎[37]。

五、诊断与鉴别诊断

■ （一）诊断

对有以下临床表现的患儿：① LMWP，肾早期损伤指标提示尿中低分子量蛋白质至少升高 5 倍且以 LMWP 为主，用于监测的低分子量蛋白主要有视黄醇结合蛋白、$\alpha 1$ 微球蛋白和 $\beta 2$ 微球蛋白；或者尿蛋白电泳提示低分子量蛋白质占 50% 以上。② 高钙尿症，24 小时尿钙 >4 mg/kg（>0.1 mmol/kg）或者随机尿尿钙/肌酐比值 >0.25（要根据年龄）。③ 有下列情况之一：镜下血尿、肾结石、肾钙质沉着症、低磷血症、肾功能异常、符合 X 连锁遗传的家族史[38]。凡符合上述①~③条标准，并排除其他引起近端肾小管功能异常的疾病，即可临床诊断为 Dent 病，确诊需行基因检测。凡符合第①条及另外 2 条中的任一条者，可拟诊 Dent 病，结合基因突变检测予以确诊。

■ （二）鉴别诊断

对于表现为佝偻病或骨软化症等近端肾小管功能障碍的患者，需与其他遗传性和获得性疾病鉴别。遗传性因素需排除胱胺酸血症、半乳糖血症、遗传性果糖不耐受、糖原贮积症和线粒体肌病。获得性因素需排除药物（如替诺福韦）、毒素（如铅中毒）等影响[26]。对于高钙尿症、肾钙质沉着症、复发性肾结石等表现的患者，需排除特发性高钙尿症、髓质海绵肾、早产儿、速尿或托吡酯应用、生酮饮食、远端肾小管酸中毒、家族性低镁血症伴高钙尿症和肾钙质沉着症、Bartter 综合征、遗传性低磷血症性佝偻病伴高钙尿症等疾病[39]。

Dent 病 2 型应注意与 Lowe 综合征（眼-脑-肾综合征）相鉴别：两者之间临床表型的差别

可能是由 2 个疾病的同一个致病基因的突变位点差异所致[40]。已有文献资料显示：导致 Dent 病 2 型的基因突变位点主要分布在 OCRL1 基因 exon1～exon15 区域,其中错义突变位点分布在 exon4～exon15,剪切突变分布在 exon1～exon7 及内含子 7[20]。而导致 Lowe 综合征的 OCRL1 基因突变的位点主要分布在 exon15～exon23 区域[41]。或许正是这种突变位点的差异,使得 Dent 病 2 型表现出类似 Lowe 综合征样的临床表现,而在高钙尿症、肾钙质沉着、肾结石方面强于 Lowe 综合征,在代谢性酸中毒、糖尿、氨基酸尿、肾功能减退及智力低下、先天性白内障等方面弱于 Lowe 综合征[42]。

六、治疗与预后

由于 Dent 病是一种先天遗传性疾病,目前无根治方案,以对症治疗为主。但是早期诊断 Dent 病,可防止激素及免疫抑制剂等药物的滥用。对症支持治疗包括：降低尿钙排泄、减轻肾脏钙化和肾小管间质纤维化程度,延缓肾功能不全的发生。

■ (一)治疗

1. 一般治疗·适量饮水减少肾结石的发生,限制高钙、高盐饮食降低尿钙排泄,避免使用肾毒性药物如非甾体抗炎药、氨基糖苷类及静脉造影剂等。

2. 药物治疗

(1)噻嗪类利尿剂：研究表明应用噻嗪类利尿剂能刺激远曲小管对尿钙的重吸收,可减轻 Dent 病患者的高钙尿症、降低肾结石的风险[43]。但长期应用有一定的风险,可出现低血钾、低血压等不良反应,因此需注意使用的剂量,并密切监测血电解质水平。

(2)枸橼酸钾：动物实验证实,高枸橼酸饮食可使 CLCN5 基因敲除小鼠降低尿中钙的排泄、减少肾脏钙化、减少肾小管间质纤维化,保护肾功能并延缓肾衰竭的进展[44]。但尚未在人体中进行评估。虽然枸橼酸盐用于治疗 Lowe 综合征酸中毒,但是由于尿枸橼酸盐排泄是正常的,因此对 Dent 病的益处尚待证实。

(3)血管紧张素转换酶抑制剂 ACEI 或血管紧张素受体阻滞剂 ARB 类药物：ACEI 或 ARB 类药物已被用于有蛋白尿的 Dent 病患者,用来预防或延缓肾功能的进一步丢失,其远期疗效尚不确定[24]。

3. 并发症的治疗·低钾血症、酸中毒和或低磷血症应补充治疗。Dent 患者体内钙离子大量流失,可导致继发性骨病的发生,表现为骨质疏松、骨质软化或佝偻病等,应及时给予补充维生素 D 和磷酸盐治疗。维生素 D 治疗要小心,以避免加剧高钙尿症。身材矮小也较常见,推测可能与体内生长激素经肾脏丢失有关,注意及时给予生长激素治疗。

4. 肾脏替代治疗·如果患者进展至 ESKD,可进行血液透析、腹膜透析及肾移植。

■ (二)预后与管理

有 30%～80% 的男性患者在 30～50 岁发展成 CKD,女性患者很少进展为 CKD。对 Dent

病患儿要进行定期随访,监测指标包括尿蛋白定量、尿钙的排泄、肾脏钙化程度、肾功能、生长发育情况等,以及与 CKD 并发症相关的参数(血压、血红蛋白、血钙、血磷、PTH 等)。进行医学遗传相关咨询[45]。

七、病例分析

3 岁 8 个月男孩,因"体检发现蛋白尿及镜下血尿 1 个月"收住入院,自幼生长发育、活动正常,智力发育正常。家族史:母亲有镜下血尿,余无类似病史,非近亲结婚。1 个月以来,院外反复尿液检测示尿蛋白±~++,尿红细胞镜检 8~22/HP。血气电解质、血常规、肝肾功能、免疫学检查均正常。泌尿系统 B 超示肾脏结构、大小未见异常。入院查体:生长发育可,无特殊面容,心肺腹均无殊,无水肿。

- **初次实验室检查**

尿微量白蛋白 218 mg/L,尿 α1-微球蛋白 418 mg/L,尿微量白蛋白/尿肌酐 30.44 mg/g,尿 α1-微球蛋白/尿肌酐 58.38 mg/g。查尿钙/肌酐比值 0.56,两次 24 小时尿钙分别为 8.6 mg/kg、7.8 mg/kg。

- **诊断分析**

患儿,男,低分子量蛋白尿、高钙尿症,母亲有血尿病史。临床拟诊:Dent 病?取得患儿家属同意后,分别采集患儿及父母外周血 2 mL,送第三方机构行全外显子检测,结果显示患儿 *CLCN5* 基因外显子 9~13 缺失。同时耳声发射检查、眼科检查均未见异常。诊断 Dent 病 1 型后,加用氢氯噻嗪 12.5 mg/d 口服治疗。现尿钙、肾功能均在正常范围内。

- **诊断建议**

(1)存在低分子量蛋白尿的患儿,应注意是否伴有高钙尿症和肾脏钙质沉着,这是诊断的早期线索。

(2)Dent 病是 X 连锁遗传性肾小管疾病,应注意询问家族史。

(3)基因检测有助于确诊。

- **诊断流程图**

Dent 病诊断流程图见图 9-1。

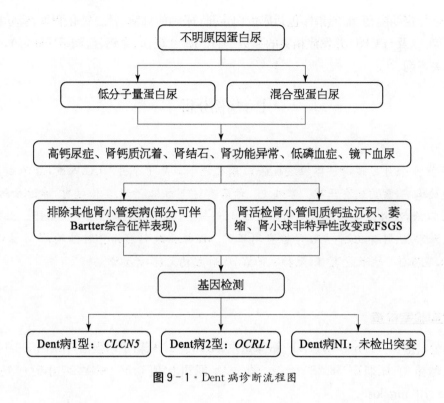

图 9 - 1 · Dent 病诊断流程图

（毛建华　冯春月）

◆ 参考文献 ◆

[1] Dent C E, Friedman M. Hypercalcuric rickets associated with renal tubular damage[J]. Arch Dis Child, 1964, 39(205)：240 - 249.

[2] Fisher S E, van Bakel I, Lloyd S E, et al. Cloning and characterization of CLCN5, the human kidney chloride channel gene implicated in Dent disease(an X-linked hereditary nephrolithiasis)[J]. Genomics, 1995, 29(3)：598 - 606.

[3] Jin Y Y, Huang L M, Quan X F, et al. Dent disease：classification, heterogeneity and diagnosis[J]. World J Pediatr, 2020, 17(1)：52 - 57.

[4] Ehlayel A M, Copelovitch L. Update on Dent disease[J]. Pediatric Clinics of North America, 2019, 66(1)：169 - 178.

[5] Zhang Y, Fang X, Xu H, et al. Genetic analysis of Dent's disease and functional research of CLCN5 mutations[J]. DNA and Cell Biology, 2017, 36(12)：1151 - 1158.

[6] Bockenhauer D, Bokenkamp A, Nuutinen M, et al. Novel OCRL mutations in patients with Dent-2 disease[J]. J Pediatr Genet, 2012, 1(1)：15 - 23.

[7] Li F, Yue Z, Xu T, et al. Dent disease in Chinese Children and findings from heterozygous mothers：phenotypic heterogeneity, fetal growth, and 10 novel mutations[J]. The Journal of Pediatrics, 2016, 174：204 - 210. e1.

[8] Tosetto E, Addis M, Caridi G, et al. Locus heterogeneity of Dent's disease：OCRL1 and TMEM27 genes in patients with no CLCN5 mutations[J]. Pediatr Nephrol, 2009, 24(10)：1967 - 1973.

[9] Addis M, Meloni C, Tosetto E, et al. An atypical Dent's disease phenotype caused by co-inheritance of mutations at CLCN5 and OCRL genes[J]. Eur J Hum Genet, 2013, 21(6)：687 - 690.

[10] Pusch M, Zifarelli G. ClC-5：physiological role and biophysical mechanisms[J]. Cell Calcium, 2015, 58(1)：57 - 66.

[11] Hoopes R R, Raja K M, Koich A, et al. Evidence for genetic heterogeneity in Dent's disease[J]. Kidney International, 2004, 65(5)：1615 - 1620.

[12] Mansour-Hendili L, Blanchard A, Le Pottier N, et al. Mutation update of the CLCN5 gene responsible for Dent disease 1[J]. Hum Mutat, 2015, 36(8)：743 - 752.

[13] Ludwig M, Levtchenko E, Bokenkamp A. Clinical utility gene card for：Dent disease (Dent-1 and Dent-2)[J]. Eur J Hum Genet, 2014, 22(11)：1338.

[14] Gunther W, Luchow A, Cluzeaud F, et al. ClC-5, the chloride channel mutated in Dent's disease, colocalizes with the proton pump in endocytotically active kidney cells[J]. Proceedings of the National Academy of Sciences, 1998, 95(14)：8075 - 8080.

［15］ Claverie-Martin F，Ramos-Trujillo E，Garcia-Nieto V. Dent's disease：clinical features and molecular basis［J］. Pediatr Nephrol，2011，26(5)：693 - 704.

［16］ Wellhauser L，D'Antonio C，Bear C E. ClC transporters：discoveries and challenges in defining the mechanisms underlying function and regulation of ClC-5［J］. Pflügers Archiv-European Journal of Physiology，2010，460(2)：543 - 557.

［17］ Hara-Chikuma M，Wang Y，Guggino S E，et al. Impaired acidification in early endosomes of ClC-5 deficient proximal tubule ［J］. Biochem Biophys Res Commun，2005，329(3)：941 - 946.

［18］ Poroca D R，Pelis R M，Chappe V M. ClC channels and transporters：structure，physiological functions，and implications in human chloride channelopathies［J］. Frontiers in Pharmacology，2017，8：151.

［19］ Hoopes R R Jr.，Shrimpton A E，Knohl S J，et al. Dent disease with mutations in OCRL1［J］. Am J Hum Genet，2005，76(2)：260 - 267.

［20］ Shrimpton A E，Hoopes R R Jr.，Knohl S J，et al. OCRL1 mutations in Dent 2 patients suggest a mechanism for phenotypic variability［J］. Nephron Physiol，2009，112(2)：p27 - 36.

［21］ Ye Q，Shen Q，Rao J，et al. Multicenter study of the clinical features and mutation gene spectrum of Chinese children with Dent disease［J］. Clin Genet，2020，97(3)：407 - 417.

［22］ Wu G，Zhang W，Na T，et al. Suppression of intestinal calcium entry channel TRPV6 by OCRL，a lipid phosphatase associated with Lowe syndrome and Dent disease［J］. American Journal of Physiology-Cell Physiology，2012，302(10)：C1479 - C1491.

［23］ Cramer M T，Charlton J R，Fogo A B，et al. Expanding the phenotype of proteinuria in Dent disease. A case series［J］. Pediatric Nephrology，2014，29(10)：2051 - 2054.

［24］ van Berkel Y，Ludwig M，van Wijk J A E，et al. Proteinuria in Dent disease：a review of the literature［J］. Pediatr Nephrol，2017，32(10)：1851 - 1859.

［25］ Zaniew M，Bökenkamp A，Kołbuc M，et al. Long-term renal outcome in children with OCRL mutations：retrospective analysis of a large international cohort［J］. Nephrology Dialysis Transplantation，2018，33(1)：85 - 94.

［26］ Frishberg Y，Dinour D，Belostotsky R，et al. Dent's disease manifesting as focal glomerulosclerosis：Is it the tip of the iceberg? ［J］. Pediatr Nephrol，2009，24(12)：2369 - 2373.

［27］ Copelovitch L，Nash M A，Kaplan B S. Hypothesis：Dent disease is an underrecognized cause of focal glomerulosclerosis［J］. Clinical Journal of the American Society of Nephrology，2007，2(5)：914 - 918.

［28］ Solanki A K，Arif E，Morinelli T，et al. A novel CLCN5 mutation associated with focal segmental glomerulosclerosis and podocyte injury［J］. Kidney International Reports，2018，3(6)：1443 - 1453.

［29］ Wang X，Anglani F，Beara-Lasic L，et al. Glomerular pathology in Dent disease and its association with kidney function［J］. Clinical Journal of the American Society of Nephrology，2016，11(12)：2168 - 2176.

［30］ Devuyst O，Thakker R V. Dent's disease［J］. Orphanet J Rare Dis，2010，5：28.

［31］ Blanchard A，Curis E，Guyon-Roger T，et al. Observations of a large Dent disease cohort［J］. Kidney Int，2016，90(2)：430 - 439.

［32］ Zhang H，Wang F，Xiao H，et al. Dent disease：Same CLCN5 mutation but different phenotypes in two brothers in China［J］. Intractable & Rare Diseases Research，2017，6(2)：114 - 118.

［33］ Sekine T，Komoda F，Miura K，et al. Japanese Dent disease has a wider clinical spectrum than Dent disease in Europe/USA：genetic and clinical studies of 86 unrelated patients with low-molecular-weight proteinuria［J］. Nephrol Dial Transplant，2014，29(2)：376 - 384.

［34］ Hodgin J B，Corey H E，Kaplan B S，et al. Dent disease presenting as partial Fanconi syndrome and hypercalciuria［J］. Kidney International，2008，73(11)：1320 - 1323.

［35］ Bhardwaj S，Thergaonkar R，Sinha A，et al. Phenotype of Dent Disease in a Cohort of Indian Children［J］. Indian Pediatr，2016，53(11)：977 - 982.

［36］ Besbas N，Ozaltin F，Jeck N，et al. CLCN5 mutation (R347X) associated with hypokalaemic metabolic alkalosis in a Turkish child：an unusual presentation of Dent's disease［J］. Nephrol Dial Transplant，2005，20(7)：1476 - 1479.

［37］ Marzuillo P，Caiazzo R，Coppola C，et al. Polyclonal gammopathy in an adolescent affected by Dent disease 2 and hidradenitis suppurativa［J］. Int J Dermatol，2020，59(6)：e201 - e203.

［38］ 朱碧溱，李鹏，黄建萍.以小分子蛋白尿为主要表现的 Dent 病六例临床及基因分析［J］.中华儿科杂志，2010，48(5)：329 - 333.

［39］ Copelovitch L. Urolithiasis in children：medical approach［J］. Pediatr Clin North Am，2012，59(4)：881 - 896.

［40］ Suarez-Artiles L，Perdomo-Ramirez A，Ramos-Trujillo E，et al. Splicing Analysis of Exonic OCRL Mutations Causing Lowe Syndrome or Dent-2 Disease［J］. Genes (Basel)，2018，9(1)：15.

［41］ De Matteis M A，Staiano L，Emma F，et al. The 5 - phosphatase OCRL in Lowe syndrome and Dent disease 2［J］. Nature Reviews Nephrology，2017，13(8)：455 - 470.

［42］ Cho H Y，Lee B H，Choi H J，et al. Renal manifestations of Dent disease and Lowe syndrome［J］. Pediatric Nephrology，2007，23(2)：243 - 249.

［43］ Raja K A. Responsiveness of hypercalciuria to thiazide in Dent's disease［J］. Journal of the American Society of Nephrology，2002，13(12)：2938 - 2944.

［44］ Cebotaru V，Kaul S，Devuyst O，et al. High citrate diet delays progression of renal insufficiency in the ClC-5 knockout mouse model of Dent's disease［J］. Kidney International，2005，68(2)：642 - 652.

［45］ 徐虹，丁洁，易著文［M］.北京：人民卫生出版社，2017：237 - 241.

第十章
Lowe 综合征

临床特征及诊治要点

· 先天性白内障、重度智力障碍、肾小管功能不全伴缓慢进行性肾衰竭是 Lowe 综合征的主要临床特征。

· 符合 X 连锁遗传的家族史。

· *OCRL1* 基因突变是目前已知的 Lowe 综合征唯一的致病原因。

· 目前无特效治疗,对症处理,预后差。

一、概念与分类

Lowe 综合征又称眼-脑-肾综合征(oculo-cerebro-renal syndrome of Lowe,OCRL)(OMIM:309000),是一种罕见的 X 连锁隐性遗传性疾病,人群发病率为1/1 000 000~1/500 000。1952年由 Lowe 等首次报道,Attree 于 1992 年确定了引起 Lowe 综合征的突变基因 *OCRL1*[1]。该病主要累及眼、中枢神经系统和肾脏,典型表现为先天性白内障、重度智力障碍、肾小管功能不全伴缓慢进行性肾衰竭[2-4]。据报道,约 50% 的成年患者还可能表现出生长发育迟缓、反射消失、无痛性关节肿胀、皮下结节、关节病等。本病患者多为男性,女性携带者多无或仅有轻微临床表现,女性患者罕见[2]。

二、病因与发病机制

OCRL1 基因突变是目前已知的 Lowe 综合征唯一的致病原因。*OCRL1* 位于染色体 Xq25~26,含 24 个外显子,包括外显子 1~23 和主要存在于脑细胞的可选择剪接外显子 18a,编码 901 个氨基酸,编码生成具有磷酸酯酶活性的 OCRL1 蛋白[1,5]。其编码蛋白为磷脂酰肌

醇 4,5-二磷酸 5-磷酸酶,该酶可以水解磷脂酰肌醇 4,5-二磷酸(PIP2)。OCRL1 蛋白在人体细胞中广泛表达,在胞内及胞膜转运、肌动蛋白结构重塑等方面起重要作用,参与磷酸肌醇的可逆性磷酸化反应,调节磷酸肌醇的动态平衡,在基因表达、细胞分裂、细胞迁移、肌动蛋白骨架重塑、膜泡转运、细胞信号传递等细胞活动中发挥重要的功能[6]。因此,在肾小管、眼晶状体、脑组织等发育过程中起重要作用。Lowe 综合征患者磷脂酰肌醇 4,5 二磷酸酶活性降低,在成纤维细胞中该酶的活性仅为正常细胞的 10%～15%。患者细胞内 PI(4,5)P2 磷酸酶的主要底物 PI(4,5)P2 的堆积,以及在细胞骨架重塑及膜转运中起中心作用的磷脂酰肌醇间相互的不平衡导致了本综合征的疾病表型[7]。研究还发现,OCRL 蛋白定位于原发性纤毛并参与纤毛功能[8]。除 Lowe 综合征外,OCRL1 基因的突变还可能导致 Dent 病 2 型[9]。目前已有约 200 种该基因突变见于报道,其中导致 Lowe 综合征的突变达 100 种以上,其中约 63% 为移码突变、无义突变、剪切位点突变,这些突变可能导致合成 OCRL1 蛋白的 mRNA 降解或翻译提前终止。错义突变和大片段缺失分别占 33% 和 4%。但仍有 10%～20% 的患者未发现致病变异,提示少数 Lowe 综合征病例可能是由整个 OCRL1 基因的缺失或生殖细胞嵌合等所致[10]。

三、实验室检查

Lowe 综合征的实验室检查主要有:① 低分子量蛋白尿:早期即可出现,是 Lowe 综合征最灵敏的检测指标;② 磷脂酰肌醇 5-磷酸酶 OCRL1 活性检测;③ 基因检测及分型:95% 的男性患者及 95% 女性携带者均可以检测到 OCRL1 基因突变。Park 等[11] 还观察发现 Lowe 综合征患者血清肌酶水平,包括肌酸磷酸激酶(CPK)、乳酸脱氢酶(LDH)、谷草转氨酶(AST)增加。

四、临床特征

Lowe 综合征累及多系统,典型临床表现涉及眼、神经系统、肾脏结构及功能异常,因 OCRL1 基因的广泛表达,皮肤、骨骼肌肉、口腔及性发育等组织结构功能也可出现明显异常。白内障在妊娠早期就已开始形成,几乎所有的受累男婴均有双侧致密性先天性白内障;约 50% 伴有婴幼儿型青光眼[12-14];还可伴发斜视、视网膜萎缩、继发性角膜瘢痕、眼球内陷、小眼球等。神经系统表现有新生儿肌张力降低、不同程度的智力低下、深部腱反射消失、认知发育迟缓、行为异常等;核磁共振检查可能发现脑室周围囊性变[2,4,15]。肾脏的病变主要表现为近端肾小管细胞功能受损和缓慢进展的肾衰竭[16]。与先天性白内障不同,肾小管功能障碍并不总是在出生时出现;相反,它通常在出生后的头几周到几个月内出现;并且随着年龄的增长而加重。所有患者都会出现低分子量蛋白尿,还可能伴有氨基酸尿、高钙尿症、肾钙质沉着、磷酸尿、高氯性代谢性酸中毒、低钾血症等[17],绝大多数 Lowe 综合征患者没有糖尿。其他临床表现包括骨骼佝偻样改变、体格发育迟缓、牙釉质发育不全、隐睾、表皮囊肿等[4,18]。Lowe 综合征的女性携带者一般没有明显的脑、肾损害的表现,但眼部检查可发现晶状体改变,晶状体皮质内大量不规则、点状、光滑、灰白色的混浊,多位于晶状体前部皮质,并围绕晶状体赤道部分布。

五、诊断与鉴别诊断

▧（一）诊断

根据先天性白内障、精神运动发育迟缓、Fanconi 综合征的典型表现,诊断 Lowe 综合征并不困难。但当临床症状不典型,如只发现眼部先天性改变,而脑部与肾脏表现轻微时,需要详细的血、尿生化分析来帮助诊断,*OCRL1* 基因检测有助于确诊。

▧（二）鉴别诊断

Lowe 综合征应注意与 Dent 病 2 型相鉴别:Dent 病 2 型发病也是由 *OCRL1* 基因突变所致,表型介于 Dent 病 1 型和 Lowe 综合征之间,主要表现为近端肾小管功能障碍。Lowe 综合征与 Dent 病 2 型之间临床表型的差别可能是由 2 个疾病的同一个致病基因的突变位点差异所致。已有文献资料显示,导致 Dent 病 2 型的基因突变位点主要分布在 *OCRL1* 基因 exon1~exon15 区域,其中错义突变位点分布在 exon4~exon15,剪切突变分布在 exon1~exon7 及内含子(intron)7。而导致 Lowe 综合征的 *OCRL1* 基因突变的位点主要分布在 exon15~exon23 区域。

Lowe 综合征还应与先天性感染相鉴别。先天性感染多指风疹、巨细胞、弓形虫、单纯疱疹病毒等感染也可有眼、脑、肾等多脏器损害。病原学检测可明确是否存在这些病毒感染。

六、治疗与预后

Lowe 综合征目前尚无有效治疗方法,以对症治疗为主。白内障需行手术摘除并植入人工晶体或配戴眼镜以矫正视力。定期监测眼压,及时处理青光眼。Lowe 综合征相关的 Fanconi 综合征表现程度差异很大,根据需要可补充水、碳酸氢盐、柠檬酸盐、磷酸盐和维生素 D。低磷性佝偻病应及时补充磷酸盐和维生素 D。针对神经系统症状,尽早开始康复治疗对患儿有重要意义[5]。

本病预后较差,患者早年可能死于肾脏疾病、肌张力低下及感染性疾病,多数患者在 20~40 岁死亡。女性携带者的检出及开展产前诊断(酶学检查或基因检测),对于防止 Lowe 综合征重症患儿的出生具有重要的意义。尽早明确诊断,给予合理对症治疗,可改善症状,延长预期寿命。

七、病例分析

2 岁 1 个月男孩,因"发现泡沫尿 1 个月"收入肾内科住院。患儿为 G1P1,足月顺产,出生时无窒息抢救史。目前尚不能独立行走,语言智力发育落后,仅能说单字或叠字。1 年前因"先天性白内障"于外院行白内障摘除手术。家族史:父母体健,非近亲结婚,否认其他遗传性疾病。1 个月以来,院外反复尿液检测示尿蛋白＋～＋＋,尿红细胞镜检 1 个/HP。泌尿系统 B 超示肾脏结构、大小未见异常。入院查体:生命体征平稳,体重 8.5 kg,身高 75 cm,神志清,精神可,心肺腹均无殊,无水肿。双眼内斜视,眼球震颤,双侧瞳孔等大等圆,对光反射存在。四肢活动可,可扶站立,肌张力减退,肌力 4 级,无关节肿胀,无手镯及脚镯征,无其他骨骼畸形。

• 初次实验室检查

尿微量白蛋白 418 mg/L,尿 α1-微球蛋白 512 mg/L,尿微量白蛋白/尿肌酐 54.49 mg/g,尿 α1-微球蛋白/尿肌酐 66.75 mg/g。查尿钙/肌酐比值 0.83,两次 24 小时尿钙分别为 8.6 mg/kg、9.8 mg/kg。血常规、血生化、血免疫四项、免疫球蛋白＋补体、自身抗体全套、TORCH 等检查均无殊。父母尿常规正常,患儿母亲晶状体、眼底检查未见异常。

• 诊断分析

患儿,男,发病早,有低分子量蛋白尿、高钙尿症,有白内障病史,生长发育及语言智力发育落后,四肢肌力、肌张力减退。临床存在眼-脑-肾功能障碍,故高度怀疑 Lowe 综合征? 取得患儿家属同意后,分别采集患儿及父母外周血 2 mL,送第三方平台行全外显子检测;结果显示患儿 X 染色体上的 OCRL1 基因第 14 外显子存在 1 个缺失移码突变,c.1389delT(p.F463Lfs * 57)。患儿母亲为杂合突变,患儿父亲未发现基因突变,符合 X 连锁隐性遗传方式。明确诊断后予以依那普利口服,并于康复科定期进行下肢功能锻炼。定期复查血气电解质、肾功能正常,现能独立行走数步。

• 诊断建议

(1) 注意病史询问及体格检查,存在肾小管损伤的患儿,若同时存在眼睛及神经系统损伤,应警惕该病。

(2) 基因检测有助于确诊。

• 诊断流程图

Lowe 综合征诊断流程图如下(图 10-1)。

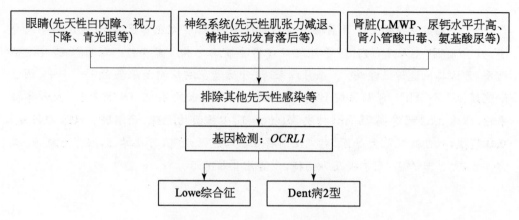

图 10-1·Lowe 综合征诊断流程图

（毛建华　冯春月）

参考文献

[1] Attree O, Olivos I M, Okabe I, et al. The Lowe's oculocerebrorenal syndrome gene encodes a protein highly homologous to inositol polyphosphate-5-phosphatase[J]. Nature, 1992, 358(6383): 239-242.

[2] Loi M. Lowe syndrome[J]. Orphanet J Rare Dis, 2006, 1: 16.

[3] Bockenhauer D, Bokenkamp A, van't Hoff W, et al. Renal phenotype in Lowe syndrome: a selective proximal tubular dysfunction[J]. Clin J Am Soc Nephrol, 2008, 3(5): 1430-1436.

[4] Bökenkamp A, Ludwig M. The oculocerebrorenal syndrome of Lowe: an update[J]. Pediatric Nephrology, 2016, 31(12): 2201-2212.

[5] De Matteis M A, Staiano L, Emma F, et al. The 5-phosphatase OCRL in Lowe syndrome and Dent disease 2[J]. Nat Rev Nephrol, 2017, 13(8): 455-470.

[6] Mehta Z B, Pietka G, Lowe M. The cellular and physiological functions of the Lowe syndrome protein OCRL1[J]. Traffic, 2014, 15(5): 471-487.

[7] Prosseda P P, Luo N, Wang B, et al. Loss of OCRL increases ciliary PI(4, 5)P2 in Lowe oculocerebrorenal syndrome[J]. Journal of Cell Science, 2017, 130(20): 3447-3454.

[8] Luo N, West C C, Murga-Zamalloa C A, et al. OCRL localizes to the primary cilium: a new role for cilia in Lowe syndrome[J]. Human Molecular Genetics, 2012, 21(15): 3333-3344.

[9] Bockenhauer D, Bokenkamp A, Nuutinen M, et al. Novel OCRL mutations in patients with Dent-2 disease[J]. J Pediatr Genet, 2012, 1(1): 15-23.

[10] Hichri H, Rendu J, Monnier N, et al. From Lowe syndrome to Dent disease: correlations between mutations of the *OCRL1* gene and clinical and biochemical phenotypes[J]. Hum Mutat, 2011, 32(4): 379-388.

[11] Park E, Choi H J, Lee J M, et al. Muscle involvement in Dent disease 2[J]. Pediatr Nephrol, 2014, 29(11): 2127-2132.

[12] Kruger S J, Wilson M E Jr., Hutchinson A K, et al. Cataracts and glaucoma in patients with oculocerebrorenal syndrome[J]. Arch Ophthalmol, 2003, 121(9): 1234-1237.

[13] Daskalakis G, Anastasakis E, Lyberopoulos E, et al. Prenatal detection of congenital cataract in a fetus with Lowe syndrome [J]. Journal of Obstetrics and Gynaecology, 2010, 30(4): 409-410.

[14] Song E, Luo N, Alvarado J A, et al. Ocular pathology of oculocerebrorenal syndrome of Lowe: novel mutations and genotype-phenotype analysis[J]. Scientific Reports, 2017, 7(1): 1442.

[15] Allmendinger A M, Desai N S, Burke A T, et al. Neuroimaging and renal ultrasound manifestations of oculocerebrorenal syndrome of Lowe[J]. J Radiol Case Rep, 2014, 8(10): 1-7.

[16] Bökenkamp A, Böckenhauer D, Cheong H I, et al. Dent-2 disease: a mild variant of Lowe syndrome[J]. The Journal of Pediatrics, 2009, 155(1): 94-99.

[17] Cho H Y, Lee B H, Choi H J, et al. Renal manifestations of Dent disease and Lowe syndrome[J]. Pediatric Nephrology, 2007, 23(2): 243-249.

[18] Hou J-W. Amelioration of hypophosphatemic rickets and osteoporosis with pamidronate and growth hormone in Lowe syndrome [J]. Journal of the Formosan Medical Association, 2009, 108(9): 730-735.

第十一章
特发性高钙尿症

临床特征及诊治要点

- 反复血尿为主要临床表现，可继发尿路感染和泌尿系统结石，可有阳性家族史。
- 血钙正常而尿钙排泄增多，需排除其他原因导致的高钙尿。
- 由肠道吸收钙增多或肾小管重吸收钙减少所致，可并发骨质钙丢失增多。
- 通过饮食控制高钙尿，效果不佳者需要服用噻嗪类药物。
- 定期监测尿钙，预防肾结石，预后良好。

一、概念与分类

高钙尿症(hypercalciuria)的病因十分复杂，根据病因不同，可分为特发性高钙尿症和继发性高钙尿症，后者主要有钙、维生素 D 摄入过量、甲状旁腺功能亢进症、肿瘤及肾小管重吸收钙减少等病因[1]。

特发性高钙尿症(idiopathic hypercalciuria，IH)的特点是血钙正常而尿钙排出增高，并排除已知的各种引起高钙尿的继发性因素[2]。随机尿钙/肌酐比值是诊断高钙尿症的重要指标，但受年龄影响，不同年龄具有不同正常参考值，具体见表 11-1[3]。目前国际上公认将尿钙排泄量大于 4 mg/(kg·d)作为 IH 的诊断标准[3]。IH 是儿童肾结石最常见的危险因素，75%～80%的儿童肾结石患者中存在特发性高钙尿症[4,5]。

二、病因与发病机制

■（一）钙平衡及其调节

正常成人体内钙含量为 1 000～2 000 g，其中 99% 存在于骨组织，其余1%中的大部分存

表 11-1　不同年龄儿童正常尿钙/肌酐值

年　龄	尿钙/尿肌酐	
	mmol /mmol	mg /mg
0~1 岁	0.09 / 2.2	0.03 / 0.78
1~2 岁	0.07 / 1.5	0.02 / 0.53
2~3 岁	0.06 / 1.4	0.02 / 0.50
3~5 岁	0.05 / 1.1	0.02 / 0.39
5~7 岁	0.04 / 0.8	0.01 / 0.28
7~17 岁	0.04 / 0.7	0.01 / 0.25

在于软组织及细胞外液中。血钙有三种存在形式即离子钙、蛋白结合钙和小分子结合钙（为小分子酸的阴离子与钙结合而成的可溶性复合物）。占血浆钙 50% 的为离子钙（iCa^{2+}），即游离 Ca^{2+}，又称可滤过钙，是血钙中直接发挥重要生理功能的部分，离子钙正常浓度为 $1.05\sim1.23$ mmol/L。维持钙稳态是保持正常细胞信号传导通路、神经肌肉功能及骨代谢稳定的重要环节，这一过程主要通过小肠钙吸收、骨钙的形成和吸收及肾脏对钙的排泄三者的动态变化来维系，并受甲状旁腺激素（PTH）、活性维生素 $D[1,25(OH)_2-D_3]$、降钙素及游离钙自身的调节[6]。

▨（二）发病机制

IH 发病机制至今尚未明确。当胃肠道摄入钙增多、骨骼释放钙增多或肾脏重吸收钙减少抑或以上情况同时出现时，可导致高钙尿症。按已有研究发现，可能涉及的发病机制有 3 类：肠道钙的转运性吸收增加，肾小管对钙、磷的重吸收减少及骨质去矿化增加。

1. 肠道钙的转运性吸收增加·正常人体肠道对钙的吸收会随着饮食钙摄入的增加而升高，一般日常摄入量的 25% 左右会被肠道吸收，而高钙尿症患者，日常摄入钙的 30% 左右会被肠道吸收[7]。肠道钙的吸收通过上皮细胞主动转运和被动细胞旁路吸收[8]。IH 患者对日常摄入钙的吸收增加提示这些患者上皮细胞对钙的主动转运是增加的，而维生素 D 水平促进上皮对钙的转运，因此 IH 患者钙的吸收增加可能是血清 $1,25(OH)_2-D_3$ 水平增高、组织维生素 D 受体表达增高或两者同时增高所导致的结果。与尿钙排泄正常者相比，IH 患者的 $1,25(OH)_2-D_3$ 水平通常比较高，但也有一些 $1,25(OH)_2-D_3$ 水平是正常的。因此，肠吸收型可分为肠道直接吸收钙增加（Ⅰ型吸收性 IH）和通过过多的 $1,25(OH)_2-D_3$ 介导的钙吸收增加（Ⅱ型吸收性 IH）。

2. 肾脏钙丢失增加·肾脏钙丢失增加可能存在两种机制，肾脏钙滤过负荷增加或者肾小管钙重吸收减少。在控制饮食情况下，IH 患者与尿钙排泄正常者相比，血清钙浓度无明显差异，随着饮食增加，肾小球滤过的钙两者间亦无明显差异。然而即使在禁食状态下，或者开放饮食后,IH 患者尿钙排泄较正常人群明显增多,因此尿钙排泄增多的主要原因为肾小管重吸收下降所致,钙排泄与肾小球滤过率无相关性[9]。内源性锂清除率可以用来反映近端肾小管重吸收率,利用该技术发现 IH 患者跟正常者比较,近端肾小管向远端小管的钙输送显著增多,说明 IH 患者钙重吸收缺陷的部位在近端肾小管[10]。

3. 骨骼溶解、骨吸收增加 · IH 患者经常合并有肠道钙吸收增加和肾小管重吸收钙减少,然而尿钙的排泄往往超过肠道的吸收,即使在给以低钙饮食后尿钙依然升高,因而考虑尿钙的主要来源是骨钙的动用。很多研究证实这一观点,IH 患者往往表现为骨密度降低和骨折风险增加,钙呈负平衡[11,12]。有研究提示,IH 患者中尿钙排泄是预测骨丢失最好的指标[13]。在 IH 儿童中发现年龄与骨密度呈负线性关系,提示成年后的骨质疏松其实在儿童时期早已开始[14]。

由于特发性高钙尿症患者通常同时伴有肠道吸收和肾脏丢失钙的问题,而且具有骨质丢失高风险,因而把 IH 患者分成原发吸收型或肾型临床意义不大。

4. 遗传因素与高钙尿症 · 特发性高钙尿症非常复杂,可能是多基因共同作用的结果,而且个体之间也有差异。有研究发现,编码可溶性腺苷环化酶(soluble adenylyl cyclase, SAC)的基因变异可能与 IH 有关[15-17]。亦有研究显示,维生素 D 受体基因多态性可能跟高钙尿症相关[18]。Vezzoli 的研究发现 CaSR 单核苷酸多态性 R990G 跟高钙尿症相关,机制上研究提示 R990G 转染人类 HEK293 细胞系,导致 CaSR 功能获得,增加高钙尿症的易感性[19,20]。对 20 例骨质疏松或肾结石的患者研究发现了 2 个 NPT2a 突变体跟肾磷渗漏相关性骨质疏松或肾结石发病相关[21]。然而一项法国-加拿大家系高钙尿症肾结石的队列研究未发现 NPT2a 变异跟肾磷渗漏相关性高钙尿症和肾结石有相关性[22]。IH 中遗传因素的作用和新的致病基因还有待于进一步研究。

Bushinsky 等建立了高钙尿症大鼠模型来研究 IH 发病机制。遗传性高钙尿症结石形成大鼠[genetic hypercalcicuria stone-forming (GHS) rat],尿钙排泄明显增多[23,24]。跟 IH 患者类似,GHS 大鼠肠道吸收钙明显增多,肾脏钙吸收减少,骨质脱钙倾向。低钙饮食后,大鼠的尿钙排泄明显多于肠道吸收的钙,提示骨钙动员丢失,表现为血钙平衡紊乱,跟高钙尿症肾结石患者类似[23]。与 IH 患者不同的是,这些 GHS 大鼠 $1,25(OH)_2-D_3$ 水平是正常的,但是骨、肾脏、肠道维生素 D 受体(VDR)的水平明显增高[25]。肠道中对 $1,25(OH)_2-D_3$ 的应答基因钙感受受体(CaSR)mRNA 表达和蛋白水平均显著增高[26],调节钙稳态相关蛋白如上皮钙通道(肠道内 TRPV6)和 Calbindins 蛋白表达亦增加[27]。提示即使 $1,25(OH)_2-D_3$ 水平正常,但可以通过其相关应答基因的表达改变而促进钙的吸收。

三、实验室检查

特发性高钙尿症的检查包括基本检查,如尿常规、尿红细胞形态、尿钙/肌酐、24 小时尿钙、血钙、血磷、血常规、肝肾功能、血气分析、维生素 D 水平、甲状旁腺激素、降钙素、骨密度;用于鉴别诊断的抗"O"、补体、抗核抗体谱、尿微量蛋白系列、尿液氨基酸、肾素、醛固酮、血糖;

影像学检查,包括泌尿系统 B 超、静脉肾盂造影、肾脏泌尿系统 CT 检查等。

四、临床特征

IH 引起大家关注的主要原因包括 IH 容易导致各种泌尿系统疾病,常见泌尿系统感染、尿频、尿急及尿痛、血尿等;持久的高尿钙影响儿童的生长发育;高尿钙容易形成尿路结石。

IH 主要表现为血尿、尿频、尿急、尿痛、排尿困难及尿路结石,有时起病表现亦可为尿路感染。血尿多呈发作性无症状性肉眼血尿,发作间期内可呈镜下血尿,红细胞无畸形,为非肾小球源性血尿。随病程增加尿路结石的发生率增加,追踪至成年期可有近 1/3 的病例可能发生尿路结石。儿童期虽尿路结石的发生率低,但儿童尿路结石者中 30%~80% 是 IH 导致的,因此对儿童期尿路结石,IH 应作为重要的病因鉴别。结石成分以草酸钙或磷酸钙多见。结石形成后可能继发梗阻性肾病变或复发性尿路感染,严重者可发生肾钙化。部分 IH 可伴生长迟缓。

五、诊断与鉴别诊断

■ (一) 诊断

1. 诊断标准

(1) 原因不明的血尿,尤其是反复发作的无痛性血尿,不伴明显的蛋白尿。

(2) 尿红细胞形态为非肾小球源性血尿,即均一性红细胞。

(3) 可有家族泌尿系统结石史。

(4) 两次以上正常饮食下测定 24 小时尿钙 >0.1 mmol/kg(4 mg/kg)。

(5) 排除由服用钙剂、呋塞米,维生素 D 中毒,甲状旁腺功能亢进,原发性或继发性远端肾小管酸中毒,Bartter 综合征,髓质海绵肾,恶性肿瘤等因素引起的继发性高钙尿症。

具备以上几点可诊断特发性高钙尿症。

2. 分型诊断·虽然临床上 IH 患者通常合并有肠道吸收和肾脏钙丢失问题,但是在确诊 IH 后做钙负荷试验鉴别肠吸收型或肾漏型,因其治疗略有不同。

钙负荷试验:试验前给低钙饮食 7 日并停服影响尿钙的药物,包括维生素 D、钙剂、利尿药和肾上腺皮质激素,低钙饮食包括停食牛奶及奶制品,每日钙摄入量小于 250 mg。试验共 2 日,第 1 日晚餐后禁食,于晚 9 时、12 时各饮水 5~10 mL/kg,第二日晨(正式试验日)7 时排尿弃去,再饮用等量水,收集上午 7—9 时的尿测定尿钙/尿肌酐。于 9 时口服 10% 氯化钙 1.0 g/1.73 m²,并同时进早餐,收集 9—13 时(4 小时)的尿测定尿钙/尿肌酐。

肠吸收型 IH 空腹时比值正常,钙负荷后增高;肾漏型空腹和钙负荷后均高于正常,并且两时相内无显著性差异。

■（二）鉴别诊断

IH 需要跟血钙正常的其他继发性高钙尿症相鉴别，主要包括以下疾病。

1. 获得性高钙尿症[1]：① 早熟；② 过度使用利尿剂如呋塞米和乙酰唑胺；③ 抗癫痫药如托吡酯片和唑尼沙胺；④ 生酮饮食等。

2. 遗传性疾病

（1）Dent 病：Dent 病发病率较低，属罕见病，是一种 X 连锁隐性遗传性肾小管疾病，以低分子量蛋白尿、高钙尿症、肾脏钙化、肾结石及进行性肾衰竭为主要临床特点。Dent 病分 1 型及 2 型两种，大部分患者为 1 型 Dent 病，由基因 CLCN5 突变所致，其编码 CLC-5 蛋白的基因 CLCN5，属于氯离子转运通道 CLC 家族，位于 Xp11.22[28,29]。15% 的 Dent 病是由于 OCRL1 基因突变，即 2 型 Dent 病，OCRL1 突变也可以导致 Lowe 综合征，但 2 型 Dent 病的患者不会发生肾小管酸中毒、先天性白内障和精神发育迟缓[30,31]。

（2）Bartter 综合征：Bartter 综合征是一种常染色体隐性遗传性疾病，是髓袢升支粗段上皮细胞的离子转运蛋白基因突变引起的。以低血钾性碱中毒，血肾素、醛固酮增高但血压正常，肾小球旁器增生和肥大为特征，可伴有肾钙质沉着症。早期表现为多尿、烦渴、便秘、厌食和呕吐，多见于 5 岁以下小儿。Bartter 综合征的主要致病基因为 SLC12A1、KCNJ1、CICNKB 分别编码管腔膜上的 NKCC2 蛋白、钾通道 ROMK 蛋白，以及编码基底外侧膜氯通道 CICkb 蛋白，分别导致 I 型、II 型、III 型 Bartter 综合征[32-34]。

（3）家族性低镁血症合并高钙尿症和肾钙质沉着症（FHHNC）：FHHNC 是一种以低镁血症合并高钙尿，双侧肾钙质沉着和进行性肾功能不全为表现的肾小管常染色体隐性遗传性疾病。分为 2 型，I 型为主，为编码肾小管髓袢升支粗段紧密连接蛋白 Claudin 16 的基因 CLDN16 突变所致；II 型为编码肾小管髓袢升支粗段紧密连接蛋白 Claudin 19 的基因 CLDN19 突变所致[35-37]。

（4）原发性远端肾小管酸中毒（dRTA）：肾小管性酸中毒（RTA）是由于肾脏酸化功能障碍，表现为血浆阴离子间隙正常的高氯性代谢性酸中毒。原发性远端型肾小管酸中毒常有家族遗传史，常染色体显性或隐性遗传。典型的远端型肾小管酸中毒表现为烦渴、多尿、儿童生长发育迟缓、高钙尿症、肾结石及血尿等泌尿系统症状。实验室检查发现高血氯、低血钾、代谢性酸中毒及尿 pH > 6.0。常见的致病基因为 SLC4A1、ATP6V0A4 和 ATP6V1B1[38-40]。

3. 其他疾病

（1）髓质海绵肾：髓质海绵肾是一种先天性发育异常疾病，多数为散发性，少数表现为家族聚集性，肾锥体部乳头管及集合管囊状扩张是其特征性表现。临床表现可出现血尿、高钙尿症和肾结石、继发性尿路感染及肾小管功能损害。肾脏超声、X 线和静脉肾盂造影有助于诊断。

（2）继发性的远端肾小管酸中毒：符合远端肾小管酸中毒的临床表现，但病因多由全身系统性疾病如 SLE，干燥综合征等导致。

（3）I 型糖原贮积症：糖原贮积症是一组由先天性酶功能缺陷导致的糖原代谢障碍性疾

病。糖原贮积症Ⅰ型又包括Ⅰa和Ⅰb两种亚型。Ⅰa为葡萄糖-6-磷酸酶缺乏症(*G6PC* 基因突变),Ⅰb为葡萄糖-6-磷酸转移酶缺陷(*SLC37A4* 基因突变)。糖原在肾脏累积可以发生血尿、蛋白尿高钙尿症和肾钙质沉着[41,42]。

六、治疗与预后

高钙尿症的治疗目标为减少尿钙排泄以降低钙盐饱和度,减少结石形成,避免肾钙质沉着症,包括饮食控制及药物治疗。

1. 饮食控制·特发性高钙尿症患者的日常饮食应增加饮水量,限制盐和动物蛋白质的摄入,维持跟年龄和性别相应的钙摄入[2,7,43]。IH 成人建议每天要大量饮水,平均 3 L 以上,以达到至少 2 L 的日常尿量。大量喝水组与未治疗组比较,降低肾结石;延长肾结石复发的时间;降低尿钙饱和度[44]。高动物蛋白质饮食容易导致结石,原因有多方面:蛋白质摄入能导致轻中度酸中毒导致骨质溶解;酸中毒亦能直接减少肾小管钙的重吸收导致枸橼酸排泄减少,枸橼酸能结合钙防止钙跟草酸盐和磷酸盐形成结石,因而枸橼酸排泄减少增加了肾结石风险;动物蛋白质代谢产生尿酸,有助于肾结石形成[45]。高钙尿症患者并不推荐低钙饮食,因为肠道中的钙可与草酸结合,减少草酸的吸收,从而减少尿液草酸的排泄,降低泌尿系统结石发生风险,低钙饮食不仅增加高钙尿症、泌尿系统结石的风险,还影响患者的骨骼矿化[46]。美国疾病控制与预防中心推荐高钙尿症的成人日常钙摄入量至少 1 200 mg/d。尿钙排泄跟尿钠排泄呈线性相关,降低钠的摄入可以降低尿钙,美国疾病控制与预防中心推荐高钙尿症的成人日常钠盐摄入量应少于 1.5 g/d。

2. 药物治疗·噻嗪类利尿剂可减少尿钙排泄,预防肾结石,是治疗高钙尿症的主要药物,适用于饮食控制不佳的患者。随机临床试验提示大于 3 年的噻嗪类利尿剂治疗能显著降低肾结石[47,48]。噻嗪类利尿剂治疗还能增加骨密度和降低骨折风险[49,50]。常用的氢氯噻嗪剂量为 1～2 mg/(kg·d),分 2 次口服,给予治疗后应至少每 4 周留取 24 小时尿钙以评估疗效。长期使用噻嗪类利尿剂的患者,应注意有无低血钾、高脂血症、高血糖等相关不良反应。枸橼酸钾溶液,常规剂量 2～4 mEq/(kg·d),可以降低尿钙饱和度,预防肾结石形成和复发[1,51,52]。

七、小结

特发性高钙尿症是泌尿系统结石患者常见的钙磷代谢异常,由于肠道、肾脏或骨的钙转运异常而发病。临床可伴发反复血尿、泌尿系统结石、生长发育迟缓和骨骼异常等症状。可有家族史,遗传性因素越来越得到关注和研究。日常饮食需要大量饮水,低盐饮食和减少动物蛋白质的摄入,饮食控制不佳者还需要服用噻嗪类药物。定期监测电解质、尿钙、骨密度和生长发育情况。饮食控制和药物治疗一般都能很好地控制高钙尿症,预防泌尿系统结石的发生。

八、病例分析

患儿，男，7岁，因入学体检尿常规有红细胞就诊。反复复查多次尿常规：尿红细胞15～20/HP，尿蛋白－，尿白细胞－。平时身体健康，无反复发热、腹痛等情况，生长发育同正常同龄人，父母体健，无家族史。门诊检查示血常规正常，尿蛋白/肌酐0.18，尿钙/肌酐0.5 mg/mg，尿红细胞形态为均一性红细胞，肝肾功能电解质正常范围，肾脏B超提示双肾大小正常，双肾髓质回声弥漫增高。血压正常，心肺腹均无殊。入专科门诊后完善相关检查，24小时尿蛋白定量140 mg，尿钙定量148 mg（20 kg），考虑高钙尿症。

● 诊断分析

步骤① 诊断高钙尿症，病因分析，确定是否为特发性高钙尿症

患儿24小时尿钙148 mg，7.4 mg/（kg·d），达到高钙尿症诊断标准。实验室检查结果如下：血钙2.5 mmol/L，游离钙1.1 mmol/L，血镁0.9 mmol/L，磷1.9 mmol/L，钠136 mmol/L，氯98 mmol/L。pH 7.40，BE 1.3 mmol/L。25羟维生素D 43 nmol/L，PTH 45 pg/mL，Cr 38 μmol/L。腹部B超正常，未见肿块和肿大淋巴结。空腹血糖4.1 mmol/L。ANA阴性，C3 1.1 g/L。尿微量蛋白系列阴性。

询问患儿病史，既往体健，无反复发热，无烦渴多尿，生长发育同正常同龄儿；未服用药物，无长期大剂量服用维生素D和钙剂。结合患儿实验室检查，24小时尿钙明显高于正常，达到高钙尿症诊断。患儿血钙正常范围，血镁血磷正常，血糖正常，无酸中毒，维生素D水平正常，PTH正常，自身抗体阴性；结合病史，基本排除各类继发性因素导致的高钙尿症；亦无肾小管酸中毒、Bartter综合征等遗传性肾小管疾病依据；考虑特发性高钙尿症。

步骤② 特发性高钙尿症分型

行钙负荷试验，该患儿空腹尿钙/肌酐0.3 mg/mg，轻度高于正常值；钙负荷试验后显著升高，0.6 mg/mg。因此，该患儿存在肠吸收型增多，同时合并肾脏重吸收减少，即肠吸收型和肾漏型的混合型。

步骤③ 处理随访和评估

嘱患儿日常多饮水，保持尿量在1.5 L以上；低盐饮食，每日摄入盐小于1.5 g；适当限制动物蛋白质的摄入；不需要低钙饮食，推荐每日钙剂量为1 000～1 200 mg。同时定期复测尿钙/肌酐和24小时尿钙定量。若经饮食控制尿钙排泄未改善，可加用氢氯噻嗪，1～2 mg/kg，分2

次口服,定期复查尿钙、尿常规、泌尿系统 B 超和电解质。随访过程中需要警惕泌尿系统结石的形成,监测患儿骨密度和身高增长情况。

● 诊断建议

(1) 对于均一性镜下血尿的患儿,应明确是否伴有高钙尿症。

(2) 钙负荷试验有助于特发性高钙尿症的分型。

● 诊断流程图

特发性高钙尿症诊断流程图如下(图 11 - 1)。

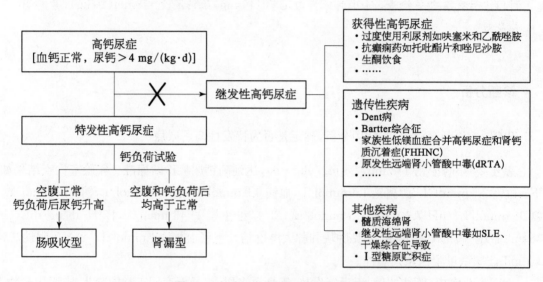

图 11 - 1 · 特发性高钙尿症诊断流程图

(周纬　茅幼英)

· 参考文献 ·

［1］Copelovitch L. Urolithiasis in children: medical approach[J]. Pediatr Clin North Am, 2012, 59(4): 881 - 896.

［2］Liebman S E, Taylor J G, Bushinsky D A. Idiopathic hypercalciuria[J]. Curr Rheumatol Rep, 2006, 8(1): 70 - 75.

［3］Blanchard A, Bockenhauer D, Bolignano D, et al. Gitelman syndrome: consensus and guidance from a kidney disease: improving global outcomes (KDIGO) controversies conference[J]. Kidney Int, 2017, 91(1): 24 - 33.

［4］Edvardsson V, Elidottir H, Indridason O S, et al. High incidence of kidney stones in Icelandic children[J]. Pediatr Nephrol, 2005, 20(7): 940 - 944.

［5］Stapleton F B. Clinical approach to children with urolithiasis[J]. Semin Nephrol, 1996, 16(5): 389 - 397.

［6］王海燕. 肾脏病学[M]. 北京: 人民卫生出版社, 2008.

［7］Coe F L, Worcester E M, Evan A P. Idiopathic hypercalciuria and formation of calcium renal stones[J]. Nat Rev Nephrol, 2016, 12(9): 519 - 533.

［8］Khanal R C, Nemere I. Regulation of intestinal calcium transport[J]. Annu Rev Nutr, 2008, 28: 179 - 196.

［9］Worcester E M, Gillen D L, Evan A P, et al. Evidence that postprandial reduction of renal calcium reabsorption mediates hypercalciuria of patients with calcium nephrolithiasis[J]. Am J Physiol Renal Physiol, 2007, 292(1): F66 - 75.

［10］Worcester E M, Coe F L, Evan A P, et al. Evidence for increased postprandial distal nephron calcium delivery in hypercalciuric stone-forming patients[J]. Am J Physiol Renal Physiol, 2008, 295(5): F1286 - 1294.

［11］Heilberg I P, Weisinger J R. Bone disease in idiopathic hypercalciuria[J]. Curr Opin Nephrol Hypertens, 2006, 15(4):

394 – 402.

[12] Lauderdale D S, Thisted R A, Wen M, et al. Bone mineral density and fracture among prevalent kidney stone cases in the Third National Health and Nutrition Examination Survey[J]. J Bone Miner Res, 2001, 16(10): 1893 – 1898.

[13] Asplin J R, Donahue S, Kinder J, et al. Urine calcium excretion predicts bone loss in idiopathic hypercalciuria[J]. Kidney Int, 2006, 70(8): 1463 – 1467.

[14] Garcia-Nieto V, Ferrandez C, Monge M, et al. Bone mineral density in pediatric patients with idiopathic hypercalciuria[J]. Pediatr Nephrol, 1997, 11(5): 578 – 583.

[15] Reed B Y, Heller H J, Gitomer W L, et al. Mapping a gene defect in absorptive hypercalciuria to chromosome 1q23.3 – q24[J]. J Clin Endocrinol Metab, 1999, 84(11): 3907 – 3913.

[16] Reed B Y, Gitomer W L, Heller H J, et al. Identification and characterization of a gene with base substitutions associated with the absorptive hypercalciuria phenotype and low spinal bone density[J]. J Clin Endocrinol Metab, 2002, 87: 1476 – 1485.

[17] Geng, W, Wang Z, Zhang J, et al. Cloning and characterization of the human soluble adenylyl cyclase[J]. Am J Physiol Cell Physiol, 2005, 288(6): C1305 – 1316.

[18] Rendina D, Mossetti G, Viceconti R, et al. Association between vitamin D receptor gene polymorphisms and fasting idiopathic hypercalciuria in recurrent stone-forming patients[J]. Urology, 2004, 64(4): 833 – 838.

[19] Vezzoli G, Terranegra A, Arcidiacono T, et al. R990G polymorphism of calcium-sensing receptor does produce a gain-of-function and predispose to primary hypercalciuria[J]. Kidney Int, 2007, 71(11): 1155 – 1162.

[20] Vezzoli G, Tanini A, Ferrucci L, et al. Influence of calcium-sensing receptor gene on urinary calcium excretion in stone-forming patients[J]. J Am Soc Nephrol, 2002, 13(10): 2517 – 2523.

[21] Prie D, Huart V, Bakouh N, et al. Nephrolithiasis and osteoporosis associated with hypophosphatemia caused by mutations in the type 2a sodium-phosphate cotransporter[J]. N Engl J Med, 2002, 347(13): 983 – 991.

[22] Lapointe J Y, Tessier J, Paquette Y, et al. NPT2a gene variation in calcium nephrolithiasis with renal phosphate leak[J]. Kidney Int, 2006, 69(12): 2261 – 2267.

[23] Bushinsky D A, Frick K K, Nehrke K. Genetic hypercalciuric stone-forming rats[J]. Curr Opin Nephrol Hypertens, 2006, 15(4): 403 – 418.

[24] Bushinsky D A, Asplin J R, Grynpas M D, et al. Calcium oxalate stone formation in genetic hypercalciuric stone-forming rats [J]. Kidney Int, 2002, 61(3): 975 – 987.

[25] Li X Q, Tembe V, Horwitz G M, et al. Increased intestinal vitamin D receptor in genetic hypercalciuric rats. A cause of intestinal calcium hyperabsorption[J]. J Clin Invest, 1993, 91(2): 661 – 667.

[26] Ward D T, Maldonado-Perez D, Hollins L, et al. Aminoglycosides induce acute cell signaling and chronic cell death in renal cells that express the calcium-sensing receptor[J]. J Am Soc Nephrol, 2005, 16(5): 1236 – 1244.

[27] Yao J, Kathpalia P, Bushinsky D A, et al. Hyperresponsiveness of vitamin D receptor gene expression to 1, 25 – dihydroxyvitamin D₃. A new characteristic of genetic hypercalciuric stone-forming rats[J]. J Clin Invest, 1998, 101(10): 2223 –2232.

[28] Scheinman S J. X-linked hypercalciuric nephrolithiasis: clinical syndromes and chloride channel mutations[J]. Kidney Int, 1998, 53(1): 3 – 17.

[29] Lloyd S E, Pearce S H, Gunther W, et al. Idiopathic low molecular weight proteinuria associated with hypercalciuric nephrocalcinosis in Japanese children is due to mutations of the renal chloride channel (CLCN5)[J]. J Clin Invest, 1997, 99(5): 967 – 974.

[30] De Matteis M A, Staiano L, Emma F, et al. The 5 – phosphatase OCRL in Lowe syndrome and Dent disease 2[J]. Nat Rev Nephrol, 2017, 13(8): 455 – 470.

[31] Bockenhauer D, Bokenkamp A, Nuutinen M, et al. Novel OCRL mutations in patients with Dent-2 disease[J]. J Pediatr Genet, 2012, 1(1): 15 – 23.

[32] Lee B H, Cho H Y, Lee H, et al. Genetic basis of Bartter syndrome in Korea[J]. Nephrol Dial Transplant, 2012, 27(4): 1516 – 1521.

[33] Seys E, Andrini O, Keck M, et al. Clinical and genetic spectrum of Bartter syndrome type 3[J]. J Am Soc Nephrol, 2017, 28(8): 2540 – 2552.

[34] Konrad M, Vollmer M, Lemmink H H, et al. Mutations in the chloride channel gene CLCNKB as a cause of classic Bartter syndrome[J]. J Am Soc Nephrol, 2000, 11(8): 1449 – 1459.

[35] Weber S, Schneider L, Peters M, et al. Novel paracellin-1 mutations in 25 families with familial hypomagnesemia with hypercalciuria and nephrocalcinosis[J]. J Am Soc Nephrol, 2001, 12: 1872 – 1881.

[36] Weber S, Hoffmann K, Jeck N, et al. Familial hypomagnesaemia with hypercalciuria and nephrocalcinosis maps to chromosome 3q27 and is associated with mutations in the PCLN-1 gene[J]. Eur J Hum Genet, 2000, 8(6): 414 – 422.

[37] Hou J, Renigunta A, Konrad M, et al. Claudin-16 and claudin-19 interact and form a cation-selective tight junction complex[J]. J Clin Invest, 2008, 118(2): 619 – 628.

[38] Batlle D, Haque S K. Genetic causes and mechanisms of distal renal tubular acidosis[J]. Nephrol Dial Transplant, 2012, 27(10): 3691 – 3704.

[39] Alonso-Varela M, Gil-Pena H, Coto E, et al. Distal renal tubular acidosis. Clinical manifestations in patients with different underlying gene mutations[J]. Pediatr Nephrol, 2018, 33(9): 1523 – 1529.

[40] Bruce L J, Cope D L, Jones G K, et al. Familial distal renal tubular acidosis is associated with mutations in the red cell anion

exchanger (Band 3, AE1) gene[J]. J Clin Invest, 1997, 100(7): 1693 - 1707.

[41] Chen Y T, Coleman R A, Scheinman J I, et al. Renal disease in type Ⅰ glycogen storage disease[J]. N Engl J Med, 1988, 318: 7 - 11.

[42] Chen Y T. Type Ⅰ glycogen storage disease: kidney involvement, pathogenesis and its treatment[J]. Pediatr Nephrol, 1991, 5(1): 71 - 76.

[43] Ryan L E, Ing S W. Idiopathic hypercalciuria and bone health[J]. Curr Osteoporos Rep, 2012, 10(4): 286 - 295.

[44] Borghi L, Meschi T, Amato F, et al. Urinary volume, water and recurrences in idiopathic calcium nephrolithiasis: a 5 - year randomized prospective study[J]. J Urol, 1996, 155(3): 839 - 843.

[45] Lemann J Jr., Bushinsky D A, Hamm L L. Bone buffering of acid and base in humans[J]. Am J Physiol Renal Physiol, 2003, 285(5): F811 - 832.

[46] Borghi L, Schianchi T, Meschi T, et al. Comparison of two diets for the prevention of recurrent stones in idiopathic hypercalciuria[J]. N Engl J Med, 2002, 346(2): 77 - 84.

[47] Ettinger B, Citron J T, Livermore B, et al. Chlorthalidone reduces calcium oxalate calculous recurrence but magnesium hydroxide does not[J]. J Urol, 1988, 139(4): 679 - 684.

[48] Laerum E, Larsen S. Thiazide prophylaxis of urolithiasis. A double-blind study in general practice[J]. Acta Med Scand, 1984, 215(4): 383 - 389.

[49] Aung K, Htay T. Thiazide diuretics and the risk of hip fracture[J]. Cochrane Database Syst Rev, 2011, (10): CD005185.

[50] Bolland M J, Ames R W, Horne A M, et al. The effect of treatment with a thiazide diuretic for 4 years on bone density in normal postmenopausal women[J]. Osteoporos Int, 2007, 18(4): 479 - 486.

[51] Ettinger B, Pak C Y, Citron J T, et al. Potassium-magnesium citrate is an effective prophylaxis against recurrent calcium oxalate nephrolithiasis[J]. J Urol, 1997, 158(6): 2069 - 2073.

[52] Barcelo P, Wuhl O, Servitge E, et al. Randomized double-blind study of potassium citrate in idiopathic hypocitraturic calcium nephrolithiasis[J]. J Urol, 1993, 150(6): 1761 - 1764.

第十二章
肾 石 症

临床特征及诊治要点

· 肾石症临床表现因年龄而异,年长儿表现为肾绞痛、血尿,婴幼儿缺乏特异性表现。

· 绝大多数患儿存在基础危险因素,注意询问家族史、遗传史、用药史、生长发育情况、饮食习惯及摄水量。

· 超声多普勒检查是儿童首选影像学检查。

· 遗传代谢性病因的线索包括:婴儿期起病,近亲婚配史,双侧、多发、复发性肾结石或弥漫性肾脏钙质沉着,肾脏回声增强,不明原因肾功能不全家族史,肾小管功能障碍,肾外表现(听力障碍、眼部病变),特定的结晶或结石成分(胱氨酸、DHA 等)。

一、概念

肾石症是晶体物质(如钙、草酸、尿酸、胱氨酸等)和有机基质在肾脏的异常聚积,导致尿液中的矿物质过饱和所形成,是泌尿系统的常见病、多发病。在儿童中的发病率虽不及成人,但也逐年上升。肾结石(nephrolithiasis, NL)是矿物质/酸性盐在肾脏形成的沉积物,肾钙质沉着症(nephrocalcinosis, NC)是钙盐沉积于肾小管、上皮细胞和(或)肾间质,两者形成机制并不完全相同,既可独立发生,又可同时存在,还可相继出现,因此 NL 并非 NC 的最终结局[1]。

我国肾石症患病率 1%~5%,南方高达 5%~10%,其中 7% 发生在儿童,在过去 20 多年间儿童肾石症的发生率以每年 4%~10% 的增长率上升[2,3]。据报道,从 1994 年到 2005 年,10 年间美国儿童肾石症的确诊量增长 5 倍。

二、病因

儿童肾石症病因更为复杂,涉及遗传代谢、解剖、感染、饮食习惯、生活环境及药物等诸多因素。80％的 NL/NC 患儿存在代谢异常,尤其是在小于 10 岁的患儿中,约 50％存在代谢异常,其中高尿钙症 34％～50％、高尿酸血症 2％～20％、胱氨酸尿症 5％～20％、低枸橼酸尿症 10％,以及高草酸尿症 10％～20％[4,5]。

▧ (一) 环境

环境对肾石症的影响较为复杂。高温天气使人体水分过多蒸发,造成尿液浓缩,促进结石形成。另外,热带地区受日照影响,人体内维生素 D 形成旺盛也是诱因。有人认为含钙量高的水质(俗称"硬水"),其钙在肠道与草酸结合可减少草酸的吸收,从而抑制成石。

▧ (二) 种族与遗传因素

不同种族人群肾石症患病率有差异,一般认为黑色人种比其他人种,尤其是白种人低,是与黑色素保护人体少受紫外线照射,减少维生素 D 生成有关。有些肾石症已明确为遗传性疾病,单基因突变所致儿童 NL/NC 占 16.8％～20.8％,并且更易复发甚至进展至终末期肾病[6-8]。据统计,22％～75％的肾石症患儿存在家族史,且有家族史的肾石症患儿复发率高,尤其近亲婚配者更高[9]。在英国的病例报道中,16％的患儿一级亲属,33％的患儿一级和二级亲属存在肾石症。但是家族性肾结石复发并非全部为遗传因素,也有可能是共同的环境因素和饮食习惯导致家庭聚集发病。

▧ (三) 饮食与营养

饮食与营养对结石形成的影响巨大。过量动物蛋白质摄入可增加尿钙和尿酸排泄、降低尿枸橼酸盐,从而促进尿石形成;而欧美儿童的蛋白质摄入量为推荐量的 3～5 倍[10]。动物内脏、海产品中富含嘌呤,代谢为尿酸也可增加结石危险。过量摄入坚果类食物如杏仁、花生及素食可增加草酸排泄量。过多摄入糖类可促进肠道对钙和草酸的吸收,导致尿钙排泄增加,诱发儿童结石的发生[11]。高钠饮食可抑制肾脏对钙的重吸收,导致尿中钙和尿酸含量增加、枸橼酸盐减少,诱发尿石[12]。超大剂量摄入钙可以引起高钙尿症和尿路结石;但适当摄入可抑制肠道吸收草酸、限制草酸在尿液中的排泄而降低肾结石风险。生酮饮食是形成尿酸结石的危险因素,可能与高尿酸尿症、低枸橼酸尿症和尿 pH 降低有关。肥胖也是肾石症潜在病因,研究表明,肥胖儿童尿中结石溶质浓度升高而枸橼酸和镁等结石抑制物质浓度降低[13]。此外,儿童体液丢失和摄水不足导致水化不足也促进结石发生。

▧ (四) 药物

引起尿路结石的药物大致分为两类,一是导致尿液代谢异常而形成的代谢性结石,如抗坏血酸、水杨酸盐等药物导致尿酸排泄过度,过量维生素 D 引起尿钙增加,高剂量维生素 C 可使尿草酸盐含量明显增高;二是因药物本身或其代谢产物在尿液中溶解度低,当浓度过高时沉淀析出导致结石,如磺胺、茚地那韦、头孢曲松、氨苯蝶啶[14]等。

■ （五）代谢和转输异常

结石与人体代谢产物及其转输机制有关,尿液代谢异常可见于超过 70% 的肾石症患儿,也是不容忽视的病因。

1. 钙磷代谢 · 34%～50% 的肾石症患儿存在高尿钙,是最为多见的尿液代谢异常[15]。尿钙是形成钙性结石的物质基础,以游离形式存在于尿液,如与枸橼酸结合形成可溶性复合物,如与草酸盐或磷酸盐结合形成不可溶性复合物。据报道,大多数儿童肾结石都是钙基结石,以草酸钙最常见,占儿童肾结石的 40%～60%,磷酸钙占 10%～20%,草酸钙和磷酸钙混合性结石仅占 10%～25%。

2. 胱氨酸代谢 · 在儿童肾石症中,胱氨酸结石的检出率为 6%～10%。胱氨酸尿症患儿尿中胱氨酸的排泄量与遗传的类型和纯/杂合子有关;尿量少可增加胱氨酸饱和度,尿浓缩可激发尿黏蛋白促进结石的形成;尿 pH 也影响胱氨酸溶解度,当碱化使尿 pH>7.0 才能使胱氨酸解离出较易溶解的离子。

3. 草酸代谢 · 尿草酸也是形成结石的重要成分,含钙结石患者中约 1/3 伴有高草酸尿。高尿酸尿症、高钙尿症、低枸橼酸尿症及低镁尿症都可导致草酸钙溶解度降低。尿草酸排泄增加的原因,一是由遗传的草酸代谢缺陷引起内源性草酸过量生成,二是外源性草酸摄入过多[16,17]。

4. 尿酸代谢 · 尿酸是嘌呤降解的终产物,主要通过肾脏排泄。尿酸结石一般仅占结石的 10% 左右,约 2/3 成分较纯,另 1/3 混有草酸钙或磷酸钙。当尿酸含量较高,尿 pH 低于 5.7,尿浓缩时易析出结晶。高尿酸血症可因过多摄入嘌呤/蛋白质或果糖引起,但此时儿童常形成草酸钙而非尿酸结石;也可因内源性生成增加引起,如细胞过度裂解(骨髓增殖性疾病),或遗传代谢病如 Lesch - Nyhan 综合征和糖原贮积病。

5. 镁代谢 · 镁是含钙结石小分子抑制物,也可减缓草酸钙的聚集和生长。Ca/Mg 比例升高为发生含钙结石的危险指标。

6. 枸橼酸代谢 · 枸橼酸为含钙结石的重要抑制物,低枸橼酸尿也是含钙结石成因之一。当机体出现酸中毒、饥饿、腹泻、运动、低钾、蛋白质摄入过多时,尿枸橼酸排泄减少。口服枸橼酸钾是提高尿枸橼酸水平的有效方法[18]。

■ （六）泌尿系统本身原因

先天尿路梗阻如肾盏积水、肾盂输尿管积水、海绵肾、多囊肾等是肾石症发生的危险因素。感染既是肾石症的重要原因,也是常见的合并症。细菌分解尿素产生氨,使尿呈碱性,磷酸盐(磷酸铵镁、碳酸磷灰石和尿酸铵)沉淀形成结石。

三、遗传性肾石症

儿童遗传性肾石症是一类因基因突变引起的罕见病。儿童肾石症提示可能为遗传代谢性的线索,包括早期(婴儿期)发病,近亲婚配史,双侧、多发、复发性肾结石或弥漫性肾脏钙质沉着,肾脏回声增强,有不明原因肾功能不全的阳性家族史,伴肾小管功能障碍,伴肾外表现(听力障碍、眼部病变),特定的结晶或结石成分(胱氨酸、DHA 等)[19,20]。由于临床医生对此类病因认识不足,往往延误诊治,故对此类病因进行单独阐述。

■ (一)高钙尿症相关型

1. Dent 病·Dent 病是近端肾小管功能障碍的 X 连锁隐性遗传病,男性多受累,Dent 1 型由 CLCN5 基因突变所致,占 50%～60%;Dent 2 型由 OCRL1 基因突变所致,约占 15%;尚有 25%～35%暂不明确致病基因。临床表现为低分子量蛋白尿、高钙尿症、NL/NC、高磷血症、肾功能渐进性损害等[21,22]。详见第九章。

2. Bartter 综合征(BS)·BS 是肾小管功能障碍的常染色体遗传病,临床表现为低钾性碱中毒、高醛固酮血症、肾钙质沉着症等,根据基因型分为 5 种类型,其中 Ⅰ、Ⅱ、Ⅴ 型可形成 NL/NC。BS Ⅰ 和 BS Ⅱ 均为常染色体隐性遗传病,分别由 SLC12A1 和 KCNJ1 基因突变所致,发病与髓袢升支粗段细胞膜离子通道缺陷导致肾小管对钠、钾、氯及钙离子重吸收障碍有关;BS Ⅴ 为常染色体显性遗传病,由 CASR 基因突变所致,导致其所编码的 CaSR 蛋白表达增加,通过抑制甲状旁腺分泌 PTH 减少肾小管对钙的重吸收[23]。详见第十四章。

3. 远端肾小管酸中毒(distal renal tubular acidosis, dRTA)·dRTA 是远端肾小管泌 H^+ 障碍的常染色体遗传病,表现为代谢性酸中毒、低枸橼酸盐尿、高钙尿,可引起 NL/NC,反复肾结石、生长迟滞、佝偻病、烦渴。致病基因不同,临床表现差异较大,分为 3 种,常染色体显性 dRTA、常染色体隐性 dRTA 伴早发性耳聋和常隐性 dRTA 伴迟发性或无耳聋,分别由 SLC4A1、ATP6V1B1 和 ATP6V0A4 等基因变异所致,发病与近端肾小管对枸橼酸盐重吸收增加导致尿枸橼酸盐排泄量降低有关[24-26]。详见第七章。

4. 家族性低镁血症高尿钙症与肾钙质沉着症(family hypomagnesemia with hypercalciuria and nephrocalcinosis, FHHNC)·FHHNC 是肾小管钙、镁离子重吸收障碍的常染色体隐性遗传病,表现为低镁血症、高钙尿症、肾钙质沉着症及进行性肾功能不全。根据基因型,FHHNC 分为 2 种类型,CLDN16 和 CLDN19 基因突变,CLDN19 基因突变者常伴眼部异常。发病机制与 CLDN16/19 所编码肾小管髓袢升支粗段紧密连接蛋白 claudin16/19 缺陷,导致肾小管对钠、镁重吸收障碍有关[27,28]。

■ (二)原发性高草酸尿症(primary hyperoxaluria,PH)

PH 为常染色体隐性遗传,分为 3 种类型,分别定位于 AGXT、GRHPR、HOGA1 基因,均可导致肾脏草酸钙结石病,以 1 型最常见。详见本章。

■ (三)胱氨酸尿症

胱氨酸尿症是胱氨酸转运异常的常染色体隐性遗传病,A 型由 SLC3A1 基因突变,B 型由 SLC7A9 基因突变所致,部分同时携带 2 个基因突变,突变导致近端小管对胱氨酸及部分二碱基氨基酸的重吸收障碍,尿中氨基酸浓度升高形成结晶损害肾小管功能。主要表现为肾结石相关症状及体征,约半数患者在 10 岁前出现肾结石,且多为双侧结石,结石成分分析为六角形胱氨酸结晶,此类结石较含钙结石体积大,更易引起肾脏损伤[29-31]。详见第八章。

■ （四）嘌呤、嘧啶代谢异常

1. 遗传性黄嘌呤尿症(hereditary xanthinuria, HX) · HX 是黄嘌呤代谢酶缺陷引起的常染色体隐性遗传病,约半数患者在 10 岁前发病,约 40% 患者出现肾结石[32,33]。

2. 腺嘌呤磷酸核糖转移酶缺乏(adenine phosphoribosyl transferase deficiency,APRTD) · APRTD 是 *APRT* 基因突变导致嘌呤补救合成途径中 APRT 缺乏引起先天性嘌呤代谢紊乱,造成 2,8-二羟基腺嘌呤(2,8-DHA)形成增加并沉积于肾小管,引起肾结石或肾小管钙化,为常染色体隐性遗传病。主要表现为射线阴性结石、肾绞痛、复发性尿路感染及慢性肾功能不全,也有以双侧 2,8-DHA 结晶尿路梗阻引起急性肾损伤为首发者。显微镜下表现为小而圆的棕色晶体,偏振光显微镜显示为中心十字图案。影像学为 X 线阴性结石,实验室检查 APRT 酶活性降低或缺乏有助于诊断[34-37]。

3. Lesch-Nyhan 综合征(Lesch-Nyhan syndrome,LNS) · LNS 是次黄嘌呤-尿嘌呤磷酸核糖转移酶缺陷引起嘌呤代谢障碍的 X 连锁遗传病,临床表现为高尿酸血症、高尿酸尿症、尿酸结石、神经功能异常等,诊断基于血、尿的尿酸测定及 HPRT 酶活性测定,最终通过基因检测确诊[38]。

四、临床特征

儿童肾结石的表现因年龄而异,儿童比婴幼儿症状更为典型。婴儿期缺乏特异性临床表现造成诊断困难,常表现哭闹、易怒。低龄儿童常表现为非特异性的腹痛症状,即恶心、呕吐、便秘,难以与其他疾病鉴别[39-42]。学龄儿童和青少年表现为典型肾绞痛,血尿也是常见症状,非肾小球源性肉眼血尿或镜下血尿,伴或不伴压痛。在小于 5 岁的患儿中,肾结石经常在尿路感染后偶然发现,也可能无症状,在影像学检查中偶然发现肾结石。复发性尿路感染和尿沉渣发现白细胞可能是肾结石的间接表现,尤其在年幼儿。

肾石症的诊断需首先详细了解病史,包括家族史、遗传史、用药史、饮食习惯、液体摄入量,有无泌尿系统畸形,是否生长发育落后等。尤其对于婴儿期起病、存在阳性家族史或近亲婚配,以及复发性肾石症患儿,需高度警惕遗传代谢性疾病。

五、实验室检查

尿常规可提供尿比重、尿 pH、镜检等信息。尿酸盐、胱氨酸结石在酸性尿中形成,而磷酸盐、碳酸盐结石在碱性尿中形成,草酸盐结石则在生理尿 pH 中形成。尿常规显示有尿糖和尿蛋白,提示可能存在肾小管功能障碍。脓尿提示可能合并感染,应进一步行尿培养。

血清生化检查应包括血钙、磷、钠、钾、氯、镁、尿酸、肌酐、碳酸氢盐,以及甲状旁腺激素和 25 羟基维生素 D 等。

偏振光显微镜观察到特征性尿液结晶对诊断特殊类型结石有重要意义。如草酸钙结石可见假管状草酸钙结晶,尿酸结石可见复合体结晶;也可为少见病的诊断提供直接证据,如胱氨酸结石呈六角形结晶、APRTD 的 DHA 结石呈棕色结晶。

肾结石成分分析是至关重要的,可缩小鉴别诊断范围。无感染时,草酸盐结石最常见,其次为尿酸盐结石;感染时多为磷酸盐结石。由于尿酸结石在儿童中罕见,应在先天性嘌呤代谢异常的患儿中推广尿酸结石的分析。红外光谱和 X 线衍射是常用的结石分析方法。结石成分会受时间影响,因此对于复发性结石应经常进行成分分析。

由于代谢异常的肾结石患儿复发风险高,收集 24 小时尿液是儿童肾结石的主要检查方法。但由于个体内的变异性与环境有关,故推荐在保持日常习惯性的液体摄入和饮食习惯的基础上重复两次收集 24 小时尿液,评估尿钙、草酸、尿酸、枸橼酸盐、镁、磷、钠和钾的排泄量,有助于及早发现遗传代谢性疾病。如低年龄患儿无法配合留取 24 小时尿样,可以收集随机尿,尿溶质/肌酐比值也可用于评估溶质的排泄。不同年龄段儿童随机尿和 24 小时尿溶质排泄量参考值见表 12-1[42]。

表 12-1 随机尿和 24 小时尿溶质参考值

溶 质	年 龄	尿溶质/肌酐比值		24 小时尿
		mg/mg	mmol/mmol	
钙	0~6 月	<0.8	<2	<4 mg/kg(<0.1 mmol/kg)
	7~12 月	<0.6	<1.5	
	1~3 岁	<0.53	<1.5	
	3~5 岁	<0.39	<1.1	
	5~7 岁	<0.28	<0.8	
	>7 岁	<0.21	<0.6	
草酸	0~6 月	<0.26	<0.36	<45 mg/1.73 m²(<0.5 mmol/1.73 m²)
	7~24 月	<0.11	<0.17	
	2~5 岁	<0.08	<0.09	
	5~14 岁	<0.06	<0.08	
	>16 岁	<0.03	<0.04	
枸橼酸	0~5 岁	>0.42	>0.25	>365 mg/1.73 m²(>1.9 mmol/1.73 m²)男性
	>5 岁	>0.25	>0.15	>310 mg/1.73 m²(>1.6 mmol/1.73 m²)女性
尿酸	<1 岁	<2.2	<1.5	<815 mg/1.73 m²(<486 mmol/1.73 m²)
	1~3 岁	<1.9	<1.3	
	3~5 岁	<1.5	<1	
	5~10 岁	<0.9	<0.6	
	>10 岁	<0.6	<0.4	
镁	>2 岁	>0.13	>0.63	>0.8 mg/kg(>0.04 mmol)
胱氨酸	<10 岁	<0.07		<13 mg/1.73 m²(<55 μmol/1.73 m²)
	>10 岁			<48 mg(<200 μmol)
	成人			<60 mg(<250 μmol)

六、影像学检查

所有肾石症患儿均需行影像学检查。

1. **腹部平片** · 大多数结石属含钙结石,在 X 线平片能显影,故称为 X 线阳性结石,通过平片可以了解结石位置、大小、数目及可能成分,对 X 线显影程度依次为草酸钙、磷酸钙、磷酸镁铵、胱氨酸;但单纯尿酸和黄嘌呤结石因透 X 线而为阴性结石。

2. **超声多普勒** · 无创性,目前美国泌尿协会和欧洲儿科放射协会均推荐儿童首先应用肾脏超声多普勒检查以避免辐射暴露,能够发现 X 线不能显示的小结石和阴性结石,因此腹部平片不再常规用于儿童[43-45]。但是在临床实践中发现超声存在局限性,对于诊断肾结石的特异度较高,但对小于 3 mm 的结石的敏感度一般,假阴性多见,对发现肾乳头或肾盏结石的能力也有限[46]。

3. **CT** · 因高敏感性、高特异性常用于成人肾石症的诊断和术前评估,但在儿童因暴露辐射故限制应用,仅作为疑似肾绞痛儿童的初步影像学检查,可发现 X 线阴性结石及直径 1 mm 的小结石,对梗阻或结构异常也可提供详细信息。

七、治疗与预后

■ (一)治疗

急性肾绞痛治疗的第一步是确定是否需要紧急减压。肾结石如无梗阻,则无紧急减压指征;伴梗阻性肾盂肾炎、急性肾损伤或顽固性疼痛时,需泌尿外科及时评估和干预,通过输尿管支架或经皮肾造瘘术进行紧急减压。

儿童肾结石自行排出率为 32%~50%,如无肾积水、肾功能受损等严重并发症可暂保守治疗。

1. **充分摄入液体** · 目前推荐液体摄入量为 1.5~2 L/(m² · d),使婴儿尿量保持在至少 750 mL/d,5 岁以下儿童尿量保持在至少 1 000 mL/d,5~10 岁儿童尿量保持在至少 1 500 mL/d,大于 10 岁儿童尿量保持在 2 000 mL/d 以上[47]。

2. **饮食调整** · 需适当调整儿童饮食结构,限制饮食中钠的摄入;由于蛋白质代谢产生的酸负荷会导致高钙尿症和低枸橼酸尿症,应避免过量摄入蛋白质;减少糖类、坚果、高草酸食物摄入;由于限制饮食钙可增加肠道对草酸的吸收,应保持适当的钙摄入量;鼓励儿童增加摄入蔬菜和水果以补充枸橼酸盐和钾。

3. **药物** · 对于复发性肾结石、孤立性肾梗阻和遗传性肾结石疾病的儿童,应考虑药物治疗。适当提高尿 pH 水平可有效增加尿中胱氨酸、草酸钙和尿酸的溶解度(尿酸和草酸钙介于 6.2~7.4,半胱氨酸大于 8);由于尿 pH 过高可促进磷酸钙沉积,因此必须对碱化治疗进行密切监测。枸橼酸钾可在肝脏代谢为碳酸氢盐,从而提高尿液 pH,减少肾小管对枸橼酸的重吸收;尿枸橼酸与钙结合为可溶性复合物,降低结石风险;用药剂量一般为 0.1~0.2 g/kg(0.3~0.6 mmol/kg),但用于治疗 dRTA 时需要更大剂量 0.2~0.3 g/kg,并且根据尿 pH 调整用药。

噻嗪类药物通过增加近端和远端肾小管对钙的重吸收从而减少尿钙的排泄,应考虑用于持续性高尿钙和复发性肾结石患者;用药剂量为 $0.5\sim1$ mg/(kg·d),分 2 次,不良反应包括低血压、低钾血症,一旦发生低钾血症可考虑联合保钾利尿剂如阿米洛利。低枸橼酸尿,是完全性 dRTA 的特征性表现,也可见于代谢性酸中毒、低钾血症、尿路感染和吸收不良综合征患者,可给予枸橼酸钾[1 mEq/(kg·d)]降低结石复发率[48];在所有类型的 RTA 中,碱化尿液是唯一的治疗手段,可以通过补充钠、碳酸氢钾或枸橼酸盐治疗,目标是维持血清中碳酸氢盐浓度婴儿高于 20 mEq/L,儿童高于 22 mEq/L,随年龄增长,所需碱量逐渐减少:婴儿为 $5\sim8$ mEq/(kg·d),儿童为 $3\sim4$ mEq/(kg·d)[49]。

4. 特殊结石的治疗 · 对于嘌呤代谢异常,尿酸结石也可以通过碱化尿液治疗,维持尿 pH 在 6.5 以上,并避免摄入过量蛋白质。严重时,可应用黄嘌呤氧化酶的抑制剂别嘌醇,抑制尿酸的生成,但可能引起黄嘌呤尿,建议用药期间每天至少 $2\sim3$ L 的尿量[50]。别嘌醇也可用于治疗 2,8-二羟基腺嘌呤尿。如因过敏反应不适用别嘌醇,也可应用非布司他治疗[51]。黄嘌呤尿症并不能从尿碱化中获益,增加液体摄入仍然是唯一有效的治疗措施[52]。

高草酸尿症的治疗应以限制草酸的摄入和防止尿中草酸钙结晶为重点。如果怀疑原发性高草酸尿,可以经验性给予磷酸吡哆醇(维生素 B_6)超生理剂量 $5\sim20$ mg/(kg·d),作为 PH 1 缺陷酶 AGT 的辅助因子,可减少 1/3 患者内源性草酸盐的产生和尿排泄,尤其对于错义突变患者。已知的不良反应是多神经病、痤疮和大疱性皮疹。对于其他的 PH 1、PH 2 型和 3 型患者,高液体摄入量和枸橼酸可能是进一步的治疗。对于终末期肾病的 PH 1 患者,因尚无任何肾替代治疗可清除草酸盐,故建议尽快性肝肾双移植[53]。

胱氨酸尿症治疗目标是碱化尿液、增加胱氨酸溶解度、减少胱氨酸分泌。当尿 pH 大于 8 时,胱氨酸溶解度更高,但这一 pH 很难达到且难以维持。D-青霉胺和 α-巯丙酰甘氨酸,可有效增加胱氨酸溶解度,两者等效,用药剂量为 $20\sim40$ mg/kg,不良反应如皮疹、关节痛、血小板减少及肾病综合征等。ACEI 卡托普利具有与 α-巯丙酰甘氨酸相似的作用且不良反应更少,尿胱氨酸排泄大于 720 mg/d 适合卡托普利治疗剂量 $75\sim150$ mg/d,但效果并不稳定。高剂量抗坏血酸($3\sim5$ g/d)可减少尿胱氨酸排泄,但同时增加内源性草酸的产生,从而增加尿草酸排泄,因此尚无明确的推荐剂量。蛋氨酸代谢为胱氨酸,但蛋氨酸是人体必需氨基酸,因此限制饮食中蛋氨酸摄入并非主要治疗手段[54]。

感染性结石,尿路感染产尿素酶细菌(如变形杆菌)可形成鸟粪石结石,细菌可将氨水解成铵离子,导致尿 pH 升高,促进碳酸盐离子和三价磷酸盐离子的生成,这两者均为鸟粪石的主要成分。感染性结石的患儿必须应用足量抗生素,治疗 2 周至尿培养阴性后减半,连续 3 个月复查尿培养阴性可停止抗感染治疗;由于细菌隐匿于结石中,需进一步行取石治疗,否则有增加复发的风险。

结石较大或合并梗阻、积水时需外科手术治疗。高达 22% 的肾石症患儿在就诊后 6 个月内需要手术治疗,其中 25% 的患儿需要 1 次以上手术[55]。小儿肾结石的手术选择包括体外冲击波碎石术、输尿管镜碎石术或肾结石取出术、经皮肾镜取石术、肾盂切开取石术(现已很少采用)。具体手术方式的选择取决于多种因素。输尿管镜和体外冲击波碎石术通常用于输尿管或肾脏内较小的结石,但儿童因皮下组织菲薄故而影响冲击波碎石排出。大结石通常选择经皮肾镜取石术,但不适用于有显著肾实质瘢痕、高血压及肾功能损害的患儿。内镜和机器人手术确实能提高内镜技术中的肾结石清除率,同时提供术后同等的康复和疼痛控制,可能是儿童肾结石手术的未来。

（二）预后

儿童肾石症易于复发,不同报道复发率为 $16\%\sim44\%$,更常见于代谢、遗传和尿路异常的儿童,因此需定期重新评估并长期随访。在无症状或复发情况下,可每年进行一次复查,患代谢性结石疾病需频繁监测。

八、病例分析

患儿,男,5 岁,因"多饮、多尿 2 年"就诊于我院门诊。自幼较同龄儿身材偏小,进食、体力活动、智力发育正常。体格检查与同龄儿相比身高小于 P3,体重小于 P10,血压正常,心、肺、腹未见异常,粗测听力正常。患儿母亲生育史、家族史均无特殊。父母体健,非近亲婚配,否认家族遗传病史,否认特殊药物服用史。

- **初次实验室检查**

  · 尿常规:pH6.0,蛋白—,白细胞 $20\sim30$/HP、红细胞 $60\sim80$/HP 呈均一性,细菌—。
  · 24 小时尿钙 $0.13\sim0.26$ mmol/(kg·d)。
  · 血镁 $0.46\sim0.55$ mmol/L,血钾、钙、磷、碳酸氢盐正常。
  · 估算肾小球滤过率 $66\sim78$ mL/(min·1.73 m^2)。
  · 肾脏彩超双侧肾髓质多发钙质沉积和尿路结石。

- **诊断分析**

  步骤① 确定肾石症有无易感因素

  患儿自幼生长发育落后、多饮、多尿,尿常规提示非肾小球源性血尿、无菌性白细胞尿,血生化提示低镁血症、肾功能减退,尿生化提示高钙尿症,超声提示双侧多发钙质沉着和尿路结石,故考虑存在尿代谢异常可能性大。但患儿无相关家族史等,需进一步检查协诊。

  步骤② 其他检查和评估

  该患儿行基因测序检查,结果为 CLDN16 基因复合杂合突变,即第 139 密码子和第 107 密码子发生错义突变,分别为 c.416C>T(p.Ala139Val)和 c.320T>C(p.Leu107Pro),导致第 139 位丙氨酸转化为缬氨酸,第 107 位亮氨酸转化为脯氨酸。家系中,患儿父母均为无症状杂合突变携带者,父携带 c.416C>T,母携带 c.416C>T。

对患儿一亲妹妹也行相关检查,提示也存在 NL、NC、低镁血症、高钙尿症,进行基因测序提示 *CLDN16* 基因复合杂合突变与其兄完全相同。

两名患儿进行眼科和听力相关检查均未发现异常。

随访过程中需长期严格记录出入量,密切监测血尿电解质,维持水电解质平衡,定期复查泌尿系统 B 超。

诊断建议

(1) 注意询问家族史、遗传史、用药史、生长发育情况、饮食习惯及摄水量,因为绝大多数患儿存在基础危险因素。

(2) 超声多普勒检查是儿童首选影像学检查。

(3) 基因检测有助于明确遗传代谢性病因。

诊断流程图[56]

肾石症诊断流程图参见图 12 - 1。

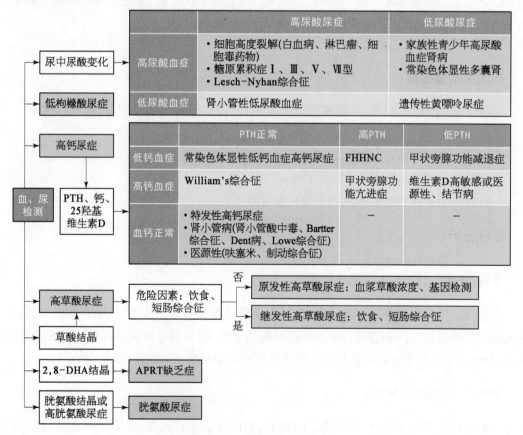

图 12 - 1・肾石症诊断流程图

(刘小荣)

参考文献

[1] Shavit L, Jaeger P, Unwin R J. What is nephrocalcinosis? [J]. Kidney Int, 2015, 88(1): 35 - 43.

[2] Alfandary H, Haskin O, Davidovits M, et al. Increasing prevalence of nephrolithiasis in association with increased body mass index in children: a population based study[J]. J Urol, 2018, 199(4): 1044 - 1049.

[3] Dwyer M E, Krambeck A E, Bergstralh E J, et al. Temporal trends in incidence of kidney stones among children: a 25 - year population based study[J]. J Urol, 2012, 188(1): 247 - 252.

[4] Habbig S, Beck B B, Hoppe B. Nephrocalcinosis and urolithiasis in children[J]. Kidney Int, 2011, 80(12): 1278 - 1291.

[5] Penido M G, Srivastava T, Alon U S. Pediatric primary urolithiasis[J]. J Urol, 2013, 189(4): 1493 - 1497.

[6] Daga A, Majmundar A J, Braun D A, et al. Whole exome sequencing frequently detects a monogenic cause in early onset nephrolithiasis and nephrocalcinosis[J]. Kidney Int, 2018, 93(1): 204 - 213.

[7] Braun D A, Lawson J A, Gee H Y, et al. Prevalence of monogenic causes in pediatric patients with nephrolithiasis or nephrocalcinosis[J]. Clin J Am Soc Nephrol, 2016, 11(4): 664 - 672.

[8] Jan Halbritter, Michelle Baum, Ann Marie Hynes, et al. Fourteen monogenic genes account for 15% of nephrolithiasis/nephrocalcinosis[J]. J Am Soc Nephrol, 2015, 26(3): 543 - 551.

[9] Coward R J, Peters C J, Duffy P G, et al. Epidemiology of paediatric renal stone disease in the UK[J]. Arch Dis Child, 2003, 88(11): 962 - 965.

[10] Hernandez J D, Jonathan S, Ellison S, et al. Current trend, evaluation, and management of pediatric nephrolithiasis[J]. JAMA Pediatric, 2015, 169(10): 961 - 964.

[11] Tasian G E, Copelovitch L. Evaluation and medical management of kidney stones in children[J]. J Urol, 2014, 192(5): 1329 - 1336.

[12] Cogswell M E, Yuan K, Gunn J P, et al. Vital signs: sodium intake among U. S. School-aged children 2009—2010[J]. MMWR Morb Mortal Wkly Rep, 2014, 63(36): 789 - 797.

[13] Sarica K, Narter F, Sabuncu K. Factors affecting the course of body and kidney growth in infants with urolithiasis: a critical long-term evaluation[J]. Arch Ital UrolAndrol, 2016, 88(4): 249 - 254.

[14] Sighinolfi M C, Eissa A, Bevilacqua L, et al. Drug-induced urolithiasis in pediatric patients[J]. Paediatr Drugs, 2019, 21(5): 323 - 344.

[15] Bevill M, Kattula A, Cooper C S, et al. The modern metabolic stone evaluation in children[J]. Urology, 2017, 101: 15 - 20.

[16] Hopp K, Cogal A G, Bergstralh E J, et al. Phenotype-genotype correlations and estimated carrier frequencies of primary hyperoxaluria[J]. J Am Soc Nephrol, 2015, 26(10): 2559 - 2570.

[17] Dhondup T, Lorenz E C, Milliner D S, et al. Invited response to recurrence of oxalate nephropathy after isolated kidney transplantation for primary hyperoxaluria type 2[J]. Am J Transplant, 2018, 18(2): 527.

[18] Karsli O, Izol V, Aridogan I A, et al. Metabolic risk factors and the effect of metaphylaxis in pediatric stone disease with hypocitraturia[J]. Urolithiasis, 2013, 41(1): 9 - 13.

[19] Goldstein B, Goldfarb D S. Early recognition and management of rare kidney stone disorders[J]. UrolNurs, 2017, 37(2): 81 - 102.

[20] Ferraro P M, D'Addessi A, Gambaro G. When to suspect a genetic disorder in a patient with renal stones, and why[J]. Nephrol Dial Transplant, 2013, 28(4): 811 - 820.

[21] Edvardsson V O, Goldfarb D S, Lieske J C, et al. Hereditary causes of kidney stones and chronic kidney disease[J]. Pediatr Nephrol, 2013, 28(10): 1923 - 1942.

[22] Mansour-Hendili L, Blanchard A, Le Pottier N, et al. Mutation Update of the CLCN5 Gene Responsible for Dent Disease 1[J]. Hum Mutat, 2015, 36(8): 743 - 752.

[23] Cunha T D S, Heilberg I P. Bartter syndrome: causes, diagnosis, and treatment[J]. Int J Nephrol Renovasc Dis, 2018, 11: 291 - 301.

[24] Fuster D G, Moe O W. Incomplete Distal Renal Tubular Acidosis and Kidney Stones[J]. Adv Chronic Kidney Dis, 2018, 25(4): 366 - 374.

[25] Mohebbi N, Wagner C A. Pathophysiology, diagnosis and treatment of inherited distal renal tubular acidosis[J]. J Nephrol, 2018, 31(4): 511 - 522.

[26] Rumsby G. Genetic defects underlying renal stone disease[J]. Int J Surg, 2016, 36(Pt D): 590 - 595.

[27] Dessombz A, Letavernier E, Haymann J P, et al. Calcium phosphate stone morphology can reliably predict distal renal tubular acidosis[J]. J Urol, 2015, 193(5): 1564 - 1569.

[28] Claverie-Martin F. Familial hypomagnesaemia with hypercalciuria and nephrocalcinosis: clinical and molecular characteristics [J]. Clin Kidney J, 2015, 8(6): 656 - 664.

[29] Woodard L E, Welch R C, Veach R A, et al. Metabolic consequences of cystinuria[J]. BMC Nephrol, 2019, 20(1): 227.

[30] Sahota A, Tischfield J A, Goldfarb D S, et al. Cystinuria: genetic aspects, mouse models, and a new approach to therapy[J]. Urolithiasis, 2019, 47(1): 57 - 66.

[31] Pereira D J, Schoolwerth A C, Pais V M. Cystinuria: current concepts and future directions[J]. Clin Nephrol, 2015, 83(3): 138 - 146.

［32］ Mraz M, Hurba O, Bartl J, et al. Modern diagnostic approach to hereditary xanthinuria［J］. Urolithiasis, 2015, 43(1): 61-67.

［33］ Grases F, Costa-Bauza A, Roig J, et al. Xanthine urolithiasis: Inhibitors of xanthine crystallization［J］. PLoS One, 2018, 13(8): e0198881.

［34］ Harambat J, Bolleée G, Daudon M, et al. APRT study group adenine phosphoribosyltransferase deficiency in children［J］. Pediatr Nephrol, 2012, 27(4): 571-579.

［35］ Huq A, Nand K, Juneja R, et al. APRT deficiency: the need for early diagnosis［J］. BMJ Case Rep, 2018, 2018: bcr2018225742.

［36］ Edvardsson V O, Runolfsdottir H L, Thorsteinsdottir U A, et al. Comparison of the effect of allopurinol and febuxostat on urinary 2, 8-dihydroxyadenine excretion in patients with Adenine phosphoribosyltransferase deficiency (APRTd): A clinical trial［J］. Eur J Intern Med, 2018, 48: 75-79.

［37］ Runolfsdottir H L, Palsson R, Agustsdottir I M, et al. Kidney disease in adenine phosphoribosyltransferase deficiency［J］. Am J Kidney Dis, 2016, 67(3): 431-438.

［38］ Bell S, Kolobova I, Crapper L, et al. Lesch-Nyhan syndrome: models, theories, and therapies［J］. Mol Syndromol, 2016, 7(6): 302-311.

［39］ Ingimarsson J P, Krambeck A E, Pais V M Jr. Diagnosis and management of Nephrolithiasis［J］. Surg Clin North Am, 2016, 96(3): 517-532.

［40］ Rodriguez Cuellar C I, Wang P Z T, Freundlich M, et al. Educational review: role of the pediatric nephrologists in the work-up and management of kidney stones［J］. Pediatr Nephrol, 2020, 35(3): 383-397.

［41］ Marra G, Taroni F, Berrettini A, et al. Pediatric nephrolithiasis: a systematic approach from diagnosis to treatment［J］. J Nephrol, 2019, 32(2): 199-210.

［42］ Marzuillo P, Guarino S, Apicella A, et al. Why we need a higher suspicion index of urolithiasis in children［J］. J Pediatr Urol, 2017, 13(2): 164-171.

［43］ Fulgham P F, Assimos D G, Pearle M S, et al. Clinical effectiveness protocols for imaging in the management of ureteral calculous disease: AUA technology assessment［J］. J Urol, 2013, 189(4): 1203-1213.

［44］ Riccabona M, Avni F E, Blickman J G, et al. Imaging recommendations in paediatricuroradiology. Minutes of the ESPR uroradiology task force session on childhood obstructive uropathy, high-grade fetal hydronephrosis, childhood haematuria, and urolithiasis in childhood. ESPR Annual Congress, Edinburgh, UK, June 2008［J］. Pediatr Radiol, 2009, 39(8): 891-898.

［45］ Ellison J S, Crowell C S, Clifton H, et al. A clinical pathway to minimize computed tomography for suspected nephrolithiasis in children［J］. J PediatrUrol, 2019, 15(5): 518. e1-518. e7.

［46］ Roberson N P, Dillman J R, O'Hara S M, et al. Comparison of ultrasound versus &- computed tomography for the detection of kidney stones in the pediatric population: a clinical effectiveness study［J］. Pediatr Radiol, 2018, 48: 962-972.

［47］ Edvardsson V O, Goldfarb D S, Lieske J C, et al. Hereditary causes of kidney stones and chronic kidney disease［J］. Pediatr Nephrol, 2013, 28(10): 1923-1942.

［48］ Karsli O, Izol V, Aridogan I A, et al. Metabolic risk factors and the effect of metaphylaxis in pediatric stone disease with hypocitraturia［J］. Urolithiasis, 2013, 41(1): 9-13.

［49］ Gil-Penña H, Mejiía N, Santos F. Renal tubular acidosis［J］. J Pediatr, 2014, 164(4): 691-698. e1.

［50］ Abou-Elela A. Epidemiology, pathophysiology, and management of uric acid urolithiasis: a narrative review［J］. J Adv Res, 2017, 8(5): 513-527.

［51］ Nanmoku K, Kurosawa A, Shinzato T, et al. Febuxostat for the prevention of recurrent 2, 8-dihydroxyadenine nephropathy due to adenine phosphoribosyltransferase deficiency following kidney transplantation［J］. Intern Med, 2017, 56(11): 1387-1391.

［52］ Arikyants N, Sarkissian A, Hesse A, et al. Xanthinuria type I: a rare cause of urolithiasis［J］. Pediatr Nephrol, 2007, 22(2): 310-314.

［53］ Dhondup T, Lorenz E C, Milliner D S, et al. Combined liver-kidney transplantation for primary hyperoxaluria type 2: a case report［J］. Am J Transplant, 2017, 18(1): 253-257.

［54］ Weigert A, Hoppe B. Nephrolithiasis and Nephrocalcinosis in Childhood-Risk Factor-Related Current and Future Treatment Options［J］. Front Pediatr, 2018, 6: 98.

［55］ Routh J C, Graham D A, Nelson C P. Trends in imaging and surgical management of pediatric urolithiasis at American pediatric hospitals［J］. J Urol, 2010, 184(4)(suppl): 1816-1822.

［56］ Marra G, Taroni F, Berrettini A, et al. Pediatric nephrolithiasis: a systematic approach from diagnosis to treatment［J］. J Nephrol, 2019, 32(2): 199-210.

第十三章
原发性高草酸尿症

临床特征及诊治要点

- 原发性高草酸尿症最常见的症状是肾结石,出现血尿、腹痛或反复泌尿道感染的患者通过超声发现。
- 原发性高草酸尿症分为 3 种类型,可发生于任何年龄,其中原发性高草酸尿症 1 型是临床上最严重的一种亚型,发病年龄较早,超过一半的患者进展至终末期肾病。
- 原发性高草酸尿症的发病机制是肝脏草酸代谢相关功能缺陷导致的内源性草酸增多。
- 24 小时尿草酸测定是诊断原发性高草酸尿症的首选方法和基本条件,肝组织草酸代谢相关酶活性测定和基因检测对原发性高草酸尿症的精确诊断和分型有意义。
- 早期发现并长期支持保护性治疗可改善原发性高草酸尿症的预后并延缓终末期肾病的进程,透析不能清除草酸以阻止系统性草酸沉积症的发生,器官移植是疾病终末期治疗的唯一方法。

一、概念与分类

草酸盐是人体内一种新陈代谢的最终产物,必须通过尿液排,高草酸尿症(hyperoxaluria)是一种代谢性疾病,是指多种原因导致尿中草酸盐浓度升高。草酸盐肾病(oxalate nephropathy,ON)是指由于高草酸尿症,进而引起血尿、结石、肾脏钙化,甚至出现肾衰竭的一种肾脏疾病。高草酸尿症与高钙尿症有一定联系,是儿童期反复血尿的重要原因之一。

高草酸尿症主要分为原发性高草酸尿症(primary hyperoxaluria,PH)和继发性高草酸尿症(secondary hyperoxaluria,SH)两大类[1]。PH 是由先天性乙醛酸代谢异常引起肝脏内草酸盐产生过多,从而导致系统损伤[2],也是导致肾衰竭的主要病因。目前 PH 分为 1 型、2 型、

3 型,临床上以 1 型最为常见,约占 80%[3]。SH 患者并无草酸代谢异常,继发性因素多为炎症性肠病、肠道手术后导致的肠道草酸吸收异常或摄入草酸过多导致,故也称为肠源性高草酸尿(enteric hyperoxaluria, EH)。

PH 的确切发病率和患病率并不清楚。目前关于 PH1 的流行病学资料最多,欧洲有调查显示其患病率为($0.7 \sim 2.9$)/10^6,其发病率为($0.12 \sim 0.15$)/10^6 或为新出生婴儿的 1/120 000[4-7]。在地中海近亲结婚的国家中,PH1 的发病率更高[8],部分地区 PH 约占到儿童终末期肾病(end-stage kidney disease, ESKD)的 10% 或 13%[9,10],而北美、日本仅为 0.5%~2%[11,12]。我国由于缺乏有效的登记体系,至今未有患病率和发病率的报道。PH2 和 PH3 更为罕见,故报道更少。PH3 是除 PH1 外最常见的 PH 类型[13],根据美国国家心肺和血液研究所(National Institutes of Health National Heart, Lung, and Blood Institute, NHLBI)的基因测序分析,PH1 和 PH3 的基因携带频率(carrier frequency, CF)和发病率(incidence rate, IR)相当,分别为 1∶174 对 1∶204、1∶119 714 对 1∶165 029。

无论是原发性因素还是继发性因素,高草酸尿均可在肾小管、肾间质中生成大量折光的结晶物质,损害肾小管间质,产生血尿、结石(多为双侧性,以泥沙样结石多见)、肾脏钙化等,最终因慢性间质性肾炎等因素进展至 ESKD。PH 还可导致其他系统性病变,ESKD 发生后,大量草酸盐无法通过肾脏清除而沉积在肾外组织,包括心脏(心肌病、传导阻滞)、神经组织(周围神经病变、单神经炎、多神经炎)、关节(滑膜炎)、动脉(血管闭塞性病变、肢端坏疽、动-静脉内瘘血栓)、皮肤(皮肤草酸钙聚集致溃疡、网状青斑)、软组织和视网膜等,称为系统性草酸沉积症(systemic oxalosis)。

二、病因与发病机制

PH 的发病机制为肝脏草酸代谢相关功能缺陷所导致的内源性草酸增多。

PH1(OMIM:259900)是一种常染色体隐性遗传性疾病,它是肝脏特异性的过氧化物酶体系丙氨酸乙醛酸氨基转移酶(Alanine glyoxalate aminotransferase, AGT)缺乏所致,AGT 是一种 5-磷酸吡哆醛依赖酶,是由 N 端氨基酸肽链包绕相邻单体形成的一个稳定的同源二聚体[14],其编码基因为 AGXT,定位在 2q37.3[15],共有 11 个外显子,长约 10 kbp,其编码蛋白含 392 个氨基酸,分子量为 43 kDa。AGT 的作用是催化乙醛酸对甘氨酸的转氨基作用,这种酶的缺乏可导致乙醛酸盐的蓄积,乳酸脱氢酶将其转化为羟乙酸盐和草酸盐,使草酸和羟基乙酸过量产生,过多的草酸盐造成尿中草酸盐浓度过高。由于尿中非溶解性草酸盐浓度升高,PH1 型主要表现为泌尿道中的草酸盐沉积。目前超过 200 种 AGXT 基因外显子上的致病突变位点被报道[16]。在这些突变位点中,p.G170R、c.33dupC 和 p.I244T 的发生率分别为 30%、11% 和 6%。

PH2(OMIM:260000)是由胞质/线粒体酶中乙醛酸/羟基丙酮酸还原酶(Glyoxalate reductase/hydroxypyruvate reductase, GR/HPR)缺乏所致,GR/HPR 缺乏可致羟乙酸催化生成乙醛酸的量及羟基丙酮酸催化生成 D-甘油酸的量减少,从而造成乙醛酸盐的堆积。编码 GR/HPR 的基因为 *GRHPR*,定位在 9 号染色体,共有 9 个外显子,长约 9 kbp,编码蛋白含328 个氨基酸。GR/HPR 主要表达于肝脏,大部分在肝细胞胞质内,有少部分在线粒体内,但是其在组织中广泛分布,并有显著的肝外酶活性,这给肝移植是否能充分纠正代谢缺陷带来了不确定性[17]。最近的病例报道显示,肾和肝联合移植后草酸尿减少[18],说明肝脏可能在 PH2草酸代谢中仍然起主要作用。目前有 39 种突变被发现,其中有 2 个位点 c.103delG 和 c.403_404+2del AAGT 相对比较常见[3],分别位于 2 和 4 号外显子。PH2 可能比 PH1 患者有更长的生存率,进展至 ESKD 的过程更慢,但是仍然有肾移植后多器官受累[19]。

PH3(OMIM:613616)是由肝脏特异性的 4-羟基-2-酮戊二酸醛缩酶(4-Hydroxy-2-oxoglutarate aldolase, HOGA)缺乏所致,HOGA 是线粒体内羟脯氨酸分解代谢最后的催化酶,可催化 4-羟基-2-酮戊二酸(4-Hydroxy-2-oxoglutarate,HOG)转化生成丙酮酸和乙醛酸,但是 HOGA 缺乏导致草酸含量增加的具体机制目前尚不清楚,可能是由于底物 HOG的蓄积渗入胞质中被转换成乙醛酸盐后氧化成草酸[20],也可能是 HOG 抑制了 GRHPR 的活性导致与 PH2 相同的表型[21]。HOGA 的编码基因为 *HOGA1*,Belostotsky 等[22]在 2010 年明确其为 PH3 的致病基因,它定位于 10q24.2,目前已经报道了 33 种致病性突变[3],c.944_946delAGG 在德裔犹太人中比较流行,而其中一个特定突变位点 c.700+5G>T 几乎占据了所有突变等位基因的一半,Beck 等[23]描述其为三等位基因,即纯合子 *HOGA1* 与杂合子*AGXT*。而 *HOGA1* 的杂合突变可能与特发性草酸钙结石有关[24]。

三、临床特征

PH 最常见的症状是肾结石,大约 90% 的患者在诊断时存在肾结石,有血尿、腹痛或反复泌尿道感染的患者通过超声即可轻易发现。PH 可发生于任何年龄,从刚出生的小婴儿到 60岁均可发生,其发病年龄中位数为 5.5 岁。20%~50% 患者在诊断时慢性肾脏病已经开始进展甚至进入 ESKD[11,25],发生 ESKD 的中位年龄为 24 岁[26]。大约 10% 患者在肾移植后疾病复发才被诊断为 PH[27]。因此,任何出现草酸钙结石、进展性肾钙化或不明原因的肾衰竭,都应考虑 PH。PH 患者如不经治疗,肾功能将会下降,当 GFR 下降至 30~45 mL/(min·1.73 m²)时,将会出现系统性草酸盐沉积症,主要累及肾脏、血管和骨骼,也可累及关节、视网膜、皮肤、骨髓、心脏及中枢神经系统,从而导致严重的多系统疾病甚至死亡。根据欧洲的报道,PH 开始肾脏替代治疗(renal-replacement therapy, RRT)的中位年龄为 1.5 岁,患儿开始 RRT 后的 5年存活率为 76%,而其他原因所致的 RRT 后 5 年存活率为 92%。PH 所致 ESKD 的患者死亡风险高于其他病因 3 倍之多[11]。PH1 是临床上最严重的一种亚型,超过 50% 的患者进展至 ESKD[5],发病年龄通常较早,同时有其他系统的累及,这些患儿通常有发育落后、贫血、代谢性酸中毒及肾钙化等临床表现。

PH2 症状较 PH1 轻,但依据发病年龄,这两种亚型很难区分,在一些病例中,PH2 最初被认为是 PH1[28]。PH3 在 PH 的三种类型中病情是最轻的,PH3 一般仅仅表现为高草酸尿,而肾钙质沉着症、慢性肾衰竭及系统性草酸沉积症较少见,但 PH3 患者往往早期即出现难以控制的症状性结石[13]。

四、实验室检查

1. 尿草酸测定·24 小时尿草酸测定是诊断 PH 的首选方法和基本条件。一般来说,诊断 PH 时,按照体表面积矫正的 24 小时尿草酸定量,至少 2 次超过正常值的上限[<0.45 mmol/($1.73 \text{ m}^2 \cdot 24$ h)]。如果尿草酸测定>0.5 mmol/($1.73 \text{ m}^2 \cdot 24$ h)应行进一步检查,当然同时要排除继发性/肠源性的高草酸尿,典型 PH1 尿草酸测定应>1 mmol/($1.73 \text{ m}^2 \cdot 24$ h)[1]。年龄较小留取 24 小时尿困难的儿童,随机尿尿草酸/肌酐的测定有一定参考价值,但其与年龄相关,并且波动较大(表 13-1),新生儿及婴儿最高,特别是早产儿,在生后 1 年内尿草酸/肌酐值迅速下降,成年人相对比较稳定,一般<0.08,可将其作为筛查指标。值得注意的是,PH 患者不一定具有高草酸尿,一些肾小球滤过率明显下降的患儿[<30 mL/($\min \cdot 1.73 \text{ m}^2$)]其尿草酸的排泄量可能是正常的。

表 13-1 与 PH 相关的代谢物测定值[21,27-30]*

项 目	测 定 值
24 小时尿草酸	<45 mg(0.5 mmol)/1.73 m²
24 小时尿羟基乙酸	<45 mg(0.5 mmol)/1.73 m²
尿草酸/肌酐	
<1 岁	11.9~207 μg/mg(15~260 μmol/mmol)
1~5 岁	8.7~95.6 μg/mg(11~120 μmol/mmol)
5~12 岁	47~119 μg/mg(60~150 μmol/mmol)
>12 岁	1.6~63.7 μg/mg(2~80 μmol/mmol)
尿羟基乙酸/肌酐	
<1 岁	5.4~47.0 μg/mg(8~70 μmol/mmol)
1~5 岁	4.0~61.4 μg/mg(6~91 μmol/mmol)
5~12 岁	4~31 μg/mg(6~46 μmol/mmol)
>12 岁	2.7~27.0 μg/mg(4~40 μmol/mmol)
尿甘油酸/肌酐	
0~5 岁	12~177 μg/mg(13~190 μmol/mmol)
>5 岁	19~115 μg/mg(22~123 μmol/mmol)
HOG**	0.1~3.9 μg/mg(0.07~2.8 μmol/mmol)

注:*以上测定值均为文献报道,并不能作为临床诊断标准;**成人测定值。

2. 血草酸·血草酸检测应该在 GFR 处于 30~45 mL/($\min \cdot 1.73 \text{ m}^2$)时进行,因为在肾功能严重受损前,血草酸水平可保持正常,随着肝脏持续过量地产生草酸,以及肾排泄量的下降,血草酸才会逐渐升高并达到饱和点(30~50 μmol/L),并开始出现其他系统的草酸沉积症。因此,一旦血草酸水平大于 50 μmol/L 时,提示 PH 可能[27],当然需要排除其他可引起血草酸增高的肾脏疾病,应结合其他临床表现注意鉴别。

3. 其他尿代谢物·尿羟基乙酸、尿 L-甘油酸对于诊断 PH 有一定辅助作用,但不具有特异性。尿羟基乙酸升高是 PH1 的特点之一,但 PH3 尿羟基乙酸也可升高。约 66% 的 PH1 患者有高草酸尿和高羟基乙酸尿,但是约 25% PH1 尿羟基乙酸正常。因此,对有高草酸尿的患者,同时存在高羟基乙酸尿可提示但并不能确诊 PH1。尿 L-甘油酸增高则需怀疑 PH2,但其在 PH2 患者中并不一定升高。最近研究发现,PH3 患者尿 4-羟基甘氨酸(4-OHGlu)水平升高,而干血纸片 4-OHGlu 可作 PH3 筛查[6]。也有报道称部分 PH3 患者羟脯氨酸和尿钙增高[20,28],而尿钙在 PH1 和 PH2 中偏低,以上这些特异性物质检测可辅助 PH 的诊断和分型。

4. 酶学标准·肝组织 AGT 及 GRHPR 的活性测定对 PH 的诊断和分型具有一定意义。但肝穿刺作为创伤性检查及基因检测技术的成熟,目前基因检测已经基本取代了肝组织酶学检查。但对于具有典型 PH 临床表现,而基因检测不能诊断的患者,可行肝活检来检测肝细胞 AGT 及 GRHPR 的活性以明确诊断。

5. 基因检测·基因检测对 PH 有诊断意义,如考虑 PH 者均应行基因检测。由于 PH1 的发病率最高,在临床没有明确的诊断依据时,基因检测可优先考虑 AGXT 基因检测。如果没有找到 PH1 基因突变位点,再考虑 PH2 和 PH3 基因突变可能。基因检测应考虑种族和地域等相关因素,也可利用基因芯片进行筛查。

五、诊断与鉴别诊断

该病的诊断主要依据患儿的临床症状(血尿、肾钙质沉着、频发肾结石等),同时结合 24 小时尿草酸、尿羟基乙酸及其他代谢物测定、结石成分分析、骨活检等,如有条件,可行肝组织 AGT 活性测定,基因检测应作为明确病因及分析的重要依据。由于该病在起病初期,仅出现血尿、钙结晶等,需与高钙尿症、Dent 病、孤立性血尿等疾病相鉴别。

六、治疗与预后

▨ (一)治疗

草酸盐肾病,特别是由 PH1 引起的患者,由于预后极差,宜早诊断、早治疗。早期发现并长期保护性治疗可明显改善 PH 的预后并延缓 ESKD 进程。治疗原则为减少草酸合成、降低尿草酸浓度、减轻肾脏钙化和间质纤维化、延缓 ESKD 进展并防止其他器官的累及。同时应预防滥用药物。

1. 饮食·一般来说,只有不到 5% 的草酸来源于肠道,低草酸饮食对 PH 患儿所起作用十分有限,因此并不特别推荐。但是肠道内的低浓度草酸可以形成浓度依赖转运,故应避免过多摄入维生素 C(草酸的前体)和维生素 D(增加钙的排泄)[31]。

2. 支持治疗·疾病早期，对症支持治疗可以保护肾功能并预防肾结石形成。足量水化和口服枸橼酸（碱化尿液）对草酸钙的溶解及抑制肾结晶的形成具有重要作用。

（1）水化治疗：研究表明，大量液体的摄入[$2\sim3\,L/(m^2\cdot24\,h)$]可防止草酸钙过饱和并预防结石形成，该方法被证实无论对于何种基因型的 PH 均是有效的。对婴幼儿，可以尝试鼻胃管或胃造口术来增加饮水量以达到稀释尿液的作用。当出现液体丢失时（呕吐、腹泻、发热等）需注意补充足够的液体，必要时可静脉输液。

（2）碱化尿液：口服枸橼酸钾 $0.1\sim0.15\,mg/(kg\cdot d)$，维持尿 pH 在 $6.2\sim6.8$，可以抑制结石形成。对于已经出现肾功能损害的患儿，为避免高钾可以换用枸橼酸钠[32]。充足的尿柠檬酸盐水平（最佳为 $250\sim300\,mg/L$ 或每日总量 $500\sim600\,mg$）有助于防止草酸钙晶体聚集成结石。口服正磷酸盐与吡哆醇（维生素 B_6）也被证明有助于减少草酸钙结石的形成。

（3）维生素 B_6：吡哆醇/维生素 B_6 是 AGT 的辅助因子，可以降低因 AGT 缺乏所导致的草酸合成，对 30% 的 PH1 患者有效，特别是基因型为 Gly170Arg 和 Phe152Ile 的 PH1 患者[3]，也有报道称 Ile244Thr 基因型患者对维生素 B_6 治疗敏感[25]。推荐起始剂量为 $5\,mg/(kg\cdot d)$，逐渐增加剂量至 $20\,mg/(kg\cdot d)$，疗程至少 3 个月。足疗程维生素 B_6 治疗的疗效已被认可，可减少部分患者 30% 尿草酸量，称为维生素 B_6 治疗敏感。如果使用维生素 B_6 治疗 3 个月后尿草酸量没有下降，则认为无效，应停止使用。维生素 B_6 治疗敏感的患者在肾移植后应该继续使用维生素 B_6 治疗以减少草酸的肾负荷。

（4）其他：口服钙可能结合肠内的草酸，每顿饮食补充钙 300 mg，在不影响钙排泄的情况下可以降低尿草酸钙、磷；噻嗪类利尿剂能刺激远曲肾小管对尿钙的重吸收，减少尿钙排泄，抑制结石形成。

3. 透析·RRT 并不能清除体内过量产生的草酸，标准维持性血液透析（hemodialysis，HD）、腹膜透析（peritoneal dialysis，PD）甚至两者联合也不能完全清除草酸[31]。目前 RRT 只能尽可能更充分地清除血草酸和预防系统性草酸盐沉积的发生。儿童 PH 患者透析的目的是清除草酸及其他毒素，等待合适时机进行肝移植或肝肾联合移植。在器官移植前，理想的透析模式是每日短时间高通量透析并联合夜间 PD，理想目标是将透析前血草酸水平控制在 $30\sim45\,\mu mol/L$ 以下[33]。

4. 器官移植·由于透析并不能有效快速地清除草酸以预防系统性草酸沉积症的发生，因此，器官移植是 PH 患者尤其是 PH1 患者疾病终末期唯一治疗方法。

（1）单独肾移植（kidney transplantation alone，KTA）：欧洲透析和移植注册系统显示 PH 患者移植肾存活率只有 $17\%\sim23\%$[34]，因此 KTA 不作为首选，多被肝肾联合移植所取代。KTA 仅适用于对维生素 B_6 治疗敏感且在治疗期间尿草酸排泄在正常或接近正常范围内的患者[35]。

（2）肝肾联合移植（liver and kidney transplantation，LKT）：LKT 可以预防 PH 在移植肾复发，从根本上解决主体代谢功能缺陷的问题，减少肝脏草酸合成，同时又可使组织中沉积的草酸钙溶解、析出，并经移植肾排出，进而逆转系统性草酸盐沉积症状。LKT 又包括两种方式，即同期肝肾移植和序贯肝肾移植（先肝移植后肾移植）。PH 患者接受 LKT 的存活率要明显高于 KTA。PH 患儿接受 KTA 和 LKT 后的 5 年存活率分别是 14% 和 76%[11],成人患者则为 45% 和 64%[26]。序贯 LKT 同时配合透析可以减少系统性草酸沉积并保护移植肾。对于伴有严重系统草酸沉积症和(或)少尿患者,在器官移植时和移植后仍应行血液透析和血液滤过。目前 PH3 患者移植的相关报道极少。

5. 新型疗法

(1) RNA 干扰治疗:目前有两种具有前景的治疗药物,即 Lumasiran 和 Nedosiran。2020 年 11 月,FDA 批准将 lumasiran 用于 1 型原发性高草酸尿症,目前在美国和欧盟被批准用于成人和儿童,是除肝肾联合移植之外的第一种可用于原发性高草酸尿症的有效疗法。应用 RNA 干扰技术,Lumasiran 针对编码乙醇酸氧化酶的羟酸氧化酶 1 基因 mRNA进行阻断,在研究中显示患者的草酸盐产生平均减少 65%,52% 的患者恢复到正常的草酸盐水平,并维持至少 6 个月。但对其他类型的原发性或继发性高草酸尿症没有任何作用[36]。奈多西兰(nedosiran)也是一种 RNA 干扰疗法,但它旨在靶向将乙醛酸转化为草酸的肝乳酸脱氢酶(LDH)。实验证明,1 型原发性高草酸尿症患者的血浆和尿草酸盐水平显著降低[37]。

(2) 基因治疗:以依赖型腺病毒载体(helper-dependent adenoviral vector,HDAV)在肝脏导向的 PH1 基因治疗使 AGT 缺陷小鼠高草酸尿显著减少[38]。CRISPR - Cas9 技术也有应用于 PH 的基础试验中[39]。

由于 PH 发病机制的明确,目前有很多治疗方法尚在研究中,如针对继发性 PH 的草酸盐消化酶制剂[40]等,但可行可靠的治疗方法仍有待科学的进步。

■ (二)预后

PH 的临床表现、诊断和治疗涵盖了从最初的肾结石到 ESKD 及肾脏替代治疗(透析)和移植,早期诊断及治疗对疾病的预后具有重要影响和意义,对于 PH 患者而言,基因检测有助于诊断,也可作为生育指导、产前诊断及干预的基础。新的治疗方法在未来可能为 PH 提供更好的治疗选择。

七、病例分析

患者,女,13 岁,因"发现血肌酐升高近 2 年,面色苍白 1 个月"收住院。2 年前体检发现血肌酐 129 μmol/L,未予重视,入院前 1 个月出现面色苍白伴头晕、胸闷、乏力,查血肌酐 1 322 μmol/L,血红蛋白 48 g/L,肾脏 B 超示双肾偏小伴多发结石,双肾皮髓质分界不清,钙质沉积。诊断为"慢性肾脏疾病 5 期"入院治疗,查体面色苍白贫血貌,心率 115 次/分,身高 146 cm,体重 33.7 kg,血压 122/76 mmHg。

- **初次实验室检查**

血气分析：pH 7.17(↓)，BE −19.10 mmol/L。血红蛋白 56 g/L，网织红细胞 0.80%。血生化：肌酐 1 295 μmol/L，尿酸 636 μmol/L，钾 6.1 mmol/L，钙 1.73 mmol/L，磷 2.55 mmol/L，胱抑素 C 4.87 mg/L。

胸片：双肺未见明显活动性病变，心影增大。

心脏超声：二尖瓣轻微反流，左心室壁稍厚，左心收缩功能正常范围。

- **诊断分析**

步骤① 明确是急性肾损伤还是慢性肾脏疾病

血肌酐明显升高提示肾脏损伤，结合该患儿 2 年病程、贫血、生长发育落后和 B 超提示肾脏缩小，应考虑慢性肾脏疾病(CKD)，计算肾小球滤过率(eGRF)为 5.52 mL/(min·1.73 m²)，小于 15 mL/(min·1.73 m²)，为 CKD 5 期。

步骤② 排查慢性肾脏疾病病因

患儿就诊时已处于 ESKD，失去肾活检意义，且多项实验室检查提示该患儿已存在 ESKD 并发症，相关病因排查难度较大。但患儿存在肾结石表现，可从肾脏多发结石伴钙质沉积入手，排除肾结石相关危险因素(职业、环境、饮食、液体摄入量少等)，对于早期发病、双肾钙质沉着和肾结石需考虑是由先天/遗传疾病引起，由于患儿处于 ESKD，尿中代谢物如草酸盐、胱氨酸等均检测显示正常，最终诊断需要基因检测。

患儿基因检测结果：*AGXT* 基因 9 号外显子 c.A872C(chr2：241816979)位点纯合型突变，导致编码的第 291 位氨基酸由组氨酸变异为脯氨酸，其父亲为野生型，其母亲为杂合型变异。考虑该患儿可能为 *AGXT* 基因突变所导致的 PH1。

步骤③ 其他检查和随访评估

最终明确诊断尚需完善肝脏 AGT 酶活性测定。患儿处于 ESKD，目前应该以肾替代治疗为主，评估 CKD 相关并发症评估，如营养、心血管系统(血压、心超)、贫血、钙磷水平等，同时应关注其他系统的钙化表现，如疾病持续进展应考虑肝肾联合移植治疗。

- **诊断建议**

(1) 注重病史、家族史的详细询问。

(2) 注重对肾结石和肾脏钙盐沉积患者的筛查，包括尿代谢产物(电解质、草酸盐、胱氨酸等)的检测以及评估其他系统(心脏、血管、皮肤)是否出现钙化/结晶表现。

(3) 对终末期肾病伴有双肾钙盐沉积的患者应完善基因检测明确诊断。

● **诊断流程图**

PH 诊断流程图参见图 13-1。

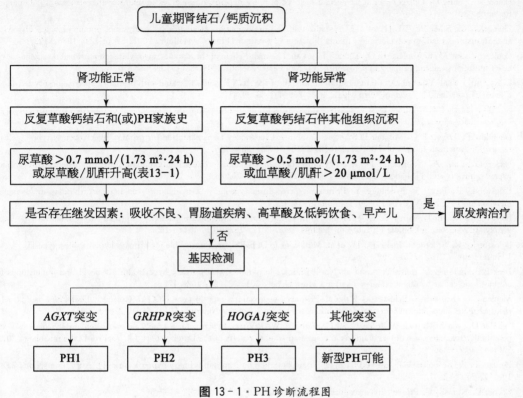

图 13-1 · PH 诊断流程图

（郝胜）

◆ 参考文献 ◆

[1] Demoulin N, Aydin S, Gillion V, et al. Pathophysiology and management of hyperoxaluria and oxalate nephropathy: a review [J]. Am J Kidney Dis, 2022, 79(5): 717-727.

[2] Martin-Higueras C, Torres A, Salido E. Molecular therapy of primary hyperoxaluria[J]. J Inherit Metab Dis, 2017, 40(4): 481-489.

[3] Shee K, Stoller M L. Perspectives in primary hyperoxaluria-historical, current and future clinical interventions[J]. Nat Rev Urol, 2022, 19(3): 137-146.

[4] Van Woerden C S, Groothoff J W, Wanders R J, et al. Primary hyperoxaluria type 1 in The Netherlands: prevalence and outcome[J]. Nephrol Dial Transplant, 2003, 18(2): 273-279.

[5] Kopp N, Leumann E. Changing pattern of primary hyperoxaluria in Switzerland[J]. Nephrol Dial Transplant, 1995, 10(12): 2224-2227.

[6] Pitt J J, Willis F, Tzanakos N, et al. 4-hydroxyglutamate is a biomarker for primary hyperoxaluria type 3[J]. JIMD Rep, 2015, 15: 1-6.

[7] Hoppe B, Latta K, von Schnakenburg C, et al. Primary hyperoxaluria--the German experience[J]. Am J Nephrol, 2005, 25(3): 276-281.

[8] Cochat P, Exanthus J, Basmaison O. Fifth workshop on primary hyperoxaluria[J]. Nephrol Dial Transplant, 1999, 14(11): 2784-2789.

[9] Al-Eisa A A, Samhan M, Naseef M. End-stage renal disease in Kuwaiti children: an 8-year experience[J]. Transplant Proc, 2004, 36(6): 1788-1791.

[10] Kamoun A, Lakhoua R. End-stage renal disease of the Tunisian child: epidemiology, etiologies, and outcome[J]. Pediatr

Nephrol, 1996, 10(4): 479 - 482.

[11] Harambat J, van Stralen K J, Espinosa L, et al. Characteristics and outcomes of children with primary oxalosis requiring renal replacement therapy[J]. Clin J Am Soc Nephrol, 2012, 7(3): 458 - 465.

[12] Hattori S, Yosioka K, Honda M, et al. The 1998 report of the Japanese national registry data on pediatric end-stage renal disease patients[J]. Pediatr Nephrol, 2002, 17(6): 456 - 461.

[13] Dindo M, Conter C, Oppici E, et al. Molecular basis of primary hyperoxaluria: clues to innovative treatments[J]. Urological Research, 2019, 47(1): 67 - 78.

[14] Zhang X, Roe S M, Pearl L H, et al. Crystallization and preliminary crystallographic analysis of human alanine: glyoxylate aminotransferase and its polymorphie variants[J]. Acta Crystallogr D Biol Crystallogr, 2001, 57(pt 12): 1936 - 1937.

[15] Coulter-Mackie M B, Applegarth D, Toone J R, et al. The major allele of the alanine: glyoxylate aminotransferase gene: seven novel mutations causing primary hyperoxaluria[J]. Mol Genet Metab, 2004, 82(1): 64 - 68.

[16] Li X, Gu J, Yang Y, et al. A putative mutation hotspot of the *AGXT* gene associated with primary hyperoxaluria type 1 in the Chinese population[J]. Tohoku J Exp Med, 2018, 246(4): 233 - 241.

[17] Sas D J, Harris P C, Milliner D S, et al. Recent advances in the identification and management of inherited hyperoxalurias[J]. Urological Research, 2019, 47(1): 79 - 89.

[18] Dhondup T, Lorenz E C, Milliner D S, et al. Combined liver-kidney transplantation for primary hyperoxaluria type 2: a case report[J]. American Journal of Transplantation, 2018, 18(1): 253 - 257.

[19] Naderi G, Latif A, Tabassomi F, et al. Failure of isolated kidney transplantation in a pediatric patient with primary hyperoxaluria type 2[J]. Pediatr Transplant, 2014, 18(3): E69 - 73.

[20] Belostotsky R, Pitt J J, Frishberg Y. Primary hyperoxaluria type Ⅲ — a model for studying perturbations in glyoxylate metabolism[J]. J Mol Med, 2012, 90(12): 1497 - 1504.

[21] Riedel T J, Knight J, Murray M S, et al. 4 - Hydroxy-2 - oxoglutarate aldolase inactivity in primary hyperoxaluria type 3 and glyoxylate reductase inhibition[J]. Biochim Biophys Acta, 2012, 1822(10): 1544 - 1552.

[22] Belostotsky R, Seboun E, Idelson G H, et al. Mutations in DHDPSL are responsible for primary hyperoxaluria type Ⅲ[J]. Am J Hum Genet, 2010, 87(3): 392 - 399.

[23] Beck B B, Baasner A, Buescher A, et al. Novel findings in patients with primary hyperoxaluria type Ⅲ and implications for advanced molecular testing strategies[J]. Eur J Hum Genet, 2013, 21(2): 162 - 172.

[24] Monico C G, Rossetti S, Belostotsky R, et al. Primary hyperoxaluria type Ⅲ gene *HOGA1* (formerly DHDPSL) as a possible risk factor for idiopathic calcium oxalate urolithiasis[J]. Clin J Am Soc Nephrol, 2011, 6(9): 2289 - 2295.

[25] van der Hoeven S M, van Woerden C S, Groothoff J W. Primary hyperoxaluria type 1, a too often missed diagnosis and potentially treatable cause of end-stage renal disease in adults: results of the Dutch cohort[J]. Nephrol Dial Transplant, 2012, 27(10): 3855 - 3862.

[26] Bergstralh E J, Monico C G, Lieske J C, et al. Transplantation outcomes in primary hyperoxaluria[J]. Am J Transplant, 2010, 10(11): 2493 - 2501.

[27] Cochat P, Rumsby G. Primary hyperoxaluria[J]. N Engl J Med, 2013, 369(7): 649 - 658.

[28] Hoppe B. An update on primary hypernxaluria[J]. Nat Rev Nephrol, 2012, 8(8): 467 - 475.

[29] Barratt T M, Kasidas G P, Murdoch I, et al. Urinary oxalate and glycolate excretion and plasma oxalate concentration[J]. Arch Dis Child, 1991, 66(4): 501 - 503.

[30] Dietzen D J, Wilhite T R, Kenagy D N, et al. Extraction of glyceric and glycolic acids from urine with tetrahydrofuran: utility in detection of primary hyperoxaluria[J]. Clin Chem, 1997, 43(8 Pt 1): 1315 - 1320.

[31] Hoyer-Kuhn H, Beck B B, Habbig S, et al. Primary hyperoxaluria-An update[J]. J Pediatr Biochem, 2014, 4(2): 101 - 110.

[32] Marangella M, Bagnis C, Bruno M, et al. Crystallization inhibitors in the pathophysiology and treatment of nephrolithiasis[J]. Urol Int, 2004, 72(Suppl 1): 6 - 10.

[33] Beck B B, Hoyer-Kuhn H, Göbel H, et al. Hyperoxaluria and systemic oxalosis: an update on current therapy and future directions[J]. Expert Opin Investig Drugs, 2013, 22(1): 117 - 129.

[34] Broyer M, Brunner F P, Brynger H, et al. Kidney transplantation in primary oxalosis: data from the EDTA Registry[J]. Nephrol Dial Transplant, 1990, 5(5): 332 - 336.

[35] Lorenz E C, Lieske J C, Seide B M, et al. Sustained pyridoxine response in primary hyperoxaluria type 1 recipients of kidney alone transplant[J]. American Journal of Transplantation, 2014, 14(6): 1433 - 1438.

[36] Garrelfs S F, Frishberg Y, Hulton S A, et al. Lumasiran, an RNAi therapeutic for primary hyperoxaluria type 1[J]. N Engl J Med, 2021, 384(13): 1216 - 1226.

[37] Weigert A, Martin-Higueras C, Hoppe B. Novel therapeutic approaches in primary hyperoxaluria[J]. Expert Opin Emerg Drugs, 2018, 23(4): 349 - 357.

[38] Castello R, Borzone R, Daria S, et al. Helper-dependent adenoviral vectors for liver-directed gene therapy of primary hyperoxaluria type 1[J]. Gene Therapy, 2016, 23(2): 129 - 134.

[39] Belostotsky R, Frishberg Y. Novel therapeutic approaches for the primary hyperoxalurias[J]. Pediatr Nephrol, 2021, 36(9): 2593 - 2606.

[40] Anja P, Danica G, Mira T K, et al. Pilot study of reloxaliase in patients with severe enteric hyperoxaluria and hyperoxalemia[J]. Nephrology Dialysis Transplantation, 2021, 36(5): 945 - 948.

第十四章
Bartter 综合征

临床特征及诊治要点

- Bartter 综合征是一种先天/遗传性、低钾失盐性肾小管疾病。
- Bartter 综合征临床表现多样化,以低钾血症、代谢性碱中毒、血压正常或偏低、高肾素血症和高醛固酮血症为主要临床特点。
- Bartter 综合征累及的离子通道包括 NKCC2、ROMK、ClC - Kb、ClC - Ka、Barttin 和 MAGE - D_2 等。
- 基因检测有助于疾病的诊断及预后判断。
- 治疗重点包括补充电解质、抑制前列腺素和(或)肾素-血管紧张素-醛固酮系统。

一、概念

Bartter 综合征是以低钾血症、代谢性碱中毒、血压正常或偏低、高肾素血症和高醛固酮血症为主要临床表现的低钾失盐性肾小管疾病。1962 年,Bartter 等首次报道了以低钾性碱中毒、高醛固酮血症和肾小球旁器增生为主要特点的一组临床综合征,故命名为 Bartter 综合征,发病率约为 1/100 万[1, 2],随着分子生物学的发展,目前对该类疾病的认识已更加全面深入。

二、病因与发病机制

Bartter 综合征的病变部位主要发生于肾小管髓袢升支粗段(thick ascending limb of the loop of Henle,TAL)[3]。TAL 重吸收约 25%肾小球滤过的钠离子,在细胞外容积和电解质平衡中起着重要作用。Bartter 综合征相关的离子通道主要累及氯化钠的重吸收过程,包括以下内容:

1. NKCC2(呋塞米敏感型钠-钾-氯协同转运体)·位于 TAL 管腔膜上的离子通道,属于钠偶联电解质转运蛋白家族,由位于 15q21.1 号染色体上的 *SLC12A1* 基因编码。NKCC2 负责将钠从管腔输送到细胞中,同时伴有钾和氯的协同转运,这种被动转运由 ATP 依赖的钠-钾-ATP 酶(Na^+-K^+-ATPase)泵建立的电化学梯度驱动,受激酶和泛素化途径的调控。WNK3 激酶和 MAGE-D2 可通过提高 NKCC2 在质膜上的表达来促进 NKCC2 的活性。类似地,SPAK/OSR1 激酶可提高 NKCC2 的磷酸化水平,从而增加 NKCC2 的转运活性。然而,激活钙敏感受体(CaSR)可抑制 NKCC2 的活性[4]。

2. ROMK 钾离子通道·通过 NKCC2 进入细胞内的钠离子,可通过基底膜侧的 Na^+-K^+-ATP 酶泵出细胞内,而 K^+ 则主要通过管腔膜侧 ROMK 通道重新回到小管液中。ROMK 离子通道蛋白由 *KCNJ1* 基因编码。

3. 氯离子通道 Kb(ClC-Kb) 和 Ka(ClC-Ka)·进入肾小管上皮细胞的 Cl^- 通过基底膜侧的 ClC-Kb 和 ClC-Ka 通道泵出细胞内,它们分别由 *CLCNKA* 和 *CLCNKB* 基因编码。ClC-Ka 在肾脏主要表达于髓袢细段,而 ClC-Kb 则表达于 TAL、远端肾小管和集合管闰细胞。此外,ClC-Kb 和 ClC-Ka 均可表达于内耳,参与内淋巴液的生成。

4. Barttin 蛋白·ClC-Kb 和 ClC-Ka 通道正常功能的发挥均离不开 Barttin 亚基,该亚基由 *BSND* 基因编码。与 ClC-Kb 和 ClC-Ka 一样,该亚基亦表达于内耳。

5. MAGE-D2 蛋白·由 *MAGE-D2* 基因编码,该蛋白可促进 NKCC2 的表达与活性,当 *MAGE-D2* 基因突变后,可显著降低 NKCC2 在 TAL 中的表达。

三、分型

据临床表型和基因突变位点的不同,欧洲罕见肾病指导网络肾小管病工作组(European rare kidney disease reference network working group for tubular disorders,ERKNet)将 Bartter 综合征分为 5 型[5]。

(1) Ⅰ型 Bartter 综合征:NKCC2 蛋白的编码基因 *SLC12A1* 突变所致。

(2) Ⅱ型 Bartter 综合征:ROMK 编码基因 *KCNJ1* 突变所致,常被称为新生儿 Bartter 综合征,或产前 Bartter 综合征,或高前列腺素 E 综合征。

(3) Ⅲ型 Bartter 综合征:ClC-Kb 的编码基因 *CLCNKB* 突变所致导致氯离子通道 ClC-Kb 缺陷,目前这种类型被称为经典型 Bartter 综合征。

(4) Ⅳa 型 Bartter 综合征:由 *BSND* 基因突变导致 Barttin 功能缺陷所致。Ⅳa 型 Bartter 综合征曾被称为产前 Bartter 综合征,或伴有听觉障碍的高前列腺素 E 综合征。

(5) Ⅳb 型 Bartter 综合征:由 *CLCNKA* 和 *CLCNKB* 基因同时突变所致,导致 ClC-Kb 和 ClC-Ka 通道功能障碍。

(6) Ⅴ型 Bartter 综合征:MAGE-D2 的编码基因 *MAGE-D2* 突变导致的 Bartter 综合征。

此外,CaSR 蛋白的编码基因 *CASR* 突变亦可导致常染色显性遗传性 Bartter 综合征,部分文献曾将该类型定义为Ⅴ型 Bartter 综合征。各亚型 Bartter 综合征的分子遗传特点参见图 14-1 和表 14-1。目前已知的 Bartter 综合征均源于氯化钠重吸收障碍,当小管管腔液中氯化钠浓度升高时,会促进环氧化酶2(COX2)和前列腺素E2(PGE2)的产生,进而激活肾素-血管紧张素-醛固酮系统,通过这种管球反馈,以期恢复正常的肾小球血流灌注。患儿TAL对氯化钠的重吸收障碍,影响了肾髓质浓度梯度的形成,从而导致尿液浓缩障碍。由于水的重吸收伴随着NaCl的重吸收而进行,因此,可出现多尿、多饮现象。由于NaCl和水在髓袢升支粗段的重吸收减少,导致远端小管和集合小管液体的流量增加,使该段管腔中K⁺浓度相对减少,从而提高了小管上皮细胞与管腔间的K⁺浓度梯度差,刺激钾的分泌。另外,由于小管液中钠含量比较高,钠在远端小管的重吸收也会相应增加,管腔内负电位会进一步增加,从而促进钾向小管腔内分泌。水和K⁺的丢失导致继发性醛固酮增加,也会促进肾小管对钾的分泌,因此,可导致低钾血症。患儿血钙和血镁正常,但尿钙显著增高,肾脏钙化常见于Ⅰ型和Ⅱ型Bartter综合征,其尿钙增加主要是与钙和钠在髓袢升支粗段重吸收密切相关,当钠的重吸收减少时,钙的重吸收也会减少[6,7]。

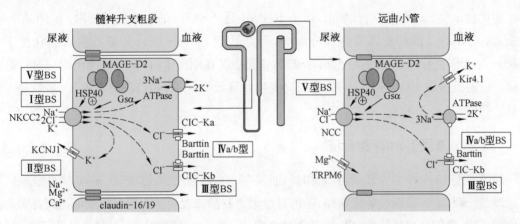

图 14-1·Bartter 综合征的病理机制图[5]

Ⅰ型 Bartter 综合征由 NKCC2 蛋白编码基因 *SLC12A1* 突变所致;Ⅱ型 Bartter 综合征由 ROMK 编码基因 *KCNJ1* 突变所致;Ⅲ型 Bartter 综合征由 ClC-Kb 编码基因 *CLCNKB* 突变所致;Ⅳa 型 Bartter 综合征由 Barttin 编码基因 *BSND* 突变所致;Ⅳb 型 Bartter 综合征由 ClC-Kb 和 ClC-Ka 通道的编码基因 *CLCNKA/CLCNKB* 同时突变所致;Ⅴ型 Bartter 综合征由 MAGE-D2 的编码基因 *MAGE-D2* 突变所致

表 14-1　**Bartter 综合征的分子遗传学及临床特点**

分　型	OMIM	离子通道	突变基因	遗传方式
Ⅰ型	601678	NKCC2	*SLC12A1*	常染色体隐性
Ⅱ型	241200	ROMK	*KCNJ1*	常染色体隐性
Ⅲ型	607364	ClC-Kb	*CLCNKB*	常染色体隐性
Ⅳa 型	602522	Barttin	*BSND*	常染色体隐性
Ⅳb 型	613090	ClC-Ka+ClC-Kb	*CLCNKA+CLCNKB*	常染色体隐性
Ⅴ型	300971	MAGE-D2	*MAGE-D2*	X染色体隐性

四、临床特征

（一）Ⅰ型 Bartter 综合征

目前报道的基因突变包括错义/无义突变、剪接突变、小插入和小缺失[8]。患儿临床症状出现早，胎儿期可导致母体羊水增多和早产，增多的羊水与胎儿尿液产生过多有关。出生时可出现多饮、多尿、严重的脱水倾向、高 PGE2 血症及生长发育迟缓。高钙尿症是常见的临床特点，甚至出现肾脏钙盐沉积与肾结石。此外，患儿存在特殊的外貌特征：瘦弱、肌肉不发达、三角面容、前额突出、大眼睛和嘴角下垂。

（二）Ⅱ型 Bartter 综合征

症状和Ⅰ型 Bartter 综合征相似，由于 ROMK 是 NKCC2 的一个协同蛋白，当 ROMK 蛋白失活后，NKCC2 的功能将受到部分影响，但是Ⅱ型 Bartter 综合征患者临床症状比Ⅰ型 Bartter 综合征患者轻，低钾血症也相对较轻，该类患儿在刚出生时，甚至可能出现一过性高钾血症。目前已报道 40 多种 KCNJ1 基因突变位点导致 ROMK 通道功能丧失，大多数是 2 号外显子的错义/无义突变[9]。

（三）Ⅲ型 Bartter 综合征

即经典型 Bartter 综合征，起病时间早，通常在 6 岁以前发病，除多饮、多尿、呕吐、嗜盐、发育迟缓、疲劳和血容量减少等症状外，还可有肌无力和抽搐表现。实验室检查可见高肾素和高醛固酮血症、低钾血症、低氯血症、代谢性碱中毒，血钙正常，尿钙升高，但肾脏钙化不常见，偶见低镁血症。其中，低氯血症较Ⅰ型和Ⅱ型 Bartter 综合征更加突出。部分患儿可有妊娠期羊水增多和早产史[10]。基因检测结果提示 CLCNKB 基因突变，突变类型包括移码、错义、剪切突变及大片段缺失等，迄今已发现 70 余种突变。

（四）Ⅳa 和Ⅳb 型 Bartter 综合征

是伴感音性耳聋的新生儿 Bartter 综合征。羊水增多和早产是Ⅳa 和Ⅳb 型 Bartter 综合征典型的临床特征。患儿常伴有生长迟缓、对 NSAID 治疗效应不佳，部分患者在小年龄即出现肾小球滤过率下降，甚至进展至终末期肾病。Ⅳa 和Ⅳb 型 Bartter 综合征患者内耳感觉功能受损，因为 BSND 突变损害血管纹和前庭迷路的钾分泌[11]。

（五）Ⅴ型 Bartter 综合征

通常在婴儿期发病，主要临床特征包括可自发缓解的多尿、低钾血症和代谢性碱中毒等。

此外，CaSR 蛋白编码基因 CASR 突变导致的 Bartter 综合征，通常在婴儿期起病，表现为低钾血症、代谢性碱中毒、高钙尿症和肾脏钙化等，与其他各类型 Bartter 综合征相比，这类患儿存在低钙血症,遗传方式为常染色体显性遗传。

五、实验室检查

低钾血症是 Bartter 综合征最为常见的临床特点。此外,患儿常合并代谢性碱中毒,血 HCO_3^- 增高(28~45 mmol/L),还可出现低钠或低氯血症。婴幼儿低氯血症和碱中毒最为严重,血氯可低至 62±9 mmol/L。高肾素和高醛固酮血症也是本病特点。部分患儿可伴有蛋白尿,甚至肾功能减退。Ⅰ型和Ⅱ型 Bartter 综合征可出现高钙尿症。肾脏病理检查可见膜增生性肾小球肾炎、间质性肾炎、肾钙化、肾小球旁器的增生和肥大等病理学改变。

六、诊断与鉴别诊断

■（一）诊断

根据 ERKNet 制订的专家共识,Bartter 综合征的诊断分为产前诊断与产后诊断[5]。

1. 产前诊断·妊娠期间,如果存在胎儿来源的羊水过多,应考虑 Bartter 综合征可能;不建议通过检测羊水中的电解质和（或）醛固酮进行 Bartter 综合征的产前诊断;分子遗传学检测可应用于产前诊断;当不能进行基因检测时,可考虑通过测定羊水中的"Bartter 指数"(甲胎蛋白×总蛋白)进行 Bartter 综合征的产前诊断。

2. 产后诊断·出生后,出现肾性失盐、多尿、体重迅速减轻和脱水体征时;或在新生儿期过后,出现发育落后、反复呕吐、低氯和低钾代谢性碱中毒及肾钙质沉着,应考虑 Bartter 综合征可能,基因检测有助于疾病的确诊。该疾病的相关诊断措施包括以下几点。

（1）病史评价,包括羊水过多、早产、生长停滞和家族史。

（2）生化参数:血电解质(钠、氯、钾、钙、镁)、血气分析、肾素、醛固酮、肌酐、尿氯排泄分数和尿钙/尿肌酐比值。

（3）肾脏超声检测髓质肾钙质沉着症和（或）肾结石。

（4）建议尽可能通过基因分析确定 Bartter 综合征的分型。

（5）建议对临床和（或）基因诊断为 Bartter 综合征的先证者家系提供遗传咨询。

（6）如果可进行基因检测,不建议对疑似 Bartter 综合征的患者通过呋塞米或噻嗪类利尿剂试验进行肾小管功能检查。

■（二）鉴别诊断

1. 假性 Bartter 综合征·系由滥用利尿剂、泻剂或长期腹泻引起钾和氯化物的丢失,出现低钾血症,高肾素血症和高醛固酮血症,停用上述药物症状可好转。

2. 原发性醛固酮增多症·可出现低血钾和高醛固酮血症,但存在高血压和低肾素血症,对血管紧张素反应敏感。

3. 假性醛固酮增多症(Liddle 综合征)·可呈低血钾性代谢性碱中毒,但有高血压、低肾素血症和低醛酮血症。

4. 伴有胎儿来源的羊水过多性疾病·胃肠道畸形、先天性失氯性腹泻等。

5. 失盐性疾病·假性醛固酮减少症Ⅰ型、先天性失氯性腹泻、汗液失盐的囊性纤维化和肝细胞核因子1β肾病、HELIX 综合征、常染色体显性遗传低钙血症、EAST/SeSAME 综合征等。

6. 伴有钙盐沉着的疾病·远端肾小管酸中毒、家族性低镁血症/高尿钙症等。

七、治疗与预后

■ (一)治疗

根据 ERKNet 制订的专家共识,Bartter 综合征的治疗分为产前治疗与产后治疗[5]。

1. 产前治疗·在开始采取旨在减少羊水量的治疗措施[反复羊膜穿刺术和(或)NSAID]之前,建议仔细权衡预期获益与胎儿的潜在风险,如动脉导管过早闭合或坏死性小肠结肠炎。当考虑使用 NSAID 减少羊水的产前治疗时,建议由多学科团队参与,包括产科、新生儿科、肾脏科和心脏科医生。

2. 产后治疗·Bartter 综合征的治疗包括补充电解质、抑制前列腺素和(或)肾素-血管紧张素-醛固酮。现有治疗主要为纠正容量失衡、低钾血症和代谢性碱中毒,以减轻患者症状。建议患者补充氯化钠 5~10 mmol/(kg·d),但不建议继发肾性尿崩症的患者补充钠盐。低钾血症建议采用高钾饮食和氯化钾补钾,而不使用枸橼酸钾,以免加重代谢性碱中毒。不建议将血钾水平完全恢复正常作为治疗目标,血钾大于 3.0 mmol/L 即可,为维持血钾浓度的正常,氯化钾的补充应多次而且间隔时间相等,如每 6 小时口服一次。建议有症状的 Bartter 综合征患者考虑使用 NSAID 治疗,特别是在幼儿期,如吲哚美辛[1~4 mg/(kg·d),分 3~4 次服用]、布洛芬(每日 15~30 mg/kg,分 3 次服用)、塞来昔布[2~10 mg/(kg·d),分 2 次服用]等,可有效地改善病情[12]。吲哚美辛在早产儿中使用应谨慎,因其有增加胃肠道穿孔或坏死性小肠结肠炎的风险。建议将胃酸抑制剂与非选择性 COX 抑制剂一起使用。其他药物的使用取决于临床和实验室检查,如 ACEI 和镁剂。噻嗪类利尿剂会进一步抑制 DCT 对盐的重吸收,增加脱水的风险[13,14],故已不用于治疗 Bartter 综合征的高钙尿症和肾钙质病。不建议常规使用保钾利尿剂、ACEI 或血管紧张素受体阻滞剂。该类儿童往往伴有生长发育迟缓,应注意营养补充,促进生长发育。

■ (二)预后及管理

Bartter 综合征的临床预后因基因突变类型而异,如Ⅰ型和Ⅳ型 Bartter 综合征更易并发慢性肾功能不全等,其余类型预后相对较好。因此,基因诊断对于预后的研判具有指导意义。积极对症治疗可显著改善临床症状及预后,定期随访监测患儿的并发症及药物毒副作用至关重要。

八、病例分析

　　患儿,男,2岁,因"多饮、多尿伴生长发育落后1年"入院,当地检查提示代谢性碱中毒,低血钾(K+波动于2.0~2.8 mmol/L),生长发育落后,双下肢呈O形腿,为进一步诊治,门诊拟"低血钾原因待查(Bartter 综合征?)"收入住院。

　　患儿母亲自诉妊娠期羊水多,足月产,无特殊疾病家族史。

- **入院查体**

　　身高 80 cm,体重 10 kg,血压 90/60 mmHg,体温正常,脉搏 102 次/分,神志清,反应可,两肺呼吸音正常,无干湿啰音,心律齐,无杂音,腹部软,未触及肿大的肝脾,无包块,双下肢呈O形腿,四肢肌力4级,肌张力减低,神经系统查体无明显异常。

- **实验室检查**

　　尿常规:pH 6.0,尿比重 1.006,尿蛋白—,红细胞 0 个/HP,白细胞 0 个/HP。尿系列蛋白:α1-微球蛋白及 β1-微球蛋白升高。尿电解质排泄:钠离子和钾离子排泄分数升高。肝肾功能及电解质:血肌酐 36 μmol/L,尿素氮 5.2 mmol/L,谷丙转氨酶 30U/L,K^+ 2.3 mmol/L,Na^+ 130 mmol/L,Cl^- 104 mmol/L,Mg^{2+} 0.78 mmol/L。血肾素、醛固酮水平:升高。血常规、大便常规、血糖、自身抗体、免疫球蛋白及补体:正常。

　　泌尿系统B超:双侧肾脏可见钙盐沉积,输尿管及膀胱未见明显异常。基因检测(表 14-2)如下。

表 14-2　基因检测报告

致病基因	受检者	是否患病	核苷酸与氨基酸变化,杂合型
SLC12A1	先证者	是	c.1411C>T, p.471 *,杂合型
			2~7 号外显子杂合缺失
	先证者父亲	否	2~7 号外显子杂合缺失
	先证者母亲	否	c.1411C>T, p.471 *,杂合型

- **家族史**

　　无肾脏疾病家族史。

诊断分析

步骤❶ 临床诊断思路

患儿于婴儿期起病,"多饮、多尿伴生长发育落后 1 年"为主诉入院,实验室检查提示存在低血钾、代谢性碱中毒、RAAS 系统激活、低比重尿、低分子量蛋白尿、尿电解质排泄提示钠离子和钾离子排泄增加、血压正常、生长发育略落后。结合临床特征,考虑失盐性肾小管疾病,即 Bartter 综合征可能性大。

步骤❷ 分子遗传学诊断

为进一步区分并明确病因,开展基因检测,结果发现患儿存在 *SLC12A1* 基因复合杂合突变,故诊断为Ⅰ型 Bartter 综合征。

诊断建议

(1) 注意病史询问和体格检查,若存在多饮、多尿伴生长发育落后,应警惕肾小管疾病,血气分析、血和尿液电解质等实验室检查有助于诊断。

(2) 基因检测有利于明确疾病的致病基因及疾病分型。

诊断流程图

Bartter 综合征(BS)诊断流程图见图 14-2。

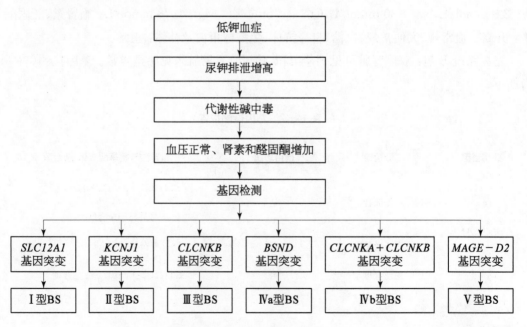

图 14-2 · Bartter 综合征诊断流程图

(康郁林)

◆ 参考文献 ◆

［1］ Bartter F C, Pronove P, Gill J R, et al. Hyperplasia of the juxtaglomerular complex with hyperaldosteronism and hypokalemic alkalosis. A new syndrome[J]. Am J Med, 1962, 33: 811-828.

［2］ Lee B H, Cho H Y, Lee H, et al. Genetic basis of Bartter syndrome in Korea[J]. Nephrol Dial Transplant, 2012, 27(4): 1516-1521.

［3］ Besouw M T P, Kleta R, Bockenhauer D. Bartter and Gitelman syndromes: Questions of class[J]. Pediatr Nephrol, 2020, 35(10): 1815-1824

［4］ Carmosino M, Procino G, Svelto M. $Na^+-K^+-2Cl^-$ cotransporter type 2 trafficking and activity: the role of interacting proteins [J]. Biol Cell, 2012, 104(4): 201-212.

［5］ Konrad M, Nijenhuis T, Ariceta G, et al. Diagnosis and management of Bartter syndrome: executive summary of the consensus and recommendations from the European rare kidney disease reference network working group for tubular disorders [J]. Kidney Int, 2021, 99(2): 324-335.

［6］ Fremont O T, Chan J C. Understanding Bartter syndrome and Gitelman syndrome[J]. World J Pediatr, 2012, 8(1): 25-30.

［7］ Starremans P G, Kersten F F, Knoers N V, et al. Mutations in the human $Na^+-K^+-2Cl^-$ cotransporter (NKCC2) identified in Bartter syndrome type Ⅰ consistently result in nonfunctional transporters[J]. J Am Soc Nephrol, 2003, 14(6): 1419-1426.

［8］ Simon D B, Karet F E, Hamdan J M, et al. Bartter's syndrome, hypokalaemic alkalosis with hypercalciuria, is caused by mutations in the $Na^+-K^+-2Cl^-$ cotransporter NKCC2[J]. Nat Genet, 1996, 13(2): 183-188.

［9］ Welling P A, Ho K. A comprehensive guide to the ROMK potassium channel: form and function in health and disease[J]. Am J Physiol Renal Physiol, 2009, 297(4): F849-863.

［10］ Garcia Castano A, Perez de Nanclares G, Madariaga L, et al. Poor phenotype-genotype association in a large series of patients with Type Ⅲ Bartter syndrome[J]. PLoS One, 2017, 12(3): e0173581.

［11］ Estevez R, Boettger T, Stein V, et al. Barttin is a Cl^- channel beta-subunit crucial for renal Cl^- reabsorption and inner ear K^+ secretion[J]. Nature, 2001, 414(6863): 558-561.

［12］ Cunha T D S, Heilberg I P. Bartter syndrome: causes, diagnosis, and treatment[J]. Int J Nephrol Renovasc Dis, 2018, 11: 291-301.

［13］ Fulchiero R, Seo-Mayer P. Bartter syndrome and Gitelman syndrome[J]. Pediatr Clin North Am, 2019, 66(1): 121-134.

［14］ Kleta R, Bockenhauer D. Salt-losing tubulopathies in children: what's new, what's controversial? [J]. J Am Soc Nephrol, 2018, 29(3): 727-739.

第十五章
Gitelman 综合征

临床特征及诊治要点

- Gitelman 综合征系低钾失盐性肾小管疾病，临床表现多样化，典型患者临床表现为"五低一高"（低血钾、低血镁、低血氯、低尿钙、血压偏低和 RAAS 活性增高）和代谢性碱中毒。
- SLC12A3 是 Gitelman 综合征的致病基因。
- 基因检测有利于疾病的诊断及预后判断。
- 治疗包括饮食调整、补充电解质、ACEI/ARB 等。

一、概念

Gitelman 综合征是一种常染色体隐性遗传性失盐性肾小管疾病，1966 年 Gitelman 等发现了一种以低血钾、代谢性碱中毒、低钙尿和低镁血症为临床特点的遗传性疾病，遂命名为 Gitelman 综合征。其在欧洲的发病率约为 1/40 000，估算亚洲的发病率约为 10.3/10 000[1]。它曾被长期认为是 Bartter 综合征的一个特殊亚型，直至 1996 年其致病基因 SLC12A3 被成功克隆。该类患儿表现为乏力、疲劳、口渴、多尿、肌无力和眩晕等症状，生化检查有低血钾、低血镁、代谢性碱中毒、血浆肾素活性和醛固酮升高，总体预后良好[2]。

二、病因与发病机制

Gitelman 综合征在肾小管的病变部位位于远曲小管（DCT）（图 15 - 1）。患儿由 SLC12A3 基因突变引起，该基因含 26 个外显子，现已有超过 400 个不同的基因突变位点被报道，错义突变是 SLC12A3 最为常见的突变类型[3-6]。该基因突变导致其编码的钠-氯协同转运蛋白(NCCT)出现功能障碍,导致钠离子和氯离子下降,进而引起低血容量,并导致 RAAS 系统激活,并引起钙离子被动重吸收增加[7]。此外,由于肾小管发生萎缩,负责镁离子重吸收的跨膜蛋白 TRPM6 表达下降,进而引起低镁血症[8, 9]。

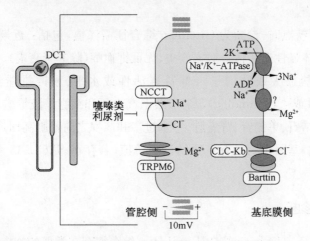

图 15-1 · Gitelman 综合征与远曲小管钠-氯协同转运蛋白(NCCT)

三、临床特征

Gitelman 综合征通常在青少年或成年发病,一般在常规体检中被发现,或是由于间歇性肌无力、疲劳等症状就诊。超过 50% 的患儿存在嗜盐、肌无力、疲劳、眩晕、夜尿症、口渴、心悸和低血压等临床表现;20%～50% 患儿表现为晕厥、多尿、关节痛、软骨钙化病、长 QT 间期和发热等;小于 20% 患儿有以下特点:6 岁前起病、生长迟缓、青春期延迟、共济失调性腕关节疼挛、手足搐搦、呕吐、便秘、遗尿、瘫痪;罕见的临床特征则包括惊厥发作、室性心动过速、横纹肌溶解、大脑硬化性脉络膜钙化和视物模糊等[10-13]。

Gitelman 综合征可有低钾血症、代谢性碱中毒、高血浆肾素活性或水平、血钙正常,尿钙正常或减低。低镁血症是 Gitelman 综合征的另一个特征。多数患者尿蛋白定量正常或轻度升高,一般为中小分子蛋白质,可能与 RAAS 激活及长期低钾有关[14]。

四、诊断与鉴别诊断

■ (一)诊断

Gitelman 综合征患儿的临床症状缺乏特异性,临床诊断更多依赖于实验室检查,典型患者临床表现为五低一高(低血钾、低血镁、低血氯、低尿钙、偏低血压和 RAAS 活性增高)和代谢性碱中毒,低血镁和低尿钙对诊断 Gitelman 综合征具有重要的诊断价值。根据 2017 年 KIDGO 发布的 Gitelman 综合征专家共识,若患儿出现以下临床特征,应作出疑似诊断:慢性低钾血症（＜3.5 mmol/L）伴肾性失钾（尿钾/肌酐比值＞2.0 mmol/mmol）；代谢性碱中毒；低镁血症（＜0.7 mmol/L 或＜1.70 mg/dL），且肾性失镁（镁排泄分数＞4%）；低钙尿症（尿钙/肌酐比值因年龄而异，参见表 11-1）；高血浆肾素活性或水平；氯排泄分数＞0.5%；低血压或正常血压；正常肾脏超声。

患儿若具有以下特点时，诊断为 Gitelman 综合征需谨慎，包括：近期有使用噻嗪类利尿剂或泻药史、常染色体显性遗传性肾病家族史、无低钾血症（除非肾衰竭）、无代谢性碱中毒（除非同时存在碳酸氢盐损失或酸增量）、低肾素活性或水平、尿钾排泄量低（尿钾/肌酐比值＜2.0 mmol/mmol 或＜18 mmol/g）、高钙尿症、高血压和细胞外液量增加的表现、肾脏超声有肾钙质沉着症、肾结石、单侧肾、肾囊肿、羊水过多和 3 岁之前肾脏高回声超声表现等。患儿存在疑似临床特征时，基因检测具有重要的诊断价值，若存在 SLC12A3 基因突变，则可确诊 Gitelman 综合征[12]。

■（二）鉴别诊断

（1）Bartter 综合征：Gitelman 综合征与 Bartter 综合征存在类似的临床特征，均有肾性失钾导致的低血钾、低氯性代谢性碱中毒、RAAS 激活但血压不高。其中，鉴别要点在于发病年龄、是否存在低镁血症和低尿钙，以及是否合并生长发育迟缓，基因检测是重要的鉴别方法[15]。

（2）其他引起低血钾的相关疾病：如慢性胃肠道疾病、长期使用利尿剂、肾素瘤、肾动脉狭窄、原发性醛固酮增多症和 Liddle 综合征等，低血钾相关的诊治流程见图 15-2。

五、治疗与预后

■（一）治疗

1. 钠盐的摄入·鼓励患儿增加钠盐的摄入。

2. 钾和镁的补充·终生补镁、补钾，采用食补＋药补的方法。建议将血钾和血镁水平分别维持在 3.0 mmol/L 和 0.6 mmol/L 以上。鼓励患儿多食用含氯化钾的食物及富含镁的食物（如坚果、黑巧克力等）。药物方面，口服氯化钾，同时口服或静脉补镁（如门冬氨酸钾镁、硫酸镁和氯化镁）。顽固性低钾血症者，可考虑使用醛固酮拮抗剂和 ACEI/ARB（小剂量递增，注意监测血压）。由于 Gitelman 综合征患者的前列腺素 E2 水平正常，故较少使用前列腺素酶抑制剂[12]。

■（二）预后及管理

1. 疾病管理与随访·疾病管理需要个体化，病情稳定后每年至少随访 1～2 次，监测病情进展及可能的并发症。注意药物的毒副作用，如镁盐导致的腹痛和腹泻，以及氯化钾引起的胃肠道刺激；与内分泌科合作，进行生长发育监测，必要时给予生长激素治疗[16]。Gitelman 综合征在围手术期时，低钾血症、低镁血症可能会影响局部和全身麻醉药物的药效，故推荐将血钾、血镁维持在 3.0 mmol/L 和 0.5 mmol/L 以上[12]。

2. 遗传咨询与产前诊断 · 确诊 Gitelman 综合征需要进行详细的家系调查,对所有患者均应给予相应的遗传咨询,对于需要再生育的患者家庭,应与产院合作开展产前诊断与干预。

六、病例分析

患儿,男,8 岁,因"反复口渴伴疲乏无力近 2 年"入院,入院前 2 年来,自诉常感行走时疲乏无力、口渴、多饮多尿,无发热,无关节肿痛,无其他不适感,当地检查提示低血钾(K^+ 2.6 mmol/L)、代谢性碱中毒,予钾剂等对症治疗后好转(具体用药方法不详),未予详细检查,无特殊疾病家族史。门诊为进一步诊治,拟"肾小管疾病?"收入住院。

患儿精神可,饮食欠佳,大便较干结,偶感腹胀、腹痛,小便量多。

入院查体

身高 120 cm,体重 25 kg,血压 95/60 mmHg,神志清,反应可,两肺呼吸音正常,无干湿啰音,心律齐,无杂音,腹部软,未触及肿大的肝脾,无腹痛及反跳痛,四肢肌力 4 级,肌张力减弱,神经系统查体无明显异常。

实验室检查

尿常规:尿比重 1.004,pH 5.0,尿蛋白+,红细胞 0 个/HP。24 小时尿蛋白定量 0.35 g;尿蛋白电泳:小管性蛋白占 90%;尿钙/肌酐:0.01 mmol/mmol。肝肾功能及电解质血肌酐 40 μmol/L,尿素氮 4.5 mmol/L,肝功能正常,K^+ 2.8 mmol/L,Na^+ 133 mmol/L,Cl^- 106 mmol/L,Mg^{2+} 0.75 mmol/L。血常规:正常。血糖:正常。血肾素和醛固酮水平:升高。

泌尿系统 B 超:肾脏、输尿管及膀胱未见明显异常。

基因检测(表 15-1)如下。

家族史

无肾脏疾病家族史。

表 15 - 1　患儿基因检测结果

致病基因	受检者	是否患病	核苷酸与氨基酸变化,杂合型
SLC12A3	先证者	是	c.911C>T, p.Thr304Met,杂合型
			c.2738G>A, p.Arg913Gln,杂合型
			c.2877_2878delAG,杂合型
	先证者父亲	否	c.911C>T, p.Thr304Met,杂合型
			c.2738G>A, p.Arg913Gln,纯合型
	先证者母亲	否	c.2877_2878delAG,杂合型

● 诊断分析

步骤 ① 临床诊断思路

患儿系学龄期男孩,口渴多饮和疲乏无力 2 年,实验室检查提示存在肾小管性蛋白尿、伴有低血钾、低尿钙、代谢性碱中毒、RAAS 系统激活、血压正常、生长发育略落后。结合临床特征,病变部位可定位于肾小管,考虑失盐性肾小管疾病,即 Bartter 综合征或 Gitelman 综合征可能。

步骤 ② 分子遗传学诊断

该患儿临床表现高度疑似 Bartter 综合征或 Gitelman 综合征。由于 Gitelman 患儿早期可出现血镁正常,为进一步区分并明确病因,开展基因检测,结果发现患儿存在 SLC12A3 基因复合杂合突变,故诊断为 Gitelman 综合征。

● 诊断建议

(1) 注意病史询问和体格检查,对于存在低钾血症、代谢性碱中毒的患儿,应明确是否存在低血镁和低尿钙。

(2) 基因检测有助于 Gitelman 综合征的诊断。

● 诊断流程图

Gitelman 综合征患儿诊断流程图如下(图 15 - 2)。

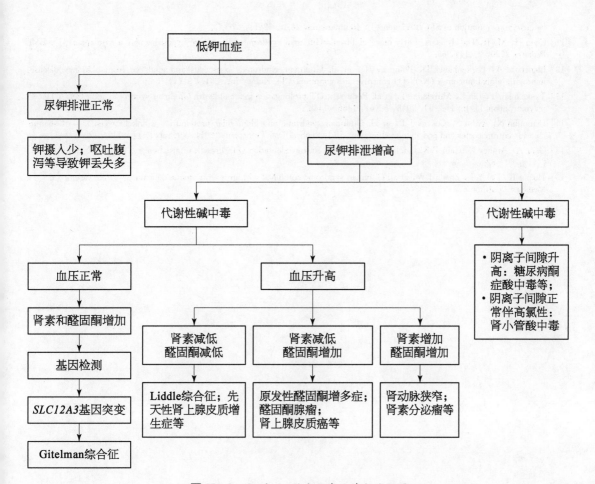

图 15 - 2 · Gitelman 综合征患儿诊断流程图

（康郁林）

参考文献

［1］ Schepkens H, Lameire N. Gitelman's syndrome: an overlooked cause of chronic hypokalemia and hypomagnesemia in adults
［J］. Acta Clin Belg, 2001, 56(4): 248 - 254.

［2］ Mastroianni N, De Fusco M, Zollo M, et al. Molecular cloning, expression pattern, and chromosomal localization of the human
Na-Cl thiazide-sensitive cotransporter (SLC12A3)［J］. Genomics, 1996, 35(3): 486 - 493.

［3］ Riveira-Munoz E, Chang Q, Bindels R J, et al. Gitelman's syndrome: towards genotype-phenotype correlations? ［J］. Pediatr
Nephrol, 2007, 22(3): 326 - 332.

［4］ Zeng Y, Li P, Fang S, et al. Genetic analysis of *SLC12A3* gene in Chinese patients with Gitelman syndrome［J］. Med Sci
Monit, 2019, 25: 5942 - 5952.

［5］ Yang M, Dong Y, Tian J, et al. A novel compound heterozygous mutation of *SLC12A3* gene in a pedigree with Gitelman
syndrome and literature review［J］. Genes Genomics, 2020, 42(9): 1035 - 1040.

［6］ Vargas-Poussou R, Dahan K, Kahila D, et al. Spectrum of mutations in Gitelman syndrome［J］. J Am Soc Nephrol, 2011,
22(4): 693 - 703.

［7］ Filippatos T D, Rizos C V, Tzavella E, et al. Gitelman syndrome: an analysis of the underlying pathophysiologic mechanisms
of acid-base and electrolyte abnormalities［J］. Int Urol Nephrol, 2018, 50(1): 91 - 96.

［8］ Franken G A C, Adella A, Bindels R J M, et al. Mechanisms coupling sodium and magnesium reabsorption in the distal
convoluted tubule of the kidney［J］. Acta Physiol (Oxf), 2020, e13528.

［9］ Nijenhuis T, Vallon V, van der Kemp A W, et al. Enhanced passive Ca^{2+} reabsorption and reduced Mg^{2+} channel abundance
explains thiazide-induced hypocalciuria and hypomagnesemia［J］. J Clin Invest, 2005, 115(6): 1651 - 1658.

［10］ Conticini E, Negro A, Magnani L, et al. Gitelman syndrome associated with chondrocalcinosis and severe neuropathy: a novel heterozygous mutation in *SLC12A3* gene[J]. Reumatismo, 2020, 72(1): 67 - 70.

[11] Chen H, Ma R, Du H, et al. Early onset children's Gitelman syndrome with severe hypokalaemia: a case report[J]. BMC Pediatr, 2020, 20(1): 366.

[12] Blanchard A, Bockenhauer D, Bolignano D, et al. Gitelman syndrome: consensus and guidance from a kidney disease: improving global outcomes (KDIGO) controversies conference[J]. Kidney Int, 2017, 91(1): 24 - 33.

[13] Tsukakoshi T, Lin L, Murakami T, et al. Persistent QT prolongation in a child with Gitelman syndrome and SCN5A H558R polymorphism[J]. Int Heart J, 2018, 59(6): 1466 - 1468.

[14] Demoulin N, Aydin S, Cosyns J P, et al. Gitelman syndrome and glomerular proteinuria: a link between loss of sodium-chloride cotransporter and podocyte dysfunction? [J]. Nephrol Dial Transplant, 2014, 29(Suppl 4): iv117 - 120.

[15] Gaur A, Ambey R, Gaur B K. Gitelman's syndrome: Rare presentation with growth retardation[J]. Indian J Nephrol, 2014, 24(1): 60 - 62.

[16] Huang K, Dai Y L, Zhang J W, et al. Gitelman syndrome combined with growth hormone deficiency: Three cases report[J]. Medicine (Baltimore), 2019, 98(40): e17244.

第十六章
遗传性假性醛固酮增多症

临床特征及诊治要点

- 早发难治性高血压合并反复低血钾,是临床诊断 Liddle 综合征最常见的首要线索。
- 单纯补钾治疗疗效不佳。
- 限盐、补钾是针对 Liddle 综合征的基本治疗措施。
- 盐皮质激素受体拮抗剂如安体舒通治疗无反应。
- 对上皮钠通道阻滞剂敏感。
- 需详细询问相关家族史:包括高血压、低钾血症等。
- 确诊有赖于基因检测:SCNN1A、SCNN1B 和 SCNN1G 基因。

一、概念

遗传性假性醛固酮增多症又称 Liddle 综合征(Liddle syndrome,LS)(OMIM:177200),1963 年由 Liddle 等首次报道,是以高血压、低钾血症、代谢性碱中毒、低血浆肾素活性、低醛固酮血症为主要临床表现的常染色体显性遗传病[1]。其发病机制系由编码肾脏远曲小管及集合管上皮钠通道(ENaC)的基因突变引起。目前 LS 在人群中的发病率尚缺乏确切资料,相关病例报道多为家族聚集性,少数散发。早期诊断及合理治疗是改善该病预后的关键。

二、病因与发病机制

正常肾小管上皮细胞内的钠通道(ENaC)由 α、β、γ3 个亚基组成,分别由 SCNN1A、SCNN1B 和 SCNN1G 基因编码。SCNN1A 位于染色体 12p13.31,SCNN1B 和 SCNN1G

位于染色体 16p12.2。表达在远端肾小管管腔侧的 ENaC 是远端肾单位钠重吸收的限速因素，与钾离子通道（ROMK）和 $Na^+ - K^+ - ATP$ 酶共同承担起机体重吸收 Na^+ 的任务（图 16 - 1A）[2]。目前研究报道，ENaC 的活性由神经元前身细胞表达的发育性下调基因 4（neuronal precursor cell-expressed development-tally down-regulated gene 4，*Nedd4*）调节。Liddle 综合征患者的 ENaC 异常多为 β 亚基和（或）γ 亚基的突变，表现为错义或移码突变造成 PY 基序（即 ENaC 的 3 个亚单位的氨基酸序列有共同保守区域，该区域的氨基酸残基富含脯氨酸）的序列改变或缺失。而 PY 序列结构是 *Nedd4* 的作用位点，ENaC 与之结合后，将以胞吞的方式进入细胞而被降解。PY 序列的突变和缺失可导致这些亚基不能结合到 *Nedd4* 上，位于细胞表面的 ENaC 降解减少，数量增加，表现为钠通道过度激活，从而引起一系列临床症状[3,4]：钠重吸收增加，细胞外液容量扩张导致血压升高，而钾的外流与钠间接偶联，钠过度吸收造成钾丢失导致低血钾和代谢性碱中毒（图 16 - 1B），继而出现肌无力、多尿、烦渴症状。同时高血容量抑制肾小球旁器合成和释放肾素，致血浆低肾素。低钾血症、高血容量均可抑制肾上腺皮质球状带分泌醛固酮，引起低肾素性低醛固酮血症。

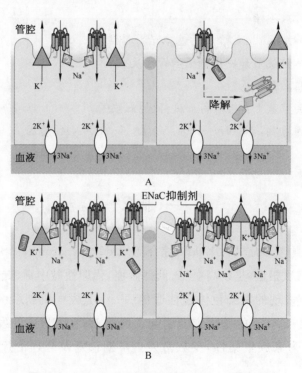

图 16 - 1 · A. ENaC 病理生理图；B. β、γ 亚基突变

三、临床特征

以青少年起病的中重度高血压和低血钾性碱中毒为临床特征，高血压常常为首发就诊症

状且表现为早发难治性的特点。据报道,92.4% LS 患者有高血压,71.8%有低钾血症[2]。值得注意的是,部分 LS 患者虽然临床表现为早发性高血压,但早期无症状者比例较高,易漏诊、误诊[5]。即便是早期给予降压药物治疗,绝大部分患者的血压仍不能控制在理想范围,因此易并发脑卒中等心脑血管急性事件,以及心、肾、视网膜病变等慢性并发症。此外,常常伴有肌无力、麻痹、手足搐搦、心悸等症状。但也有个案报道存在临床症状很轻、罕见的血压正常或血钾正常的 LS 患者[5]。Botero 曾报道 1 个家族中 18 例确诊 LS 的家庭成员血钾浓度平均3.6 mmol/L[6],故临床医生需注意不能简单地将低钾血症作为本病的筛查指标,避免漏诊、误诊。

四、实验室检查

1. **血电解质及血气分析**·血钾低(<3.5 mmol/L),血钠、氯、钙、磷、镁正常。血气分析提示同时存在代谢性碱中毒。

2. **同步尿电解质**·在抽血检查血钾同时留 24 小时尿,结果提示尿钾排出增多[24 小时尿钾>20 mmol/L[7],或>1 mmol/(kg·d)],往往伴有尿钠、尿氯排泄增多。

3. **RAS 系统**·血浆肾素活性明显下降,约 58.2%患者血醛固酮降低(血醛固酮<5 ng/dL),一些患者早期血醛固酮可正常。

4. **其他排除性检查**·除以上基本检查外,尚需同时完善以下检查与肾上腺疾病等进行鉴别,包括血甲氧基肾上腺素、间羟去甲肾上腺素、尿 17-羟和 17-酮类固醇、24 小时尿儿茶酚胺、血甲状腺素、血浆皮质醇、肾上腺 B 超/CT 等。LS 患者以上检查均正常。

五、诊断与鉴别诊断

▧（一）遗传及分子生物学诊断

该病系常染色体显性遗传,常常具有家族聚集性,故需详细询问家族史,尤其包括高血压、低钾血症相关家族史,并注意对其直系亲属行血生化、血气分析、RAAS 检测。最终诊断需要检测致病基因 *SCNN1A*、*SCNN1B* 和 *SCNN1G*,目前报道多以 *SCNN1B* 和 *SCNN1G* 基因突变为主。

▧（二）鉴别诊断

1. **药物性假性醛固酮增多症**·常见药物如甘草酸类药物,包括强力新、强力宁、甘草酸二铵等可引起药物性假性醛固酮增多症。其发病机制为药物中的甘草甜素在小肠内转化为甘草次酸,吸收入血后甘草次酸能抑制 11β-羟类固醇脱氢酶(11β-HSD₂)的活性,使皮质醇失活减慢。大量的皮质醇与盐皮质激素受体结合,引起类似盐皮质激素过多的临床表现,如严重高血压和明显的低血钾性碱中毒。因此,对高血压伴低钾的患者,应注意询问甘草及其制剂的使用情况,尤其是降压药物效果不佳的患者。实验室检查可见:血、尿醛固酮不高,反而降低;尿 17 -羟基及游离皮质醇明显降低,但血浆皮质醇正常。

2. 原发性醛固酮增多症 · 指肾上腺皮质腺瘤或增生,分泌过量醛固酮,导致体内潴钠、排钾、血容量增多、肾素-血管紧张素系统活性受抑。临床主要表现为高血压伴低血钾。该病与 LS 的鉴别点包括:① 血肾素、血管紧张素明显降低,而血浆醛固酮水平增高;② 高血压、低血钾可被盐皮质激素受体拮抗剂安体舒通所纠正;③ 肾上腺 B 超、CT 扫描可发现腺瘤或增生。

3. 表观盐皮质激素过多综合征(apparent mineralocorticoid,AME) · 是先天性 11β - HSD_2 缺陷的常染色体隐性遗传病,*11β - HSD₂* 基因定位于 16q22,多见于儿童和青年人。血压升高程度高,还可有低出生体重、发育停滞、身体矮小、抗维生素 D 佝偻病等表现。实验室检查皮质醇到皮质素的转化率为 0~6%,正常人为 90%~95%。此病用螺内酯治疗有效。

4. 真性盐皮质激素过多综合征 · 因合成肾上腺皮质激素的酶系缺陷,产生大量具有盐皮质激素活性的类固醇,引起高血压、低血钾。多由 17α -羟化酶、11β 羟化酶缺陷所致。临床若伴有性发育异常者,应考虑到此两种酶缺陷所致。

六、治疗与预后

(一) 治疗

1. 一般治疗 · 低钠饮食(钠<90 mmol/d, NaCl<2 g/d)是治疗 LS 的基础,部分轻症患者可仅仅通过低钠饮食维持正常血压。

2. 降压 · 肾小管上皮钠通道抑制剂如氨苯蝶啶和阿米洛利,可直接阻断 ENaC,有效控制 LS 患者的高血压和低钾血症。如低钾血症明显,可同时予补钾治疗,但单纯补钾效果不佳。

(二) 预后及管理

1. 预后 · 通过特效药肾小管上皮钠通道阻滞剂的治疗,LS 可以得到很好的控制,及早诊断是改善预后的关键环节。以缺陷基因为靶点开发新药是未来新疗法的突破点。

2. 管理及随访 · 治疗后待血压、血钾等生化指标恢复正常后相关药物可改用维持量。但需要注意的是,有报道发现部分患者口服氨苯蝶啶后可出现尿素及肌酐进行性升高,停用后血肌酐可恢复正常[6],故在治疗中需注意随访肾功能变化。长期应用阿米洛利,尿中可出现阿米洛利结晶,也有胃肠道不适等不良反应。

七、病例分析

患儿，男，11 岁，因"反复四肢无力 3 年"入院，外院多次查血钾波动于 2.5～3.2 mmol/L，在当地医院诊断为"低钾性周期性瘫痪"，不定期口服氯化钾缓释片补钾治疗，效果不佳。平素无头痛头晕、无恶心呕吐等不适，后转入我院。查体：血压 160/110 mmHg，可平地行走，但下蹲后无法站立。双下肢肌力 4 级，肌张力正常，眼球不突出，甲状腺无肿大，心、肺、腹未发现异常。双侧腱反射对称，膝反射稍下降。否认特殊用药史。家族史：其父亲有高血压病史。

● **初步实验室检查**

Na^+ 140 mmol/L，K^+ 2.6 mmol/L，Cl^- 105 mmol/L，血 HCO_3^- 28 mmol/L，血肌酐 42 mmol/L，动脉血 pH 7.49，BE 6.21 mmol/L，动脉血 PCO_2 31.2 mmHg，尿 pH 6.0。

● **诊断分析**

步骤❶ 确定低钾血症原因：肾外或肾性失钾

通过病史询问，基本排除钾的消化道流失（如胃肠道术后禁食、反复呕吐、慢性腹泻等）和特殊药物（如排钾利尿剂、β 受体激动剂、某些抗生素等）导致低血钾的可能。首先考虑低血钾的原因是内分泌或肾脏疾病导致尿路失钾可能性大，故需进一步检测血尿同步电解质验证；结合患儿同时存在高血压，需进一步完善四肢血压、RAAS 检查。相关检查结果如下。

尿钾 38.6 mmol/24 h（正常范围 20.0～90.0 mmol/24 h），尿钠 102.3 mmol/24 h（正常范围 137.0～257.0 mmol/24 h），尿氯 40.2 mmol/24 h（正常范围 170.0～250 mmol/24 h），24 小时尿蛋白 0.03 g。四肢血压无明显差异：排除肾血管狭窄、血管炎等血管病变。尿 17-羟、17-酮类固醇正常。T3、T4、FT3、FT4、rT3、TSH 均正常。

双侧肾上腺 B 超、CT 扫描未发现占位性病变。

RAAS：RAAS 基础和立位 4 小时激发试验结果见表 16－1。

步骤❷ 根据 RAAS 判断：RAAS 激活类疾病或 RAAS 抑制类疾病

该患者血、尿同步电解质结果提示患者存在尿路失钾，尿钠排泄减少提示伴有钠潴留，通过四肢血压排除肾动脉狭窄、血管炎等血管性疾病，提示该患者的低血钾与高血压可能有关。鉴于醛固酮对肾小管的作用就是保钠、排钾，可判断患儿疾病可能为：① RAAS 激活类疾病：包括原发性醛固酮增多症、肾素瘤、肾动脉狭窄等。② RAAS 抑制类疾病：Liddle 综合征（原

表 16-1 RAAS 基础和立位 4 小时激发试验结果

检 测 项 目	基 础 值	立位 4 小时激发试验
血浆肾素活性[ng/(mL·h)]	0.03(0.15~2.33)	0.16(0.73~17.4)
血管紧张素Ⅱ(ng/dL)	25.00(18~103)	29.34(26~208)
血醛固酮(pg/mL)	(10~160)	(40~310)
尿醛固酮(μg/24 h)	0.92(2.25~21.4)	/

发性或药物性)、库欣综合征、11β-羟类固醇脱氢酶缺乏等。结合患儿 RAAS 结果提示低肾素、低醛固酮,故可判断属于 RAAS 抑制类疾病。同时根据 17-羟、17-酮类固醇正常、双侧肾上腺 B 超、CT 未发现占位性病变排除肾上腺疾病可能。

步骤③ 家系调查及分子生物学诊断

通过详细询问家族史,患儿父亲有高血压,查父亲血 K$^+$ 3.2 mmol/L,故进一步对该患者进行 *SCNN1B* 和 *SCNN1G* 基因全部外显子筛查,发现 *SCNN1B* 第 616 号密码子发生 CCC-TCC错义突变,同时进行家系验证,发现该突变位点来自其父亲,证实该患儿是 LS。给予氨苯蝶啶治疗 1 个月后复查血压、血钾全部恢复正常。目前仅用氨苯蝶啶维持治疗中。

● **诊断建议**

(1) 早发顽固性高血压和(或)反复发作的低钾血症是临床诊断的重要线索。

(2) 注重家系筛查,在相关家族史询问中,特别注意完善直系亲属的血生化检测、血气、RAAS。

● **诊断流程图**

Liddle 综合征诊断流程图如下(图 16-2)。

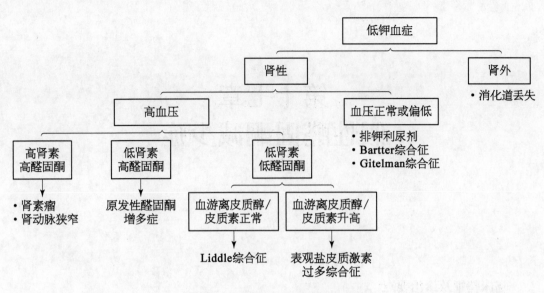

图 16 - 2 · Liddle 综合征诊断流程图

（王平）

· 参考文献 ·

［1］王海燕.肾脏病学［M］.2 版.北京：人民卫生出版社,1996：760.

［2］Tetti M, Monticone S, Burrello J, et al. Liddle syndrome review of the literature and description of a new case［J］. Int J Mol Sci, 2018, 19(3)：E812.

［3］Botero Velez M, Curtis J J, Wamock D G. Brief report：Liddle's syndrome revisited—a disorder of sodium reabsorption in the distal tubule［J］. N Engl J Med, 1994, 330(3)：178.

［4］Lu C, Pribanie S, Debonneville A, et al. The PY motif of ENaC, mutated in Liddle syndrome, regulates channel mechahzation, sorting and mobilization from subapicalpool［J］. Traffic, 2007, 8(9)：1246－1264.

［5］洪富源,李健榕,高美珠,等.Liddle 综合征 1 例及国内文献复习［J］.国际泌尿系统杂志,2012,32(1)：59－62.

［6］Botero-Velez M, Curtis J J, Warnock D G. Brief report-Liddle's syndrome revisited. a disorder of odium reabsorption in the distal tubule［J］. N Engl J Med, 1994, 30(3)：178.

［7］陈灏珠.实用内科学［M］.10 版.北京：人民卫生出版社,1997：799.

第十七章
假性醛固酮减少症

临床特征及诊治要点

· 以高钾血症、代谢性酸中毒为主要临床特征,肾小球滤过率和肾上腺功能正常。

· 起病年龄早,一般新生儿期即起病,临床表现为反复呕吐、腹泻、脱水、喂养困难、体重不增、反应差、低血压甚至循环衰竭。

· Ⅰ型假性醛固酮减少症予补钠降钾纠酸等治疗有效,Ⅱ型假性醛固酮减少症对氢氯噻嗪类利尿剂有效,假性醛固酮减少症对盐皮质激素治疗无效。

· 及时纠正严重电解质紊乱、休克有助于改善病情。

一、概念与分类

(一)概念

假性醛固酮减少症(pseudohypoaldosteronism,PHA),又称为醛固酮不敏感综合征(aldosterone insensitivity syndrome),是一种血清电解质代谢紊乱的异质性疾病,以肾小管对醛固酮(aldosterone,ALD)作用无反应(抵抗)、高血钾、代谢性酸中毒、肾小球率过率正常和盐皮质激素治疗无效为特征,肾上腺功能正常。虽 PHA 的 ALD 分泌正常或升高,但与其他疾病所致 ALD 缺乏症临床表现相似,需进行鉴别。根据病因和发病机制不同,ALD 缺乏症可分为四类:① 先天性原发性 ALD 缺乏症;② 获得性原发性 ALD 缺乏症;③ 获得性继发性 ALD 缺乏症;④ 假性假性醛固酮减少症(PHA)。这四类疾病临床表现均为高钾血症、低钠血症、尿盐丢失及伴或不伴代谢性酸中毒。具体分类见表 17-1。

表 17-1　ALD 缺乏症和醛固酮不敏感的分类

分　　类	临　床　特　点
先天性原发性醛固酮缺乏症	
遗传性生物合酶缺陷	
胆固醇裂链酶(CYP11A)	所有肾上腺类固醇激素均缺乏
3β-羟类固醇脱氢酶(3β HSD)及 Δ^5、Δ^4 异构酶	伴皮质醇缺乏,性发育不全
21-羟化酶(CYP21)	伴皮质醇缺乏和雄激素过多表现
皮质酮甲基氧化酶(p450c11Aldo)	遗传性醛固醇缺乏
其他遗传缺陷	
肾上腺脑白质营养不良症	过氧化物酶的膜转运蛋白缺陷
先天性肾上腺皮质发育不全症	伴有 Duchenne 型肌营养不良
获得性原发性醛固酮缺乏症	
自身免疫性肾上腺功能不全症	
选择性	
多腺样体病变	
Ⅰ型	伴有慢性黏膜和皮肤念珠菌病和甲状旁腺功能减低
Ⅱ型	伴慢性自身免疫性甲状腺炎和 1 型糖尿病
感染	
结核	常见
脓毒血症	主要为脑膜炎双球菌感染
获得性免疫缺陷综合征	
巨细胞病毒感染	
真菌感染	
肾上腺球状带功能衰竭	危重患者的应激状态、低血压状态、肾上腺出血
药物	肝素、血管紧张素转换酶抑制剂、酮康唑
转移癌	以乳腺癌和肺癌多见
醛固酮瘤切除术后	
获得性继发性醛固酮缺乏症	
选择性低肾素性低醛固酮血症	肾小管酸中毒Ⅳ型
假性醛固酮减少症（PHA）	醛固酮受体或受体后缺陷
原发性 PHA	
Ⅰ型 PHA	以低钠血症、高钾血症、代谢性酸中毒为共同临床表现
Ⅱ型 PHA	高钾血症、高氯血症、高血压、代谢性酸中毒、肾素活性低、醛固酮LD 水平正常或减低或升高,肾小球滤过功能和肾上腺功能正常。
继发性 PHA	肾小管损害后对 ALD 反应性丧失,原发疾病治愈后可缓解

▓ （二）分类

1. 原发性 PHA·原发性 PHA 分为Ⅰ型 PHA 和Ⅱ型 PHA,本章主要介绍Ⅰ型 PHA。

（1）Ⅰ型 PHA(PHA-Ⅰ)：由 Cheek D B 和 Perry J W 于 1958 年首次报道,又称 Cheek-Perry 综合征,1963 年正式命名为 PHA-Ⅰ。根据遗传学特点,PHA-Ⅰ可分为常染色体隐性遗传 PHA-Ⅰ(autosomal recessive PHA-Ⅰ, arPHA-Ⅰ, 又称多脏器型 PHA-Ⅰ)和常染色体显性遗传 PHA-Ⅰ(autosomal dominant PHA-Ⅰ, adPHA-Ⅰ, 又称肾型 PHA-Ⅰ)(OMIM：264350)。arPHA-Ⅰ仅有肾小管对 ALD 作用抵抗的表现,adPHA-Ⅰ则更加严

重,且累及汗腺、唾液腺及结肠等,钠不能转运入细胞内,从大便、小便、汗腺和唾液腺中丢失,从而导致低钠血症等。低钠血症和血容量减少使肾素血管紧张素醛固酮系统被激活,故血浆醛固酮和肾素升高。由于肾小管不能重吸收钠,在肾远曲小管和集合管的钠-钾交换减少,H^+减少,导致高钾血症和酸中毒。

（2）Ⅱ型 PHA(PHA-Ⅱ)(OMIM：614491),又称家族性高钾血症并高血压,Gordon 综合征,由 Paver W K A 和 Pauline G J 于 1964 年首先描述,1970 年命名为 Gordon 综合征。其缺陷不在 ALD 受体(aldosterone receptor, AR),而在于远端肾小管对氯的重吸收增多,从而抑制了钠及 ALD 介导的钾-氢分泌,导致高钾血症和高氯性酸中毒。因为氯化钠的重吸收增多,引起血容量增多和血压升高,使肾素-醛固酮系统受到抑制。

2. 继发性 PHA·继发性 PHA 又称为暂时性或可逆性 PHA,通常是由某些肾脏疾病和药物所引起。最常见于尿路感染、泌尿系统梗阻性疾病、泌尿系统畸形、间质性肾炎、肾静脉血栓形成或肾髓质坏死等。Erica Memoli 等报道[1] 96 例 4 周至 12 个月急性肾盂肾炎患儿中 30% 发生暂时性假性醛固酮减少症。小肠切除术后、多发性骨髓瘤或肾移植术后也可出现继发性 PHA。这些疾病引起的肾实质损害及肾小管阻塞被认为是通过直接损害细胞反应机制或间接通过改变各种细胞因子的肾内合成而导致肾小管对醛固酮的抵抗[2]。随着原发病的治愈,一般 ALD 的敏感性可逐渐恢复正常[3]。

二、病因与发病机制

▓ （一）ALD 的合成、分泌、调节及生理功能

ALD 是人体的主要盐皮质激素,由肾上腺球状带合成与分泌。它是由胆固醇在裂链酶的作用下,生成人孕烯醇酮,再转化为黄体酮,由于球状带缺乏 17α-羟化酶,黄体酮在球状带均转化为皮质酮,在球状带 18-羟化酶的作用下生成 18-羟皮质酮,再在 18-氧化酶的作用下,最后转化为 ALD(图 17-1)。ALD 是跨上皮钠转运的关键调节因子,通过与分布于全身的醛固酮受体(AR)结合,发挥生理作用。AR 主要分布于肾单位的远端肾小管,肺、唾液腺、汗腺、结肠黏膜也有 AR 分布。ALD 主要的生理作用是通过促进肾远曲小管潴钠、排钾,调节机体的水盐代谢、血容量及血压。

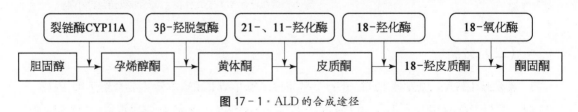

图 17-1·ALD 的合成途径

▓ （二）ALD 分泌的调节

促使 ALD 分泌的主要促激素是肾素。肾素的分泌受体液容量和血钠的调节,当有效血容量降低,肾动脉血压下降或肾小管内 Na^+ 浓度降低时,肾小球旁器分泌肾素增多,促进血管

紧张素及 ALD 的分泌,从而促进 Na^+ 重吸收,保留钠和体液,促进钾排出;反之,当细胞外液增多,肾动脉压升高或肾小管内 Na^+ 浓度升高时,肾素-血管紧张素系统分泌减少,ALD 的分泌亦减少,促使肾脏排钠,钾排出减少。

另外,体内钾含量、促肾上腺皮质激素(adrenocorticotrophic hormone,ACTH)也可调节 ALD 的分泌。当摄食中钾含量多时,促进 ALD 分泌,以排出过多的钾,体内缺钾时,ALD 的分泌受抑制。在生理状态下,血中 ACTH 浓度对 ALD 分泌的兴奋作用不明显,只有在应激状态时,ACTH 分泌增多,才对 ALD 的分泌有升高作用,这种作用亦是短暂的(图 17-2)。

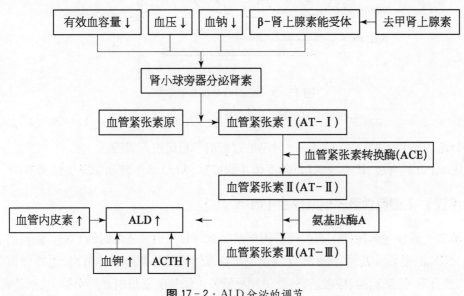

图 17-2 · ALD 分泌的调节

■ (三) ALD 生理作用

ALD 作用于远曲小管和集合管上皮细胞,可增加 K^+ 的排泄和 Na^+、水的重吸收。ALD 进入远曲小管和集合管胞质后,与胞质内受体结合,形成激素-受体复合物。激素-受体复合物穿过核膜进入核内,通过基因调节机制生成特异性 mRNA。mRNA 进入胞质后由内质网合成多种醛固酮诱导蛋白,其作用包括:① 生成管腔膜 Na^+ 通道蛋白,增加 Na^+ 通道数目,增加钠通道开放的概率或增加有活性的钠通道数[4],利于小管液中 Na^+ 向胞内扩散;② 增加 ATP 的生成量,为基底侧膜 Na^+-K^+-ATP 酶提供生物能;③ 增强基底侧膜 Na^+-K^+-ATP 酶(Na^+ 泵)的活性,加速将胞内的 Na^+ 泵出细胞和将 K^+ 泵入细胞的过程,增大细胞内与小管液之间的 K^+ 浓度差,有利于 K^+ 的分泌。由于 Na^+ 的重吸收,小管液呈负电位,因此有利于 K^+ 的分泌,同时也有利于 Cl^- 的重吸收。盐皮质激素受体(mineralocorticoid receptor,MR)和阿米洛利敏感的上皮钠通道(epithelial sodium channel,ENaC)是 ALD 介导的钠保存所必需的主要细胞内因子。如图 17-3 示,Na^+ 通过 ENaC 顺电化学梯度穿过顶端膜,基底侧膜钠泵将 Na^+ 泵出细胞,进入组织间隙,同时将 K^+ 泵入细胞,这是形成细胞内高钾浓度的基础。Na^+ 的重吸收又造成小管液呈负电位,可驱使小管液中的 Cl^- 经细胞旁途径被动吸收,也成为 K^+ 从

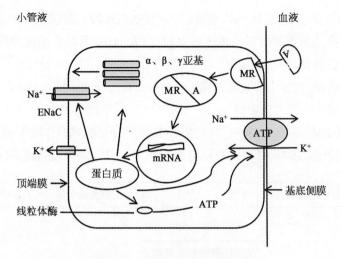

图 17 - 3 · ALD 作用机制示意图

A,醛固酮,ALD;MR,盐皮质激素受体;ENaC,上皮钠通道

细胞内分泌入小管腔的动力,驱动 K⁺ 分泌通过钾离子通道进入管腔。

由于 ALD 的合成、代谢或 ALD 的受体功能抑制,ALD 的生理功能即受到抑制。

▌（四）Ⅰ型假性醛固酮减少症（PHA - Ⅰ）

1. 病因·常染色体隐性Ⅰ型假性醛固酮减少症（PHA - Ⅰ）是由编码 ENaC 亚基的基因突变所致。ENaC 是由 α 亚基、β 亚基、γ 亚基三个亚基组成的异源多聚体蛋白,主要分布于远曲肾小管、集合管、结肠远端、呼吸道、外分泌腺导管及皮肤等上皮组织。肾小管上皮 ENaC 主要参与肾小管 Na⁺ 的重吸收,对于维持 Na⁺ 平衡、细胞外液容量和血压起着重要作用。

SCNN1A（位于染色体 12p13.31）、*SCNN1B*（定位于染色体 16p12.1）、*SCNN1G*（定位于染色体 16p12.1）基因分别编码 ENaC 的 3 个亚基 α、β、γ。*SCNN1A* 有 13 个外显子组成,长度为 17 kb,目前发现有 20 余种突变,包括移码突变和无义突变[5]。以 *SCNN1A* 突变为主,*SCNN1B*、*SCNN1G* 基因突变较少[6]。*SCNN1A*,即 α 亚基可能是 ENaC 的关键结构,ENaC α 亚基对调节 Na⁺ 内流起主要作用,β 和 γ 亚基起协同作用。该基因型突变的患儿症状严重。

1998 年,Geller D S 等[7]研究发现 MR 的 *NR3C2* 基因突变与常染色体显性 PHA - Ⅰ 有关。人类 *NR3C2* 基因编码 MR,定位于染色体 4q31.1,全长约 450 kb。*NR3C2* 由 10 个外显子组成,前两个外显子（1 个 α 和 1 个 β）是未翻译的。MR 蛋白由 984 个氨基酸组成,分为 N - 末端结构域、DNA 结合区和 C - 末端配体结合区（LBD）。从 20 世纪 90 年代末开始,目前已经报道了 50 多个人类 *NR3C2* 基因突变位点导致 adPHA - Ⅰ,相当一部分突变为家族性或新发突变。相同基因突变临床表现差异很大,可以从无任何临床症状但肾素醛固酮升高,到出现典型表现[4]。

2. 发病机制

(1) arPHA - Ⅰ发病机制:arPHA - Ⅰ可能的发病机制是 ENaC 亚基突变引起 ENaC 活性降低甚至消失,导致 Na⁺ 重吸收障碍,出现低钠血症和水重吸收障碍;低钠血症和细胞外液容量减少刺激肾素醛固酮分泌;在肾脏远曲小管和集合管,Na⁺ 重吸收减少致 K⁺ 和 H⁺ 分泌减少,导致血浆中 K^+、H^+ 增多而出现高钾血症和代谢性酸中毒。

(2) adPHA-I 发病机制:MR 基因突变导致 ENaC 生成减少或功能降低,ATP 酶生成减少,钠泵活性降低,导致 Na^+ 重吸收障碍,泌 H^+、泌 K^+ 障碍(图 17-4)。

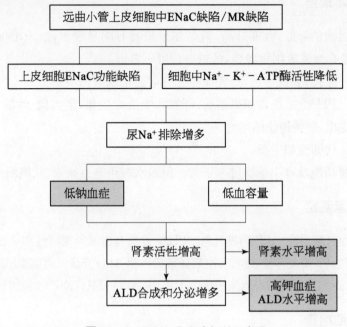

图 17-4·PHA-I 发病机制示意图

■ (五) Ⅱ型假性醛固酮减少症(PHA-Ⅱ)

1. **病因**·该病系常染色体显性遗传,是由基因突变导致缺乏赖氨酸的丝氨酸/苏氨酸蛋白激酶 1(with-no-lysineserine/threonine proteinkinase 1,WNK1)或 WNK4 酶活性改变,引起肾小管上皮多种转运蛋白功能紊乱及 Na^+、Cl^- 重吸收增加,肾小管分泌 K^+ 功能障碍,继之出现高钾血症,刺激醛固酮分泌,水钠潴留、血容量扩张,从而产生高血压。一般呈家族性发病,亦有散发病例报道。目前已知引起 PHA-Ⅱ 的突变基因有 WNK4(17q.21.31)、WNK1(12P13.33)、KLHL3(5q31.2)和 CUL3(2q36.2)[8]。WNK1 和 WNK4 在肾脏主要表达于远曲小管和集合管,可调节多种转运体蛋白的活性,包括抑制噻嗪类利尿剂敏感的 Na^+-Cl^- 共转运子(TSC)和 K^+ 通道 ROMK 活性。

2. **发病机制**·WNK1 和 WNK4 蛋白功能缺陷对 TSC 的抑制作用减弱,表现为过度重吸收氯化钠,血管内容量增加抑制血浆肾素活性和醛固酮水平;同时 WNK1 和 WNK4 蛋白功能缺陷对 ROMK 的抑制作用反而增强,表现为 K^+ 分泌减少出现高钾血症,而高血钾是刺激醛固酮分泌的重要因素[8]。故临床表现为高血压、高钾血症、代谢性酸中毒,肾素活性低,醛固酮水平正常或偏高。代谢异常在儿童期出现,而高血压多数到成年后才出现。该病对噻嗪类利尿剂反应好,可纠正高血压和代谢紊乱,但需终身服用。

三、实验室检查

（一）基本检查

1. 电解质·血清钠降低，血钾升高，但是如果患者有明显脱水，血液浓缩，低钠可能被掩盖。PHA-Ⅱ患者有血清氯化物增高，低钠血症可不典型。

2. 尿液检查·尿排钠、氯增加，排钾减少。有时会出现尿钙增多。

3. 其他腺体·PHA-Ⅰ患者如果结肠、汗腺和唾液腺受累，则大便、汗腺和唾液中也有与尿中相同的钠钾变化，使钠钾比值增大。

4. 血气分析·代谢性酸中毒。

5. 肾功能·肾功能及肾小球滤过率正常。但脱水时可有血尿素氮、肌酐水平增高。

（二）激素测定

PHA-Ⅰ患者血肾素活性、ALD明显升高。PHA-Ⅱ患者血浆肾素活性和ALD降低或正常，如果给予利尿剂或限盐后，高血容量被纠正，血浆肾素活性和ALD升高。血浆皮质酮、皮质醇、血17-羟孕酮浓度正常，18-羟皮质酮与醛固酮的比值正常，尿ALD及其代谢产物如四氢ALD增高。

（三）辅助检查

1. X线·arPHA-Ⅰ患者的胸部X线可有呼吸道液体过多的表现，类似于囊性纤维病。

2. 超声检查·PHA-Ⅰ患者可有肾钙质沉着，PHA-Ⅱ患者可有肾石病。

3. 心电图·可见高血钾改变，T波高尖耸立、ST段下降，PR间期延长，心律紊乱等。

（四）分子诊断检查

Sanger基因测序、全外显子测序等，检测出 *NR3C2/SCNN1A/SCNN1B/SCNN1G* 等致病基因突变。

四、临床特征

（一）PHA-Ⅰ

以低钠血症、高钾血症、代谢性酸中毒为共同临床表现。好发于新生儿或婴儿早期，多表现为反复呕吐、腹泻、喂养困难、体重不增、嗜睡、脱水、严重电解质紊乱、低血压、循环衰竭，患儿生长发育、智力发育均落后。arPHA-Ⅰ比adPHA-Ⅰ临床症状更重，出现更早[9]，可引起多系统损害，可见下呼吸道病变、感染（如肺囊性纤维化和早产儿呼吸窘迫综合征）和皮疹（湿疹样皮肤改变，脂溢性皮炎，毛囊炎或粟粒菌性红色皮损，由汗液高钠引起的外分泌汗腺的阻塞和炎症所致[10]），皮疹于病情反复和肺部感染前明显加重[10]。arPHA-Ⅰ需终身治疗，至今尚无自行缓解的报道。adPHA-I患者经补钠处理后，电解质可迅速恢复正常，并随着年龄增长有缓解趋势[9,11]。两者比较如表17-2所示。

表17-2 adPHA-I与arPHA-I比较

	adPHA-I（肾型PHA-I）	arPHA-I（多脏器型PHA-I）
相关基因	NR3C2	SCNN1A/SCNN1B/SCNN1G
受累脏器	肾脏	多靶器官-肾脏、肺、汗腺、唾液腺、结肠
临床表现	低钠血症、高钾血症、代谢性酸中毒	低钠血症、高钾血症、代谢性酸中毒
远期预后	随着年龄增长逐渐改善	不能随年龄增长逐渐改善，补钠治疗经常持续终生

（二）PHA-Ⅱ

临床主要表现为高钾血症、高氯血症、高血压、代谢性酸中毒、肾素活性低、醛固酮水平正常或减低或升高，肾小球滤过功能和肾上腺功能正常。其他表现还有身材矮小、肌痛、周期性麻痹、牙齿异常及高钙尿[12]。

五、诊断与鉴别诊断

（一）诊断线索

如出现自小起病，电解质紊乱、酸中毒等症状及实验室检查异常时需警惕PHA，具体如表17-3所示。

表17-3 各型PHA的临床特点和实验室检查比较

项目	arPHA-I（多脏器型PHA-I）	adPHA-I（肾型PHA-I）	PHA-Ⅱ
起病年龄	新生儿或婴儿期	新生儿或婴儿期	儿童期甚至成年
临床表现	体重减轻、喂养困难、呕吐、腹泻、嗜睡，甚至循环衰竭	与arPHA-I相似，症状较arPHA-I相对较轻	身材矮小，或肌痛、周期性麻痹、牙齿异常
血压	可有低血压	可有低血压	高血压
受累脏器	多靶器官-肾脏、肺、汗腺、唾液腺、结肠，可有反复发作呼吸窘迫、咳嗽或哮喘，受累腺体排钠增多	肾脏	肾脏
电解质	低钠血症、高钾血症	低钠血症、高钾血症	高钾血症、高氯血症，低钠血症可不典型
血气分析	代谢性酸中毒	代谢性酸中毒	代谢性酸中毒
肾素	升高	升高	正常、升高或降低
醛固酮	升高	升高	正常、升高或降低

	arPHA-Ⅰ（多脏器型 PHA-Ⅰ）	**adPHA-Ⅰ（肾型 PHA-Ⅰ）**	**PHA-Ⅱ**
对盐皮质激素治疗反应	无反应	无反应	无反应,氢氯噻嗪有效
补钠反应	大量补钠有效	大量补钠有效	无效,需限盐
远期预后	不能随年龄增长逐渐改善,补钠降钾治疗经常持续终生	随着年龄增长逐渐改善	不能随年龄增长逐渐改善,氢氯噻嗪类治疗经常持续终生
相关基因	*SCNN1A*,*SCNN1B*,*SCNN1G*	*NR3C2*	*WNK4*，*WNK1*，*KLHL3*，*CUL3*

■ （二）鉴别诊断

该病起病年龄早,新生儿期即可起病,临床表现为失盐综合征,醛固酮水平正常或升高,但临床表现非特异性,常需借助分子诊断明确。需与其他失盐综合征鉴别。

1. 原发性 ALD 缺乏症·任何原因引起的先天性或获得性原发性 ALD 缺乏症均可有低钠血症和高钾血症的临床表现,如先天性肾上腺皮质增生症、肾上腺脑白质营养不良症、肾上腺感染、肿瘤等,故需与本病鉴别。这类疾病患者多为肾上腺皮质功能减退,通过血尿皮质醇和 17-羟皮质类固醇均降低、血浆 ALD 亦降低等可鉴别。

2. 选择性低肾素性低 ALD 血症·本症系获得性继发性 ALD 缺乏症,具有低 ALD 血症的临床表现,但血浆肾素活性降低,即有原发性疾病的临床表现和实验室检查的异常,无 ALD 受体缺陷,血浆 ALD 降低,基因检测等可资鉴别。具体见图 17-5。

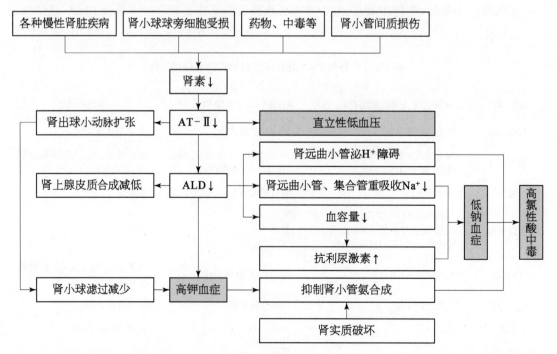

图 17-5·选择性低肾素性低 ALD 血症发病机制示意图

六、治疗与预后

■ （一）治疗

以对症治疗为主，治疗有效标准为失盐状态纠正、渴感恢复、生长发育恢复正常。

1. 对症治疗

（1）补充钠盐：可予以10%氯化钠1~3 g/d，严重低钠血症需静脉补钠，根据血电解质情况进行调整。

（2）降钾：急性期予静脉滴注碳酸氢钠、碳酸钙和葡萄糖-胰岛素降低钾的水平，对严重高钾血症可进行短暂腹膜透析或血液净化、钾离子交换树脂促钾排泄[0.6~1.0 g/（kg·d）]。

（3）纠酸：碳酸氢钠、枸橼酸钠或聚苯乙烯磺酸钙，根据pH调整。

（4）饮食调整：建议低钾（每日钾摄入量<5 mEq/kg）饮食。

（5）PHA Ⅱ：氢氯噻嗪几乎是唯一有效的治疗方案，并避免过度摄入高盐、高钾食物。

2. 危重症识别 · 该疾病死亡原因往往是因未能及时发现休克及高钾血症，如能及时发现，尽早做出正确诊断并处理，可大大降低病死率[10]。

■ （二）预后及管理

arPHA-Ⅰ和PHA-Ⅱ不能随着年龄的增长逐渐改善，需终身治疗。adPHA-Ⅰ随着年龄增长有缓解趋势，可无任何发育迟缓[11]，醛固酮水平升高可持续存在，但无临床表现[7]。PHA患者需定期监测血电解质、血气分析水平，监测肾小球滤过率，注意其他脏器功能情况，定期进行生长发育评价，规律随访及治疗，改善预后。

七、病例分析

患儿，男，7天，G4P2，足月儿，出生体重3 069 g，因"精神反应差抽搐1次"入院。主要表现为少吃、少哭、少动、反应差、尿少、体重下降，无明显发热、呕吐、腹泻，出生时无羊水早破、粪染、宫内窘迫，无肾脏病家族史。入院查体：体温37.9℃，呼吸48次/分，心率85次/分，血压78/43 mmHg（扩容中），体重2 620 g，身长49 cm，反应差，哭声极低，皮肤干燥，毛细血管充盈时间4秒，双肺未闻及啰音，心音欠有力，原始反射消失。外生殖器无色素沉着，无畸形。

● 辅助检查

电解质：K⁺ 10.49 mmol/L，Na⁺ 122.5 mmol/L，Cl⁻ 93.1 mmol/L。肾功能：尿素氮

14.13 mmol/L,肌酐 94.2 μmol/L,尿酸 466.4 μmol/L。血气分析:pH 7.18,碳酸氢根浓度 12.3 mmol/L,实际碱剩余－16.1 mmol/L。卧位肾素醛固酮:醛固酮＞100 ng/dL,肾素＞ 500 μU/mL。血促肾上腺皮质激素、性激素全套＋17 羟孕酮＋总睾酮未见明显异常。

尿常规、肾上腺 B 超、肾脏 B 超未见明显异常。

- **诊断分析**

步骤① 确定电解质紊乱和酸碱失衡类型

高钾血症、低钠血症、代谢性酸中毒。

步骤② 高钾血症原因分析

钾摄入过多、排出减少、分布改变、假性高钾血症。患儿无钾摄入过多病史,无外伤、窒息等导致钾分布改变病史,无人为或血象显著升高所致假性高钾血症,需考虑因肾小球滤过率下降或肾小管功能障碍导致钾排出减少。患儿为新生儿起病,无肾脏疾病家族史,无水肿表现,肾功能稍异常,需考虑肾前性肾功能不全,结合其有显著高钾血症、低钠血症、代谢性酸中毒,考虑存在肾小管功能障碍可能。

步骤③ 确定为醛固酮增多症还是醛固酮抵抗

醛固酮增多症表现为高血压、低血钾、碱中毒,肾素活性低于正常;醛固酮抵抗为醛固酮分泌正常,机体对其反应性降低,故表现为醛固酮减少症状,低血钠、高血钾、代谢性酸中毒,肾素、醛固酮升高,该病例符合。

步骤④ 与以醛固酮减少为表现的原发性或获得性 ALD 缺乏症及继发性 PHA 鉴别

该患儿血促肾上腺皮质激素、性激素全套＋17 羟孕酮＋总睾酮未见明显异常,外生殖器未见明显异常,ALD 缺乏症不符合。尿常规、泌尿系统 B 超未见明显异常,不支持肾脏实质尿路梗阻等因素所致继发性 PHA。

步骤⑤ 其他检查及随访评估

(1) 对治疗反应:予补钠、降钾、纠酸等处理有效,补充氢化可的松、氟氢可的松无效。
(2) 完善基因检查:该患儿完善基因检查提示:SCNN1G 基因复合杂合突变,c.1413 (exon10)G＞A(p.Glu548lys),来源于母亲;c.1642(exon13)G＞A(p.Trp471Stop,179),来源于父亲,导致氨基酸无义突变 p.W471X,179(p.Trp471Stop,179)(NM_001039)。
(3) 随访电解质、血气分析、血生化指标、尿常规、泌尿系统 B 超,调整用药,随访生长发育情况和智力发育情况。

- **诊断流程图**

PHA 诊断流程图如下(图 17-6)。

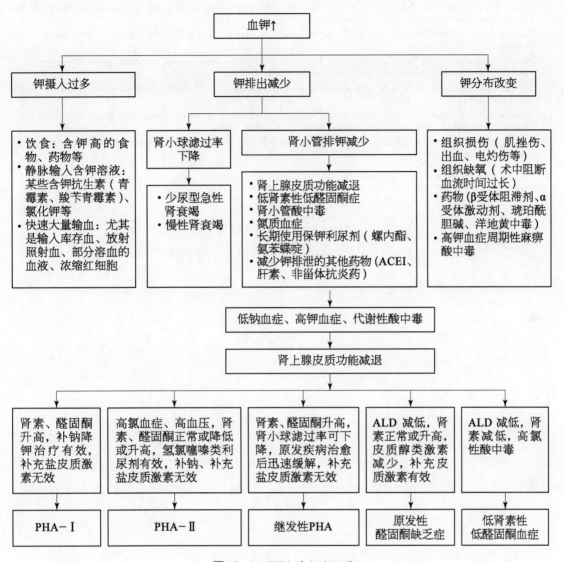

图 17-6 · PHA 诊断流程图

（王墨）

参考文献

[1] Memolil E, Lava S A G, Bianchettil M G, at al. Prevalence, diagnosis, and management of secondary pseudohypoaldosteronism[J]. Pediatric Nephrology, 2020, 35(4): 713-714.

[2] Abraham M B, Larkins N, Choong C S, et al. Transient pseudohypoaldosteronism in infancy secondary to urinary tract infection[J]. Journal of Paediatrics and Child Health, 2017, 53(5): 458-463.

[3] Delforge X, Kongolo G, Cauliez A, et al. Transient pseudohypoaldosteronism: a potentially severe condition affecting infants with urinary tract malformation[J]. Journal of Pediatric Urology, 2019, 15(3): 265. e1-265. e7.

[4] Riepe F G. Pseudohypoaldosteronism[J]. Endocr Dev, 2013, 24: 86-95.

[5] Eldelheit O, Hanukoglu I, Gizewska M, et al. Novel mutations in epithelial sodium channel (ENaC) subunit genes and phenotypic expression of multisystem pseudohypoaldosteronism[J]. Clin Endocrinol(Oxf), 2005, 62(5): 547-553.

[6] Li P, Yin H, Zhu R, et al. A novel *SCNN1G* mutation in a PHA infant patient correlates with nephropathy[J]. Biochemical and Biophysical Research Communications, 2019, 519(2): 415-421.

［7］ Geller D S, Soriano J R, Boado A V, et al. Mutations in the mineralocorticoid receptor gene cause autosomal dominant pseudohypoaldosteronism type Ⅰ［J］. Nature Genetics, 1998, 19(3): 279-281.

［8］ Healy J K. Pseudohypoaldosteronism Type Ⅱ history, arguments, answers, and still some questions［J］. Hypertension, 2014, 63(4): 648-654.

［9］ Gopal-Kothandapani J S, Doshi A B, Smith K, et al. Phenotypic diversity and correlation with the genotypes of pseudohypoaldosteronism type 1［J］. J Pediatr Endocrinol Metab, 2019, 32(9): 959-967.

［10］ Güranl T, Degirmenci S, Bulut L K, et al. Critical points in the management of pseudohypoaldosteronism type1［J］. J Clin Res Ped Endo, 2011, 3(2): 98-100.

［11］ Tanaka T, Oki E, Mori T, et al. Complete clinical resolution of a Japanese family with renal pseudohypoaldosteronism type 1 due to a novel *NR3C2* mutation［J］. Nephrology, 2019, 24(4): 489-490.

［12］ Hanukoglu I, Hanukoglu A. Epithelial sodium channel (Enact) family: phylogeny, structure-function, tissue distribution, and associated inherited diseases［J］. Gene, 2016, 579(2): 95-132.

第十八章
肾性尿崩症

临床特征及诊治要点

- 婴儿存在多尿、高钠血症和低比重尿等表现,则高度提示肾性尿崩症。
- 肾性尿崩症可以是先天遗传,也可以是后天获得;出生后不久即出现临床症状提示先天遗传可能性大;遗传性肾性尿崩的并发症包括发育迟缓和反复高钠脱水导致的智力低下。
- 发病机制是肾脏对抗利尿激素不敏感,尿浓缩功能受损。
- 先天遗传缺陷 *AVPR2* 比 *AQP2* 基因突变更常见。
- 遗传性肾性尿崩症的管理侧重于改变饮食以减少渗透负荷,并通过噻嗪类利尿剂等进行药物治疗。
- 肾性尿崩症可治疗、可改善,早期、长期、持续治疗是关键。

一、概念与分类

■ (一) 概念

尿崩症(insipidus)是指抗利尿激素(又称精氨酸血管加压素,AVP)分泌或(和)释放完全或部分缺乏,或者肾脏对 AVP 不敏感,导致肾小管对水重吸收功能障碍,从而引起以多饮、烦渴、多尿、低比重尿、低渗尿为主要临床表现的一组临床综合征。肾小管 AVP 受体和受体后信号传导异常所致尿崩症为肾性尿崩症(nephrogenic diabetes insipidus,NDI)(OMIM:304800),临床典型表现有多尿、多饮和高钠血症"三联征"[1]。

■ (二) 分类

NDI 根据病因可分为遗传性和获得性(表 18-1)。遗传性 NDI 按遗传方式分为 X 连锁隐性遗传和常染色体遗传两类,前者约占 90%,为 AVP2 型受体(arginine vasopressin receptor 2,*AVPR2*)基因突变所致;后者约占 10%,主要由水通道蛋白 2(*AQP2*)基因突变所致,既可为隐性遗传,又可为显性遗传[2]。儿科医生所诊治的患者大多为原发性遗传性 NDI,患儿在出生后的第一年表现为发育不良和呕吐。成年人获得性 NDI 远比原发性 NDI 常见。获得性 NDI 可继发于多种疾病导致的肾小管损害,如梗阻性肾病、间质性肾炎、肾小管酸中毒等,全身性疾病如多发性骨髓瘤、干燥综合征等。

二、病因与发病机制

▧ (一)肾脏的抗利尿过程

肾脏是维持和调节体内水的重要器官。调节过程主要在肾脏的肾小管和集合管发生。肾脏对水的重吸收和排泄功能受下丘脑神经元合成及分泌的 AVP 调节,AVP 是调节人体水平衡非常重要的激素之一。人体 AVP 受体分为 V1R 及 AVPR2 两大类,V1R 主要分布在肾小球系膜细胞及血管,AVPR2 主要分布在髓袢升支粗段及集合管上皮细胞。集合管上皮细胞的基底侧有腺苷环化酶,可调节及催化两个亚单位,AVPR2 就是调节亚单位的一部分,位于膜外,抗利尿是一个复杂的过程。首先,AVP 在下丘脑视上核及脑室旁核神经细胞中合成,然后沿神经轴突向垂体后叶移动,运送至垂体后叶储存,需要时释放入血液循环,与肾脏远曲小管和集合管管周膜上的 AVPR2 结合(图 18-1)。结合 AVP 后,AVPR2 受 G 蛋白刺激而激活了腺苷酸环化酶(AC),AC 使细胞内环腺苷酸(cAMP)浓度升高,继而激活蛋白激酶 A(PKA),使微丝微管磷酸化,触发含 AQP2 的囊泡插入正常情况下对水不通透的肾小管集合管的主细胞膜顶部,引起管腔膜对水的通透性增高,使水分子从低渗状态的肾小球腔内进入高渗状态的肾脏间质,再通过基底膜上的 AQP3 和 AQP4 进入血液循环,从而实现尿液浓缩。若撤除 AVP,则含 AQP2 的囊泡重新内吞,管腔膜细胞又恢复到对水不通透的状态。除这种

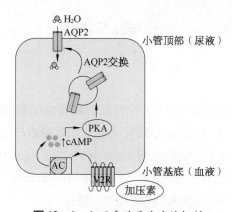

图 18-1·加压素的尿液浓缩机制

AVP 与集合管主细胞基膜的受体 AVPR2 结合,AVPR2 受 G 蛋白刺激而激活了 AC,使得 cAMP 浓度升高,激活 PKA,AQP2 致其从细胞内囊泡穿梭至腔侧膜,允许水通透

短程调节外,AVP 引起的 cAMP 活化也增加了启动子上含有 cAMP 应答元件的 AQP2 基因的转录,实现对抗利尿的长程调节。

（二）病因

NDI 是由于肾脏对加压素不敏感,导致多尿、继发性多饮。NDI 可为遗传性或获得性。先天遗传性缺陷 AVPR2 比 AQP2 基因突变更常见。获得性 NDI 与电解质异常、阻塞性尿路病和多种药物有关,最常见的是锂(表 18-1)。

表 18-1 NDI 的病因

遗 传 性	获 得 性
· *AVPR2* 突变(精氨酸加压素受体 2):X 连锁隐性遗传,占所有遗传性尿崩症患者的 90% 左右,基因位于 Xq28 · *AQP2* 突变:常染色连体显性遗传或隐性遗传,基因位于 Ch12q13	· 抗生素:膦酸钠、氨基糖苷、两性霉素 B、甲氧西林、利福平 · 电解质异常:低钾血症、高钙血症、高钙尿 · 其他药物:锂盐、呋塞米、秋水仙碱、顺铂、环磷酰胺、异环磷酰胺、长春碱 · 肾脏疾病:梗阻性肾病、间质性肾炎、肾小管酸中毒等 · 全身性疾病:多发性骨髓瘤、干燥综合征、结节病

（三）发病机制

本节主要阐述先天遗传性 NDI 发病机制。

1. *AVPR2* 基因突变 · *AVPR2* 基因位于染色体 Xq28,由 3 个内含子和 2 个外显子组成,是典型的 7 次跨膜螺旋 G 蛋白偶联受体(G protein coupled receptor,GPCR),编码一个含有 371 个氨基酸的蛋白。目前共发现 280 多种 *AVPR2* 基因突变位点[3],中国已发现 32 种突变,以错义突变为主,占 29 个,和国外文献报道相近[4]。*AVPR2* 基因突变导致 X 连锁隐性遗传性 NDI,临床上男性患者常见,而杂合子女性患者由于 X 染色体的失活偏倚出现不同的临床表型,临床表现多样,多饮、多尿程度可有明显不同[3]。

根据基因序列分析及亚细胞分类将 *AVPR2* 基因突变分为 5 类:第 1 类突变干扰了蛋白质正确转录、mRNA 加工与翻译,产生了截短蛋白质,这些蛋白质通常被迅速降解;第 2 类突变最为常见,*AVPR2* 基因错义突变或插入、缺失产生了全长蛋白质,使蛋白质错误折叠,虽然保持了内在的功能,但由于内质网的质控机制与蛋白酶体降解的靶向性,使错误折叠蛋白质被滞留在内质网内,不能在细胞膜表面正常表达;第 3 类突变导致了血浆中膜表达受体与 Gs 蛋白结合能力下降,从而导致磷酸化途径激活减弱,影响了与 Gs 蛋白偶联;第 4 类突变导致了对 AVP 亲和力减低,突变虽然没有影响 *AVPR2* 在细胞膜上的正常表达,但是与 AVP 结合能力下降;第 5 类突变被误传到不同亚细胞器中,突变基因可能编码合成正常的受体蛋白,但在细胞内错误定位,不能在细胞膜上正常表达[5,6]。此外,*AVPR2* 突变也会发生"功能增益",突变受体过度增加对 AVP 的亲和力,导致肾源性抗利尿激素分泌紊乱[7]。

2. *AQP2* 基因突变 · 该基因突变是遗传性 NDI 极为罕见类型,患儿 *AVPR2* 无异常,临床上男女发病率相同。*AQP2* 基因位于染色体 12q13,由 4 个外显子和 3 个内含子组成,编码一个含有 271 个氨基酸的蛋白质,由 6 个跨膜结构域、5 个环和细胞内 N 端和 C 端连接而成。丝氨酸 256(Ser256)磷酸化对于依赖 cAMP 调节的 AQP2 胞吐作用非常重要,体内和体外实验均证实 Ser256 和 Ser269 在 AQP2 膜表达的重要作用[8]。仅有约 10% 的先天遗传性 NDI 表现为 *AQP2* 突变导致的常染色体遗传。目前已发现 65 个 *AQP2* 基因突变位点[9],中国发现 6 种 *AQP2* 突变[4],均以常染色体隐性遗传为主,多表现为纯合突变或复合杂合突变,大部分错义突变影响 AQP2 蛋白跨膜区的氨基酸,导致蛋白错误折叠,使 AQP2 蓄积在内质网内。动物实验证实,有一些突变蛋白凭借过度表达、强制运输或易位表达到细胞膜表面,发挥较弱的水重吸收作用,说明 AQP2 的构象仅发生了微小变化,AQP2 亚细胞异常定位导致先天遗传性 NDI 而非功能缺失[10]。由于大多数突变体仍然保持水通道功能,寻找协助突变体从内质网逃离的药物成为研究的方向和热点。少数突变为常染色体显性遗传,是由于突变影响了蛋白质的羧基端,即 C 端。该部位包含 AQP2 转运和存储的调控序列,是 AQP2 磷酸化和向顶端运输的关键区域,导致突变体被滞留在高尔基体中,或误入溶酶体、基底膜,丧失了 AQP2 水通道作用[11]。

3. 未知基因·日本一项研究显示,62 例符合先天遗传性 NDI 临床表型的患者中有 7 例未发现明确的致病基因,提示除 *AQP2* 和 *AVPR2* 外可能有其他未知的基因参与[12]。另外我国也报道了未发现基因突变的幼年起病的先天性 NDI 1 例[13]。

三、实验室检查

■ (一)尿液检查

晨尿尿比重可以用来估计肾脏浓缩功能。晨尿浓缩状态时,其尿比重为 1.030,可以作为一些多尿症患儿的初步筛查试验。但需注意蛋白尿和葡萄糖尿可能会使尿比重升高。

24 小时尿量明显增多(大多>3 000 mL/m²),而且伴有尿比重降低(1.001~1.005)、尿渗透压低(50~200 mmol/L),应予检查尿电解质、尿蛋白及尿红细胞形态以排除继发性因素。

■ (二)血液学检查

血钾、氯、钙、镁、磷等一般正常,血钠正常或稍高,肌酐、尿素氮正常,血渗透压正常或偏高。无条件测定血浆渗透压者可用公式推算:

$$渗透压=(血钠+血钾)\times2+血糖+血尿素氮(计算单位均用 mmol/L)$$

由于低钾血症和高钙血症可能是继发性 NDI 的潜在原因,血清电解质检查是必要的。NDI 患者血钠>150 mmol/L 一般只有在婴幼儿喂养不当及严重脱水时发生,因为口渴中枢会促使患者摄入水分,平衡血钠,晚期出现尿素氮和肌酐增高。

■ （三）诊断性试验

1. 禁水试验 · 目的是观察患儿在细胞外液渗透压增高时的尿液浓缩能力。自试验前一天晚上 7—8 时患儿开始禁食,直至试验结束。试验当天早晨 8 时开始禁饮,先排空膀胱,测定体重、采血测血钠及渗透压;然后每小时排尿一次,测尿量、尿渗透压(或尿比重)和体重,直至相邻 2 次尿渗透压之差连续 2 次小于 30 mmol/L,或体重下降达 5%,或尿渗透压≥800 mmol/L,即可再次采血测血钠、渗透压。

结果分析：① 正常儿童禁饮后不出现脱水症状,每小时尿量逐渐减少,尿比重逐渐上升,尿渗透压可达 800 mmol/L 以上,而血钠、血渗透压均正常;② 精神性多饮儿童尿比重最高可达 1.015 以上,尿渗透压达 300 mmol/L,或尿渗透压与血渗透压比率≥2,提示 AVP 分泌量正常;③ 尿崩症患儿每小时尿量减少不明显,持续排出低渗尿,尿比重不超过 1.010,尿渗透压变化不大;血钠和血渗透压上升分别超过 145 mmol/L 和 295 mmol/L;体重下降 3%～5%。

禁水试验期间应密切观察,如患儿烦渴加重并出现严重脱水症状,或体重下降超过 5%(早产儿若试验过程中体重下降＞3%),或血压明显下降、一般情况恶化时,应迅速终止试验并给予饮水。

2. 加压素试验 · 用于评价肾脏最大尿液浓缩能力,鉴别中枢性尿崩症和肾性尿崩症。禁水试验结束后,皮下注射垂体后叶素 5 U(儿童剂量 0.1 U/kg),然后 2 小时内每 30 分钟留尿一次,共 4 次,测定尿量和尿渗透压。

结果分析：如尿渗透压上升峰值超过给药前 50%,则为完全性中枢性尿崩症;尿渗透压上升峰值在 9%～50%者为部分性尿崩症;肾性尿崩症则尿渗透压上升峰值小于 9%。禁水-加压素试验记录表见表 18-2。

3. 血浆 AVP 测定 · 结合禁水试验测定血浆 AVP 有助于尿崩症的鉴别。中枢性尿崩症血浆 AVP 浓度低于正常;肾性尿崩症血浆 AVP 基础状态可测出,禁饮后明显升高但尿液不能浓缩;精神性多饮患者 AVP 分泌正常。但由于 AVP 半衰期短(24 分钟),在体内外不稳定、易被清除,加之检测方法烦琐、耗时等原因,限制了其在尿崩症鉴别诊断中的应用。

4. 血浆肽素(Copeptin)测定 · Copeptin 是 AVP 激素原羧基端糖蛋白,在体内 Copeptin 与 AVP 以 1∶1 比例合成和分泌,可敏感地反映体内 AVP 的分泌状态。血浆 Copeptin 基础浓度的检测有助于尿崩症的鉴别诊断：中枢性尿崩症血浆 Copepin＜2.6 pmol/L,而 NDI 则＞20 pmol/L。此外,由于 Copeptin 在体外相对稳定,检测所需血浆量少、耗时短等,其检测有望取代 AVP 检测,成为诊断尿崩症一个有价值的指标。

■ （四）影像学检查

包括头颅 CT、MRI、腹部 B 超、静脉肾盂造影等各种检查。腹部 B 超、静脉肾盂造影有助于发现肾积水、输尿管积水、膀胱扩张等。垂体 MRI 如见神经垂体 T1 高信号消失,则提示中枢性尿崩。脑 CT 检查可发现脑组织钙化,脑电图检查可发现有异常波或癫痫样放电等。

表 18-2 禁水-加压素试验记录表

患儿姓名		性别	男/女	年龄	岁
目前一般状况		(1) 好　(2) 一般　(3) 差			

近2天饮食记录：

检查日期：　　　年　　月　　日

试验开始时间：　　时　　分

初始体重：　　　kg　　　　　最近用药：

渴感是否正常？

(1) 禁水试验

No	间隔时间 (h)	体重 (kg)	生命体征	血			尿		
				OSM	Na	(AVP)	OSM	(比重)	尿量
	−0.5								
	0								
	1								
	2								
	3								
	4								
	5								
	6								
	7								
	8								

(2) 加压素试验
垂体后叶素 5 U(或精氨酸加压素 0.1 U/kg)，皮下注射

	0								
	0.5								
	1								
	1.5								
	2								

检查结果提示：(1) 中枢性尿崩症

(2) 肾性尿崩症

(3) 精神性多尿

注：检查项目的数值单位：OSM(渗透压,mmol/L)；尿量(mL/h)。( )括号中项目,可根据需要选择。*如禁水试验提示尿崩症,在应用加压素前的最后一个时间点采血标本。

（五）基因检测

在高度怀疑 NDI 的情况下,可对患者及其父母进行基因检测。

四、临床特征

遗传性 NDI 约 90% 发生于男性,1 岁内起病,在临床上较获得性肾性尿崩症少见,但病情严重。患儿可在出生后数周内出现多尿、发热、易激惹、发育停滞、便秘、缺乏食欲、呕吐等症状,易被误诊为感染性疾病。婴儿经常有尿布湿重(多尿表现),表现出明显的口渴,特别是对冷水的渴求。婴儿经常被发现喝洗澡水或吸吮湿毛巾,甚至可能拒绝食物、牛奶或配方奶粉,而不拒绝水。断奶后患儿烦渴、多饮(每天饮水量可以大于 3 000 mL/m^2)、多尿[新生儿>150 mL/(kg·d),2 岁以下儿童>100~110 mL/(kg·d),较大儿童大于 40~50 mL/(kg·d),具体见表 18-3]等症状明显加重,口渴较中枢性尿崩症更明显。由于喜食流质食物使营养摄入不足,未治疗患儿可出现生长落后;严重脱水可导致患儿大脑损伤,表现为不同程度的智力发育落后。X 连锁遗传性 NDI 因 AVPR2 受体功能缺陷,使 AVP 浓度升高,但 V1 受体和 3 受体功能正常,通过一些独特作用,可导致患儿大脑额叶和基底节等钙化。部分患儿因长期多尿,可出现膀胱扩大、输尿管扩张和非阻塞性肾盂积水等继发性症状。

表 18-3 不同年龄儿童多尿的定义[14]

年 龄	尿量[mL/(kg·d)]
新生儿	>150
2 岁以下	100~110
>2 岁	40~50

与遗传性 NDI 相比,获得性 NDI 在临床上更为常见,但病情较轻。患儿除多尿、口渴、多饮外,可有原发性肾脏疾病、低血钾、高血钙等引起的症状。

五、诊断与鉴别诊断

（一）诊断

1. 临床诊断·若一个男婴存在多尿、高钠血症和低比重尿等表现,则高度提示本病。同时需要检测血、尿渗透压。如果患儿血浆渗透压≥290 mmol/L,同时尿渗透压≤290 mmol/L,则不需要进行禁水试验。对可疑继发性尿崩症患者,最初血浆渗透压<290 mmol/L 时需考虑禁水试验。若可疑或已确诊 NDI,则需要询问患者详细发病史、可能的毒物暴露史。通过检测血尿素氮、肌酐水平评估肾功能,并进行肾脏超声确定有无尿路梗阻或多囊肾。由于尿量多,先天性 NDI 患者常常有不同程度的肾盂积水。

2. 基因诊断 · 因遗传性 NDI 少见并有显著异质性，可能存在下列原因使临床诊断困难：① 一些不完全性遗传性 NDI，仅靠 DDAVP 试验不能很好地区分；② 因失活偏倚导致临床症状轻微甚至无症状的 X 连锁遗传性 NDI 杂合子女性患者；③ 没有明确家族史的散发病例；④ AVPR2 及 AQP2 基因突变致遗传性 NDI 临床表型可无差别。这时基因诊断显得尤为重要，通过检测 AVPR2 和 AQP2 不仅可以早期明确诊断，使患者得到及时治疗，防止出现智力障碍、发育落后等严重并发症，并为家族性病例提供遗传学帮助及为突变基因携带的成年女性提供产前筛查。

■（二）鉴别诊断

NDI 需与中枢性尿崩症、精神性烦渴等鉴别，还需鉴别先天性 NDI 和获得性 NDI。

1. 中枢性尿崩症 · 是由遗传性或颅内先天性畸形或获得性（肿瘤、感染、外伤和手术等）等原因导致 AVP 合成、分泌缺乏所致，可于任何年龄发病，患儿血 AVP 水平低，在注射抗利尿激素后多尿多饮症状明显改善，尿渗透压提高。

2. 精神性多饮（psychogenic polydipsia） · 又称精神性烦渴。通常由某些精神因素引起多饮、多尿，起病多为渐进性，症状逐渐加重，但夜间饮水较少。患儿血钠、血渗透压均处于正常低限，AVP 分泌能力正常，因此，禁水试验比加压素试验更能使其尿渗透压增高。

3. 先天性 NDI 和获得性 NDI 的鉴别 · 先天性 NDI 一般有家族史，发病早，多在幼儿或新生儿期发病，有条件者可行 AVPR2 基因或 AQP2 基因突变检测可明确诊断，目前尚无根治方法。

获得性 NDI 无家族史，多见于成人，除低渗性多尿、烦渴多饮外，还有原发病的表现或有上述 NDI 相关药物使用史，肾功能可有异常，AVPR2 基因或 AQP2 基因突变检测无异常，原发病治愈者可根治，由药物引起者在停用相关药物后病情恢复或好转。

六、治疗与预后

■（一）治疗

一般目标是：① 纠正水分不足；② 减少持续过度失水。目前对于 NDI 无特效治疗药物。主要治疗方法为患儿在白天和夜间摄入充足水分，保证液体摄入量；低钠饮食以适当限制钠盐，保证血容量和血钠在正常范围，并应注意摄入足够营养和热量。有继发因素者应消除原因。遗传性 NDI 治疗困难，治疗目的是保证适当热量摄入、正常生长发育和避免严重脱水。常用利尿剂和非甾体抗炎药作为治疗药物，单一用药效果不佳，目前不作为首选[15]。

1. 脱水的急症处理 · 高渗性脱水是 NDI 常见急症，及时处理对于挽救患儿的生命显得尤为重要。NDI 患儿水分大量丢失导致显著高钠血症。因此，只有在发生低血容量性休克时建议使用生理盐水。在非休克期脱水情况下，应使用低渗性液体纠正脱水，可以通过口服、静脉途径给予。静脉输注时,需严密监测患儿临床脱水纠正情况及血电解质恢复情况,入量只需稍多于尿量,血钠恢复的速度需要维持在每小时<0.5 mmol/L(即每日<10~12 mmol/L),防止由血钠水平快速下降而导致脑水肿及死亡[16]。

2. 利尿剂·氢氯噻嗪通过抑制远曲小管对 Na^+ 的重吸收,通过管球反馈机制减少肾血流量,进而减少尿量。此外,氢氯噻嗪促进 *AQP2* 在小鼠集合管上皮细胞的表达[17]。氢氯噻嗪 3 mg/(kg·d)联合严格的限钠饮食可减少 40% 尿量[18]。低钾血症是氢氯噻嗪的常见并发症,需监测电解质,必要时补钾。因此,氢氯噻嗪可与保钾利尿剂(阿米洛利)合用。阿米洛利属于保钾利尿剂,可阻断远曲小管远端和集合管上皮钠通道(ENaC),减少钠重吸收,促进 $Na^+ - K^+$ 交换,对锂诱导的 NDI 有作用[14]。氢氯噻嗪 2~4 mg/(kg·24 h)联合阿米洛利 0.3 mg/(kg·24 h),能使患者尿量降低 50%,耐受性较好,减少低钾血症的发生,是目前推荐的临床一线用药[19]。氢氯噻嗪联合吲哚美辛也可以达到相似的效果,但应注意胃肠道不良反应的发生[20]。

3. 非甾体抗炎药·前列腺素合成抑制剂,如吲哚美辛可用于肾性尿崩症的治疗。确切的机制尚不清楚。前列腺素抑制剂通过降低肾小球滤过率(GFR)来减少尿量损失,必须密切监测肾功能。然而动物和人体内试验表明,吲哚美辛增加尿液渗透压、减少尿量而不影响 GFR,可能并不依赖于加压素[21]。有研究表明,非甾体抗炎药可能通过抑制水通道蛋白从细胞膜表面脱离,发挥抗利尿作用[19]。前列腺素 E2 与基底外侧前列腺素受体的结合可能抑制 AC 和 AQP2 向顶膜穿梭,从而减少利水作用。噻嗪类利尿剂联合吲哚美辛比单用可以减少 25%~50% 的尿量[22]。但必须仔细监测使用情况,特别是在首次使用时,两者联用时可引起血清钠的迅速降低和低钠性惊厥。吲哚美辛的其他不良反应包括腹痛或胃出血,使用 H2 阻滞剂或质子泵抑制剂可以减轻这些不良反应。

Dayal 等[23]进行了 3 年观察,对 2 例先天性 NDI 患儿给予口服吲哚美辛治疗,0.75~1.2 mg/(kg·d),每日 3 次,患儿脱水症状及生长发育明显改善,1 例患儿 2 年后停药,治疗并随访 6.5 年,患儿耐受良好,无不良反应发生。对于不能耐受吲哚美辛的患儿,可考虑选择抑制环氧合酶-2(cyclooxygenase-2, COX2)抑制剂。对于脱水患儿,两者在应用时有潜在急性肾衰竭的风险[24],故不宜长期单一应用 COX2 抑制剂治疗。

▓ (二)预后与管理

1. 预后·先天遗传性 NDI 不能治愈,必须终生保持足够的水摄入量,如能早期诊断和治疗,可不影响身体和智力发育,并可继续存活。*AQP2* 突变的 NDI 可出现膀胱功能障碍,遗传性 NDI 引起的严重的肾脏浓缩功能缺陷,可发展为肾盂输尿管积水,进一步可出现肾炎样改变[25,26]。婴儿期本病死亡率高达 5%~10%,早期诊断可以避免死亡和减少对生长发育影响。

2. 管理·由于尿崩症多在婴幼儿时期发病,如果患者不能及时得到诊断和治疗,可能出现严重智力发育迟缓,甚至由于严重的高钠血症死亡。而对于明确诊断的患者早期给予适当的低钠饮食配合噻嗪类药物治疗,大多数病例可以避免严重的智力障碍及脱水等严重的并发症。建议在出生后的前几个月应密切监测患儿的体温、尿量、水的摄入量、食欲及生长发育情况。基于 NDI 治疗和预后特点,遗传性 NDI 早期诊断尤为重要。

七、病例分析

　　患儿,女,2 个月 4 天,因"反复发热、多饮、多尿 2 个月"就诊于湘雅二医院儿科疑难病门诊。患儿系 G1P1,母亲妊娠期无特殊,顺产。出生后 4 天出现反复发热,体温在 38℃左右,进食后有呕吐,便秘,难以喂养,饮水及尿量均多(尿量多达每日 800～1 080 mL),夜间小便次数为 8～12 次。曾在外院就诊,抽搐一次(当时血钠 186 mmol/L),多次外院血钠值波动于 140～186 mmol/L,考虑"肺炎、脱水、高钠血症"。家族史无特殊。

　　入院查体:身高 56 cm,体重 4.3 kg,精神较差,皮肤稍干燥,浅表淋巴结未扪及,前囟稍凹陷,唇干,心肺正常,腹部查体阴性,四肢形态正常,关节活动可,无脑征。

● 实验室检查

　　尿常规:比重多次均为 1.001,余正常。血电解质:Na^+ 143～180 mmol/L,血氯 117.7～128.8 mmol/L。血乳酸 7.6 mmol/L。血渗透压 305.03～381.72 mmol/L。尿渗透压 50～200 mmol/L。胸片:正常。腹部彩超:肾上腺、肾脏、输尿管及膀胱均正常。头部及脑垂体 MRI:正常。

　　三大常规、肝肾功能、心肌酶、血脂、降钙素原、C 反应蛋白、血沉、肿瘤标志物、血糖、甲状腺功能、RAAS、免疫全套＋补体、自身免疫性抗体均正常。

● 诊断分析

步骤① 确定是否多尿

　　每日尿量达 3 000 mL/m² 者为多尿,此患儿体表面积为 4.3×0.035＋0.1＝0.25 m²,每日尿量(800～1 080)÷0.25＝(3 200～4 320)/m²,大于 3 000 mL/m²,符合多尿标准。

步骤② 确定多尿的原因

　　尿常规、肾功能、肾脏 B 超正常基本可以排除肾脏疾病;尿糖、血糖正常可以排除糖尿病;根据多次血电解质可以排除低钾血症和高钙血症引起多尿;精神性多饮通常由某些精神因素引起多饮后导致多尿,起病多为渐进性,多饮多尿症状逐渐加重,但夜间饮水较少。此患儿夜间需要多次饮水、血钠增高,与精神性多饮特点不符合,可以排除精神性多饮。

　　患儿于出生后 4 天即出现多尿,多次化验高钠血症和低比重尿等表现,排除上述因素后,高度怀疑 NDI。此患儿血钠 143～180 mmol/L,血渗透压 305.03～381.72 mmol/L,均明显增高;尿比重多次检测为 1.001,是固定低比重尿,且尿渗透压明显降低,50～200 mmol/L。多次血浆渗透压≥290 mmol/L,同时尿渗透压≤290 mmol/L,婴儿不需要进行禁水试验即可考虑 NDI。脑和垂体 MRI 无异常,无中枢尿崩症依据。

步骤❸ 确定 NDI 基因类型

AVPR2 基因:由位于 X 染色体长臂 28 的 *AVPR2* 基因突变所致者占 90%,属于 X 连锁隐性遗传性先天性 NDI,男孩多见。*AQP2* 基因:由位于 12 号染色体长臂 13.12 上的 *AQP2* 基因突变所致者占 10%,属于常染色体显性或隐性遗传性 NDI,男女发病相当。

对本例患儿及其父母进行基因检测,结果参见表 18-4。

表 18-4 本例患儿及父母的基因检测结果

基因名称	OMIM编号	遗传方式	HG19位置	转录本	核苷酸与氨基酸改变	合子状态	人群频率	ACMG变异分类	相关疾病/文献	来源
AQP2	107777	AR/AD	chr12:50349214	NM_000486	c.640delC (p.L214Wfs*24)	纯合	—	2类—可能致病	肾性尿崩症	父亲+母亲(杂合)

患儿临床表现多饮、多尿,反复低热,而患儿父母并没有相应临床表现。基因检测结果为 *AQP2* 基因纯合变异 c.640delC(p.L214Wfs*24),且来源于父亲和母亲(均为杂合状态)。此变异为新发移码突变,未见报道,预测可能会导致蛋白质合成提前出现氨基酸的终止密码。结合患儿临床表现和家系分析,依据美国 ACMG 变异分类指南(PMID:25741868),此突变为"2类—可能致病"。

步骤❹ 随访观察及遗传咨询

患儿使用氢氯噻嗪加阿米洛利治疗,症状减轻,尿量减少,晚上排尿 1 次,无脱水体征,但生长发育迟缓,3 岁复查体重 10.3 kg,身高 88 cm(<3SD),智力一般,无心肺异常。

患儿母亲于 1 年前再次妊娠 5 个月时做遗传咨询,产前诊断之前例行对先证者及父母行前述突变位点验证,结果提示 *AQP2*(NM_000486)存在 2 个可能致病变异:c.170A>C(p.Q57P)及 c.559C>T(p.R187C),分别来自父亲和母亲,构成复合杂合关系。再对患儿母亲妊娠 5 个月胎儿羊水进行检测,染色体为 46,XY,基因结果为 AQP2 c.170A>C(p.Q57P)杂合变异。最终患儿母亲终止了第二胎妊娠。

- **诊断流程图**

肾性尿崩症诊断流程图如下(图 18-2)。

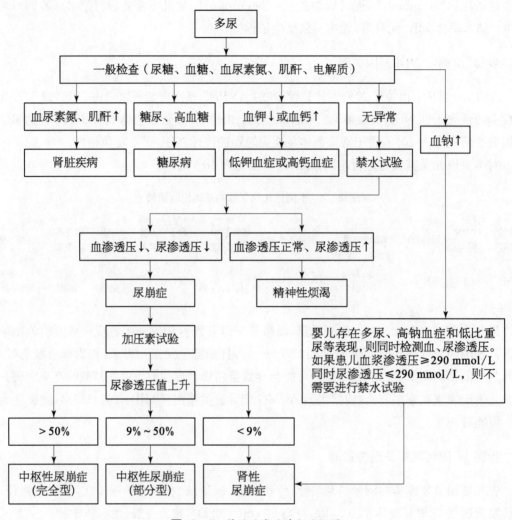

图 18-2·肾性尿崩症诊断流程图

（党西强）

参考文献

[1] Bothra M, Jain V. Diabetes insipidus in pediatric patients[J]. Indian J Pediatr, 2014, 81(12)：1285-1286.

[2] Rugpolmuang R, Deeb A, Hassan Y, et al. Novel *AQP2* mutation causing congenital nephrogenic diabetes insipidus：challenges in management during infancy[J]. J Pediatr Endocrinol Metab, 2014, 27(1-2)：1-5.

[3] Joshi S, Kvistgaard H, Kamperis K, et al. Novel and recurrent variants in *AVPR2* in 19 families with X-linked congenital nephrogenic diabetes insipidus[J]. Eur J Pediatrics, 2018, 177(9)：1399-1405.

[4] 张红梅,隆盛祎,王晓黎.先天性肾性尿崩症基因突变研究进展[J].临床军医杂志,2016,44(6)：648-651.

[5] Robben J H, Knoers N V, Deen P M. Cell biological aspects of the vasopressin type 2 receptor and aquaporin 2 water channel in nephrogenic diabetes insipidus[J]. Am J Physiol Renal Physiol, 2006, 291(2)：F257-F270.

[6] Nossent A Y, Robben J H, Deen P M, et al. Functional variation in the arginine vasopressin 2 receptor as a modifier of human plasmavonwillebrand factor levels[J]. J Thromb Haemost, 2010, 8(7)：1547-1554.

[7] Rochdi M D, Vargas G A, Carpentier E, et al. Functional characterization of vasopressin type 2 receptor substitutions(r137h/c/l)leading to nephrogenic diabetes insipidus and nephrogenic syndrome of inappropriateantidiures：implications for treatments[J]. Mol Pharmacol, 2010, 77(5)：836-845.

[8] Moeller H B, Praetorius J, Rutzler M R, et al. Phosphorylation of aquaporin-2 regulates its endocytosis and protein-protein

interactions[J]. Proc Natl Acad Sci USA, 2010, 107(1): 424 - 429.

[9] Milano S, Carmosino M, Gerbino A, et al. Hereditary nephrogenic diabetes insipidus: pathophysiology and possible treatment. An update[J]. Int J Mol Sci, 2017, 18(11): 2385.

[10] Wesche D, Deen P M, Knoers N V. Congenital nephrogenic diabetes insipidus: the current state of affairs[J]. Pediatr Nephrol, 2012, 27(12): 2183 - 2204.

[11] Marr N, Bichet D G, Hoefs S, et al. Cell-biologic and functional analyses of five new aquaporin-2 missense mutations that cause recessive nephrogenic diabetes insipidus[J]. J Am Soc Nephrol, 2002, 13(9): 2267 - 2277.

[12] Sasaki S, Chiga M, Kikuchi E, et al. Hereditary nephrogenic diabetes insipidus in Japanese patients: analysis of 78 families and report of 22 new mutations in AVPR2 and AQP2[J]. Clin Exp Nephrol, 2013, 17(3): 338 - 344.

[13] 韩秀丹,汪姣,朱凌燕,等.未发现基因突变的肾性尿崩症一例报告[J].中国全科医学,2020,23(21):2731 - 2734.

[14] Kavanagh C, Uy N S. Nephrogenic diabetes insipidus[J]. Pediatr Clin North Am, 2019, 66(1): 227 - 234.

[15] Bichet D G. Nephrogenic diabetes insipidus[J]. Nephrol Ther, 2006, 2(6): 387 - 404.

[16] Bockenhauer D, Bichet D G. Pathophysiology, diagnosis and management of nephrogenic diabetes insipidus[J]. Nat Rev Nephrol, 2015, 11(10): 576 - 588.

[17] Sinke A P, Kortenoeven M L, de Groot T, et al. Hydrochlorothiazide attenuates lithium-induced nephrogenic diabetes insipidus independently of the sodium chloride cotransporter[J]. Am J Physiol Renal Physiol, 2014, 306(5): F525 - F533.

[18] Morello J P, Bichet D G. Nephrogenic diabetes insipidus[J]. Ann Rev Physiol, 2001, 63(3): 607 - 630.

[19] Boussemart T, Nsota J, Martin-Coignard D, et al. Nephrogenic diabetes insipidus: treat with caution[J]. Pediatr Nephrol, 2009, 24(9): 1761 - 1763.

[20] Dabrowski E, Kadakia R, Zimmerman D. Diabetes insipidus in infants and children[J]. Best Prac Res Clin Endocrinol Metab, 2016, 30(2): 317 - 328.

[21] Stoff J S, Rosa R M, Silva P, et al. Indomethacin impairs water diuresis in the DI rat: role of prostaglandins independent of ADH[J]. Am J Physiol, 1981, 241(3): F231 - F237.

[22] Bouley R, Hasler U, Lu H A, et al. Bypassing vasopressin receptor signaling pathways in nephrogenic diabetes insipidus[J]. Semin Nephrol, 2008, 28(3): 266 - 278.

[23] Dayal D, Verma A S, Kumar B A, et al. Response to low dose indomethacin in two children with nephrogenic diabetes insipidus[J]. Pediatr Endocrinol Diabetes Metab, 2015, 20(4): 178 - 181.

[24] Bichet D G, Bockenhauer D. Genetic forms of nephrogenic diabetes insipidus(NDI): vasopressin receptor defect (X-linked) and aquaporin defect (autosomal recessive and dominant)[J]. Best Pract Res Clin Endocrinol Metab, 2016, 30(2): 263 - 276.

[25] Shalev H, Romanovsky I, Knoers N V, et al. Bladder function impairment in aquaporin-2 defective nephrogenic diabetes insipidus[J]. Nephrol Dial Transplant, 2004, 19(3): 608.

[26] Tamarappoo B K, Verkman A S. Defective Aquaporin-2 trafficking in nephrogenic diabetes insipidus and correction by chemical chaperones[J]. J Clin Invest, 1998, 101(10): 2257.

第十九章
低磷性佝偻病

临床特征及诊治要点

- 双下肢畸形、生长缓慢、下肢乏力易疲劳、摔跤是低磷性佝偻病的常见症状，常在 1 岁后出现佝偻病症状，补充钙剂及维生素 D 无效。
- 主要发病机制是尿磷丢失过多，血磷水平过低和活性维生素 D 生成不足引起的骨矿化障碍。
- 影像学表现为骨骼畸形、长骨干骺端增宽和模糊，呈杯口样，杯口内可见细条状钙化影如毛刷状。
- 有家族史的患儿 X 连锁低磷性佝偻病可能性大，临床表现不典型者，基因检测有助于诊断。
- 常规治疗是补充中性磷酸盐合剂和大剂量活性维生素 D。
- 早期诊断、定期随访、长期持续治疗是纠正骨骼畸形、改善最终身高的关键。

一、概念与分类

低血磷性佝偻病（hypophosphate rickets，HR）（OMIM：193100）是儿童少见的代谢性骨病，是由尿磷丢失过多、血磷水平过低和活性维生素 D 生成不足引起的骨矿化障碍、骨骼软化的一组疾病。其中最常见的是 X 连锁显性遗传，为 Xp22.1 上编码肽链内切酶的 *PHEX* 基因突变所致（OMIM：307800），其发病率约 1∶20 000[1]。

二、病因与发病机制

根据发病原因不同，HR 可分为遗传性和获得性，其中以遗传性较为多见。根据遗传方式不同,遗传性 HR 可分为 X 连锁遗传(XLH)、常染色体显性(ADHR)和常染色体隐性遗传(ARHR),以及 HR 合并高钙尿症(HHRH)。获得性 HR 主要继发于肾小管功能障碍(如 Fanconi 综合征、肾小管酸中毒等)、代谢性疾病、甲状旁腺功能亢进及肿瘤相关性低磷性骨软化症等。

在探究低磷性佝偻病的发病机制前,需要先了解一下人体对磷的调节[2]。磷是人体细胞代谢及骨骼矿化不可或缺的元素。人体 85% 的磷储存在牙齿和骨骼,剩余约 15% 在软组织及细胞外液中。磷在血浆中有两种形式,其中 78% 是由磷脂和磷酸酯组成的有机形式,22% 是无机形式。无机磷中 10%～15% 与蛋白质结合,其他的为游离或磷酸盐形式,可被肾小球滤过。参与磷调节的因子主要有 PTH、$1,25-(OH)_2D_3$ 和成纤维生长因子 23(fibroblast growth factor 23,FGF23)。PTH 是调节肾脏磷重吸收最主要的激素。PTH 直接作用于近端肾小管细胞,通过减少细胞膜表面依赖钠的磷共同转运通道(NPT2a 和 NPT2c),抑制钠/磷共转运,促进尿磷排泄。$1,25-(OH)_2D_3$ 可通过间接抑制 PTH 水平,或直接增加 NPT2a 表达,减少尿磷排泄。目前研究表明,大多数 HR 的发病机制均与 FGF23 表达失控有关。FGF23 主要由成骨细胞和骨细胞分泌,用于调节血液中磷的水平。FGF23 通过与伴侣分子 Klotho 共同结合在靶器官的成纤维生长因子受体中发挥作用[3]。在肾脏,FGF23 下调近端肾小管依赖钠的磷共同转运通道(NPT2a 和 NPT2c),抑制尿磷重吸收,增加磷的排泄。同时,FGF23 还可抑制肾脏 1α 羟化酶活性,减少维生素 D 的活性形式 $1,25-(OH)_2D_3$ 的产生[4]。此外,有部分特殊类型 HR 的发病机制有所不同,在表 19-1 中详细列出。

表 19-1　各类型 HR 的基因突变位点及发病机制

遗传方式	突变基因	染色体位点	发 病 机 制
X 连锁显性遗传(XLH)	PHEX	Xp22.1	FGF23 水平增高
常染色体显性遗传(ADHR)	FGF23	12p13.32	组成 FGF23 的氨基酸发生变化,令 FGF23 无法被剪切失活
常染色体隐性遗传 1 型(ARHR1)	DMP1	4q22.1	骨质矿化异常,无法抑制 FGF23
常染色体隐性遗传 2 型(ARHR2)	ENPP1	6q23.2	负责抑制矿化的焦磷酸钠生成障碍
常染色体隐性遗传 3 型(AHRH3)	FAM20C	7p22.3	磷酸化 FGF23 的蛋白酶失活,FGF23 水平增高
低磷性佝偻病伴高钙尿症(HHRH)	SLC34A3	9q34.3	肾小管钠磷共转运体 2a 失活,$1,25(OH)_2D$ 水平增高,继发性高钙尿症
Dent 病(X 连锁隐性遗传)	CLCN5 OCRL1	Xp11.23 Xq26.1	近端小管溶质重吸收障碍

三、实验室检查

1. 血生化·重点关注血钙、血磷和碱性磷酸酶值。通常情况下,患儿血钙正常或略有下降,血磷水平明显下降,碱性磷酸酶水平上升。

2.血 PTH 水平·初诊患者 PTH 通常正常或略升高,在治疗过程中会出现上升。

3.血 25-(OH)D 及 1,25-(OH)$_2$D$_3$ 水平·此两项检查有助于鉴别维生素 D 依赖及缺乏性佝偻病。此外,HR 患者体内维生素 D 的活性形式 1,25-(OH)$_2$D$_3$ 的产生减少。但局限于实验室条件,目前国内血 1,25-(OH)$_2$D$_3$ 的检测并未广泛开展。

4.尿钙排泄水平·尿钙排泄正常,但 HHRH 患者存在尿钙排出增多。尿钙水平的监测,有利于调整磷酸盐及骨化三醇的用量。

5.由肾小球滤过率矫正的肾小管磷最大重吸收率(TmP/GFR)[5]·TmP/GFR 计算方式:肾小管磷重吸收分数(fractional tubular reabsorption of phosphate,TRP)= 1 - $\{(Up/Pp)\times(Pcr/Ucr)\}$,其中 Up 为晨尿尿磷,Ucr 为尿肌酐水平,Pp 为血清磷含量,Pcr 为血肌酐水平。当 TRP≤0.86,TmP/GFR = TRP×Pp,当 TRP>0.86,TmP/GFR = 0.3×TRP/[1-(0.8×TRP)]×Pp。TmP/GFR 的正常范围如下(单位 mmol/L)[5]:0~3 月龄:1.43~3.43;3~6 月龄:1.48~3.3;6 月龄~2 岁:1.15~2.6;2~15 岁:1.15~2.44。

6.基因检测·具体基因检测策略参见图 19-1。

7.X 线片·骨龄片、双下肢全长片。

8.肾脏 B 超·了解肾钙化情况。

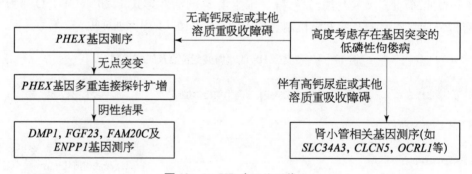

图 19-1·HR 基因检测策略

四、临床特征

XLH 患儿通常生后即有持续的血磷降低,但一般在 1 岁左右负重走路时出现双下肢畸形、生长缓慢、身材矮小等才引起家长重视。少部分表型轻微,仅表现为轻度的低磷血症而无其他临床症状,大部分患儿则表现为骨骼异常,包括"O"形腿、"X"形腿、手足镯征等在内的佝偻病表现、步态异常(小鸭步)、骨质疏松及生长缓慢等。这一群体在成年后主要表现为骨病相关的并发症和功能障碍,如骨关节炎、骨痛、接骨点病变、骨质增生、乏力及骨骼变形等。此外,还可见到颅面部发育不良、龋齿、牙质差及牙脱落等牙病发生,成年期患者可能由听软骨囊骨质疏松导致听觉下降、耳鸣及美尼尔综合征。

ADHR 患儿临床症状与 XLH 患儿相似,但起病年龄不一。约有一半的患者发病年龄较晚,成年期后起病的患者多为女性,常在青春期或妊娠分娩时出现症状,通常主诉为骨痛、乏力及骨折,但缺乏下肢畸形表现[6]。

ARHR 患儿较为罕见,发病年龄在 1 岁左右,除表现为佝偻病及骨软化症外,部分患者可表现出骨硬化症和骨过度生长。其根据突变基因不同,可分为三型,各型的表型略有不同,ARHR1 型可表现为硬化性骨发育不良[7],ARHR2 型可表现为婴儿期广泛性动脉钙化(generalized arterial calcification of infancy,GACI)及早期听力损害[3,8],ARHR3 型可表现为以颅底硬化、骨软化症及特殊面容为特征的骨硬化性发育不良(Raine 综合征)[9]。

HHRH 患儿为常染色体隐性遗传,多数童年起病,临床症状与 XLH 相似,部分表型轻微,仅存在轻度低血磷,高尿钙及肾结石,而缺乏骨病表现,易漏诊。不同于 XLH 患儿的是,HHRH 患儿存在的问题主要是肾小管对磷的转运障碍,血骨化三醇水平通常是正常甚至增高的,这可能是其出现肠吸收型高钙尿症的主要原因[10]。

此外,Dent 病亦是一类特殊的 HR,其为 X 连锁隐性遗传,主要表现为近端肾小管重吸收障碍,可伴有小分子蛋白尿、高钙尿症、肾结石及肾功能不全等[8]。

五、诊断与鉴别诊断

HR 的诊断依靠病史采集(尤其注意家族史的询问)、体格检查、实验室检查、影像学证据及基因检测完成。

HR 主要需和维生素 D 缺乏性佝偻病、维生素 D 依赖性佝偻病、Fanconi 综合征、肿瘤相关性低磷性骨软化症相鉴别,具体鉴别要点可见图 19-2。

六、治疗与预后

■（一）治疗

目前 HR 治疗方案是补充中性磷酸盐合剂和大剂量骨化三醇,磷酸盐口服液每天分次口服(通常分 3～5 次),补充磷元素 1～3 g/d,服用磷酸盐时可于餐后服用,以减轻腹泻症状,用药后注意漱口,减少其对牙齿的破坏。美国食品药品管理局已批准阻断 FGF23 的全人源单克隆抗体 Burosumab 应用于 XLH 的治疗,其通过结合 FGF23,阻断其与受体结合发挥作用,维持体内血磷水平。该药为皮下给药,儿童每 2 周一次,成人每 4 周一次,目前研究发现,用药40 周时,69％患儿的佝偻病症状得到显著改善[11]。

■（二）预后与管理

HR 如不及时控制,或控制不佳,成年期可出现身材矮小、骨痛、骨折、骨关节炎等骨病相关的并发症和功能障碍。发病 10 多年后,可能出现中重度感音神经性耳聋,表现为低频和高频听力受到影响。有些患者有类似美尼尔综合征症状,出现耳鸣、眩晕伴低频听力丧失。X 线提示颞骨岩部出现骨硬化和增厚,伴随内耳道狭窄[12]。部分患者可出现牙周炎、牙脓肿及龋齿等口腔并发症。常见的并发症为继发性甲状旁腺功能亢进及肾钙质沉着。小样本长期随访研究显示，上述并发症可能导致高血压早发甚至慢性肾功能不全，但仍需大规模临床随访数据加以证实[13]。

治疗中，应每3个月定期监测血磷、血钙、碱性磷酸酶，PTH及尿钙/肌酐，指导药量调整，定期监测骨X线改变及骨龄，每年监测肾脏B超，注意是否出现肾钙化情况。治疗目标是纠正或改善患儿骨软化、骨骼畸形，改善身高和运动能力，同时防止继发性甲状旁腺功能亢进、高钙尿症及肾钙化。

七、病例分析

患儿，1岁3个月，因"发现走路不稳3个月"至我院就诊。自患儿学步以来，家长发现其走路不稳，步态似"鸭步"，双下肢弯曲，口服钙剂及维生素D未见明显疗效，门诊空腹血检提示"碱性磷酸酶653 U/L，总钙2.36 mmol/L，磷0.69 mmol/L"，遂收住入院。患儿平素体健，智力发育正常，体重增长满意，身高低于同年龄同性别儿童正常值2SD。患儿母亲及曾外祖母均存在O形腿表现，未予治疗。非近亲结婚，余家族史无特殊。

● **入院查体**

双侧肋骨外翻，双侧膝关节内翻，双踝间距3 cm。

● **实验室检查**

25-(OH)D：52.555 nmol/L（偏低）；PTH 15.9 pg/mL；尿钙/肌酐0.075；TmPi/GFR 0.59 mmol/L。血气分析：pH 7.38，PO_2 98 mmHg，PCO_2 32 mmHg，BE-2 mmol/L，HCO_3^- 23 mmol/L，AG 8 mmol/L。尿沉渣阴性。

腕骨X线片：尺桡骨远端临时钙化带不光整，尺骨远端呈杯口样改变。泌尿系统B超未见异常。

基因检测：*PHEX*基因编码区第1735号核苷酸由鸟嘌呤变异为腺嘌呤（c.1735G＞A），导致第579号氨基酸由甘氨酸变异为精氨酸（p.G579R），为错义突变，根据ACMG指南，初步判定为疑似致病性变异（likely pathogenic）。

● **诊断分析**

步骤① 初步判断患儿为哪类疾病

该患儿具有"步态异常、双下肢弯曲、矮小、双侧肋骨外翻，双侧膝关节内翻"等阳性体征，影像学存在"佝偻病"表现，考虑佝偻病可能性大。

步骤② 判断佝偻病的类型：是低钙性佝偻病或是低磷性佝偻病

患儿血钙正常，而血磷明显降低，25-(OH)D 水平略低，但患儿既往维生素 D 补充无效，PTH 未见明显增高，维生素 D 缺乏性或依赖性佝偻病可能性不大。结合患儿存在阳性家族史，实验室检查提示血磷下降，血钙正常，碱性磷酸酶增高，TmPi/GFR 下降，考虑低磷性佝偻病可能性大。

步骤③ 判断低磷性佝偻病的种类

患儿尿钙排泄正常，尿糖阴性，无明显代谢性酸中毒，排除 Fanconi 综合征或肾小管酸中毒可能，患儿有明确家族史，结合基因结果，考虑 XLH。

- **诊断建议**

(1) 注意是否与低钙性佝偻病相鉴别。
(2) 有家族史的患儿 X 连锁低磷性佝偻病可能性大，临床表现不典型者，基因检测有助于诊断。

- **诊断流程图**

低磷性佝偻病诊断流程图参见图 19-2。

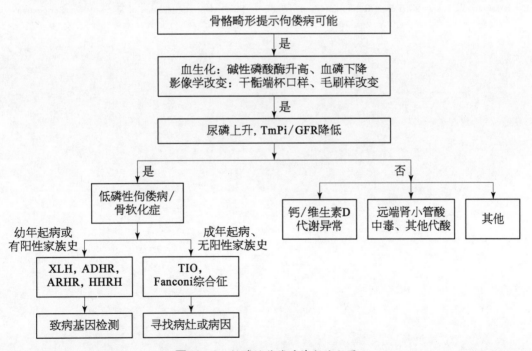

图 19-2·低磷性佝偻病诊断流程图

TmPi/GFR：经过肾小球滤过率矫正的肾小管磷最大重吸收率；HHRH：低磷性佝偻病伴高钙尿症；FGF23：成纤维生长因子 23；XLH：X 连锁低磷性佝偻病；ADHR：常染色体显性遗传低磷性佝偻病；ARHR：常染色体隐性遗传低磷性佝偻病；TIO：肿瘤相关性低磷性骨软化症

（张爱华）

◆ 参考文献 ◆

［1］ Alizadeh Naderi A S, Reilly R F. Hereditary disorders of renal phosphate wasting[J]. Nat Rev Nephrol, 2010, 6(11): 657 - 665.

［2］ Portale A A, Perwad F. Calcium and Phosphorus[M]. In: Avner E, Harmon W, Niaudet P, et al. (eds) Pediatr Nephrol. Springer, Berlin, Heidelberg, 2009.

［3］ Razzaque M S, Lanske B. The emerging role of the fibroblast growth factor-23 - klotho axis in renal regulation of phosphate homeostasis[J]. J Endocrinol, 2007, 194(1): 1 - 10.

［4］ Bitzan M, Goodyer P R. Hypophosphatemic rickets[J]. Pediatr Clin N Am, 2019, 66(1): 179 - 207.

［5］ Payne R B. Renal tubular reabsorption of phosphate(TmP/GFR): indications and interpretation[J]. Ann Clin Biochem, 1998, 35(Pt 2): 201 - 206.

［6］ Seton M, Jüppner H. Autosomal dominant hypophosphatemic rickets in an 85 - year-old woman: characterization of her disease from infancy through adulthood[J]. Bone, 2013, 52(2): 640 - 643.

［7］ Gannagé-Yared M H, Makrythanasis P, Chouery E, et al. Exome sequencing reveals a mutation in DMP1 in a family with familial sclerosing bone dysplasia[J]. Bone, 2014, 68: 142 - 145.

［8］ Jin Y Y, Huang L M, Quan X F, et al. Dent disease: classification, heterogeneity and diagnosis[J]. World J Pediatr, 2020, 17(1): 52 - 57.

［9］ Takeyari S, Yamamoto T, Kinoshita Y, et al. Hypophosphatemicosteomalacia and bone sclerosis caused by a novel homozygous mutation of the *FAM20C* gene in an elderly man with a mild variant of Raine syndrome[J]. Bone, 2014, 67: 56 - 62.

［10］ Tieder M, Modai D, Samuel R, et al. Hereditary hypophosphatemic rickets with hypercalciuria[J]. N Engl J Med, 1985, 312(10): 611 - 617.

［11］ Imel E A, Glorieux F H, Whyte M P, et al. Burosumab versus conventional therapy in children with X-linked hypophosphataemia: a randomised, active-controlled, open-label, phase 3 trial[J]. Lancet (London, England), 2019, 393 (10189): 2416 - 2427.

［12］ Linglart A, Biosse-Duplan M, Briot K, et al. Therapeutic management of hypophosphatemic rickets from infancy to adulthood [J]. Endocr Connect, 2014, 3(1): R13 - 30.

［13］ Nakamura Y, Takagi M, Takeda R, et al. Hypertension is a characteristic complication of X-linked hypophosphatemia[J]. Endocr J, 2017, 64(3), 1 - 7.

第二十章
常染色体显性遗传性小管间质性肾病

临床特征及诊治要点

- 进行性肾功能异常、肾小管浓缩功能异常是常见的临床表现。
- 肾脏组织学表现为非典型的间质纤维化和肾小管萎缩，管状膜的增厚和变薄，偶尔有囊样扩张。
- 起病年龄根据不同分型各不相同。
- 遗传方式为常染色体显性遗传，少数为新发突变。
- 精准诊断和分型有赖于基因检测。
- 没有针对性治疗，以随访为主，根据 CKD 不同分期进行管理。
- 根据不同分型进展为 ESKD 时间不同。

一、概念与分类

（一）概念

遗传间质性肾病（hereditary interstitial kidney disease）是一类以肾小管及间质损害为主要表现的少见遗传性肾病[1]。既往以多种名称被报道，1960 年由 Duncan 和 Dixon 首次描述了一类常染色体显性遗传的肾小管间质性疾病，称为家族性少年型高尿酸血症肾病[2]（familial juvenile hyperuricemic nephropathy, FJHN）。1971 年将一类具有遗传倾向、家族聚集性的间质性肾病命名为髓质囊性肾病[3]（medullary cystic kidney disease, MCKD）。这是一组常染色体显性遗传的肾小管间质性肾病，Goldman 和他的同事早在 1966 年就报道了一个大型家系，表现为成年型的 MCKD[4]。随后，Gardner 等发表了来自美国的两大家系[5]。在最初无法进行基因检测的时候，由于 MCKD 临床表现、病理与肾单位肾痨（NPH）相似，很难区分，故很长一段时间将两者联系起来，称为肾单位肾痨-肾髓质囊性病（nephronophthisismedullary cystic kidney disease，NPH‐MCKD）。近年来，鉴于两者的遗传方式不一，肾外表现也稍有差异，故将两者分开谈论。其他名称还包括小管间质性肾炎、青少年发病的成年型糖尿病 5 型（maturity-onset diabetes of the young type 5，MODY5）等[6,7]。

由于这类疾病名称繁多，影响临床诊断及研究，因此，2014 年改善全球肾病预后组织（kidney disease：improving global outcome，KDIGO）正式将一类单基因遗传，以肾小管及间质损害为主，并发展为慢性肾脏病（CKD）或终末期肾病（ESKD）的疾病命名为常染色体显性肾小管间质性肾病[1]（autosomal dominant tubulointerstitial kidney disease，ADTKD），而从严格意义上来说，ADTKD 的临床表现反映了一类综合征，而非一种疾病。ADTKD 由于早期临床表现隐匿经常被忽视，且数据显示，在间质性肾病中测到基因突变率为 4.5%[8]，因此漏诊、误诊率较高，许多患者往往被诊断为不明原因的慢性肾脏病。

■ （二）分类

目前认为 ADTKD 的发病机制与基因突变有关，现已知的致病基因主要为 *MUC1*、*UMOD*、*REN*、*HNF1B*、*SEC61A1* 五种，因此根据对应基因分为 *ADTKD‐MUC1*、*ADTKD‐UMOD*、*ADTKD‐REN*、*ADTKD‐HNF1B* 和 *ADTKD‐SEC61A1* 五型[1,9]。具体分类详见表 20‐1[1,10]。

表 20‐1　ADTKD 分型

基因（OMIM 数据库编号，染色体）	术　语	蛋　白	表达（分布）	蛋白质功能
UMOD（191845,16p11.2）	ADTKD‐UMOD	尿调节蛋白	肾脏（髓袢升支粗段、远曲小管）	调节转运、血压、尿液浓缩功能 预防肾结石 预防尿路感染 先天免疫调节
MUC1（158340,1q22）	ADTKD‐MUC1	黏蛋白 1	上皮细胞分泌（如肺部、胃肠、肾脏）	上皮屏障保护 免疫调节 信号传导
HNF1B（189907,17q12）	ADTKD‐HNF1B	肝细胞核因子 1B	肾脏、胰腺、肝、肺、肠、泌尿生殖道	转录因子参与早期神经管、胰腺、肠道、肝脏、肺、肾、生殖道的发育
REN（179820,1q32.1）	ADTKD‐REN	肾素	肾脏（球旁器）	蛋白酶，血管紧张素原裂解（RAAS 系统） 肾脏发育中起作用
SEC61A1（609213,3q21.3）	ADTKD‐SEC61A1	SEC61 的 α1 亚单位	普遍存在	内质网上 SEC61 通道的组成部分，对内质网应激的平衡，维持内质网功能起着重要作用

二、病因与发病机制

■ （一）流行病学

由于诊断率不足，ADTKD 的流行病学并不清楚，目前还没有证据显示该疾病发病率在不同国家、地区、民族之间存在差异。但是在一些非洲裔美国人中,由于认知度的不足造成确诊率下降,使 CKD 潜在发病率增加。2000 年以前,全球仅少数几例 ADTKD 个案报道。2019年,一项 3 315 名美国 CKD 患者的研究中,307 名为单基因疾病,包括 9 例 UMOD 突变(占 CKD 相关单基因疾病的 3%)[10]。同样在一项爱尔兰的 CKD 队列研究中,114 个家系中有 3 个家系为 UMOD 突变(占 2.6%)[11]。在奥地利,一家单中心的数据显示,ADTKD 的患病率为 1.67 例/100 万人[12],这个数值很可能被低估了。而对肾移植患者的回顾性研究显示,911 例肾移植患者中 5 例为 ADTKD - UMOD[13]。英格兰的一项数据显示,ADTKD 的发病率为 16 例/100 万人,其中 ADTKD - UMOD 为 9 例/100 万人[14]。这些结果表明,ADTKD - UMOD 的患病率比预期更高,其临床表现不典型是漏诊的部分原因。

在美国 ADTKD - MUC1 的患病率为 0.7 例/100 万人,爱尔兰为 4 例/100 万人[15]。*HNF1B* 基因突变的流行病学目前尚不清楚,研究表明,在肾脏缺陷的患者中,*HNF1B* 突变检测率为 5%～31%[16]。在爱尔兰的 CKD 研究中,114 个家系中发现 2 个家系有 *HNF1B* 基因突变[11]。ADTKD - REN 较为罕见,目前全球仅 20 个家庭被确认为 ADTKD - REN。*SEC61A1* 基因突变更为罕见,2 个家系被报道存在先天性贫血、肾小管间质性疾病,另外 2 个家系存在浆细胞发育过程缺陷、反复感染和一种未知的肾脏表型。

不同亚型的起病年龄不同,ADTKD - UMOD 患者可能在青少年时期出现痛风,在 10～20 多岁出现 CKD。ADTKD - MUC1 通常在 20 多岁出现 CKD。ADTKD - REN 在婴儿期即可出现贫血、高血钾、CKD。ADTKD - HNF1B 可能表现为儿童泌尿生殖系统异常,青少年时期有痛风或糖尿病,在 30 多岁出现 CKD,而需要肾脏替代治疗的发病年龄在不同的家庭中有很大差异,通常在 20～80 岁[1]。在 ADTKD - HNF1B 中,儿童肾发育不良可导致儿童期出现ESKD[17]。

■ (二) 发病机制

1. ADTKD - UMOD・ADTKD - UMOD 以往称尿调节素相关性肾病(UAKD)、髓质囊性肾病 2 型(MCKD2)及家族性少年型高尿酸血症肾病 1 型(FJHN1)。致病基因为 *UMOD*,编码 uromodulin 蛋白,该蛋白作为特定的尿酸盐转运通道蛋白,定位在染色体 16p11～p13 (16p11.2)上,共有 11 个外显子,其中外显子 2 - 11 编码尿调节素,在肾小管初级纤毛中表达。尿酸盐作为嘌呤代谢,终产物可被肾小球滤过,并大部分被重吸收,只有 10% 随尿液排出[18]。UMOD 尿调素既往也称 Tamm-Horsfall 蛋白(T - H 蛋白),是正常人尿液中含量最多的蛋白质。尿调节素由髓袢升支粗段(TAL)肾小管上皮细胞特异生成,从顶膜分泌到管腔内,调节尿酸盐的代谢、尿液浓度,主要通过增强 TAL 上皮细胞的水屏障发挥作用,如增加肾脏外髓质钾通道的表达[19],激活 $Na^+ - K^+ - 2Cl^-$ 转运体,减少近曲小管对尿酸的重吸收,这也可能是部分 UMOD 突变患者合并高尿酸血症的机制。

此外,体外试验及小鼠基因敲除实验表明,尿调节素可预防尿路感染和尿路结石,并可通过与钾通道蛋白相互作用,调节其功能进而影响 TAL 肾小管的转运系统[19,20]。同时尿调素还具有免疫调节功能,在急性肾损伤时,尿调节蛋白抑制趋化因子信号和刺激巨噬细胞吞噬活性,在恢复阶段巨噬细胞从 M1 到 M2 的转变,从而起到保护作用,因此早期炎症相关信号通路有望成为 ADTKD-UMOD 新的治疗靶点。

目前为止,*UMOD* 基因突变有 135 种,除了 6 个框内缺失,其余均为错义突变,通过影响半胱氨酸残基之间二硫键的形成,进而影响蛋白质的正常折叠,致 T-H 蛋白在髓袢升支粗段细胞中异常聚积,影响该段 Na^+ 重吸收,使近端肾小管 Na^+ 重吸收增强,并与尿酸重吸收相偶联,导致高尿酸血症[21]。但导致肾脏损伤的具体机制仍未完全明了,可能为 T-H 蛋白的聚积引起髓袢升支粗段细胞凋亡,血流动力学改变,肾小管瘢痕形成和肾单位损伤,造成肾衰竭[22]。

近年来,Julien 证实了异常蛋白质沉积于内质网可引起内质网应激,Bryce 提出 *UMOD* 基因突变表达的异常蛋白质沉积于内质网引起内质网应激,通过 PKR 样内质网激酶/激活转录因子 4 内质网应激途径及细胞凋亡引起肾脏病变发生。Kemter 等[23]通过研究 2 种携带 *UMOD* 基因突变的小鼠($Umod^{C93F}$、$Umod^{A227T}$)显示炎症在 ADTKD-UMOD 发病机制起重要作用,同时核因子-κB 信号通路的活化被认为可能是发病新机制。

2. ADTKD-MUC1·ADTKD-MUC1 以往称髓质囊性肾病 1 型(MCKD1),*MUC1* 编码膜锚定黏蛋白 mucin1(MUC1),定位于染色体 1q22,是一种参与细胞信号传导并形成细胞表面保护层的跨膜蛋白,在多种组织细胞(皮肤、乳腺、肺、胃肠道、唾液腺及肾脏远端小管细胞)均有表达。在肾脏中,MUC1 高表达于远端肾小管,参与维持肾小管腔稳定。

MUC1 存在一个"数目可变的串联重复序列(variable number of tandem repeats, VNTR)"的结构域,重复编码 20 个氨基酸,每个等位基因有 20～125 个重复段。而一个胞嘧啶脱氧核苷酸插入该结构域而导致基因发生框移突变,产生了一种新的移码蛋白 MUC1fs,它保留了野生型 MUC1 的 N 端信号序列,促进内质网共同翻译易位,此种突变蛋白含有大量碱性氨基酸,可导致折叠障碍,并在肾小管上皮细胞中堆积,最终导致肾小管功能障碍及坏死[24-26]。

虽然 MUC1 在许多细胞中表达,但是 *MUC1* 突变引起的 ADTKD-MUC1 病变只发生在肾脏[10],其机制尚不明确。目前存在一种假设,可能 MUC1fs 仅在肾小管细胞中与另一种蛋白特异性作用,引起局部损伤,而 MUC1fs 的积累也能降低小管细胞的更新,使肾脏再生能力降低。

3. ADTKD-REN·ADTKD-REN 以往称家族性少年型高尿酸血症肾病 2 型(FJHN2),致病基因为 *REN*,定位于染色体 1q32.1,编码肾素(renin),肾素是一种蛋白酶,由天冬氨酸蛋白酶产生及球旁细胞分泌,参与 RAAS 系统调节,可控制血压、影响促红素生成、分解血管紧张素为血管紧张素 1 并调节血管紧张素 1 的生成。研究发现 *REN* 突变可能为编码信号肽的外显子 1 发生突变,现已证实 4 种 *REN* 突变:(*p.Leu16del*)、错义突变(*p.Leu16Arg*)、(*p.Cys20Arg*)、(*p.Trp10Arg*)[27-29]。*REN* 基因突变后编码的异常肾素在细胞间聚集会诱发细胞凋亡[28],部分 *REN* 突变的儿童在发病早期即可出现明显贫血[30],这可能与促红素生成的减少有关。而 *REN* 突变诱发肾小管间质纤维化的机制目前仍不明确。其导致高尿酸血症的机制可能为血清肾素和醛固酮水平低,导致相对低血压,引起近端小管钠吸收增加,随后可能导致尿酸盐吸收增加[28,31]。

4. ADTKD - HNF1B · ADTKD - HNF1B 以往称青少年发病的成年型糖尿病 5 型 (MODY5)、肾囊肿糖尿病综合征(renal cysts and diabetes, RCAD)。成人型糖尿病是 1960 年提出的一种常染色体显性遗传的单基因遗传性糖尿病,现已发现 13 种亚型,ADTKD - HNF1B 为其中的 5 型。HNF1B 基因定位于染色体 17q12,含有 9 个外显子,特异性失活小鼠肾脏 HNF1B 会导致多囊性疾病,并表现出 UMOD 的转录激活明显减少。但 HNF1B 突变导致尿酸水平升高的具体机制还未明确[32]。其编码的 HNF1B 可调节肾脏、胰腺及肝脏的多基因表达过程,因此,该基因突变后可合并肝脏及胰岛等功能损害[33]。其突变包括基因总体缺失(34%)、错义突变(31%)、移码缺失或插入(15%)、无义突变(11%)及拼接位点突变(8%)[34],约 50% 的突变为新发突变。

HNF1B 在胎儿组织中广泛表达,但其在早期肾脏发育中的作用尚未被完全阐明。HNF1B 似乎在输尿管芽分支异常和间充质细胞不能正常转化为上皮细胞起到一定作用,改变 Wnt 信号。在肾小管上皮细胞 HNF1B 的缺失导致 TWIST2 依赖的转录网络激活,引起上皮-间质转化及转化生长因子 β 信号异常,并激活间质细胞,导致细胞外基质和肾纤维表达增加。此外,HNF1B 还调控过氧化物酶体增殖剂激活受体 γ(PPARγ),一种可以控制线粒体生物合成和功能的转录因子。研究表明 HNF1B 基因突变影响 PKD2 和 SOCS3 的表达[35],其中 PKD2 参与肾囊肿的形成,SOCS3 与早期糖尿病发生相关,但是 HNF1B 基因突变导致肾间质纤维化的机制还有待研究。

5. ADTKD - SEC61A1 · SEC61A1 编码转运蛋白 SEC61 的 α 亚基(SEC61α),与 β、γ 亚基共同组成内质网上重要的通道蛋白,α 亚基是形成整个通道的核心。SEC61 蛋白是未折叠蛋白转运及后续的未折叠蛋白降解途径的核心结构,使核糖体合成新生多肽,通过并穿过内质网的内腔,完成正确折叠。对内质网应激的平衡,维持内质网复杂功能起着重要作用[36]。

SEC61A1 突变破坏了易位孔的功能,导致翻译后的修饰、折叠及各种分泌和跨膜蛋白的分类发生改变。影响的蛋白质包括尿调节蛋白、黏蛋白 1 和肾素。其他 SEC61A1 突变的影响包括 Ca^{2+} 内稳态及能量代谢的改变[37]。这种功能障碍可能会诱导或阻止细胞对内质网的应激做出适当的反应,导致细胞凋亡和组织损伤。

内质网的应激与 ADTKD 之间的潜在联系被证实与 DNAJB11 突变有关。DNAJB11 编码免疫球蛋白结合蛋白的辅因子,一种内质网中的关键分子伴侣蛋白,DNAJB11 的功能丧失可能损害内质网的加工和关键蛋白的成熟[38]。DNAJB11 的突变与 ADTKD 的某些特征有关,如非增大的囊性肾脏和进行性间质纤维化,这表明它们可能是一种新的 ADTKD 亚型。

三、临床特征

ADTKD 的 5 种分型中,无论哪个基因突变导致的 ADTKD,其临床表现均以肾脏稀释浓缩功能障碍为主。但相同基因突变导致的 ADTKD,甚至是同一家族的突变基因携带者,其发病年龄、病情轻重、进入 ESKD 的速度等均存在着明显差异。这种不同基因突变导致肾损害相似而同一基因突变导致肾损害差异是这类疾病的特征性表现。临床主要表现为进行性肾功能异常、微量蛋白尿、血尿蛋白尿、尿浓缩功能异常、以常染色体显性遗传方式的家族性慢性肾脏病病史,早期尿检可无异常。血压监测对该病的诊断无特殊价值,即使患者合并了高血压,也往往与肾功能降低有关,而与疾病本身无关。

各型的临床特点参见表 20-2。

表 20-2　ADTKD 各型的临床特点

ADTKD 分型	特殊临床表现	实验室检查	病理特征
ADTKD-UMOD	青少年痛风 遗尿 尿浓缩功能异常	高尿酸血症 尿酸盐排泄分数减少 尿液中尿调节蛋白水平下降	尿调节蛋白在 TAL 细胞内沉积
ADTKD-MUC1	痛风(发病率较 ADTKD-UMOD 低)	高尿酸血症(发病率较 ADTKD-UMOD 低)	MUC1fs 在 TAL 细胞及肾外组织内沉积
ADTKD-HNF1B	儿童起病 先天性泌尿道畸形 女性生殖器异常 自闭症等表现	低镁血症、高尿酸血症、低钾血症 肝功能异常 青少年期糖尿病	不适用
ADTKD-REN	儿童期贫血 轻度低血压 急性肾损伤倾向	贫血 轻度高钾血症 高尿酸血症 正常或偏低肾素水平	球旁器肾素染色减少
ADTKD-SEC61A1	宫内或产后生长迟缓 悬雍垂裂 腭裂和腭咽闭合不全 多指 脓肿形成	先天性贫血 白细胞或中性粒细胞减少	不适用

1. ADTKD-UMOD·ADTKD-UMOD 通常早期出现痛风及尿酸盐排泄分数减少,一项来自 45 个家系 109 名患者的研究表明,90％的患者有痛风和 CKD 的显性家族史,高尿酸血症也是普遍存在的,尤其是女性,尿酸盐排泄分数也明显减少[39]。50％的女性和 75％的男性出现痛风,且发病年龄较早(中位数为 21 岁)。从发病到 ESKD 的平均时间从 25 岁到 70 岁(平均 54 岁)不等,具有相当大的家族内变异性。男性比女性更早患痛风和肾衰竭(出现 ESKD 的年龄男性为 50 岁,女性为 60 岁)[40]。ADTKD-UMOD 患儿遗尿症的发病率略增,比较 ADTKD-UMOD 患者及非 UMOD 突变的 ADTKD 患者,起病年龄似乎更早,且痛风的发病率更高[39]。

2. ADTKD-MUC1·ADTKD-MUC1 的主要特征是显性遗传和缓慢进展的 CKD,无其他典型临床表现[39]。患者进入 ESKD 的时间不同,可伴有高尿酸血症、痛风。有研究比较了 ADTKD-UMOD 的 9 个家系和 ADTKD-MUC1 的 16 个家系[41],发现 ADTKD-UMOD 的诊断年龄较 ADTKD-MUC1 早,可能由于痛风的患病率高($P=0.03$)。ESKD 发病的中位年龄相似($P=0.1$),高尿酸血症更多见于 ADTKD-UMOD($P=0.006$),痛风也更多见($P=0.07$)。除痛风外,两组均无肾外表现。

3. ADTKD-REN·ADTKD-REN 的临床表现可能与肾素的减少及突变的蛋白酶累积有关[29]。在儿童早期(1 岁以下)普遍存在贫血及促红素下降,而在 ADTKD-REN 中也报道过先天性贫血,血红蛋白在 70~110 g/L,有些患儿伴有肾素和醛固酮水平降低,一些患儿也可无症状,不需要促红素治疗[29]。在青春期贫血可改善,可能与性激素分泌增加有关,但青春期后患儿 CKD 逐渐进展。患者也可能有轻度低血压、轻度高血钾、多尿,痛风及高尿酸血症也经常发生。随着时间的推移,CKD 逐渐进展,在 30~70 岁出现 ESKD。

4. ADTKD-HNF1B·ADTKD-HNF1B 的临床特征包括肾脏及肾外表现,如原因不明的肝功能异常(除外自身免疫、药物、病毒性肝炎等)。一些严重的病例中,产前即可出现症状。ADTKD-HNF1B 产前典型表现为胎儿双侧肾脏高回声,肾脏正常或增大,一些新生儿出生后可观察到肾囊肿[42-44]。除了一些极早期出现 ESKD 的患儿,大部分 ADTKD-HNF1B 患儿儿童期病程缓慢,平均每年肾小球滤过率下降 1.0 mL/(min·1.73 m²)。成年后,肾功能异常出现加速,一项 27 名 ADTKD-HNF1B 患者的队列研究中表明,每年肾小球滤过率下降 2.45 mL/(min·1.73 m²)。发病 1 年内,37%的患儿及 20%成人出现高尿酸血症[45]。

ADTKD-HNF1B 患者可部分发生肾源性 Mg^{2+} 丢失,HNF1B 可调节 FXYD2 的转录,进而调节远曲小管的镁离子重吸收[46]。63%的患者平均在 35 岁出现低镁血症(Mg<0.75 mmol/L),在儿童中,低镁血症(Mg<0.65 mmol/L)的发病率较低(24%),不同年龄低镁的 cut-off 值不同。

部分患者可出现高血糖或(和)糖化血红蛋白升高,早期糖耐量异常及糖尿病在儿童中较少见,但随着病程的进展可逐渐出现[47]。移植后新发糖尿病是肾移植的严重并发症,因此在囊性肾发育不良的 ESKD 患者,移植前需排查 HNF1B 基因。

新生儿胆汁淤积、肝酶升高、苗勒氏管引起的生殖系统异常,如果生殖系统畸形联合肾脏异常,需要考虑 HNF1B 突变[32,48]。部分患者可表现为神经心理症状,包括在 17q12 缺失综合征中出现的自闭症等[49,50]。

5. ADTKD-SEC61A1·ADTKD-SEC61A1 可表现为先天性贫血及宫内、生后发育迟缓。其他包括腭裂、悬雍垂裂、多指畸形、轻度认知障碍、复发性皮肤脓肿形成、中性粒细胞减少等,也有部分患者伴痛风。

四、实验室检查

实验室检查多存在高尿酸血症,甚至在婴幼儿期即可出现,目前国际上有关儿童高尿酸血症的定义尚未达成一致,有研究认为儿童高尿酸血症的定义为血清尿酸水平 1~12 个月>500 $\mu mol/L$,1~10 岁>320 $\mu mol/L$;11~15 岁男童>470 $\mu mol/L$,11~15 岁女童>350 $\mu mol/L$;15 岁以上采用成人标准。而我国成人高尿酸血症的诊断标准为:在正常嘌呤饮食状态下,非同日 2 次空腹血清尿酸检测,男性及绝经期后女性>420 $\mu mol/L$,非绝经期女性>360 $\mu mol/L$;此标准与国际高尿酸血症定义一致。尿酸排泄分数(FE_{urate})可排除肌酐水平的影响,FE_{urate}(%)=(尿尿酸×血肌酐)/(血尿酸×尿肌酐)×100%。高尿酸血症根据尿酸排泄分数可分为尿酸生成过多型（$FE_{urate}>10\%$）、尿酸排泄不良型（$FE_{urate}<5\%$）和混合型（$FE_{urate}：5\%\sim10\%$）。

五、诊断与鉴别诊断

ADTKD 早期诊断主要依靠影像学检查，如肾脏 B 超和泌尿系统 CT 等，在影像学检查中，与典型增大的多囊肾相比，ADTKD 肾脏大小正常或萎缩，可以出现肾囊肿，但不是疾病的典型表现。合并痛风患者可见痛风结节，X 线是诊断痛风结石的首选检查方法，具有操作简单、价格低等优势，但是对无痛风结石的早期痛风患者，敏感性稍低。肾脏组织学表现为非典型的间质纤维化和肾小管萎缩，管状膜的增厚或变薄，偶尔有囊样扩张。但是不建议肾脏穿刺明确诊断，因为肾脏穿刺是创伤性检查，而且病理结果为非特异性。分子遗传学检测是诊断的金标准，比肾脏活检更安全。

如果患者有典型的间质性肾损害临床表现，并有常染色体显性遗传模式的家族史（至少两代直系亲属中有肾病病史），则需考虑 ADTKD。如果患者无明确的家族史，但肾活检存在肾间质损害及典型临床表现时，也不能排除该疾病。除了 *HNF1B* 基因突变，少数患者可能出现新发突变。在拟诊该病前需要除外其他原因导致的间质性肾炎。当拟诊该疾病后，需完善基因检测，如果发现以上 5 个基因之一存在突变，就可确诊该病。

如果在 CKD 进展之前，有痛风或高尿酸血症，首先要考虑 *UMOD* 和 *MUC1* 基因突变。ADTKD-MUC1 和 ADTKD-UMOD 在疾病早期尿检一般无诊断价值。肾脏 B 超和 CT 对肾脏皮髓质交界处囊肿的发现对疾病有提示作用，肾脏 CT 对于囊肿的发现更具备灵敏性，而肾脏病理有一定特异性，主要以肾小管和肾间质病变为主，表现为三联征，即肾小管基底膜完整性被破坏，表现为不规则增厚或变薄；小管萎缩和囊性变；肾脏间质细胞浸润和纤维化。如果 *UMOD* 和 *MUC1* 基因检测均为阴性，尿液中检测到突变蛋白 MUC1fs 也可以初步考虑 ADTKD-MUC1。*UMOD* 和 *MUC1* 是 ADTKD 最常见的突变基因。即使患者以上 5 个基因均未发现突变，也不能因此除外该诊断，可能存在其他基因异常导致发病。

■（一）ADTKD 确诊标准（符合以下任意一项）

（1）具有符合 ADTKD 临床特点的慢性肾脏病家族史，且至少一个家系成员肾活检符合 ADTKD 病理特点。

（2）证实受累个体或至少一个家系成员中存在已知基因中任何一个基因突变。

■（二）ADTKD 可疑诊断标准（符合以下任意一项）

（1）具有符合 ADTKD 临床特点的慢性肾脏病家族史。

（2）不具有符合 ADTKD 临床特点的慢性肾脏病家族史，但符合以下任意一项：① 肾活检符合 ADTKD 病理特点；② 存在 *HNF1B* 突变引起的肾外症状；③ 具有早发型高尿酸血症和（或）痛风病史。

六、治疗与预后

▓ （一）治疗

目前对于 ADTKD‐UMOD 和 ADTKD‐MUC1 没有治疗方法，以随访为主，如果出现肾功能损伤，则根据 CKD 指南管理，进入 ESKD 的患者可考虑行血液透析、腹膜透析或肾脏移植等替代治疗。为了改善预后，治疗应侧重于减缓 ESKD 的进展。可能出现的并发症包括高尿酸血症、贫血、骨代谢异常、代谢性酸中毒、电解质紊乱、心血管疾病、感染、急性肾损伤等，治疗措施包括血压控制、阻断 RAAS、蛋白质摄入、生活方式改变等。而 ADTKD‐HNF1B 和 ADTKD‐REN 的儿童早期干预可以改善其预后[1]。

目前尚无临床证据证实血管紧张素转化酶抑制剂或血管紧张素受体拮抗剂对 ADTKD 治疗有效，氯沙坦是目前唯一可以降低血尿酸的血管紧张素受体拮抗剂[51]，可用于 ADTKD 合并痛风的治疗，但使用氯沙坦前需要评估患者肾功能。

利尿剂的使用需要谨慎，这样会加重盐的流失及高尿酸血症，同样不建议低盐饮食[52]。如果患者尿液浓缩功能异常而出现尿量增多，建议充分饮水补充丢失体液。ADTKD 患者尽量避免使用非甾体类抗炎药，存在因 REN 突变引起急性肾损伤风险。

ADTKD‐UMOD 和 ADTKD‐REN 的患者出现痛风，可以使用别嘌醇或其他降尿酸治疗[53]。目前降尿酸药主要分为促进尿酸排泄及抑制尿酸合成 2 类，抑制尿酸合成的有别嘌呤醇、非布司他，但服用非布司他降尿酸，需警惕其导致新生儿面部畸形，孕妇禁用。促尿酸排泄药物常用的有苯溴马隆、丙磺舒、磺吡酮等，在使用此类药物时患者应多饮水、碱化尿液，以促进尿酸的排泄，减少尿酸结石的发生。上述药物在儿童中的应用尚缺乏大量资料研究。而使用降尿酸药或者低嘌呤饮食是否可以减缓 CKD 进展仍然是目前争论的问题。泼尼松对控制急性痛风发作有非常显著的疗效，可以消炎止痛，终止发作，给药宜早不宜迟。秋水仙碱虽然治疗急性痛风效果较好，但因其不良反应限制了在儿童中的应用，尚缺乏大量资料研究。

ADTKD‐HNF1B 的发病率与肾发育不良及肾功能损伤有关，若产前羊水过少或出生时肺发育不良，提示预后较差，甚至可能致命。在特殊情况下，需要新生儿透析，随后进行肾移植。儿童期 HNF1B 肾病进展缓慢[54]，治疗上是根据症状对症治疗，伴有生殖系统异常的患者可手术恢复。目前关于 ADTKD‐HNF1B 引起神经心理症状的治疗尚在研究阶段[16]。

对于 ADTKD‐REN 相关的贫血、低血压可以用促红素和氟氢化可的松治疗，但该药物可能加重肾脏纤维化，对于已存在肾功能损害，高血压及高钾血症的患者应慎用或避免使用。

▓ （二）预后与管理

ADTKD 大多数病例最终会发展为 ESKD，对于儿童患者而言，特别是无临床症状的患者，需要定期随访。ESKD 发生的平均年龄是可变的，它取决于疾病的形式。肾移植可能有很好的预后，特别是如果肾脏是唯一受影响的器官[55]。

　　ADTKD 突变基因携带者需要定期进行肾功能及尿沉渣检查,KDIGO 建议每年 1 次。此外,应避免其他与肾脏损害相关的危险因素,如高血压、糖尿病、肥胖等,对于有这些因素的患者尤其需要良好的管理。

　　ADTKD-UMOD 的患者肾脏疾病进展缓慢,*UMOD* 基因突变仅影响肾脏,因此这些患者是极好的肾移植候选者。ADTKD-MUC1 的患者需要有效管理 CKD 的并发症,由于 ESKD 进展缓慢,而且这种情况只影响肾脏,因此这些患者也是肾移植的理想候选者。ADTKD-REN 的患者容易引起低血容量、高钾血症、贫血,应定期监测指标,并避免低钠饮食。ADTKD-HNF1B 的患者需要预防肝功能检查异常、高血糖、低镁血症和高尿酸血症,因此定期筛查非常重要,同时应定期进行肾脏超声检查以评估肾脏形态。ADTKD-SEC61A1 的患者应管理相关的先天性贫血和预防机会性感染,以获得更好的预后。

　　目前对于该病没有很好的治疗方法,总体来说,该病预后不佳。但随着对该病发病机制研究的不断深入,相信更多的药物及治疗手段将逐步应用于临床。

七、病例分析

■ （一）病例分析 1

　　12 岁男孩,因"发现泡沫尿 2 周"收住院。患儿 2 周前发现泡沫尿,伴夜尿增多,外院查尿常规示尿蛋白＋＋,尿蛋白电泳示肾小管性蛋白尿,血生化示肌酐 146.8 μmol/L,谷丙转氨酶 68 U/L,血钾 3.3 mmol/L,尿渗透压 472 mOsm/kg,泌尿系统 B 超正常,血常规、免疫学检查、病原学检查均正常,眼、耳检查正常。病初无感染,既往未行尿液检查,母孕史、出生史、生长发育史均正常,否认肾脏疾病相关家族史。

● 入院查体

　　血压正常,心肺正常,无外生殖器异常,无关节疼痛。

● 实验室检查

　　尿蛋白＋＋,尿蛋白电泳示肾小管性蛋白尿,血肌酐 146.8 μmol/L,谷丙转氨酶 68 U/L,血钾 3.3 mmol/L。尿渗透压 472 mOsm/kg。血常规、免疫学检查、病原学检查均正常。
　　泌尿系统 B 超正常。

● 诊断分析

步骤① 明确患儿临床特点

　　该患儿为青春期男孩,临床表现为小管性蛋白尿、肝肾功能异常、肾小管浓缩功能异常、轻度低钾血症,同时存在肾脏及肾外表现,肾脏以肾小管病变为主。否认肾脏疾病相关家族史。排除感染、系统性疾病、代谢性疾病、药物、毒物等因素。

步骤② 进一步完善检查辅助诊断

该患儿为原因不明蛋白尿,伴肾功能异常,以肾小管功能障碍为主要表现,需完善肾活检明确肾脏病理情况。该患儿肾活检提示肾小管间质性肾炎,尽管患儿无肾脏相关常染色体显性遗传模式的家族史,结合其典型临床表现,需怀疑 ADTKD。

步骤③ 基因检测明确诊断及分型

该患儿有典型的肾小管损伤的临床表现,虽然无相关家族史,但肾活检支持间质性肾炎,因此需怀疑 ADTKD,基因检测可明确诊断及预测预后。该患儿行基因检查结果为 *HNF1B* c.1413dupC 杂合突变,其父母均正常,故明确诊断 ADTKD - HNF1B。后期随访需注意蛋白尿、肾功能、肾外脏器的综合评估。

■ (二) 病例分析 2

> 患儿,女,14 岁,因"发热 3 天,全身皮疹 2 天"收住院。患儿于 3 天前受凉后出现发热,热峰 39.0℃,2 天前出现全身皮疹,有瘙痒,无关节肿痛,入院后查肾功能示尿素氮 8.53 mmol/L,肌酐 94.7 μmol/L,尿酸 692.8 μmol/L。追问病史患儿平时夜尿偏多,父亲有肾脏囊肿病史(具体肾功能不详),自幼进食、活动正常,体格智力发育正常。

● 入院查体

全身可见散在红色斑丘疹,高于皮面,压之褪色,部分融合成片,有抓痕以外,余均未见异常。

● 实验室检查

尿素氮 8.53 mmol/L,肌酐 94.7 μmol/L,尿酸 692.8 μmol/L。泌尿系统 CT:双肾可见散在小囊肿。尿常规:正常。凝血常规:正常。乙肝三对:正常。丙肝、艾滋、梅毒:正常。

● 病理检查

肾穿刺活检:① 免疫荧光:全阴性。② 光镜:肾小球未见明显改变,肾脏间质中-重度慢性炎症改变,肾小管扩张。③ 电镜:肾间质弥漫淋巴、单核细胞浸润;肾小管毛细血管袢内皮细胞增生;肾小球基底膜厚薄不均,基底节段皱缩。

● 诊断分析

步骤① 确定肾功能或泌尿系统影像学是否存在异常

ADTKD 的患儿临床表现不明显,早期临床几乎无改变,大部分为体检时发现肾功能异常或者肾脏 B 超/CT 有囊肿改变。目前临床上发现肾功能异常患儿,同时肾脏彩超有囊肿改变。

步骤❷ 追问是否有阳性家族史

患儿父亲有肾脏囊肿病史,有阳性家族史,该病例发现有肾功能异常+泌尿系统 CT 异常+阳性家族史,故考虑患儿有家族性遗传性的肾脏病变可能。

步骤❸ 其他检查和随访评估

患儿肾穿刺活检提示肾间质改变明显、肾小管扩张,为肾小管间质性疾病,结合家族史,考虑为常染色体显性遗传的小管间质性疾病可能性大,其中常染色体显性遗传的 ADTKD 可能性最大。为了明确诊断,需要进行基因检测,该患儿基因检测显示为 *UMOD* 基因异常,父系来源,故 ADTKD - UMOD 诊断明确。

■ (三)病例分析 3

患儿,男,12 岁,因"间断足趾疼痛 1 年余"入院,右足第一跖骨疼痛伴局部红肿,无其他伴随症状,予当地治疗后好转(具体不详),未予详细检查。家族史:父亲体健,母亲有"肾功能不全,痛风"病史,患儿舅舅于 30 岁因尿毒症去世。

● 入院查体

右足第一跖骨红肿,余无殊。

● 实验室检查

肾功能:血肌酐 118 μmol/L,尿酸 1 047 μmol/L,尿素氮 21.95 mmol/L。尿常规:pH 5.0;尿蛋白阴性红细胞 0 个/HP。24 小时尿酸 1 170 μmol,24 小时尿肌酐 5 170 μmol。血红蛋白 118 g/L。肝功能正常。血糖正常。肾素、醛固酮正常。

泌尿系统 B 超:双肾小囊肿,右侧较大的直径约 4 mm,左侧较大的直径约 2 mm。

● 诊断分析

步骤❶ 高尿酸血症分型

尿酸 1 047 μmol/L 明确诊断高尿酸血症(11~15 岁男童>470 μmol/L 可诊断高尿酸血症)。计算尿酸排泄分数(%)=(尿尿酸×血肌酐)/(血尿酸×尿肌酐)×100%=(1 170×118)/(1 047×5 170)×100%=2.5%,提示为尿酸排泄不良型。根据病史和实验室检查确定为原发性尿酸排泄不良还是继发性尿酸排泄不良。该患儿无其他系统性疾病,也无非甾体抗炎药或环孢素 A 等药物的使用史,且有明确家族史,故可排除继发性尿酸排泄不良。

步骤② 分子遗传学检测

该患儿有明确家族史,患儿母亲和舅舅均有肾功能不全,且舅舅因尿毒症去世,需早期行分子遗传学检测。

● **诊断流程图**

ADTKD 诊断流程图参见 20-1。

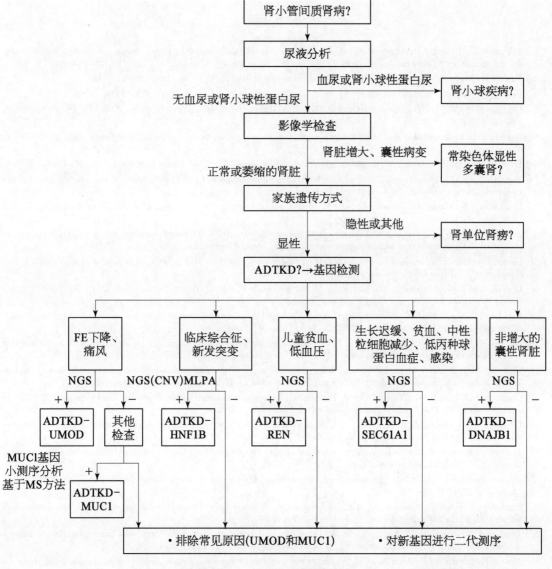

图 20-1·ADTKD 诊断流程图

FE$_{urate}$,尿酸盐排泄分数;MS,质谱法;NGS,二代测序;CNV,拷贝数变化;MLPA,多重连接依赖式探针扩增

● 诊断建议

（1）注重病史包括母孕史、出生史、家族史的详细询问。

（2）注意患者肾外表现及其他脏器包括血液系统、消化系统、生殖系统的病变评估。

（3）肾脏以肾小管病变为主，肾组织学检查对诊断有指导意义，并排除其他因素引起的肾间质病变。

（4）任何类型的 ADTKD 最终诊断需要依赖基因检测。

（李晓忠　黄文彦　孙利文　冯丹　沈芸妍）

◆ 参考文献 ◆

［1］Eckardt K U, Alper S L, Antignac C, et al. Autosomal dominant tubulointerstitial kidney disease: diagnosis, classification, and management-a KDIGO consensus report[J]. Kidney Int, 2015, 88(4): 676 - 683.

［2］Duncan H, Dixon A S. Gout, familial hypericaemia, and renal disease[J]. Q J Med, 1960, 29: 127 - 135.

［3］Bennett W M, Simon N, Gardner K D Jr. Cystic disease of renal medulla[J]. Ann Intern Med, 1971, 74(6): 1011 - 1012.

［4］Goldman S H, Walker S R, Merigan T C, et al. Hereditary occurrence of cystic disease of the renal medulla[J]. N Engl J Med, 1966, 274(18): 984 - 992.

［5］Gardner K D. Evolution of clinical signs in adult-onset cystic disease of the renal medulla[J]. Ann Intern Med, 1971, 74(1): 47 - 54.

［6］Bleyer A J, Hart P S, Kmoch S. Hereditary interstitial kidney disease[J]. Semin Nephrol, 2010, 30(4): 366 - 373.

［7］Wang C, Fang Q, Zhang R, et al. Scanning for MODY5 gene mutations in Chinese early onset or multiple affected diabetes pedigrees[J]. Acta Diabetol, 2004, 41(4): 137 - 145.

［8］Groopman E E, Marasa M, Cameron-Christie S, et al. Diagnostic utility of exome sequencing for kidney disease[J]. NEJM, 2019, 380(2): 142 - 151.

［9］Bolar N A, Golzio C, Živná M, et al. Heterozygous loss-of-function *SEC61A1* mutations cause autosomal-dominant tubulo-interstitial and glomerulocystic kidney disease with anemia[J]. Am J Hum Genet, 2016, 99(1): 174 - 187.

［10］Bleyer A J, Kmoch S, Antignac C, et al. Variable clinical presentation of an MUC1 mutation causing medullary cystic kidney disease type 1[J]. Clin J Am Soc Nephrol, 2014, 9(3): 527 - 535.

［11］Connaughton D M, Kennedy C, Shril S, et al. Monogenic causes of chronic kidney disease in adults[J]. Kidney Int, 2019, 95(4): 914 - 928.

［12］Karl Lhotta, Sian E Piret, Reinhard Kramar, et al. Epidemiology of uromodulin-associated kidney disease — results from a nation-wide survey[J]. Nephron Extra, 2012, 2(1): 147 - 158.

［13］Quaglia M, Musetti C, Ghiggeri G M, et al. Unexpectedly high prevalence of rare genetic disorders in kidney transplant recipients with an unknown causal nephropathy[J]. Clin Transplant, 2015, 28(9): 995 - 1003.

［14］Christine Gast, Anthony Marinaki, Monica Arenas-Hernandez, et al. Autosomal dominant tubulointerstitial kidney disease-UMOD is the most frequent non polycystic genetic kidney disease[J]. BMC Nephrol, 2018, 19(1): 301.

［15］Cormican S C, Kidd K O, Bleyer A J, et al. The burden of autosomal dominant tubulo-interstitial kidney disease (ADTKD) in Ireland[abstract FR-PO327][J]. J Am Soc Nephrol, 2017, 28: 485 - 486.

［16］Clissold R L, Hamilton A J, Hattersley A T, et al. HNF1B-associated renal and extra-renal disease-an expanding clinical spectrum[J]. Nat Rev Nephrol, 2014, 11(2): 102 - 112.

［17］Heidet L, Decramer S, Pawtowski A, et al. Spectrum of HNF1B Mutations in a Large Cohort of Patients Who Harbor Renal Diseases[J]. Clin J Am Soc Nephrol, 2010, 5(6): 1079 - 1090.

［18］Balasubramaniam S, Duley J A, Christodoulou J. Inborn errors of purine metabolism: clinical update and therapies[J]. J Inherit Metab Dis, 2014, 37(5): 669 - 686.

［19］Rampoldi L, Scolari F, Amoroso A, et al. The rediscovery of uromodulin(Tamm-Horsfall protein): from tubulointerstitial nephropathy to chronic kidney disease[J]. Kidney Int, 2011, 80(4): 338 - 347.

［20］Renigunta A, Renigunta V, Saritas T, et al. Tamm-Horsfall glycoprotein interacts with renal outer medullary potassium channel ROMK2 and regulates its function[J]. J Biol Chem, 2011, 286(3): 2224 - 2235.

［21］Joosten H, Strunk A L, Meijer S, et al. An aid to the diagnosis of genetic disorders underlying adult-onset renal failure: a literature review[J]. Clin Nephrol, 2010, 73(6): 454 - 472.

［22］Iorember F M, Vehaskari V M. Uromudulin: old friend with new roles in health and disease[J]. Pediatr Nephrol, 2014, 29(7): 1151 - 1158.

［23］Kemter E, Sklenak S, Rathkolb B, et al. No amelioration of uromodulin maturation and trafficking defect by sodium 4 - phenylbutyrate in vivo: studies in mouse models of uromodulin-associated kidney disease[J]. J Biol Chem, 2014, 289(15):

10715 – 10726.

[24] Bleyer A J, Kmoch S. Autosomal dominant tubulointerstitial kidney disease: of names and genes[J]. Kidney Int, 2014, 86(3): 459 – 461.

[25] Krans S, Abel P D, Nachtmann C, et al. MUC1 mucin and trefoil factor 1 protein expression in renal cell carcinoma: correlation with prognosis[J]. Hum Pathol, 2002, 33(1): 60 – 67.

[26] Leroy X, Zerimech F, Zini L, et al. MUC1 expression is correlated with nuclear grade and tumor progression in pT1 renal clear cell carcinoma[J]. Am J Clin Pathol, 2002, 118(1): 47 – 51.

[27] Beck B B, Trachtman H, Gitman M, et al. Autosomal dominant mutation in the signal peptide of renin in a kindred with anemia, hyperuricemia, and CKD[J]. Am J Kidney Dis, 2011, 58(5): 821 – 825.

[28] Živná M, Hůlková H, Matignon M, et al. Dominant renin gene mutations associated with early-onset hyperuricemia, anemia, and chronic kidney failure[J]. Am J Hum Genet, 2009, 85(2): 204 – 213.

[29] Bleyer A J, Živná M, Hůlková H, et al. Clinical and molecular characterization of a family with a dominant renin gene mutation and response to treatment with fludrocortisone[J]. Clin Nephrol, 2010, 74(6): 411 – 422.

[30] Kurt B, Paliege A, Willam C, et al. Deletion of von Hippel Lindau protein converts rennin-producing cells into erythropoietin-producing cells[J]. J Am Soc Nephml, 2013, 24(3): 433 – 444.

[31] Stanislav K, Martina Ž, Anthony J. Autosomal Dominant Tubulointerstitial Kidney Disease, REN-Related[J]. Gene Reviews.

[32] Bingham C, Ellard S, Cole T R P, et al. Solitary functioning kidney and diverse genital tract malformations associated with hepatocyte nuclear factor-1 beta mutations[J]. Kidney International, 2002, 61(4): 1243 – 1251.

[33] Coffinier C, Barra J, Babinet C, et al. Expression of the vHNF1/HNF1beta homeoprotein gene during mouse organogenesis [J]. Mech Dev, 1999, 89(1 – 2): 211 – 213.

[34] Alvelos M I, Rodrigues M, Lobo L, et al. A novel mutation of the HNF1B gene associated with hypoplastic glomerulocystic kidney disease and neonatal renal failure: a case report and mutation update[J]. Medicine(Baltimore), 2015, 94(7): e469.

[35] Mancusi S, La Manna A, Bellini G, et al. HNF1B mutation affects PKD2 and SOCS3 expression causing renal cysts and diabetes in MODY5 kindred[J]. J Nephrol, 2013, 26(1): 207 – 212.

[36] Haßdenteufel S, Klein M C, Melnyk A, et al. Protein transport into the human ER and related diseases, Sec61 – channelopathies[J]. Biochem Cell Biol, 2014, 92(6): 499 – 509.

[37] Lang S, Pfeffer S, Po-Hsien L, et al. An update on Sec61 channel functions, mechanisms, and related diseases[J]. Front Physiol, 2017, 8: 887.

[38] Ying S, Linda M H. ERdj3, a stress-inducible endoplasmic reticulum DnaJ homologue, serves as a cofactor for BiP's interactions with unfolded substrates[J]. Mol Biol Cell, 2005, 16(1): 40 – 50.

[39] Bollée G, Karin D, Martin F, et al. Phenotype and outcome in hereditary tubulointerstitial nephritis secondary to UMOD mutations[J]. Clin J Am Soc Nephrol, 2011, 6(10): 2429 – 2438.

[40] Moskowitz J L, Piret S E, Lhotta K, et al. Association between Genotype and Phenotype in Uromodulin-Associated Kidney Disease. CJASN, 2013, 8(8): 1349 – 1357.

[41] Ayasreh N, Bullich G, Miquel R, et al. Autosomal Dominant Tubulointerstitial Kidney Disease: Clinical Presentation of Patients With ADTKD-UMOD and ADTKD-MUC1[J]. Am J Kidney Dis, 2018, 72(3): 411 – 418.

[42] Decramer S, Parant O, Beaufils S, et al. Anomalies of the TCF2 Gene Are the Main Cause of Fetal Bilateral Hyperechogenic Kidneys[J]. JASN, 2007, 18(3): 923 – 933.

[43] Gondra L, Décramer Stéphane, Chalouhi G E, et al. Hyperechogenic kidneys and polyhydramnios associated with HNF1B gene mutation[J]. Pediatr Nephrol, 2016, 31(10): 1705 – 1708.

[44] Shuster S, Keunen J, Shannon P, et al. Prenatal Detection of Isolated Bilateral Hyperechogenic Kidneys: Etiologies and Outcomes[J]. Prenatal Diag, 2019, 39(9): 693 – 700.

[45] Coralie B, Hattersley A T. Renal cysts and diabetes syndrome resulting from mutations in hepatocyte nuclear factor-1β[J]. Nephrol Dial Transplant, 2004, 19(11): 2703 – 2708.

[46] van der Wijst J, Belge H, Bindels RJM, er al. Learning Physiology From Inherited Kidney Disorders[J]. Physiol Rev, 2019, 99(3): 1575 – 1653.

[47] Shoichiro K, Naoya M, Naoto K, et al. New-onset diabetes after renal transplantation in a patient with a novel HNF1B mutation[J]. Pediatr Transplant, 2016, 20(3): 467 – 471.

[48] Iwasaki N, Okabe I, Momoi M Y, et al. Splice site mutation in the hepatocyte nuclear factor-1 beta gene, IVS2nt + 1G>A, associated with maturity-onset diabetes of the young, renal dysplasia and bicornuate uterus[J]. Diabetologia, 2001, 44(3): 387 – 388.

[49] Daniel Moreno-De-Luca, Jennifer G. Mulle, Erin B. Kaminsky, et al. Deletion 17q12 is a recurrent copy number variant that confers high risk of autism and schizophrenia[J]. Am J Hum Genet, 2010, 87(5): 618 – 630.

[50] Clissold R L, Shaw-Smith C, Turnpenny Peter, et al. Chromosome 17q12 microdeletions but not intragenic HNF1B mutations link developmental kidney disease and psychiatric disorder[J]. Kidney Int, 2016, 90(1): 203 – 211.

[51] Toshihiro H, Kimiyoshi I, Makoto H, et al. Uricosuric action of losartan via the inhibition of urate transporter 1 (URAT 1) in hypertensive patients[J]. Am J Hypertens, 2008, 21(10): 1157 – 1162.

[52] Laura L, Eric O, Hendrica B, et al. Paradoxical response to furosemide in uromodulin-associated kidney disease[J]. Nephrol Dial Transpl, 2015, 30(2): 330 – 335.

[53] Faruque L I, Ehteshami-Afshar A, Wiebe N, et al. A systematic review and meta-analysis on the safety and efficacy of

febuxostat versus allopurinol in chronic gout[J]. Semin Arthritis Rheu，2013，43(3)：367 – 375.

[54] Okorn C，Goertz A，Vester U，et al. HNF1B nephropathy has a slow-progressive phenotype in childhood—with the exception of very early onset cases：results of the German Multicenter HNF1B Childhood Registry[J]. Pediatr Nephrol，2019，34(6)：1065 – 1075.

[55] Younus M S，Muhammad F H. Autosomal dominant tubulointerstitial kidney disease[J]. In：StatPearls. Treasure Island (FL)：StatPearls Publishing，July 11，2022.

第二十一章
特发性肾小管-间质性肾炎

临床特征及诊治要点

- 肾小管-间质性肾炎是病理诊断,肾活检为确诊的金标准。
- 临床以非少尿型肾功能减退伴多项肾小管功能障碍(如低分子量蛋白尿、糖尿、无菌性白细胞尿等)为特征。
- 特发性肾小管-间质性肾炎的诊断需排除感染、药物、结缔组织病等,且常1年内合并葡萄膜炎而表现为 TINU 综合征。
- 特发性肾小管-间质性肾炎/TINU 综合征对于全身/局部应用糖皮质激素反应良好。
- 间质性肾炎的肾功能多能恢复正常,也有部分患者进入 CKD,尤其是反复迁延及慢性葡萄膜炎者更易发生 CKD。

"肾小管-间质性肾炎"(tubulointerstitial nephritis, TIN)是基于组织学特点于1898年由 Councilman 命名的一种肾实质疾病,其病理特征表现为广泛肾间质炎性细胞浸润,不同程度的肾小管退行性病变,而肾小球、肾血管基本正常;其主要临床特点是不同程度的(近端)肾小管功能障碍和肾小球滤过功能异常。临床常被简称为"间质性肾炎"(interstitial nephritis)。TIN 病因复杂,以药物、感染、相关性系统性疾病(SLE、ANCA 相关性血管炎、干燥综合征、结节病等)最为多见;不足 10% 的 TIN 病因不明,其中包括家族性间质性肾炎(其他章介绍)和"特发性小管间质性肾炎"(idiopathic tubulointerstitial nephritis),后者是本章专题介绍的主题。

一、概念

特发性肾小管-间质性肾炎是指具有典型急性间质性肾炎病理特征,而病因不明(非药物、非感染、非系统性疾病、非重金属等所致)的肾小管间质性疾病,因常合并眼葡萄膜炎,又被称为特发性肾小管间质性肾炎-葡萄膜炎综合征（tubulointerstitial nephritis and uveitis syndrome，TINU），即 TINU 综合征。本症属一种罕见的临床综合征，是一类独立的、与机体免疫紊乱相关的、急性小管-间质性肾炎（TIN）合并眼葡萄膜炎的临床综合征。

二、流行病学

自 1975 年 Dobrin 等[1]首先报道 TINU 以来，迄今全球报道病例数已逾 500 例，但目前尚无确切的 TINU 患病率的流行病学数据。已有资料显示：

（1）在葡萄膜炎患者中 2% 的成人和 8% 的儿童为 TINU[2]；而病因不明的葡萄膜炎中 TINU 占比几近半数[3]。在日本，TINU 已成为儿童葡萄膜炎的第二大主要病因[4]。2015 年英国一项基于 3 000 例葡萄膜炎的队列研究估计英国地区人群 TINU 的年发病率约为 1/百万人口[5]。

（2）成人急性肾小管间质性肾炎（acute tubulointerstitial nephritis，ATIN）中 TINU 占 27%～28%[6]。早年报道在儿童 ATIN 中约 14.3% 最终表现为 TINU[7]；2000—2005 年在北京大学第一医院儿科经肾病理检查确诊的 ATIN 14 例患儿中 2 例为 TINU，占 15%。但近些年儿童 ATIN 中 TINU 的诊断率有明显增高的趋势，如 2019 法国报道的 25 例儿童 ATIN 中诊断 TINU7 例（28%）[8]，2020 年英国报道一单中心 8 年中 10 例儿童 ATIN 中 6 例（60%）确诊为 TINU[9]，2013 年芬兰报道 19 例儿童 ATIN 中 84% 达 TINU 诊断标准[10]。

虽然多数病例报道集中在 20 世纪 90 年代后，但临床工作中眼科、肾内科对于 TINU 的认识仍显不足，加之本症间质肾炎与葡萄膜炎多不同期发生、且存在无症状性、不典型性等诸多因素所造成的漏诊、误诊，现普遍认为 TINU 的发病率、患病率被明显低估。

三、人口统计学特点与潜在危险因素

1. 人种差异·特发性 TIN 分布范围几近全球，可见于各色人种，无种族倾向。

2. 性别差异·TINU 常累及女性，男女比例为 1∶（2.5～5.2）[6,11]；青、少年女性较中老年女性更易患本症[12]。因此，女性是 TINU 发病的潜在危险因素。在儿科，男童患者的发病比例似乎有增多倾向，芬兰报道的 16 例 TINU 中，男女比例为 1∶1[10]；笔者单位现 6 例（发病年龄 <13 岁）确诊 TINU 中 4 例为男性。

3. 年龄差异· TINU 患者发病年龄跨度大，从 8 岁至 74 岁不等[11,12]，但主要以青、少年为主，平均患病年龄 15 岁，其中 <20 岁者，约占 57%。男性 TINU 的平均发病年龄稍早于女性（14 岁 *vs.* 17 岁）[12]。有报道显示：新发双侧前房性葡萄膜炎患者中，20 岁以下年龄组发生 TINU 的概率是 20 岁以上年龄组的 7 倍，该年龄段典型的葡萄膜炎约 32% 符合 2001 年 Mandeville 等提出的"诊断"和"可能"的 TINU 诊断标准[13]，提示青少年年龄段是 TINU 发病的潜在危险因素。

4. 遗传背景与易感性·早年既有如同卵双生兄弟[14]、母子[15]、同胞兄妹[16]等共患 TINU

的家庭聚集性发病报道,提示本症可能有一定的遗传背景。许多研究注意到人类白细胞抗原 HLA 等位基因与 TINU 有着密切关系,如日本主要为 *HLA－A2*、*A24*(其正常人群中的检出率较高,分别为 48% 和 64%)[11],北美主要是 *HLA－DQA1 * 01*、*DQB1 * 01*、*DRB1 * 01*,芬兰主要为 *HLA－DQA1 * 04*、*DRB1 * 08*、*DRB1 * 14* 等,我国成人报道 *HLA－DQA1*、*HLA－DQB1* 和 *HLA－DRB1* 等位基因及 *HLA－DQA1 * 0104/DQB1 * 0503/DRB1 * 1405* 单倍体与 TINU 密切相关[17]。这些 HLA 等位基因的差异分布可能与不同地区人种的基础优势分布差异、仅与葡萄膜炎相关以及样本量不足有关。迄今虽未发现与 TINU 相关的 HLA 热点单核苷酸基因多态性(SNP)等位基因,其中 *HLA－DQA1 * 01*、*HLA－DQB1 * 05* 和 *HLA－DRB1 * 01* 等位基因被认为是关联最大的高危因素[18,19]。2019 年,芬兰学者 Rytkonen 等[20]观察到 19 例儿童 TINU 均检测出 IL－10 纯合等位基因＋434T、＋504G 频率显著高于对照组($P<0.001$);纯合性 SNP－2849T 基因型频率显著高于对照组($P=0.004$),提示 IL－10 的基因变异可能与芬兰儿童 TINU 的发病有关。

5. 获得性危险因素·感染与药物是 TINU 两大主要获得性危险因素,其次还有部分共存的系统性疾病。作为 ATIN 常见病因的感染和药物,与 TINU 的关联主要在 ATIN 的发生;自身免疫相关性疾病本身也存在致 ATIN 和(或)葡萄膜炎的可能;这些后天环境因素可能作为触发机制作用于具有遗传易感性的患者,通过引发自身免疫系列反应影响到 ATIN/TINU 的发生,故列为 TINU 潜在的危险因素。

(1) 感染:部分 TINU 发病前有感染史,以呼吸道感染为主,也有消化道感染和泌尿生殖道感染;病原体以病毒为多,如 EB 病毒、带状疱疹-水痘病毒,尚见有结核杆菌、系统性弓浆虫的病例报道[12]。

(2) 药物:TINU 前相关药物史最多的是抗生素,其次为非类固醇消炎药(NSAIDs)。在 Mandeville 等[12]2001 年对全球报道 133 例 TINU 的汇总中,122 例存在潜在危险因素,其中抗生素应用史 29 例(23.7%),NSAID 应用史 18%。我国成人单中心 31 例 TINU 报告中,有药物性危险因素者 22 例(70.9%),其中抗生素暴露者 6 例(27.2%),NSAIDs 和中草药各 1 例[6]。2016 年英国报道一例 42 岁男子因使用合成大麻素导致 TINU[21]。

(3) 相关疾病:已有文献中见有 TINU 与多种系统性疾病共患的病例报道,如类风湿关节炎、骶关节炎、甲状腺功能亢进、甲状旁腺功能亢进、自身免疫性甲状腺炎、肉芽肿病、系统性嗜酸性粒细胞增多症、全身性淋巴结病等[12]。

四、临床特征

TINU 典型的临床表现大致包括:全身一般表现、肾脏表现和眼部异常表现。

■（一）全身一般表现

全身症状常常在 ATIN 前 1 个月出现,可持续数周或数月。在 Mandeville 等[12]早期对全球报道 TINU 病例的汇总显示:全身症状中以发热（53%）、体重下降(47%)和疲劳/不适感最为多见（44%），其他尚有食欲减退（28%）、乏力（28%）、腰腹疼痛（28%）、肌肉关节疼痛（17%），仅一例见有皮疹。这些全身症状均属非特异性表现，临床上容易被忽视或误判。来自法国的一项 41 例成人 TINU 的报道中约 24% 患者未发现明显的全身症状[22]。

（二）肾脏表现

常以急性肾损伤和多项肾小管功能障碍为典型表现。

1. 急性肾损伤(acute renal injury，AKI)· 90% 以上 TINU 患者存在不同程度的肾小球滤过功能减退[血肌酐升高或 eGFR<80 mL/(min·1.73 m²)]，常为非少尿性 AKI；水肿和高血压常不明显[6,22]。

2. 肾小管功能障碍· 常呈现多发性近-远端小管功能障碍表现，如肾性糖尿（29%～80%～94%）[6,22,23]、泛氨基酸尿，继发性 Fanconi 综合征[22]、Ⅰ 或 Ⅱ 型肾小管酸中毒及多尿、低渗尿等者不乏报道。

3. 其他异常· 临床可伴有蛋白尿（86%）、白细胞尿（55%～70%）、血尿（42%）及蛋白管型等。其中蛋白尿常常为轻-中度蛋白尿(0.3 g～2.3 g/24 h)，多低于 1 g/24 h，以低分子量蛋白质成分为主(即肾小管性蛋白尿)；血尿通常为镜下血尿，未见肉眼血尿报道；较之镜下血尿，无菌性白细胞尿更为突出，尿白细胞分类偶见一定数量的嗜酸性粒细胞（3%）[12,22]；少数可合并肾盂肾炎、肾脏肉芽肿病。

（三）眼部异常表现

1. 典型的 TINU 眼部症状· 首发时以前房性葡萄膜炎为多（80%），部分病例可为中间性或后葡萄膜炎，乃至全葡萄膜炎或逐渐进展为全葡萄膜炎。其症状为眼红和眼痛（77%）、畏光（14%）及视力下降（20%）[12]。值得注意的是，一项儿童 TINU 前瞻性研究显示，约 50% 的葡萄膜炎无症状，均在肾活检确诊 ATIN 时例行眼科检查方得以诊断[10]。

临床以双眼同时发病为主（77%），大多数葡萄膜炎为非肉芽肿性；极少见有肉芽肿性[24]。葡萄膜炎可发生在全身症状之前 2 月至之后的 14 个月内，以 7～8 个月内为多，与 ATIN 的发病互为独立；即使 ATIN 接受全身性激素治疗亦可有葡萄膜炎的发病[10]。

TINU 葡萄膜炎易复发，复发率约 41%，约 1/3 病例复发可达≥2 次；复发常出现在全身性激素治疗减撤 3 个月内[12]。慢性葡萄膜炎(持续 3 月以上)常见，尤以<20 岁的患者为多。在芬兰报道的儿童 TINU 中，约 80% 呈现慢性葡萄膜炎，最长持续 17 个月[10]。

2. 眼科检查所见· 睫状充血、尘状角膜后沉积物(KP)、房水闪光(即前房细胞成分)或浮游物(即前房非细胞成分，如蛋白质、纤维素)等。少数患者眼底可见视网膜血管扩张、出血、渗出、动静脉血管交叉改变、脉络膜性视网膜炎，以及后部虹膜粘连等[12]。

（四）典型 TINU 的临床表现

病症发生的时间顺序为：在肾脏症状出现前 1 个月左右存在一般性全身表现，然后以急性、非少尿性肾衰竭和肾小管功能障碍为特征的肾脏受损表现，多数在 8～14 个月内出现眼部症状。已有报道显示:ATIN 先于葡萄膜炎出现者占 58%~65%,两者同时(发病间隔 1 个月内)发病者约占 15%,以葡萄膜炎首发者约占 21%[6,12]。由于两大主症分属不同专业,均可呈现无症状性或亚临床性且发生时间存在差异,是临床上易于漏诊的重要原因。

五、实验室检查

TINU 实验室检查特点如下:

■ (一) 尿液检查

1. 轻、中度蛋白尿·尿蛋白阳性(+~2+),24 小时尿检中蛋白定量通常<1 g,尿蛋白电泳提示低分子量蛋白尿。

2. 镜下血尿·尿红细胞计数增多,但数量通常不及白细胞计数。

3. 无菌性白细胞尿·常见尿白细胞计数增多,且尿培养阴性;尿白细胞分类中可有一定数量的嗜酸性粒细胞。

4. 肾小管损伤证据·>87%的患者存在反映近端小管损伤指标的明显异常,包括 $\beta 2$-微球蛋白($\beta 2$-mG)、$\alpha 1$-微球蛋白($\alpha 1$-mG)、视黄醛结合蛋白(RCP)、N-乙酰-β-D 氨基葡萄糖苷酶(NAG)等;部分伴糖尿、泛氨基酸尿、高钙尿、高磷尿。部分患者有尿比重或渗透压降低等远端小管浓缩功能障碍。

肾早期损伤指标明显增高除提示肾小管损伤外,其定量与尿微白蛋白(mAlb)的比值[如 $\alpha 1$-mG 或(和)$\beta 2$-mG/mAlb>1]还可为临床提供低分子量蛋白尿的佐证[25]。此类指标异常,尤其是 $\beta 2$-mG,可以在血肌酐升高前即有异常;在眼科葡萄膜炎状态下,尿 $\beta 2$-mG>1 000 μg/L 诊断 ATIN/TINU 时的敏感性 87.5%,特异性 70%;95%CI 的尿 $\beta 2$-mG 平均值为 1 950 μg/L[26];且尿 $\beta 2$-mG 的水平与 TINU 的活动有着密切的关联[27]。因此,作为临床中非侵袭性指标,尿 $\beta 2$-mG 及等同意义的尿 $\alpha 1$-mG 检测对于早期 ATIN 和 TINU 诊断及治疗后疗效评估均具有十分重要的实用价值[18]。

■ (二) 血液检查

1. 血常规·轻-中度正细胞正色素性贫血易见(53%~96%,平均血红蛋白 10.4~10.6 g/L),部分呈外周血白细胞升高、嗜酸性粒细胞增高(7%)[22]。

2. 血生化·通常见肾功能指标(如肌酐、尿素氮、胱抑素 C)升高,TINU 患者血肌酐升高(SCr>1.2 mg/dL)的检出率可达 90%~100%,64%超过 2.0 mg/dL(平均值为 2.34 mg/dL);88%~100%的 eGFR<70~73 mL/(min·1.73 m²)[12,22]。部分患者伴有代谢性酸中毒,少数有高钾血症、低磷血症,肝功能多正常;血白蛋白、空腹血糖正常。

3. 免疫炎性指标·常见非特异性炎症指标异常,如 C 反应蛋白增高、血沉加快、高丙种球蛋白血症(IgG 增高)。

4. 血补体及自身抗体·通常 C3、C4 正常,自身抗体谱阴性。少见有类风湿因子(RF)、抗核抗体（ANA）、抗中心粒细胞胞质抗体（ANCA）、抗甲状腺抗体等自身抗体轻微异常。

六、病理特点

已有报道中的病理资料均来自肾脏。TINU 肾脏病理具有类似"过敏性"间质性肾炎的病理特征，是临床诊断 ATIN 的金指标。

▧ （一）光镜特点

符合 TIN 的病理特征。

1. 肾间质·增宽，突出表现为弥漫性炎性单核细胞浸润，其中以 T 淋巴细胞为主（CD3、CD4、CD8），即使在恢复期仍可见以 CD4$^+$T 细胞为主的单核细胞浸润；常可见少量的嗜酸性粒细胞浸润（29％～34％）[12,22]。急性期肾组织中少数病例（8.8％～13％）可见非干酪样肉芽肿样病变[28,29]。

2. 肾小管·急性期可见肾小管上皮细胞变性、肿胀、刷状缘脱落及坏死等，慢性病例表现肾小管萎缩，同时伴不同程度的间质纤维化及球囊增厚[30]。

3. 肾小球、小血管·基本正常或轻微病变。

▧ （二）免疫荧光

通常呈现阴性，不足 15％的病例可见少量肾小球系膜区、肾小管基底膜上有免疫复合物或补体成分沉积[12,22]。

七、诊断与鉴别诊断

▧ （一）TINU 的诊断

迄今国内外 TINU 的诊断基本遵循 2001 年 Mandeville 等提出的诊断标准[12]。其主要内容如下。

1. ATIN 的诊断依据

（1）肾组织学依据：肾活检病理符合 TIN。

（2）临床依据：包括：① 肾功能异常［血肌酐升高和（或）内生肌酐清除率下降］。② 尿液异常：低分子量蛋白尿［定性≤2＋，定量 Upro/CR＜3.0，24 小时尿蛋白定量＜3.5 g/1.73 m^2（儿童）或＜3 g（成人）］、脓尿或白细胞管型、血尿、肾性糖尿及尿嗜酸性粒细胞检出。③ 全身性表现：如发热、体重下降、食欲减退、疲劳不适、皮疹、腰腹疼痛、关节及肌肉疼痛等临床症状，以及贫血、肝功能异常、嗜酸性粒细胞增多、血沉加快（＞40 mm/h）等实验室检测异常持续≥2 周；其中，同时满足以上 3 条时定义为"完全性临床表现"，不足 3 条者定义为"不完全性临床表现"。

2. 葡萄膜炎诊断依据

(1) 典型性葡萄膜炎：即发生于 ATIN 之前≤2 个月或之后≤12 个月的双侧前房性(伴或不伴中间性或后葡萄膜炎)葡萄膜炎。

(2) 不典型性葡萄膜炎：指发生于 ATIN 之前＞2 个月或之后＞12 个月的单侧前房性或中间性或后葡萄膜炎，以至于全葡萄膜炎。

3. TINU 的诊断分级与依据

(1) 确诊 TINU(definite)：肾组织学或完全性临床表现＋典型性葡萄膜炎。

(2) 很可能 TINU(probable)：肾组织学＋不典型性葡萄膜炎；或完全性 ATIN 临床表现＋典型性葡萄膜炎。

(3) 拟诊 TINU(possible)：不完全性 ATIN 临床表现＋典型性葡萄膜炎。

综上所述，TINU 诊断的核心内容就是：必须兼有 ATIN(肾活检是诊断的金标准)和葡萄膜炎，且两者的发生具有一定的时间关联(即葡萄膜炎出现于 ATIN 之前 2 个月内至之后 12 个月内)。

■ （二）鉴别诊断

如前述，TINU 明确诊断的前提条件是先确定 ATIN 和葡萄膜炎均为特发性的，即临床在确诊 ATIN 和葡萄膜炎后，首先要除外已知的能引起 ATIN 和(或)葡萄膜炎的局部或系统性疾病。

1. 有关 ATIN 的鉴别·在 TINU 诊断的临床指标中，尿 $\beta2-mG$、$\alpha1-mG$、RCP、NAG、糖尿等均是反映近端肾小管损伤指标，SCr 升高和 CCr 减低反映肾小球滤过功能减退，均并非 TIN 所特有。因此，如下疾病需与特发性 ATIN 相鉴别：

(1) 过敏性急性间质肾炎：通常是医疗用药所致，即药物性急性间质肾炎(DATIN)。临床上常有发热、痒性皮疹，血检可见外周血嗜酸性粒细胞升高、IgE 及 SCr 升高；尿检见有明显的 $\beta2-mG$ 或 $\alpha1-mG$ 升高、糖尿、无菌性白细胞尿，尿白细胞分类中嗜酸性粒细胞＞5％；肾病理符合 TIN 特点，但间质中更易见嗜酸性粒细胞浸润；对糖皮质激素疗效佳。在临床与病理无法有效鉴别 DATIN 与 TINU 时，可借助某些生物标志物的检测进行鉴别。来自成人的 TINU 报道显示：作为 ATIN 的生物标志物的涎液化糖链抗原(Krebs von den Lunge-6，KL-6，又称Ⅱ型肺泡细胞表面抗原，是一种高分子量糖蛋白，系 1985 年日本学者 Kohno 利用人肺癌 VMRC-LCR 细胞系免疫小鼠制备的多株单克隆抗体中第 6 号抗体所识别的涎液化糖链抗原而命名)，并非像以往报道的血 KL-6 升高助诊 TINU[31]，在 TINU 组和 DATIN 组间未见统计学差异($P=0.88$)，而无法鉴别 TINU 与 DATIN；但 TINU 组的修饰性 CRP 抗体(mCRP-Ab)较 DATIN 组明显升高，具有统计学差异($P<0.001$)，可作为两者鉴别的参考[32]。尽管有些学者提出药物可能在 TINU 发生中起到诱发因素的作用[33]，但 DATIN 仍是特发性 ATIN 时需要鉴别的疾病状态。

(2) 急性肾小管坏死(ATN)：本症也是常在药物和感染条件下发生的近端肾小管病症，临床上除具有明显的近端小管损伤指标外，与 ATIN 最主要的不同表现常为少尿型急性肾衰竭;其鉴别的金标准为肾活检,其肾病理特点为急性期近端小管上皮细胞刷状缘脱落,上皮细胞肿胀、变性乃至脱落,TBM 裸露,管腔内易见细胞碎片和颗粒管型;恢复期可见小管细胞再生现象;相对 ATIN,间质病变较轻。

2. 有关葡萄膜炎的鉴别·依据病因不同葡萄膜炎分为:感染性和非感染性葡萄膜炎,前者包括细菌、病毒、真菌与原虫;后者包括外伤、自身免疫性和特发性。因此,在临床诊断葡萄膜炎后需排除上述已知病因,尤其是自身免疫性疾病所致,如类风湿关节炎、系统性红斑狼疮、白塞病、强直性脊柱炎等。

3. 与 ATIN 和葡萄膜炎有关的系统性疾病鉴别·临床上常见的与 ATIN 和(或)葡萄膜炎有关的系统性疾病(主要是自身免疫性疾病)主要有结节病、系统性红斑狼疮、干燥综合征、白塞病、IgG4 相关性疾病、幼年特发性关节炎相关性葡萄膜炎等,需要在 TINU 确诊前加以甄别除外。其鉴别要点简介如下:

(1) 结节病(sarcoidosis):是一种病因未明的多系统肉芽肿性疾病;多见于 30～40 岁,肉芽肿结节的组织学特征为非干酪样上皮细胞性肉芽肿,可侵犯全身多器官,以肺部受累(双侧肺门淋巴结肿大、肺实质网状结节性浸润)最常见(90%),可同时累及皮肤、肝脏和眼睛(含肉芽肿性葡萄膜炎)等,但极少累及肾脏(肉芽肿性间质性肾炎);实验室检查除血清血管紧张素 I 转化酶(ACE)活性增高(且与结节病活动性相关)外,尚可见血沉增快、免疫球蛋白增高;结节病有一定自愈倾向,糖皮质激素治疗常常有效。虽在已报 TINU 中见有数例非干酪样肉芽肿性间质性肾炎或葡萄膜炎,如在 Mandeville 等报道的 118 例 TINU 肾活检资料中,15 例(13%)肾组织中可到非干酪样肉芽肿样病变,且其中 6 例骨髓穿刺检出肉芽肿;亦有同时在肝脏或淋巴结检出肉芽肿病变的报道[12,33,34]。笔者认为:对于有非干酪样肉芽肿性间质性肾炎或葡萄膜炎的患者,尚存在其他脏器的肉芽肿证据时,临床更倾向结节病而不是 TINU。

(2) 系统性红斑狼疮(SLE):系统性红斑狼疮是一种具有多种自身抗体、通过免疫复合物介导致多系统多脏器组织损伤的自身免疫性疾病;SLE 多发生于中青年及青春期女性,活动期常有发热、乏力、疲倦、厌食、体重下降等全身的症状,以及典型蝶形红斑、口腔溃疡、脱发、对称性关节肿痛、多浆膜腔积液。实验室常见血沉增快、CRP 增高、高丙种球蛋白血症,多种特异性自身抗体阳性(抗核抗体、抗双链 DNA 抗体、抗 Smith 抗体、抗核小体抗体及抗磷脂抗体等)及低补体血症在诊断标准中占有重要地位。肾脏是最常受累脏器之一,病理多为弥漫性增殖性肾小球病变且免疫荧光多呈现"满堂亮",极少有肾小管间质型。约 20% 的患者出现 SLE 相关性眼部病变,以视网膜血管病变、干眼症、脉络膜病变为多,是葡萄膜炎常见的继发性病因之一。临床上多系统损害、多种特异性自身抗体阳性及低补体血症、肾病理特征等易于与 TINU 相鉴别。

(3) 干燥综合征(sjogren syndrome, SS):干燥综合征是一种以侵犯泪腺、唾液腺等外分泌腺体、组织淋巴细胞浸润为特征的弥漫性结缔组织病。临床上多见于 30～40 岁女性,主要表现为干燥性角结膜炎和口腔干燥症,可累及多系统、多器官,如皮肤、关节、呼吸系统、消化系统、泌尿系统、心脏、神经肌肉等,其中肾脏累及主要影响肾小管功能,表现为 I 型肾小管酸中毒、肾性糖尿、泛氨基酸尿及多尿等,其组织学表现多见间质性肾炎;眼部表现为干眼引起眼红、眼痛，极少葡萄膜炎；常有高 γ 球蛋白血症以及多种自身抗体阳性，尤以抗 SSA、SSB 抗体显著；部分病例伴有系统性红斑狼疮、皮肌炎、类风湿性关节炎、桥本甲状腺炎等自身免疫性疾病。可借多腺体、多器官累及和多种自身抗体阳性与 ATIN/TINU 相鉴别。

（4）白塞病（Behcet's disease，BD）：是一种全身性免疫系统疾病，可累及人体多个脏器，如口腔、皮肤、眼睛、关节肌肉、心血脏、肺和神经系统等。本症好发于中青年女性，主要表现为反复慢性口腔和生殖器溃疡、皮疹、下肢结节红斑及眼部病变；其中眼部病变主要为睑结膜溃疡和葡萄膜炎为多，前者常留有分泌物，后者常为前房积脓性葡萄膜炎和后葡萄膜炎（视网膜血管炎）；本症肾累及少见，以个例报道居多，2008 年土耳其学者汇总全球白塞病合并肾损伤（renal Behcet's disease）报道显示，94 例中肾脏类型多样，以淀粉样病和弥漫性/局灶性增生性肾小球肾炎为多见，分别为 39 例和 37 例，另 19 例为肾血管病，仅一例表现为间质性肾炎[35]。

（5）IgG4 相关性疾病（IgG4 - related disease，IgG4 - RD）：是一种自身免疫性系统性疾病，以血清中 IgG4 水平升高、组织和器官中大量 IgG4 阳性浆细胞弥漫性浸润、多灶性纤维化与闭塞性静脉炎为其特征。大多数患者血清 IgG4 浓度增高（>1 350 mg/L），可伴有血嗜酸性粒细胞计数和 C 反应蛋白增高、红细胞沉降率增快、高 IgE、高 IgG 血症以及抗核抗体、抗中性粒细胞胞质抗体、类风湿因子异常等。本症以中老年男性为多，常累及胰腺、泪腺、唾液腺、肺部、胸膜及腹膜后等，IgG4 相关性肾病少见，其主要病理类型为间质性肾炎和膜性肾病，前者较之 TINU 主要鉴别在于间质浸润的炎性细胞中 IgG4 阳性的浆细胞易见（每高倍镜视野下>10 个或 IgG4＋/IgG＋浆细胞比例>40％）以及席纹状纤维化和鸟眼征[36]。IgG4 相关性眼病最常累及眼附属器，多见于泪腺、眼眶脂肪、眶下神经、眼外肌和眼睑，少有葡萄膜炎。

（6）幼年特发性关节炎相关性葡萄膜炎（juvenile idiopathic arthritis associated uveitis，JIAU）：JIA 是儿童期慢性关节炎，分为全身型、多关节炎（类风湿因子阳性阴性）、少关节型、与附着点相关型、银屑病相关型、未分化型。其中葡萄膜炎是重要的关节外受累表现，由于葡萄膜炎是儿童及成人的重要致盲原因，因此在治疗上需要根据不同亚型和眼内炎症程度进行积极处理。JIA 的肾脏累及报道较少，但成人慢性关节炎如类风湿关节炎可能出现肾小球肾炎和肾小管间质性肾炎、肾脏淀粉样变或药物治疗后的肾脏病变。因此，同时合并关节、眼部等症状的肾间质病变需要考虑慢性关节炎的可能。

4. 关于 TINU 的诊断与鉴别诊断的几点注意事项

（1）TINU 的诊断是建立在 ATIN 和葡萄膜炎的确诊均为"特发性"，即指病因不明确的或分类不清的前提基础上。换而言之，是在充分除外鉴别诊断的相关疾病后最终得以确诊。

（2）公认 TINU 属于罕见病；但由于 TINU 的临床表现的特异性不高、涉及多学科、眼与肾受累时间跨度大，临床易于漏诊和误诊，故普遍认为实际的 TINU 病例要高于已有的报道数据。漏诊的主要原因在于（肾）内科与眼科医生对 TINU 认识不足，只专注于本专业疾病所致；此外，即便想到 TINU 而动态监测时长不足也是造成漏诊的原因。误诊的主要原因在于鉴别诊断不充分，不能仅靠葡萄膜炎伴肾小管间质肾炎就快速诊断 TINU；这一点在眼科方面尤应注意，尿 β2 - mG、α1 - mG、RCP、NAG、尿糖等指标均只是反映近端肾小管损伤，不能等同于 ATIN，肾活检才是诊断 ATIN 的金标准。对于肾内科方面，更是不能满足于临床指标乃至肾活检,而是要考虑鉴别 ATN、DATIN 和肉芽肿性 ATIN。

(3) 减少 TINU 漏诊与误诊的关键在于临床保持对 TINU 的关注。因此,全面熟悉了解 TINU 临床要点显得尤为重要,在此归纳如下:① 间质性肾炎:常呈非少尿性肾衰竭,合并多发性肾小管功能障碍;病理证实为(非肉芽肿性)ATIN。② 前房性非肉芽肿性葡萄膜炎或全葡萄膜炎。③ ATIN 和葡萄膜炎两者发生时间间隔<1 年。④ 伴免疫炎性指标异常,如外周血白细胞升高、C 反应蛋白增高、血沉加快、高丙种球蛋白血症、血和尿嗜酸性细胞成分增加;高水平抗 mCRP 抗体检出。⑤ 局部/全身性糖皮质激素治疗反应良好。因此,从儿(肾)科医生角度,对于 ATIN,尤其是原因不明者,应常规进行眼专科检查(每 3 个月一次,动态观察不短于 1 年);从眼科医师角度,对于复发性/慢性葡萄膜炎,应动态监测尿常规及尿 β2 - mG、α1 - mG、NAG 酶等肾小管指标,以有效降低本症的漏诊率和误诊率是临床的重点。

八、发病机制

目前公认 TINU 是一种具有一定遗传背景下独立的系统性自身免疫性疾病,其发病机制与机体免疫紊乱,尤其是细胞免疫紊乱有关。

（一）T 细胞介导的细胞免疫紊乱证据

(1) TINU 患者的皮肤试验反应能力降低,T 细胞相关的淋巴因子(如 IL - 2、TNF、γ - INF)低水平[37]。

(2) 外周血中 T 细胞亚群异常,CD3、CD4、CD8 及 CD4/CD8 比值降低,CD56+ NK 细胞增高[38]。

(3) 肾脏病理中肾间质可见大量 CD3、CD4、CD8 T 淋巴细胞浸润。多数报道以 CD4 细胞为主,且可见其长期存在。

（二）体液免疫异常的证据

(1) 本症患者存在多克隆高丙种球蛋白血症,尤以血 IgG 水平升高;

(2) 在 TINU 患儿肾组织中已成功检测出抗肾小管上皮细胞抗体成分。Wakaki 等[39]对一例 13 岁 TINU 女孩肾组织匀浆中的 IgG 纯化后测得 125 - KDa 抗体成分,证实为抗肾小管上皮细胞抗体,并通过免疫组化法明确该抗体存在于皮质区近/远端肾小管上皮细胞的胞质中。

(3) 在少数 TINU 病例中检测出 ACL - IgM、RF、ANCA、ANA 等免疫复合物或自身抗体。

（三）遗传因素作用

TINU 具有一定的遗传背景,HLA 系统在其发病中起着重要作用(参见前文)。

■（四）新近的研究进展

1. 修饰性C反应蛋白（mCRP）可能与TINU发生有关·早在2008年北美学者就提出：TINU患者存在着肾小管上皮细胞与眼（葡萄膜、视网膜）的共同抗原的观点[40,41]。2011年我国北京大学第一医院赵明辉团队率先发文提出：mCRP可能是TINU的自身靶抗原[42]。该团队从伴间质损伤的狼疮性肾炎患者存在着抗mCRP的IgG自身抗体的研究中得到启发，通过纯化mCRP的ELISA方法检测了9例TINU患者，以及11例DATIN、20例IgA肾病、19例微小病变、20例ANCA相关性血管炎、6例干燥综合征和12例淀粉样病构成的疾病对照组，60例成人志愿者的健康对照组的血清mCRP自身抗体，结果显示：以17%为cut-off值，TINU组100%mCRP自身抗体阳性，显著高于对照组（P＜0.05），其中60例健康对照中无一例检出mCRP自身抗体；3例TINU缓解后，其中2例mCRP自身抗体阴转。同时他们采用激光扫描共焦显微镜观察到TINU患者的mCRP与其IgG在肾小管和虹膜上共定位，因而推断mCRP可能是TINU的自身靶抗原。该团队后续的一项TINU（31例）和DATIN（61例）前瞻性对照研究显示：① 后发性葡萄膜炎的TINU患者较DATIN的mCRP自身抗体水平明显增高（P＜0.001）；② 高水平mCRP自身抗体是ATIN之后发生葡萄膜炎的独立危险因素（优势比14.7%，置信区间3.4~64.0，P＜0.001）；③ mCRP自身抗体＞20.2%（ELISA法中国正常成人对照的平均值+2SD＜19.2%）预警后发性TINU（late-TINU）的灵敏度64%，特异度88%[6]。提示mCRP不但与TINU的发病相关，而且其高水平自身抗体的检出对于特发性ATIN的鉴别以及后发性TINU的预警都具有临床实用价值。

2. IgG4相关性疾病可能与TINU发病有关·2008年日本学者Toshiro等[43]报道一例TINU，因在其肾间质中见到较多IgG4阳性的浆细胞而提出此观点。其后美国学者Donald等[44]参照同样组化方法在4例TINU患者肾病理组织上重复检查并未得到印证。目前，此观点未获认可，认为IgG4阳性浆细胞非IgG4相关疾病所特有，日本学者观察到的可能是一种非特异性炎症反应在肾组织的偶然表现，与TINU无直接关系[45]。

九、治疗与预后

■（一）治疗

因本症属免疫介导致病，故免疫抑制性药物常被用于TINU的治疗，但迄今仍无统一规范的治疗指南和方案。从提出TINU早期至今，糖皮质激素通常作为首选用于ATIN和（或）葡萄膜炎，取得良好疗效；部分疗效欠佳或慢性病例会联合免疫抑制剂，乃至生物制剂。汇总以往报道，大致治疗策略如下。

1. ATIN的治疗·已报道的90%以上的TINU在肾活检诊断ATIN时均存在不同程度的肾功能受损，临床应积极实施针对ATIN的有效治疗。

（1）糖皮质激素的应用：糖皮质激素通常作为ATIN治疗的首选，临床使用率在75%以上,均采用全身性给药,不论初发和复发均口服形式为主;对于严重肾功能受损(肾功能Ⅳ～Ⅴ级)的病例(20%～30%),可采用先行甲泼尼龙冲击1～2个疗程后序贯口服泼尼松(龙)的治疗有助于尽快改善肾功能。

1) 口服糖皮质激素的剂量:目前尚无统一规范,但初始剂量成人均在≥40 mg/d,儿童≥1 mg/(kg·d),最大剂量60 mg/d。

2) 口服糖皮质激素的疗程:初始剂量4～8周后逐渐减量,疗程6～8个月居多。近晚认为适当延长激素疗程12～18个月有益于减少ATIN和葡萄膜炎的复发,但应注意长期激素应用的不良反应监测与预防。

3) 对于ATIN复发的病例,再次应用糖皮质激素常仍有效。

4) 鉴于特发性TIN本身有一定自发缓解倾向[9,12],部分学者认为并非所有TINU患者都需要全身性糖皮质激素应用[46],尤其是药物或感染为诱因所致未及肾功能受损的TINU,当去除诱因后临床可呈现自愈倾向;此种状况有采取动态观察下不予药物治疗策略的报道[10,12]。

5) 现公认大多数TINU的ATIN对于糖皮质激素疗效反应很好,肾功能可在1～2个月内完全恢复正常。不同的看法来自日本成人2015年一项102例全国性TINU回顾性调查报告,其结果显示全身性糖皮质激素应用与否,组间肾功能恢复正常的比例无统计学差异(激素组58.9% vs. 非激素组72.7%);因而提出全身性激素应用对于ATIN的疗效并未表现出明显的优越性[11]。

(2) 免疫抑制剂:在TINU治疗ATIN时使用免疫抑制剂的报道主要来自国内外的成人病例,如联合环磷酰胺、霉酚酸酯[6,12]。主要用于糖皮质激素治疗下仍有血沉增快、CRP增高等炎症指标异常者的免疫抑制加强。

(3) 未见生物制剂用于ATIN的报道。

(4) 有10%～15%的TINU因急性期严重肾功能异常,接受透析替代治疗。

2. 葡萄膜炎的治疗

(1) 糖皮质激素治疗:对于TINU时的活动性葡萄膜炎均首选糖皮质激素治疗,其中局部应用是眼科的基础治疗手段。

1) 前房性葡萄膜炎:一般采用单独局部应用即可以控制并恢复眼部病变,一般疗程在2～4周。只有在局部糖皮质激素控制无效时才考虑全身性糖皮质激素应用。

2) 全/后葡萄膜炎:通常在局部应用基础上直接采用全身性应用糖皮质激素治疗,剂量如前述。

3) 因葡萄膜炎易在糖皮质激素减撤过程中复发,故宜定期眼科检查中缓慢减撤;对于反复发作或慢性的葡萄膜炎,可以长期小剂量糖皮质激素维持1～2年。

4) 局部/全身性糖皮质激素使用过程中要定期眼科复查。一方面评估葡萄膜炎的疗效,同时也应注意监测糖皮质激素的不良反应,如类固醇相关性高眼压/青光眼、白内障,指导调整治疗方案(剂量调整、剂型更换、是否联合免疫抑制剂等)。

(2) 免疫抑制剂治疗:TINU使用免疫抑制剂主要用于针对反复发作或慢性葡萄膜炎的

治疗。当全身性糖皮质激素疗效不佳或不宜用糖皮质激素者(如肥胖、高眼压等)或为全葡萄膜炎及慢性葡萄膜炎时,或需同时兼顾其伴发的自身免疫性疾病者,可应用免疫抑制剂[12],如环孢霉素 A(CsA)、骁悉、甲氨蝶呤等,但需关注此类药物的肝、肾、血液等毒副作用的监测与预防。

(3) 近年见有生物制剂(TNF-α 抑制剂依那西普[47]、英夫利昔单抗[48]、阿达木单抗[49])用于儿童 TINU 全葡萄膜炎的报道。

■ (二) 预后

自 1975 年提出 TINU 至今,普遍认为经治的本症总体预后相对良好,但肾间质损伤与眼部病变的转归有着各自的特点和差异;随着病例的积累与观察时间的延长,临床有了进一步深刻的认识。

1. **特发性急性间质肾炎的转归**·鉴于 TINU 时的急性间质肾炎有一定的自发缓解倾向以及对于全身性糖皮质激素(口服或静脉冲击)治疗有很好的反应[12,20],血肌酐多在 4～8 周内恢复正常,接受甲泼尼龙静脉冲击治疗者恢复更迅速;急性肾衰竭需要肾替代(血液透析)者多不足 15%[6,22]。不论是自发缓解或经治后缓解者,其间质肾炎极少复发(复发率不足 10%)[18,22]。但早年认识中间质性肾炎慢性化被明显的低估了,近年来自国内外较大样本量的成人资料显示:TINU 诊治 1 年后,92% 的 AKI 迁延至 CKD,88% 存在尿 NAG 和 α1-mG 升高[6];近 70% 患者处于≥CKD-Ⅱ期状态[22]。因此,对于 TINU 的急性间质性肾炎慢性化的监测与相关影响因素应引起临床的关注。

2. **葡萄膜炎的转归**·TINU 的葡萄膜炎有着很高的缓解率和复发率。对于糖皮质激素治疗有着良好的疗效,1/3 以上的患者对局部应用有效,2/3 的患者对全身性应用有效,多在 2～4 周内缓解;但在激素减撤过程中葡萄膜炎的复发率超过 50%[18]。慢性葡萄膜炎亦常见。此外,由于长期激素局部/全身性应用可出现相关不良反应,如角膜溃疡、高眼压/青光眼、白内障、高血压、肥胖等。因此,对于反复复发或慢性葡萄膜炎者联合应用免疫调节治疗(immunomodulation therapy, IMT),通过弥补因激素减撤的抗炎作用,可以减少复发和减轻激素不良反应。12～24 个月的 IMT 可能有利于改善预后[18]。

3. **儿科 TINU 的预后**·总体上儿童-青少年 TINU 患者的预后优于成人[50]。

既往认为绝大多数急性间质性肾炎肾功能可以恢复正常,达慢性肾衰竭者 5%～11%,极少数需肾替代治疗维持。已报儿科病例中绝大多数 SCr 在 4～6 周内恢复正常,内生肌酐清除率在 3 个月内达正常水平;较之肾小球滤过功能的恢复,肾小管功能异常(如尿糖、低分子量蛋白尿等)恢复相对延迟,芬兰报道在诊治 6 个月后约 63% 的病例仍有低分子量蛋白尿[10],笔者单位小管功能恢复最迟者在诊治 9 个月[51]。值得注意的是,近年来成人资料显示:诊治半年后 70% 的急性间质性肾炎的 eGFR 仍未及 90 mL/(min·1.73 m^2)(英国)[9];诊治 1 年后 CKD-Ⅱ期占 37%,Ⅲ期占 23%,Ⅳ期占 9%(法国)[22],我国则为 CKD Ⅱ期占 16%,Ⅲ期占 76%,Ⅳ期占 4.4%,近 80% 处于 CKD Ⅲ～Ⅳ期[6];提示选择更敏感的肾功能指标和延长随访时间可以更准确地反映间质性肾炎的转归,而最佳治疗方案的探索更是改善 ATIN 预后的重要临床课题。儿科急性间质性肾炎极少复发。较之成人,儿童葡萄膜炎则有着更高的缓解率、复发率和慢性葡萄膜炎的发生[10],所幸未见有永久性失明的报道。长疗程的免疫抑制剂与生物制剂的应用有益于葡萄膜炎的缓解与长期维持[47]。

十、病例分析

患儿,男,15岁,主因"发热2个月,恶心1个月,进行性肾功能减退2周"收住我院。入院前2个月无明显诱因出现间断发热(T 37.5~39℃),抗生素无效。近1个月出现食欲不振、恶心、头昏、乏力,偶有呕吐,尿量2 200~2 500 mL/d,体重减轻2.5 kg。2周前在当地省级医院查血常规:WBC 11.0×10^9/L,Hb 99~85 g/L,PLT 350×10^9/L;尿常规:蛋白(±~++),RBC(一),WBC 40~200/HP;血:BUN和SCr 1周后分别从8.4 mmol/L和278.6 μmol/L迅速升至11.1 mmol/L和407.9 μmol/L,呈现进行性肾功能减退,血压正常。拟诊"肾衰竭原因待查"转入我院。

入院体检:T 36.9℃,BP 115/70 mmHg,体重112 kg,身高177 cm,BMI 35.8 kg/m²,除肥胖和中度贫血貌外未见其他异常。

• 入院初步化验检查

1. **尿检** · ① 尿常规:蛋白质(±),尿糖(+++),RBC 3~5个/HP,WBC 10~20/HP,其中中性粒细胞3~6个/HP,嗜酸性粒细胞0~4个/HP;② 24小时尿蛋白定量2 900 mg;尿NAG 21 U/L,α1 - mG 275.0 mg/L明显升高,提示小管受损。

2. **血检** · ① 常规:WBC 10.2~27.1×10^9/L,Hb 88 g/L,MCV 88fl,PLT 172~223×10^9/L;白细胞分类:嗜酸性粒细胞0.04。② 生化:SCr 619.0 μmol/L,Urea 13.9 mmol/L,HCO_3^- 20.3 mmol/L异常外,肝功能、蛋白、血脂、血糖及电解质均正常。③ 免疫及其他:CCr 20.9 mL/(min · 1.73 m²);糖耐量试验正常。CRP 59 mg/L(正常值<8 mg/L)及ESR 83 mm/h明显异常。血清蛋白电泳示γ - G 18.2%(正常值<16%);血IgG 20.0 g/L(正常值<16.85 g/L);ASO、补体C3、C4、RF、ANA谱、ANCA、抗GBM抗体、Coombs'抗体、HBV五项,以及TORCH和EBV抗体检测均正常。

3. **肾超声** · 双肾大,实质回声强,内部结构不清,提示双肾弥漫性病变。骨髓穿刺:粒系增生旺盛,红系、巨核细胞减少,未见肉芽肿病变。

• 诊断分析

步骤① 明确肾功能异常的病因与病理

患儿入院前反复发热,提示前驱感染史;2周前检出蛋白尿,动态血肌酐由278.6 μmol/L

进行性升至 407.9 μmol/L,入院时达 619.0 μmol/L,呈现进行性肾功能减退特点,同时伴贫血、代谢性酸中毒、糖尿及尿 α1-mG 明显升高,临床拟诊"急进性肾小球肾炎"伴肾小管损伤;为了解肾衰竭病因和病理,入院第三天行肾活检。

肾病理:① 免疫荧光:IgA(±)～(+),IgG(±),IgM(±)～(+),C1q-,C_3(+),在小管-间质、系膜区少量颗粒性沉积。② 光镜:10 个肾小球,除 2 个肾小球球性硬化外,其余小球仅系膜细胞和基质节段性轻度增生;可见肾间质弥漫性增宽,多灶状淋巴-单核细胞浸润,伴嗜酸性细胞浸润;肾小管灶状萎缩及再生;小动脉管壁稍厚;肾病理诊断:急性肾小管-间质性肾炎。

步骤② 临床诊断修正为特发性急性肾小管-间质性肾炎

肾脏病理为临床表现提供了组织学证据,明确了肾功能减退的原因在于肾小管-间质病变,而非肾小球病变所致。结合陆续汇报的检查结果,如尿圆盘电泳:小分子量蛋白质71.4%,白蛋白 15.1%,大分子量蛋白质 10.8%,提示肾小管性蛋白尿;尿氨基酸测定见 13 种氨基酸成分升高,提示泛氨基酸尿;尿酸化试验、尿沉渣涂片抗酸染色、尿培养均正常等均肾病理损伤吻合。临床更正诊断为:急性肾小管-间质性肾炎,继发性 Fanconi 综合征,肾性贫血,无菌性白细胞尿;肥胖。

由于较之急性肾炎综合征,ATIN 发生率低且临床表现不典型性,常常在临床被误诊与漏诊。回顾患儿入院初期资料可以发现其临床表现存在诸多与急性肾炎综合征/急进性肾小球肾炎不典型之处:① 虽呈现进行性肾功能衰竭,但为非少尿型且血压正常、无水肿,显示"肾炎"表现与肾衰竭不匹配;② 血尿不明显,尿 WBC 计数明显高于 RBC 而无尿路刺激症状;③ 糖尿和明显增高的 α1-mG 提示近端肾小管受损;但诊断 ATIN 的金标准是肾活检。本例提醒 ATIN 也是临床急进性肾炎和 Fanconi 综合征的病因之一。

步骤③ 寻找急性肾小管-间质性肾炎的病因

儿童急性肾小管-间质性肾炎最常见的病因是感染与药物,系统性疾病次之;特发性不足10%。通过仔细询问前驱病史,ASO、HBV 五项和 EBV 抗体及 TORCH 检测,ANA 谱、ANCA、抗 GBM 抗体、Coombs' 抗体以及补体 C_3、C_4、RF 检测均正常;但见血 WBC 和 CRP升高,ESR 增快,以 IgG 增高为主的高 γ 血症。临床相关病因寻找结果显示:无明确活动性感染证据、肾损伤药物暴露史以及结缔组织病等,临床诊断"特发性急性肾小管-间质性肾炎"。因有免疫炎性相关证据,临床给予甲泼尼龙(MP)冲击(0.5 g qod×3)序贯泼尼松口服(60 mg,qd×2 周后原量 qod)和促红素治疗。1 个月后,患儿血压正常(110/70 mmHg),贫血改善(Hb111 g/L),血 SCr 和 Urea 分别降至 94 μmol/L 和 4.3 mmol/L。6 周后 CCr 升至 108 mL/(min·1.73 m^2);尿糖阴转,尿蛋白(±),24 小时尿蛋白定量 350 mg,尿圆盘电泳:小分子蛋白降至 50.5%;尿 NAG 和 α1-mG 仍明显异常;CRP 和 ESR 降至 13 mg/L 和 24 mm/h,IgG水平恢复正常;继续口服泼尼松治疗(60 mg,qod,每 2 周减 5 mg 维持),好转出院。病程 6 个月时,尿蛋白(-),24 小时尿蛋白定量 60 mg。病程 9 个月时,泼尼松 10 mg qod,尿检查仅尿

α1 - mG 28 mg/L（＞12 轻度升高）。

步骤④ 动态随访终得正果

病程 9 个月复查时，出现双眼不适（眼痛、畏光），在本院眼科检查确诊双眼前房性葡萄膜炎。给予曲必舒滴眼，6 次/日，同时泼尼松加量至 40 mg qod。1 周后眼部症状消失，2 周后眼科复查双眼前房 KP（－），浮游物（－），闪光（－），葡萄膜炎缓解，持续曲必舒滴眼 4 个月未复发；之后半年内因自主停用曲必舒滴眼液，两次葡萄膜炎复发。结合特发性急性肾小管-间质性肾炎和前房性葡萄膜炎，确诊 TINU 综合征。

回顾本例确诊过程看，临床呈现典型的 TINU 表现，即全身症状（发热、抗生素无效、乏力、纳差、体重下降等）起病，ATIN 在先，1 年内激素减撤过程中出现双侧前房性非肉芽肿性葡萄膜炎，且葡萄膜炎呈现迁延、反复特点。不论急性/慢性 TIN，大多数都可以找到病因，均以感染、药物和结缔组织病为主。对于查无确切病因的 ATIN 可视为特发性 ATIN，在动态监测肾脏指标外，一定要同时动态眼科检查以防漏诊 TINU。

● **诊断建议**

（1）重视肾小管损伤指标，如糖尿、低分子量蛋白尿、尿 α1 - mG/β2 - mG 明显增高。

（2）ATIN 的诊断金指标是肾活检，确诊后应尽量查找其病因。

（3）确诊特发性 TIN 后及时、动态做眼科检查，时间不短于 1 年。

（4）当发现葡萄膜炎（尤其是迁延性或慢性、复发性葡萄膜炎）后应送检尿常规、尿 α1 - mG/β2 - mG 检测；异常者及时转诊儿肾专科。

（姚勇）

❖ 参考文献 ❖

[1] Dobrin R S, Vernier R L, Fish A J. A acute eosinophilic interstitial nephritis and renal failure with bone marrow-lymphnode granulomas and anterior uveitis：a new syndrome[J]. Am J Med, 1975, 59：325 - 333.

[2] Vohra S, Eddy A, Levin A V, et al. Tubulointerstitial nephritis and uveitis in children and adolescents. Four new cases and a review of the literature[J]. Pediatr Nephrol, 1999, 13：426 - 432.

[3] Linda O. Okafor, Peter Hewins, Philip I. Hewins, et al. Tubulointerstitial nephritis and uveitis（TINU）syndrome：a systematic review of its epidemiology, demographics and risk factors[J]. Orphanet Journal of Rare Diseases, 2017, 12：128 - 137.

[4] Goda C, Kotake S, Ichiicshi A, et al. Clinical features in Tubulointerstitial nephritis and uveitis syndrome[J]. Am J Ophthalmol, 2005, 140：637 - 641.

[5] Jones N P. The Manchester uveitis clinic：the first 3000 patients-epidemiology and casemix[J]. Ocul Immunol Inflamm, 2015, 23：118 - 126.

[6] Li C, Su T, Chu R, et al. Tubulointerstitial Nephritis with Uveitis in Chinese Adults[J]. Clin J Am Soc Nephrol, 2014, 9：21 - 28.

[7] Kobayashi Y, Honda M, Yoshikawa N, et al. Acute tubulointerstitial nephritis in 21 Japanese children[J]. Clin Nephrol, 2000, 54：191 - 197.

[8] Clavé S, Rousset-Rouvière C, L Daniel, et al. Acute tubulointerstitial nephritis in children and chronic kidney disease[J]. Arch Pediatr, 2019, 26：290 - 294.

[9] Roy S, Awogbemi T, Holt R C L. Acute tubulointerstitial nephritis in children-a retrospective case series in a UK tertiary paediatric centre[J]. BMC Nephrology, 2020, 21：17 - 23.

[10] Saarela V, Nuutinen M, Ala-Houhala M, et al. Tubulointerstitial Nephritis and Uveitis Syndrome in Children：A Prospective Multicenter[J]. Ophthalmology, 2013, 120：1476 - 1481.

[11] Matsumoto K, Fukunari K, Ikeda Y, et al. A Report of an Adult Case of Tubulointerstitial Nephritis and Uveitis（TINU）

Syndrome, with a Review of 102 Japanese Cases[J]. Am J Case Rep, 2015, 16: 119 - 123.

[12] Mandeville J T, Levinson R D, Holland G N. The tubulointerstitial nephritis and uveitis syndrome[J]. Surv Ophthalmol, 2001, 46: 195 - 208.

[13] Mackensen F, Smith J R, Rosenbaum J T. Enhanced recognition, treatment, and prognosis of tubulointerstitial nephritis and uveitis syndrome[J]. Ophthalmology, 2007, 114: 995 - 999.

[14] Howarth L, Gilbert R D, Bass P, et al. Tubulointerstitial nephritis and uveitis in monozygotic twin boys[J]. Pediatr Nephrol, 2004, 19: 917 - 919.

[15] Dusek J, Urbanova I, Stejskal J, et al. Tubulointerstitial nephritis and uveitis syndrome in a mother and son[J]. Peadiatr Nephrol, 2008, 23: 2091 - 2093.

[16] Tanaka H, Waga S, Nakarata T, et al. Tubulointerstitial Nephritis and Uveitis Syndrome in Two Siblings[J]. Tohoku J Exp Med, 2001, 193: 71 - 74.

[17] Jia Y, Su T, Gu Y H, et al. HLA-DQA1, -DQB1, and-DRB1 Alleles Associated with Acute Tubulointerstitial Nephritis in a Chinese Population: A Single-Center Cohort Study[J]. J Immunol, 2018, 201: 423 - 431.

[18] Pakzad-Vaezi K, Pepple K L. Tubulointerstitial Nephritis and Uveitis[J]. Curr Opin Ophthalmol, 2017, 28: 629 - 635.

[19] Reddy A K, Hwang Y S, Mandelcorn E D, et al. HLA-D R, DQ Class Ⅱ DNA Typing in Pediatric Panuveitis and Tubulointerstitial Nephritis and Uveitis[J]. Am J Ophthalmol, 2014, 157: 678 - 686.

[20] Rytkönen S, Ritari J, Peräsaari J, et al. IL-10 polymorphisms +434T/C, +504G/T, and −2849C/T may predispose to tubulointersititial nephritis and uveitis in pediatric population[J]. PLOS ONE (https://doi.org/10.1371/journal.pone.0211915), February 19, 2019: 1 - 9.

[21] Sinangli A, Celik V, Kockar A, et al. Synthetic cannabinoid induced acute tubulointerstitial nephritis and uveitis syndrome: A case report and review of literature[J]. Journal of Clinical and Diagnostic Research, 2016, 10: OD31 - OD32.

[22] Legendre M, Devilliers H, Perard L, et al. Clinicopathologic characteristics, treatment, and outcomes of tubulointerstitial nephritis and uveitis syndrome in adults: A national retrospective strobe-compliant study[J]. Medicine, 2016, 95: 26 - 35.

[23] Kanno H, Ishida K, Yamada W, et al. Clinical and Genetic Features of Tubulointerstitial Nephritis and Uveitis Syndrome with Long-Term Follow-Up[J]. Journal of Ophthalmology, 2018, Article ID 4586532, 8 pages.

[24] Tekin K, Erol Y O, Kurtulan O, et al. A case of adult-onset tubulointerstitial nephritis and uveitis syndrome presenting with granulomatous panuveitis[J]. Taiwan J Ophthalmol, 2020, 10: 66 - 70.

[25] 张宏文,刘晓宇,苏白鸽,等.尿α1微球蛋白与微量白蛋白比值在儿童特发性急性间质性肾炎的诊断价值[J].临床儿科杂志, 2020,38: 86 - 89.

[26] Hettinga Y M, Scheerlinck L M E, Lilien M R, et al. The Value of Measuring Urinary β2 - Microglobulinand Serum Creatinine for Detecting Tubulointerstitial Nephritis and Uveitis Syndrome in Young Patients With Uveitis[J]. JAMA Ophthalmology, 2015, 133: 140 - 145.

[27] Provencher L M, Fairbanks A M, Abramoff M D, et al. Urinary β2 - microglobulin and disease activity in patients with tubulointerstitial nephritis and uveitis syndrome[J]. Journal of Ophthalmic Inflammation and Infection, 2018, 8: 24 - 31.

[28] Vohra S, Eddy A, Levin A V, et al. Tubulointerstitial nephritis and uveitis in children and adolescents. Four new cases and a review of the literature[J]. Pediatr Nephrol, 1999, 13: 426 - 432.

[29] Gafter U, Kalechman Y, Zevin D, et al. Tubulointerstitial nephritis and uveitis: association with suppressed cellular immunity [J]. Nephrol Dial Transplant, 1993, 8: 821 - 826.

[30] Takemura T, Okada M, Hino S, et al. Course and outcome of tubulointerstitial nephritis and uveitis syndrome[J]. Am J Kidney Dis, 1999, 34: 1016 - 1021.

[31] Kase S, Kitaichi N, Namba K, et al. Elevation of serum Krebsvonden Lunge-6 levels in patients with tubulointerstitial nephritis and uveitis syndrome[J]. Am J Kidney Dis, 2006, 48: 935 - 941.

[32] Domenico S, Giuseppe V, Stefania R, et al. Drug-induced TINU syndrome and genetic characterization[J]. Clin Neph, 2011, 3: 230 - 236.

[33] Gafter U, Kalechman Y, Zevin D, et al. Tubulointerstitial nephritis and uveitis: association with suppressed cellular immunity [J]. Nephrol Dial Transplant, 1993, 8: 821 - 826.

[34] Iida H, Terada Y, Nishino A, et al: Acute interstitial nephritis with bone marrow granulomas and uveitis[J]. Nephron, 1985, 40: 108 - 110.

[35] Tekin Akpolat, Melda Dilek, Kenan Aksu, et al. Renal Behçet's disease: an update[J]. Semin Arthritis Rheum, 2008, 38: 242 - 248.

[36] Kawano M, Saeki T, Nakashima H, et al. Proposal for diagnostic criteria for IgG4 - related kidney disease[J]. Clin Exp Nephrol, 2011, 15: 615 - 626.

[37] Tanaka H, Suzuki K, Nakahata T, et al. Repeat renal biopsy in a girl with tubulointerstitial nephritis and uveitis syndrome. Pediatr Nephrol, 2001: 16(11): 885 - 887.

[38] Wakaki H, Sakamoto H, Awazu M. Tubulointerstitial nephritis and uveitis syndrome with autoantibody directed to renal tubular cells[J]. Pediatrics, 2001, 107: 1443 - 1446.

[39] Levinson R D, Park M S, Rikkers S M, et al. Strong associations between specific HLA-DQ and HLA-DR alleles and the tubulointerstitial nephritis and uveitis syndrome[J]. Invest Ophthalmol Vis Sci, 2003, 44: 653 - 657.

[40] Shimazaki K, Jirawuthiworavong G V, Nguyen E V, et al. Tubulointerstitial nephritis and uveitis syndrome: a case with an autoimmune reactivity against retinal and renal antigens[J]. Ocul Immunol Inflamm, 2008, 16: 51 - 53.

［41］ Abed L, Merouani A, Haddad E, et al. Presence of autoantibodies against tubular and uveal cell in a patient with tubulointerstitial nephritis and uveitis (TINU) syndrome[J]. Nephrol Dial Transplant, 2008, 23: 1452 - 1455.

［42］ Tan Y, Yu F, Qu Z, et al. Modified C-Reactive Protein Might be a Target Autoantigen of TINU Syndrome[J]. Clin J Am Soc Nephrol, 2011, 6: 93 - 100.

［43］ Sugimoto T, Tanaka Y, Morita Y, et al. Is tubulointerstitial nephritis and uveitis syndrome associated with IgG4 - related systemic disease? [J]. Nephrology, 2008, 13: 89.

［44］ Houghton D C, Troxell M L, Eric Fox, et al. TINU (tubulointerstitial nephritis and uveitis) syndrome is not usually associated with IgG4 sclerosing disease[J]. Am J Kidney Dis, 2012, 59: 583 - 584.

［45］ Houghton D C, Troxell M L. The presence of numerous IgG4+ plasma cells is not specific for IgG4 - related tubulointerstitial nephritis[J]. Mod Pathol, 2011, 24: 1480 - 1487.

［46］ Goda C, Kotake S, Ichiishi A, et al. Clinical features in tubulointerstitial nephritis and uveitis (TINU) syndrome. Am J Ophthalmol, 2005, 140: 637 - 641.

［47］ Sobolewska B, Bayyoud T, Deuter C, et al. Long-term Follow-up of Patients With Tubulointerstitial Nephritis and Uveitis (TINU) Syndrome[J]. Ocul Immunol Inflamm, 2018, 26: 601 - 607.

［48］ Reddy A K, Hwang Y S, Mandelcorn E D, et al. HLA-DR, DQ class Ⅱ DNA typing in pediatric panuveitis and tubulointerstitial nephritis and uveitis[J]. Am J Ophthalmol, 2014, 157: 678 - 86.

［49］ Caplash S, Gangaputra S, Kodati S, et al. Treatment challenges in an atypical presentation of tubulointerstitial nephritis and uveitis (TINU)[J]. Am J Ophthalmol Case Rep, 2018, 10: 253 - 256.

［50］ Vohra S, Eddy A, Levin A V, et al. Tubulointerstitial nephritis and uveitis in children and adolescents. Four new cases and a review of the literature[J]. Pediatr Nephrol, 1999, 13: 426 - 432.

［51］ 姚勇,杨霁云.儿童特发性肾小管间质肾炎-葡萄膜炎综合征二例[J].中华儿科杂志,2007,45: 310 - 311.

第二十二章
肾单位肾痨及其相关纤毛病

临床特征及诊治要点

- 常染色体隐性遗传罕见病。
- 多无特异表现,早期常常为多饮多尿、生长落后、贫血。
- 尿检基本正常或轻微异常,最后发展到终末期肾病。
- 肾脏超声肾脏皮髓交界不清、皮质回声增强、小囊肿、肾脏缩小。
- 分子基因检测是诊断重要依据。
- 无特殊治疗方法,主要是肾脏替代治疗,治疗肾外伴发症。

一、概念

肾单位肾痨(nephrophthisis, NPHP)是一种常染色体隐性遗传的囊性肾脏病,以肾脏皮质髓质出现多个毫米级别的小囊肿和肾间质纤维化为特征的慢性小管间质肾病,最终导致儿童期终末期肾病(end-stage kidney disease, ESKD)[1-3]。英语 nephrophthisis 是描述此病的专有名词,其字面意思是"肾单位耗竭",由 Fanconi 等在 1951 年首次报道并加以命名,因此也有人称为"肾单位耗竭症"[3]。本病主要在儿童期发病,早期的临床症状多无特异性,常常表现为多饮多尿、嗜盐、生长落后、贫血等。尿检基本正常或轻微异常,最后发展到终末期肾病。正是由于隐匿进展,早期无明显临床表现,难以及时确诊,很多患者就诊时就已经发展到 ESKD 了[2-6]。

二、流行病学

肾单位肾痨是一种罕见疾病,报道的发病率各地差异较大,加拿大为 1/50 000,芬兰

1/61 800，美国约 1/900 000。但由于缺乏特异诊断，这些发病率低估了实际发病率，现在随着二代测序的普及，推测实际发病率要远高于上述数据。研究资料表明，NPHP 占北美儿童慢性肾衰竭的 5%～10%，占欧洲儿童 ESKD 的 10%～25%[5]。中国儿童中发病率不详，但据文献报道，其在儿童期 ESKD 中的占比最高达 20%。因此，现在已经公认 NPHP 是导致儿童期 ESKD 最常见的遗传性肾脏病[3,5]。

三、病理生理

随着基因组学的快速发展，越来越多导致 NPHP 的新基因得以发现。这些致病基因都位于原纤毛，以及与原纤毛相连的基体或中心体，其功能缺陷导致纤毛形态和功能的异常。因此，现在 NPHP 被归类为纤毛病中的一组疾病[6]。纤毛病是一种相对较新的疾病，广义包括纤毛功能障碍所导致的所有疾病的统称，狭义上主要是指由编码基体、过渡区或轴丝蛋白组分的遗传基因突变导致的纤毛结构异常、功能失调相关的疾病。由于纤毛广泛存在于全身几乎所有脏器，纤毛病也是涵盖了涉及几乎所有器官系统的疾病。

1. 纤毛的结构和功能·Anthony van Leeuwenhoek 于 1675 年首先描述了细胞上纤毛的存在，后来发现纤毛可以存在于所有体细胞上，是一种进化上保守的重要的细胞器，在发育时间和空间上有相对独立性，人体发育和很多基本生命活动如听、视、嗅、呼吸、排泌、生殖等都有赖于正常纤毛功能。按照纤毛功能分为动纤毛和原纤毛，动纤毛具有运动功能，主要分布在呼吸道上皮细胞、脑脊液的室管膜细胞、精子细胞和发育期胚胎细胞。原纤毛主要分布在肾小管上皮细胞、胰管和胆管上皮细胞、软骨细胞和骨细胞、脑神经元和视网膜感受器细胞表面，类似于细胞天线，通过它使细胞能够不断地与环境保持联系，感受环境的变化。因此，原纤毛的异常不仅可导致肾脏囊肿形成和间质纤维化，还可以累及肾脏外器官如肝脏、眼、脑、骨骼、心血管等系统和脏器。

原纤毛轴丝中微管结构分为"9＋0"，动纤毛则为"9＋2"（多出两个中央微管）。微管外径 24 nm，内径 15 nm，管壁厚 5 nm，微管由 13 条原纤维纵向排列形成的，每条原纤维由 α 和 β 微管蛋白二聚体首尾相连形成。原纤毛微管结构起源于中心体，中心体位于细胞中心部位，由两个相互垂直的中心粒构成。每个中心粒直径 0.2 mm，长 0.4 mm，由 9 组 3 联微管构成，招募蛋白分子在中心体周围形成无特定形状或者纤维团样的高电子致密物，即外中心粒物资（pericentriolar material，PCM）。PCM 在中心粒周围形成支架，参与细胞内物资向纤毛基部的转运。纤毛通过转运蛋白从细胞质转移纤动蛋白亚基而组装。组装后的纤毛通过一个专门的过渡区与细胞质接触，该过渡区把守纤毛与细胞质物资的流动，起到控制阀门的作用。

进出纤毛和纤毛内运输的蛋白质多达 600 余种，在纤毛内的转运依赖转运复合体的作用。纤毛内转运复合体（intraflagellar transport protein，IFT）包括 IFT - A 和 IFT - B 两种，IFT - A 复合物依赖分子马达纤动蛋白 dynein - 1b 驱动，由 6 个蛋白质分子构成，即与 TULP3 相连的 IFT122/IFT140/WDR19（IFT144）组成的核心体和 IFT43/IFT139/WDR35（IFT121）组成的外围复合物构成，负责从尖端回到基底部逆行运输。IFT - B 复合物由

IFT20、IFT22、IFT25、IFT27、IFT38、IFT46、IFT52、IFT54、IFT56、IFT57、IFT70、IFT74、IFT80、IFT81、IFT88 和 IFT172 等 16 种蛋白构成。从功能和生化特性上可进一步区分为 IFT-B1(10 个蛋白质组分)和 IFT-B2(6 个蛋白质组分)复合物,靠驱动蛋白 kinesin-2 作为分子马达驱动,沿着纤毛轴丝转运,负责从纤毛内基底部到尖端顺行转运。

2. NPHP 的分子遗传缺陷·NPHP 是常染色体隐性遗传性疾病,几乎所有导致 NPHP 的分子遗传缺陷蛋白都位于原纤毛的过渡区、inversin 间隔区、中心体或者纤毛内转运复合体(IFT)。有 2 个例外是 NPHP1L 和 NPHP2L,这两种位于线粒体。NPHP 及相关蛋白以功能模块形式发挥作用,已发现 NPHP1-4-8 模块、NPHP2-3-9-16 模块、NPHP5-6 模块、BBS 模块和 MSK/JBTS 模块等,这些模块之间和过渡区蛋白质的相互作用决定了疾病临床表现。除了单基因存在显著的遗传异质性,修饰基因、双基因、三基因(主要见于 BBS)等可能是某些 NPHP 表型变异巨大的原因[7-12]。表 22-1 为 NPHP 的各种基因突变和相关表型特点。

3. NPHP 信号通路·信号通路的异常在疾病的发生及发展过程中也起着关键作用。目前,对于特定的纤毛信号传导途径和最终导致组织和器官水平的疾病表型的致病原理尚不明确。但是已知几种不同的信号通路参与了 NPHP 的发病。

与纤毛密切相关的各种信号级联反应维持细胞的生存和生理功能,这些信号通路与原纤毛作用,包括 Wnt 信号通路(非经典 Wnt/平面细胞极性、非经典 Wnt/PCP),Hedgehog 信号通路,Notch 信号通路,JAK-STAT 信号通路、MAPK 信号通路等。Hedgehog(Hh)信号通路和非经典 Wnt 信号通路(Wnt/PCP)与 NPHP 的发病机制密切相关。Inversin 和 Dvl 的相互作用是激活肾脏中非经典 Wnt/PCP 通路的关键,其中,inversin 是非经典 Wnt/PCP 通路中一个重要的调控蛋白,是用来调节经典 Wnt 和非经典 Wnt 通路相对平衡的交叉点。Inversin 突变可引起非经典 Wnt/PCP 信号增强,使平面细胞极性消失,上皮细胞分化方向出现异常,导致小管的横向扩张,从而形成肾脏囊肿[13,14]。

Hedgehog(Hh)信号通路是一种古老的信号通路,参与机体发育、器官发生、生长以及细胞内和细胞间信号传导。Hh 信号通路包含 Patched(Ptc)、Smoothened(Smo)及下游转录因子 Gli 转录因子,它们均定位在原纤毛上,其中 Ptc 是膜受体,Smo 是效应器,Gli1、Gli2 是转录激活因子,Gli3 是转录抑制因子。过度激活 Shh 通路会导致严重的发育缺陷、多指和肿瘤形成。Gli 蛋白家族是 Shh 通路最终发挥作用的转录因子,也定位于初级纤毛。在没有 Shh 的情况下,其受体 Patched(Ptch)阻止 Smoothened(Smo)的移动,阻止 Smo 到纤毛顶端去激活 Gli3。当 Shh 与 Ptch 结合后,Smo 进入纤毛并诱导 Gli3 的激活,然后转移至核内,调控基因表达。

纤毛也通过涉及 PDGFR-α 及其下游 MEK/ERK 级联效应等多种信号通路对化学感觉和机械感觉刺激作出反应。结果这些异常不仅导致肾小管细胞功能异常、肾囊肿形成和间质纤维化,而且还可导致全身其他器官系统发育和功能异常。

纤毛内 Shh 通路蛋白的转运依赖于 IFT 系统来完成,8 聚体蛋白复合物小体(BBSome)发挥桥接 IFT 和跨膜信号蛋白的作用。因此,IFT 相关蛋白的遗传缺陷或者 BBSome 的异常也可以导致 Hedgehog 信号传递的异常[14]。纤毛结构的丧失可能导致肾小管细胞极性(PCP)

表 22-1　各种 *NPHP* 基因、基因产物、染色体定位和临床表型特点

基　因	蛋　白	染色体定位	临床表型 （终末肾病平均年龄）	肾外表现
NPHP1	Nephrocystin-1	2q13	少年型 NPHP(13y)	RP(10%), OMA (2%), 极少 JBTS
NPHP2/ INVS	Inversin	9q31	婴儿型 NPHP (<4y)	RP(10%), 肝纤维化, 内脏转位, 先心
NPHP3	Nephrocystin-3	3q22	婴儿型和少年型 NPHP	肝纤维化, RP(10%), 内脏转位, 先心 MSK
NPHP4	Nephrocystin-4	1p36	青年型 NPHP(21y)	RP(10%), OMA, 肝纤维化
NPHP5/ ICQB1	Nephrocystin-5	3q21	少年型 NPHP(13y)	早发 RP
NPHP6/ CEP290	Nephrocystin-5, CEP290	12q21	NPHP	JBTS, MKS
NPHP7/ GLIS2	Nephrocystin-7, GLIS2	16p	NPHP	
NPHP8/ RPGRIP1L	Nephrocystin-8, RPGRIP1L	16q	NPHP	JBTS, MKS
NPHP9/ NEK8	Nephrocystin-9, NEK8	17q11	婴儿型 NPHP	
NPHP10/ SDCCAG8	Nephrocystin-10, SDCCAG8	1q43	少年型 NPHP	RP, BBS 样
TMEM67/ MKS3/ NPHP11	Nephrocystin-11, Meckelin	8q22.1	NPHP	JBTS, MKS, 肝纤维化
TTC21B/ JBTS11/ NPHP12	Nephrocystin-12, IFT139	2q24.3	婴儿型和少年型 NPHP	JATD, MKS, JBTS, BBS 样
WDR19/ NPHP13	Nephrocystin-13, IFT144	4p14	NPHP	JATD, SBS, CED, RP, Caroli, BBS 样
ZNF423/ NPHP14	Nephrocystin-14, ZNF423	16q12.1	婴儿型 NPHP, PKD	JBTS, 内脏转位
CEP164/ NPHP15	Nephrocystin-15, CEP164,	11q23.3	NPHP (8 y)	RP, JBTS, 肝纤维化, 肥胖
ANKS6/ NPHP16	Nephrocystin-16, ANKS6	9q22.33	NPHP, PKD	肝纤维化, 内脏转位, 心血管异常
IFT172/ NPHP17	Nephrocystin-17, IFT172	2p23.3	NPHP	JATD, MZSDS, JBTS
CEP83/ NPHP18	Nephrocystin-18, cep83	12q22	婴儿型 NPHP	脑积水, 肝纤维化
NPHP19/ DCDC2	Nephrocystin-19, DCDC2	6p22.	少年型 NPHP	肝纤维化, 胆管扩张
NPHP20/ MAPKBP1	Nephrocystin-20, MAPKBP1	15q15	青年型 NPHP(20-30y)	
NPHP1L/ XPNPEP3	Nephrocystin-1L, XPNPEP3	22q13	NPHP	扩张性心肌病, 惊厥, 神经发育迟缓
NPHP2L/ SLC41A1	Nephrocystin-2L, SLC41A1	1q32.1	HPNP	支气管扩张

的丧失,细胞破坏和无序的信号转导。非经典的 Wnt 信号通路与靶向细胞迁移、有丝分裂纺锤体定向和维持 PCP 有关。基因突变导致 Wnt 通路异常可以导致神经管缺陷,并出现囊性肾脏病表型。

BBSome 通过与 IFT-B1 偶联来充当 IFT 连接纤毛跨膜信号蛋白如 G 蛋白偶联受体、离子通道和激酶受体等之间的衔接子,纤毛跨膜信号蛋白也得以依赖 IFT 系统维持其纤毛内稳态。目前已知 hedgehog 通路受体 Smo 等均依赖于 IFT/BBS 体系维持其纤毛内稳态,其他如多巴胺受体(D1)、生长抑素受体(Sstr3)和黑色素浓集激素 I 型受体(Mchr1)也是以此维持其纤毛内稳态的。因此,8 聚体蛋白复合物小体(BBSome)缺失或者其在纤毛运输的障碍不影响纤毛组装 IFT 形成异常,但会破坏纤毛信号转导,是引发 BBS 综合征的主要机制。

四、病理特点

NPHP 肾脏的组织病理学改变以肾间质小管病变为特点,肾脏体积早期正常或者增大(NPHP2),皮髓质交界处见 1 毫米至数毫米的小囊肿形成。光镜下可见肾小管囊肿样扩张,也有肾小管萎缩,肾小管基底膜增厚和断裂,间质有炎性细胞浸润和程度不等的间质纤维化。肾小球可以有继发的囊周纤维化、局灶性肾小球硬化,无免疫复合物和补体沉积。电镜下肾小管基底膜增厚分层。这些病理改变特异性不强,常染色体显性遗传的小管间质肾病(髓质囊性肾病)在组织学上也有相似表现,不宜作为 NPHP 的确诊依据。

五、临床特征

1. **分类** · 根据临床表现和出现 ESKD 的年龄,NPHP 分为 3 种临床类型:婴儿型(进展到 ESKD 的平均年龄 1 岁)、少年型(进展到 ESKD 的平均年龄 13 岁)、青年型(进展到 ESKD 的平均年龄 18 岁)[2,8]。

根据有无肾外脏器受累及表现,又可以分为孤立的 NPHP 和重叠综合征。前者仅有 NPHP 表现,后者为 NPHP 相关纤毛病(NPHP-related ciliopathy)。除 NPHP 外,15%～20%的病例还出现其他脏器受累及的表现,常见的肾外临床表现包括 Senior-Loken 综合征(SLS)、Joubert 综合征(JBTS)和 Meckel-Gruber 综合征(MKS)、Cogan 综合征、肝脏纤维化、Jeune 综合征和 Bardet-Biedl 综合征(BBS)等,见表 22-2。上述这些综合征也可以不出现 NPHP 表现而单独存在,例如,Bardet-Biedl 综合征往往是不伴 NPHP 的,但 NPHP6 的突变也可能导致 BBS 的表型。

2. **临床表现** · NPHP 是一组临床和遗传异质性的疾病,临床表现有比较大差异,可以从非常轻微的尿浓缩缺陷到子宫内死亡。平均发病年龄约为 6 岁,最早的表现大多是多尿、继发性遗尿或夜尿、烦渴多饮、嗜睡、嗜盐等,尿液浓缩障碍通常先于肾功能不全出现。通常在 25 岁前出现 ESKD。如果到 25 岁还没有发展到 ESKD,那么诊断 NPHP 存疑。

婴儿型 NPHP 的特点是在 2 岁前出现 ESKD,小管间质性肾病出现早并广泛发展,伴有

表 22-2 **NPHP 相关纤毛病的肾外表现**

眼部	色素性视网膜炎(RP)	Senior–Løkent 综合征 (SLSN)
		Arima 综合征 (眼-脑-肝-肾综合征)
		Alstrom 综合征 (RP、肥胖、2 型糖尿病、听力受损)
		RHYNS (RP、垂体功能减退、骨骼发育不良)
	共济失调伴眼动失用症	Cogan 综合征
	眼球震颤	Joubert 综合征
	眼缺损	Joubert 综合征
神经系统	脑膨出	Meckel-Gruber 综合征(枕部脑膨出、NPHP)
	小脑蚓体发育不全	Joubert 综合征
	垂体功能减退	RHYNS 综合征
肝脏	肝纤维化	Boichis 综合征
		Meckel-Gruber 综合征
		Arima 综合征
		Joubert 综合征
骨骼系统	短肋	Jeune 综合征(JATD,窒息性胸廓发育不良综合征)
		短肋-多指综合征(SRPs)(Ⅰ~Ⅴ型)
	锥形骺	Mainzer-Saldino 综合征
	轴后性多指症	Joubert 综合征
		Bardet-Biedl 综合征 (NPHP、RP、肥胖、失聪)
		Ellis van Creveld 综合征(软骨外胚层发育不良)
	骨骼畸形	Sensenbrenner 综合征(CED,颅骨外胚层发育不良)
		Ellis van Creveld 综合征(EVC,软骨外胚层发育不良症)
其他异常	内脏转位	
	心脏异常	
	支气管扩张症	
	溃疡性结肠炎	

皮质囊肿。在组织学上,婴儿型 NPHP 与幼年型是不同的。从致病基因而言,*NPHP2* 和 *NPHP3* 是婴儿 NPHP 最常见的原因。*NPHP2* 编码 inversin,*NPHP3* 编码 nephrocystin-3。右位心和全内脏反位及其他先天性心脏缺陷也常常在婴儿型 NPHP 中伴发。

少年型 NPHP 是导致儿童慢性肾病的最常见的遗传性肾病形式,患儿在 3 岁以后,但一般在 13 岁之前出现 ESKD。本型以 NPHP1 最为常见,约占所有 NPHP 的 20%。NPHP1 编码初级纤毛蛋白 nephrocystin-1,主要在人体集合管中表达。

也有少数成人出现 NPHP 的病例报告,在 30~60 岁时出现 ESKD 以及肾脏外表现。这些患者出现摆动性眼球震颤、视网膜变性和视力下降,也有患者出现共济失调。这些特征提示 Cogan 综合征。

3. 肾外表现·肝脏也是纤毛病患者可累及的脏器之一,肝脏表型主要包括黄疸、肝脏功能不良,检查可以发现肝大、门静脉周围肝纤维化、胆管扩张、胆管增生等。

视网膜色素变性是 NPHP-RC 患者最常见的肾外表现,约占 10%,亦称 Senior-Loken 综合征,得名于 1961 年由 Senior 等和 Loken 等首次报道。早发型患者表现为 Leber 先天性黑蒙,通常出生时便失明,有的出生时正常,但生后 2 年内病变进展迅速而失明。晚发型患者进展缓慢,以进行性视觉受损和夜盲为主要表现。Senior-Loken 综合征可以出现在很多不同的 NPHP 中,其在 *IQCB1* 基因(*NPHP5*)突变患者中发生率尤高,几乎所有患者都有眼部受累表现。Nephroctstin-5 与视网膜色素变性相关的 GTP 酶调节剂(RPGR)相互作用,两者均位于光感受器的连接纤毛和肾上皮细胞的原纤毛中,因此,*NPHP5* 基因突变的患者除 NPHP 的肾脏表现外,还合并眼部受累表现。

Joubert 综合征是一种遗传性纤毛病,累及眼、脑、肾,最常见的为中枢神经系统发育缺陷。1968 年,Joubert 发现并报道了此类疾病。到目前为止,已经有超过 20 种基因被证实为此病的致病基因。Joubert 综合征主要为脑干和小脑发育异常,其临床特征为中脑-后脑畸形、小脑共济失调、肌张力减退、面部和肢端异常、动眼神经失用。头部 MRI 的典型表现为"臼齿征"。

Meckel-Gruber 综合征是纤毛病症最严重的临床表型,患者通常在围生期死亡,主要的临床表现除 NPHP 外,还有严重的脑部异常如枕部脑膨出,以及其他发育异常如多指(趾)畸形、肝脏纤维化等。在活产儿中,此病的发病率为 1/(400 000~13 000),在妊娠期通过超声可以诊断 Meckel-Gruber 综合征。

Bardet-Biedl 综合征(BBS)是一种罕见的纤毛相关性遗传病,其主要特征包括肥胖、视网膜色素变性、多指(趾)畸形、智力缺陷和肾脏异常等,次要特征包括糖尿病、心脏畸形、高血压、发育迟缓、听力损失、嗅觉损失、面部畸形、牙齿异常、内脏逆位和语言障碍等。Laurence 和 Moon 曾报道了一个有 4 个兄弟姐妹的家庭,他们的临床特征包括视网膜营养不良、肥胖、痉挛性下肢瘫痪和认知缺陷。Bardet 和 Biedl 在 1995 年分别报道了有上述表型的患者,这些患者除此之外还有多指畸形。最开始被认为是两类疾病,后来发现有大量的表型重叠,目前该病定义为 Bardet-Biedl 综合征。BBS 基因编码定位于纤毛和基底体的蛋白质,其作用与桥接 IFT 和跨膜信号蛋白有关,是纤毛发挥生理功能的重要环节,它的突变可以导致纤毛的功能缺陷。目前已发现的此种疾病的致病基因有 21 种,其中 *BBS1* 基因突变和 *BBS10* 基因突变是最常见的致病突变,分别占确诊患者的 51% 和 20%。

Cogan 综合征的主要表现是视神经运动性眼球震颤、头部转动和摇晃运动等,是中枢神经系统受累及的一种表现,主要影响眼球自助运动的协调。不同于视网膜色素变性,Cogan 综合征是病变位于中枢神经系统控制眼球运动的区域如外展神经或动眼神经核及核外控制区域。

NPHP1 和 *NPHP4* 的患者中出现过此类症状。这种缺陷通常比较短暂的,随着年龄的增长,症状会逐渐减轻乃至消失。

五、诊断

诊断 NPHP 需要详细的病史和临床检查,包括生长发育状况、有无贫血和排尿异常,还应特别注意检查 NPHP 的肾外相关表现如视网膜病变、异常眼球运动、中枢神经系统畸形、共济失调、肝脏纤维化、多指畸形、漏斗胸和肋骨异常、先天性心脏病等。详细的家族疾病史情况对诊断也有帮助。眼底镜和视野检查对 SLS 的诊断至关重要,应邀请有经验的眼科医生协同进行诊断。其他器官受累视情况转诊给适当的专科医生进行检查。

根据家族史、典型临床表现、肾外伴发症状可以初步做出诊断,确诊还是需要进行基因突变检查。目前有 20 多种基因可以引起 NPHP,导致 NPHP 相关纤毛病的基因则有近百种之多。表 22 - 1 总结了 NPHP 的各种基因突变和临床表现特点。

六、辅助检查

1. 尿检·尿常规依据不同类型变化较大,可以完全正常,也可以有少量蛋白尿乃至中等程度蛋白尿,尿比重低,尿渗透压降低(通常<400 mOsm/kg)。很少见血尿和管型尿和白细胞尿。

2. 血生化·血清肌酐、尿酸。尿素和胱抑素水平增高,肾小球滤过率减低。合并肝脏受累的患者可出现肝脏功能不良乃至黄疸、肝衰竭的表现。

3. 超声·是最有用和最实用的诊断方法,有较强的特异性。其特征是肾脏皮质髓质分界不清、皮质回声增强、皮质髓质出现小囊肿、肾脏体积减小等。肝脏超声可提供有关肾外受累的信息。

4. 脑磁共振成像(MRI)·评估颅内异常,典型可出现"臼齿征",见于 JBTS。

5. 基因突变检测·所有患者应进行基因检测以寻求分子诊断,这可以避免进行肾活检。二代测序是比单个基因测序更有效的基因诊断方法。但尽管如此,仍有超过一半的 NPHP 病例仍未能发现分子遗传缺陷。

6. 肾脏穿刺活检·NPHP 的诊断以往曾经依赖于肾脏病理检查。NPHP 组织病理学改变的特点是弥漫性间质纤维化、肾小管基底膜增厚、肾小管萎缩、皮质髓质囊肿形成和肾小球周围纤维化。

七、治疗与预后

NPHP 是一种遗传性疾病,目前还没有特异的治愈 NPHP 和相关纤毛病的方法。治疗肾脏囊肿没有受益,治疗肾脏纤维化也缺乏患者获益证据[5,15]。很多患者发现时即已经是 ESKD,且几乎所有患者都会发展到 ESKD,肾脏替代治疗是维持患者生命的最主要的治疗手段。考虑到管理 ESKD 的挑战和困难,对低于 5 岁的患者进行肾脏替代治疗有较大风险。现在随着小婴儿肾脏移植成功越来越普遍,最好的办法是在可能的情况下,早日进行肾脏移植。移植后,同种异体移植物中没有疾病复发。

NPHP的预后取决于肾衰的早晚和肾外伴发症的严重程度,婴儿型NPHP和有严重肾脏外症状的患者预后差。婴儿型NPHP由于年龄小,肾脏替代治疗有较大风险,患者往往死于严重感染或肾心综合征。少年型和青年型NPHP相对而言可以采取各种肾脏替代治疗方法,肾脏移植也比较成熟可靠。存在严重肾外表现的情况下,如JBTS或MSK,预后很大程度上取决于相关脑异常的程度。SLS有可能导致失明,也严重影响了患儿的生活质量。

八、病例分析

● 现病史

患儿,女,8岁,因"多尿伴生长落后2年"入院。患儿近2年来发现生长落后于同龄儿,不伴尿少、水肿。平素多尿喜饮,有时遗尿。无营养不良、恶心呕吐、发热、便秘等症。平素食欲尚可,健康。

● 个人史

自幼体格和智力发育尚正常,近2年注意到身高稍落后。

● 家族史

家族无肾衰竭和肾脏病病史。

● 入院查体

体重15 kg,身高116 cm,血压100/70 mmHg。面色略苍白,神志清醒,心肺未发现异常,腹部和四肢无异常。

● 实验室检查

尿常规:尿蛋白微量,余正常。血常规:HB 75 g/L,WBC 8 400×10^9/L,NEU(%)63.9%,LYM(%)26.6%,BPC 360×10^9/L。血生化:ALT 23 U/L,AST 32 U/L,TP 55 g/L,Alb 37 g/L,Urea 13 mmol/L,Cr 384 μmol/L,UA 638 μmol/L,Na^+ 140 mmol/L,K^+ 5.0 mmol/L,Cl^- 100 mmol/L,Ca^{2+} 2.1 mEq/L,P 2.6 mmol/L;PTH 560 ng/L。

● 影像学检查

肾脏超声:双肾偏小,皮质回声增强,皮髓质分界不清,髓质有数个1~3 mm的小囊肿。

● 基因诊断

WES发现 NPHP1 纯合缺失,并验证。

- **诊断分析**

步骤① 诊断 CKD

患儿 Cr 384 μmol/L,身高 116 cm,可以根据公式计算出 eGFR 为 11.0 mL/(min·1.73 m^2),加上肾脏体积偏小,慢性疾病过程,可以认为是 CKD 5 期,为 ESKD。

步骤② 拟诊 NPHP

患儿 8 岁,多尿伴生长落后 2 年,尿改变轻微,肾脏偏小,皮质回声增强,皮髓质分界不清,髓质有数个 1~3 mm 的小囊肿。已经发展到 CKD 5 期。根据上述特点可以初步拟诊为 NPHP,有待基因检查明确诊断。

步骤③ 确诊 NPHP1

1 个月后,患儿全外显子测序检查结果回报,NPHP1 纯合缺失,可以明确诊断。

- **诊断建议**

(1) 注意详细询问及总结患儿的临床表现及家族史。
(2) 应特别关注肾外症状,如眼睛、肝脏、心脏等异常,必要时行基因检测。
(3) 基因检测是确诊 NPHP 的金标准。
(4) 肾脏活检具有争议性。

- **诊断流程图**

NPHP 诊断流程图参见图 22-1。

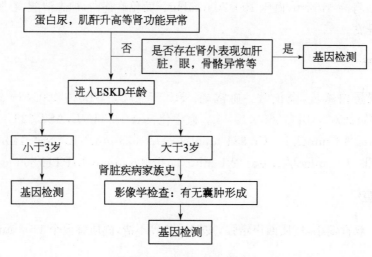

图 22-1·NPHP 诊断流程图

(周建华)

◆ 参考文献 ◆

［1］ Nguyen P A T, Liou W, Hall D H, et al. Ciliopathy proteins establish a bipartite signaling compartment in a C. *elegans* thermosensory neuron[J]. Journal of Cell Science, 2014, 127: 5317 - 5330.

［2］ 吴衡生,王韵琴,周建华,等.儿童家族性少年性肾单位痨-髓质囊肿病 20 例临床分析[J].中国实用儿科杂志,2001,16: 230 - 232.

［3］ 周建华.肾单位肾痨临床和分子遗传学研究进展[J].临床肾脏病杂志,2017,17: 644 - 647.

［4］ Srivastava S, Molinari E, Raman S, et al. Many genes-one disease? Genetics of nephronophthisis（NPHP）and NPHP-associated disorders[J]. Front Pediatr, 2018, 5: 287 - 301.

［5］ Gupta S, Ozimek-Kulik J E, Phillips J K. Nephronophthisis-pathobiology and molecular pathogenesis of a rare kidney genetic disease[J]. Genes（Basel）, 2021, 12(11): 1762 - 1806.

［6］ Braun D A, Hildebrandt F. Ciliopathies[J]. Cold Spring Harb Perspect Biol, doi: 10.1101/cshperspect. a028191.

［7］ Qiu L R, Zhou J H. Simultaneous mutations of LAMB2 and NPHP1 genes in a Chinese girl with isolated congenital nephrotic syndrome: a case report[J]. BMC Pediatrics, 2016, 16: 44.

［8］ Hildebrandt F, Benzing T, Katsanis N. Ciliopathies[J]. The New England journal of medicine, 2011, 364: 1533 - 1543.

［9］ Ishikawa H, Marshall W F. Ciliogenesis: Building the cell's antenna[J]. Nat Rev Mol CellBiol, 2011, 12: 222 - 234.

［10］ Zhang H W, Su B G, Liu X Y, et al. Mutations in TTC21B cause different phenotypes in two childhood cases in China[J]. Nephrol, 2018, 23(4): 371 - 376.

［11］ Huynh C E, Bizet A A, Boyer O, et al. A homozygous missense mutation in the ciliary gene TTC21B causes familial FSGS[J]. Journal of the American Society of Nephrology: JASN, 2014, 25: 2435 - 2443.

［12］ Bullich G, Vargas I, Trujillano D, et al. Contribution of the *TTC21B* gene to glomerular and cystic kidney diseases[J]. Nephrol Dial Transplant, 2016, 0: 1 - 6.

［13］ Davis E E, Zhang Q, Liu Q, et al. TTC21B contributes both causal and modifying alleles across the ciliopathy spectrum[J]. Nature genetics, 2011, 43: 189 - 196.

［14］ Stottmann R W, Tran P V, Turbe-Doan A, et al. TTC21B is required to restrict sonic hedgehog activity in the developing mouse forebrain[J]. Developmental biology, 2009, 335: 166 - 178.

［15］ Kramann R, Dirocco D P, Humphreys B D. Understanding the origin, activation and regulation of matrix-producing myofibroblasts for treatment of fibrotic disease[J]. J Pathol, 2013, 231: 73 - 289.

第二十三章
Fanconi 综合征

临床特征及诊治要点

- 儿童期出现生长迟缓、骨折、骨痛和佝偻病是诊断 Fanconi 综合征的重要线索。
- 血清电解质、尿常规、血气分析有助于快速诊断疾病。
- 全氨基酸尿、葡萄糖尿和磷酸盐尿是基本诊断依据。
- 基因诊断有利于确诊原发性或遗传性相关疾病。
- 早期纠正电解质紊乱有助于防止骨骼畸形。

一、概念与分类

Fanconi 综合征(范科尼综合征)是由近端肾小管功能受损导致的多种中小分子物质重吸收障碍综合征,可单独发生或与多种遗传性或后天疾病相关,临床主要表现为肾性糖尿、全氨基酸尿、磷酸盐尿(低磷血症)、碳酸盐尿和尿酸尿(低尿酸血症)、低钾血症和低钙血症等[1,2]。根据其病因不同,Fanconi 综合征可分为原发性和继发性。该疾病遗传方式各异,包括常染色体显性遗传、常染色体隐性遗传和 X 连锁遗传[2]。

二、病因与发病机制

Fanconi 综合征病因复杂(表 23-1),儿童患者多为原发性,包含先天性和遗传性因素。先天性有报道由肾小管转运子突变,如编码磷酸钠共转运体(NaPi-Ⅱ)的 *SLC34A1* 基因错义突变,参与脂肪酸过氧化物酶体氧化的三羟酰辅酶 A 脱氢酶 *EHHADH* 基因突变,以及编码核受体超家族的配体依赖性转录因子 *HNF4A* 基因突变引起,但此类型较为少见;而遗传性多由各种遗传代谢性疾病所致,如半乳糖血症、遗传性果糖不耐受、酪氨酸血症、肝豆状核变性、胱氨酸病、Dent 病、Lowe 综合征等（其突变基因和表型参见表 23-2）。成人患者多为继发性因素引起，常继发于免疫疾病、肾脏疾病、金属中毒、药物损害或感染等，如继发于多发性骨髓瘤、干燥综合征、重链疾病及暴露于顺铂、阿德福韦等毒素、药物，或新冠病毒感染等[3-9]。

Fanconi 综合征是由于近端肾小管对多种物质转运障碍所致，但其发病机制尚未完全明确，可能为：① 近端肾小管上皮细胞内吞功能障碍和胞内运输功能中断[10,11]：如 Dent 病 CLCN5 基因突变导致其编码的电压门控性氯离子/氢离子交换蛋白 CLC-5 对内含体的酸化功能异常，影响 Meglin 及 Cubilin 等受体介导的胞吞作用异常，还可以通过影响甲状旁腺素对细胞膜的极化作用而影响钙的重吸收；Lowe 综合征 OCRL 基因突变后将影响二磷酸磷脂酰肌醇及三磷酸肌醇水平，二磷酸磷脂酰肌醇通过调节二磷酸腺苷核糖基化水平、磷脂酶 D 活性以及细胞骨架肌动蛋白组装等作用来影响高尔基复合体中小泡的转运；② 近端肾小管能量代谢障碍[12]：如线粒体病可导致肾小管上皮细胞线粒体缺陷而使电子传递链中 ATP 合成及

表 23-1　**Fanconi 综合征的病因**[1,10]

原　发　性	继　发　性
先天性	重金属：镉、铅、汞、铂、铀
SLC34A1 基因突变	异常球蛋白血症：多发性骨髓瘤、干燥综合征、轻链蛋白尿、淀粉样变、维生素 D 缺乏、重链疾病
EHHADH 基因突变	中草药：马兜铃酸
HNF4A 基因突变	甲苯、吸胶毒、甲酚皂液、百草枯、氨基赖氨酸
遗传性	肾病综合征、急性肾小管坏死、肾移植
半乳糖血症（galactosemia）	感染：SARS-CoV-2
胱氨酸病（cystinosis）	
遗传性果糖不耐受（hereditary fructose intolerance）	
酪氨酸血症（tyrosinemia）	
肝豆状核变性（Wilson disease）	
眼脑肾综合征（Lowe syndrome）	
Dent 病（Dent disease）	
糖原贮积症（glycogenosis）	
Fanconi-Bickel 综合征（Fanconi-Bickel syndrome）	
ARC 综合征（ARC syndrome）	
年轻人成年型糖尿病 1（MODY1, maturity-onset diabetes of the young'type 1）	
Fanconi 肾小管综合征 5 型（FRTS5, Fanconi renotubular syndrome 5）	
线粒体细胞病（mitochondrial cytopathies）	

表 23-2　Fanconi 综合征相关突变基因和临床表型[10,14]

基　　因	OMIM	疾病名称	相　关　表　型
多系统累及			
GALT	230400	半乳糖血症	肝功能障碍,黄疸,脑病,败血症
多个核和线粒体 DNA 变异		线粒体细胞病	通常是多系统功能障碍(脑、肌、肝、心)
FAH	276700	酪氨酸血症	生长不良,肝大及功能障碍,肝癌
ALDOB	229600	遗传性果糖不耐受	果糖摄入后快速出现呕吐、低血糖、肝肿大
CTNS	219800	胱氨酸病	生长不良,呕吐,佝偻病,角膜胱氨酸结晶,肾衰竭
GLGLUT2	227810	Fanconi-Bickel 综合征	肝肿大,低血糖,佝偻病
ORCL	309000	眼脑肾综合征	男性(X 连锁),白内障,肌张力减退,发育迟缓
CLCN5,OCRL	300009, 300555	Dent 病 I 型和 II 型	男性(X 连锁),高钙尿,肾钙质沉着
ATP7B	277900	肝豆状核变性	肝脏和神经系统疾病,角膜色素环
VPS33B,VIPAR	208085, 613404	ARC 综合征	关节挛缩,血小板异常,胆汁淤积
HNF4A	125850	年轻人成年型糖尿病 1(范可尼肾小管综合征 4 型)	新生儿胰岛功能亢进,成年糖尿病的年轻人
NDUFAF6	612392	Fanconi 肾小管综合征 5 型	广泛性近端肾小管功能障碍,缓慢进展的慢性肾脏疾病和肺间质纤维化
单纯肾脏累及			
GATM	134600	Fanconi 肾小管综合征 1 型	可进展至肾衰竭
SLC34A1	613388	Fanconi 肾小管综合征 2 型	主要表现为磷酸盐尿
EHHADH	615605	Fanconi 肾小管综合征 3 型	无肾衰竭表现

氧化磷酸化过程障碍,影响线粒体 DNA 修复或合成、线粒体蛋白的功能;编码磷酸转运蛋白 NaPi-IIa 的 *SLC34A1* 双等位基因突变可导致近端肾小管细胞内磷酸盐缺乏,进而可能减少 ATP 的产生,造成合成 ATP 原料缺乏;而某些重金属可抑制 Na^+-K^+-ATP 酶,且在线粒体积聚,抑制呼吸链和电子传递;以上途径可最终导致肾小管上皮细胞中 ATP 生成和转运障碍,因而无足够能量来维持钠共同转运通路,导致近端小管对多种物质转运异常,即尿中过多丢失氨基酸、糖、磷酸盐、碳酸氢盐、尿酸及低分子量蛋白质,从而导致疾病发生;有毒代谢产物蓄积[13];如胱氨酸病可导致胱氨酸结晶在近端肾小管上皮细胞溶酶体内大量沉积,使其对二碱基氨基酸(如赖氨酸、精氨酸和鸟氨酸等)转运障碍。

三、实验室检查

通过实验室血液和尿液的检查发现代谢性异常,是确诊该病的重要检查手段[1,8]。

▦ (一)血生化检测

可发现低钾血症、低磷血症、低尿酸血症、低钠血症和低钙血症,甲状旁腺素和碱性磷酸酶升高,部分患儿会出现血肌酐升高提示存在肾功能异常。

1. 低磷血症·是 Fanconi 综合征主要的诊断线索之一,由肾小管磷重吸收障碍所致,甲状旁腺素水平升高和维生素 D 水平降低可能参与了低磷血症的发生。少数患者发现有 25-羟维生素 D 至 1,25 羟维生素 D 转化异常。另一个导致低磷血症的机制是 megalin 依赖性甲状旁腺素的重吸收和降解异常。

2. 低血压、低血钠和代谢性碱中毒·因尿钠大量排出所致,需补充氯化钠以改善症状。近端肾小管钠重吸收减少,致远端肾小管的排钠增多,激活肾素-血管紧张素-醛固酮系统,引起继发性失钾,导致低钾血症,需适当给予补钾疗。

3. 低尿酸血症·继发于肝豆状核变性者较为常见,因尿酸丢失过多引起低尿酸血症,由于多尿、尿 pH 升高,一般无尿酸结石形成。

4. 肾功能异常·遗传性 Fanconi 综合征患者如未及时诊断与治疗可较早出现肾衰竭而死亡。如继发于浆细胞病者,半数患者可发生肾衰竭,明显高于其他原因引起者;含木通或马兜铃酸的煎剂及中成药引起的急、慢性中毒,临床表现为急、慢性肾功能不全伴贫血,即使停药后,患者仍很快进入肾衰竭阶段。

▦ (二)血气分析

提示高氯性代谢性酸中毒:由于近端小管碳酸氢根重吸收障碍所致,导致超过 30% 的碳酸氢根从尿液中丢失,但血碳酸氢根浓度仍可维持在 12~18 mmol/L。

▦ (三)血串联质谱

提示低游离肉碱血症。

▦ (四)尿常规

可发现尿糖阳性:是由肾小管重吸收葡萄糖障碍所致,通常最为疾病诊断的第一个线索被发现,但罕见引起体重减轻或低血糖等临床症状。

▦ (五)尿氨基酸检测

提示广泛尿液氨基酸增高,是 Fanconi 综合征最主要的特征表现,尿液中几乎所有的氨基酸都增多。和摄入相比,丢失的氨基酸为 0.5~1 g/d,远远小于摄入量,因此氨基酸尿不产生明显临床症状。

（六）24 小时尿电解质

尿钠、尿钾、尿磷和碳酸氢根排泄增多：尿钠和尿钾排泄增多一部分原因是钠离子和钾离子伴随尿液碳酸氢根的排出而丢失，在一些病例中，钠钾离子排出增多引起代谢性碱中毒和高醛固酮血症，从而产生类似于 Bartter 综合征的表现。

（七）尿蛋白电泳

提示小分子肾小管性蛋白尿。

四、临床表现

（1）烦渴多尿：年轻患者中常出现烦渴多尿、多饮，可引起严重的脱水症状。

（2）生长迟缓：儿童出现生长迟缓是多因素造成的，如低磷血症、佝偻病、酸中毒、慢性低钾血症和细胞外液减少等。

（3）低血磷可导致骨异常：表现为疼痛、骨折、佝偻病或者生长障碍等。

（4）继发于多种代谢性疾病的 Fanconi 综合征可有相应的特征性表现（表 23 - 2）。

五、诊断与鉴别诊断

（一）诊断

临床表现为多饮多尿、生长迟缓、骨骼畸形或佝偻病患儿，伴有以下实验室检查特征即可诊断，其中氨基酸尿、葡萄糖尿和磷酸盐尿作为基本诊断指标。

（1）全氨基酸尿。

（2）葡萄糖尿，血糖正常。

（3）磷酸盐尿，低磷血症。

（4）高氯性代谢性酸中毒，表现为 Ⅱ 型肾小管酸中毒。

（5）低血压、低钠血症和代谢性碱中毒。

（6）低分子肾小管性蛋白尿。

（7）高钙尿症，少见肾结石和肾钙化。

（8）低尿酸血症。

确诊原发性 Fanconi 综合征需依靠基因检测明确突变基因和遗传类型，确诊继发性 Fanconi 综合征应明确有无接触相关有毒物质、重金属，是否服用中草药、抗肿瘤药物及有无干燥综合征、多发性骨髓瘤和轻、重链疾病等。

■ （二）鉴别诊断

原发性 Fanconi 综合征需与各种表现为肾小管酸中毒的疾病，其他引起多饮多尿及引起骨软化症、佝偻病和生长发育迟缓的疾病相鉴别。

（1）其他原因引起的肾小管酸中毒，如远端肾小管酸中毒[15]：是由于远端肾小管泌氢障碍，引起持续性尿 pH 增高（>5.5）和全身性酸中毒。血浆 HCO_3^- <15 mEq/L，常见低钾血症、高钙尿症和尿枸橼酸盐排泄减少、肾钙化和肾结石，无氨基酸尿和葡萄糖尿表现。

（2）其他肾小管相关疾病，如 Bartter 综合征[16]：是由髓袢升支粗段和远端肾小管钠、氯转运蛋白异常所致，以低血钾性碱中毒，血肾素、醛固酮增高但血压正常，肾小球旁器增生和肥大为特征。早期也可表现为多尿、烦渴、便秘、厌食和呕吐，无氨基酸尿和葡萄糖尿表现。

（3）以佝偻病为表现的疾病，如低磷性佝偻病[17]：由近端肾小管对磷酸盐重吸收减少而导致肾脏失磷及低磷酸盐血症，临床可表现为低磷血症、下肢骨骼畸形、骨软化症、身材矮小、关节疼痛和关节僵硬、肌肉疼痛无力、步态异常等，无肾小管酸中毒、氨基酸尿和葡萄糖尿表现。

（4）以尿糖为表现的葡萄糖-半乳糖吸收不良[18]：由于小肠黏膜上的钠依赖性葡萄糖转运体（SGLT-1）结构和功能异常而致病，多在新生儿期起病，临床表现为严重、反复发作的水样腹泻和高渗性脱水，可见尿糖及氨基酸尿，基因检测可确诊。

六、治疗与预后

以治疗原发病为主，补充肾脏丢失电解质和纠正骨性疾病[1,19]。

（1）近端肾小管酸中毒通常需要大剂量补碱：予碳酸氢根 2～10 mEq/(kg·d)。

（2）纠正低血钾、低血钠和低血镁，并适当控制液体入量，低钾血症纠正后也可改善远端肾小管浓缩功能从而减轻多尿症状：予钾盐 1～5 mEq/(kg·d)。

（3）纠正低磷血症：口服 500～3 000 mg/d 磷酸盐从而维持血磷的正常浓度。

（4）纠正代谢性骨病：予骨化三醇口服 0.1～0.25 μg/d，对于生长迟缓的患者有报道使用重组人生长激素（rhGH）治疗可达到生长追赶。

（5）补充肉碱：口服肉碱 50～100 mg/(kg·d)，可能提高肌肉功能和血脂水平，但无尚无足够证据可以证实。

（6）氨基酸尿、糖尿、蛋白尿以及高尿酸尿因不引起临床症状而无须特异性治疗。

（7）肾衰竭患儿可选择肾替代治疗。

（8）继发于药物、中毒等因素者，早期去除病因后病情可不同程度改善。但先天性疾病者往往病情持续进展，部分患者进展至尿毒症。

七、病例分析

患儿,女,13岁,因"多饮多尿2年,视力异常1个月,血肌酐升高3周"收住院。每日饮水量达3~5 L,伴尿量增多,同时出现步态异常、右膝疼痛,自幼与同龄儿相比身材偏小,进食可,智力发育正常。1个月前出现视力下降,外院眼科诊断视锥视杆细胞营养不良,予倍他胡萝卜胶囊、胞磷胆碱钠片、维生素B_1口服。1周前于我院神经内科就诊,查血生化:AKP 777 U/L,SCr 154 μmol/L,BUN 9.2 mmol/L,K^+ 3.6 mmol/L,肌红蛋白179.7 ng/mL,尿常规:蛋白±,葡萄糖±,头颅MRI未见异常,肌电图未见明显肌源性或神经源性损害肌电改变,泌尿系统B超提示双肾偏小,诊为"肾功能不全",收治入院。体格检查与同龄儿相比身长小于P3,体重在P50,颞侧视野部分缺失,血压正常,心肺腹均无异常。24小时入量3.07~4.5 L,出量3.95~4.65 L。

● 初次实验室检查

血生化:血 Na^+ 138 mmol/L,血 K^+ 3.2 mmol/L,血 Cl^- 111 mmol/L,血 P^+ 0.91 mmol/L,血 Mg^{2+} 1.02 mmol/L,血 HCO_3^- 12.7 mmol/L,血肌酐174 μmol/L,血尿酸175 μmol/L。血气分析:动脉血 pH 7.25,BE −13.2 mmol/L,动脉血 PCO_2 29 mmHg。尿常规:尿 pH 6.5,尿糖±,尿蛋白±。

● 诊断分析

步骤❶ 确定是否为肾小管酸中毒

动脉血 pH7.25 低于正常提示存在酸中毒;血 HCO_3^- 12.7 mmol/L、BE −13.2 mmol/L、PCO_2 29 mmHg 均明显下降可提示存在代谢性酸中毒,阴离子间隙 AG＝$(Na^+ + K^+)$ − $(Cl^- + HCO_3^-)$＝$(138+3.2)$ − $(111+12.7)$＝17.5 mmol/L 为正常 AG 的代酸,正常 AG 的代谢性酸中毒时(高氯性代酸)提示可能存在碳酸氢盐从肾脏或胃肠道的丢失,也可能系肾脏 H^+ 分泌受损,该患儿自幼进食好,无胃肠道疾病排除胃肠道丢失可能,初步判定为肾小管酸中毒。进一步可测定尿阴离子间隙和尿渗透间隙来证实。

尿生化:尿 Na^+ 128 mmol/L,尿 K^+ 19.2 mmol/L,尿 Cl^- 112 mmol/L,尿 P^+ 9.88 mmol/L,尿 Ca^{2+} 1.36 mmol/L,尿 Mg^{2+} 3.2 mmol/L,尿渗透压 138 mOsm/kg,尿肌酐5 232 μmol/L,尿尿素氮122 mmol/L,尿尿酸2 128 μmol/L,尿糖13.72 mmol/L,尿 pH 7.5,尿氨基酸尿液广泛氨基酸增多。

$$UAG＝(Na^+ + K^+) − Cl^-＝(128+19.2) − 112＝+35.2$$

$$计算所得渗透压 = 2(Na^+ + K^+) + 尿素氮 + 尿糖$$
$$= 2(128 + 19.2) + 122 + 13.72 = 430.12 \text{ mOsm/kg}$$

$$尿渗透间隙 = 测得的渗透压 - 计算所得的渗透压$$
$$= 138 - 430.12 = -292.12 \text{ mOsm/kg}$$

UAG 为正值,尿渗透间隙 < 100 mOsm/kg 提示尿 NH_4^+ 排泄下降,均可证实此患儿代谢性酸中毒为肾性因素,明确为肾小管酸中毒(RTA)。

步骤② 是否存在近端肾小管多种中小分子物质重吸收障碍

上述结果都提示患儿存在低 NH_4^+ 水平尿,多由以下两种情况所致:① 高钾血症引起 NH_4^+ 生成和再循环环节障碍。② H^+ 排泄能力下降,而此时尿 pH 增高可佐证。该患儿数次尿液 pH 多在 $7.0 \sim 7.5$ 波动,血钾正常或略低无高钾血症,因此倾向 H^+ 排泄功能障碍,为近端肾小管酸中毒。

尿钠排泄分数 = 尿 Na^+/血 Na^+ × (血 Cr/尿 Cr) = $128/138 × 174/5\ 232 × 100\% = 3\%$

尿钾排泄分数 = 尿 K^+/血 K^+ × (血 Cr/尿 Cr) = $19.2/3.2 × 174/5\ 232 × 100\% = 20\%$

尿氯排泄分数 = 尿 Cl^-/血 Cl^- × (血 Cr/尿 Cr) = $112/111 × 174/5\ 232 × 100\% = 3.4\%$

尿磷排泄分数 = 尿 P^+/血 P^+ × (血 Cr/尿 Cr) = $9.88/0.91 × 174/5\ 232 × 100\% = 36.1\%$

尿镁排泄分数 = 尿 Mg^{2+}/血 Mg^{2+} × (血 Cr/尿 Cr)
$$= 3.2/1.02 × 174/5\ 232 × 100\% = 10.4\%$$

尿糖排泄值 = 尿糖 × 18/体表面积 × 1.73 m^2 = $13.72 × 180/1.26 × 1.73\ m^2 = 33\ 908$ mg

尿酸排泄分数 = 尿尿酸/血尿酸 × (血 Cr/尿 Cr)
$$= 2\ 128/175 × 174/5\ 232 × 100\% = 40.4\%$$

24 小时尿糖超过 0.3 g 提示糖尿。

正常 24 小时尿电解质排泄分数:尿钠、氯排泄分数 $<1\%$,尿钾排泄分数 $4\% \sim 16\%$,尿磷 $<5\%$,尿镁 $3.2\% ± 0.5\%$,尿酸 $2\% \sim 10\%$。

24 小时尿钙定量超过 4 mg/(kg·d) 或随机尿钙/肌酐 >0.2 提示高钙尿。

该患儿同时存在轻度小分子蛋白尿、葡萄糖尿和氨基酸尿,计算尿钠、钾、氯、磷、镁排泄分数均显著增高,尿糖排泄值增高,提示存在多种中小分子物质重吸收障碍,考虑为 Fanconi 综合征。

步骤③ 其他检查和治疗

诊断 Fanconi 综合征时还应进一步行以下检查:

肾功能评估:该患儿血 Cr 174 μmol/L,计算 eGFR = $62 × 140/174 = 49$ mL/(min·1.73 m^2),处于 CKD Ⅲa 期。

血电解质紊乱:检测血生化,该患儿存在低钾、高氯、高镁血症。

血糖:该患儿空腹血糖正常。

超声成像(泌尿系统平片):寻找是否存在肾髓质钙盐沉积或结石,该患儿未发现。

眼睛/耳朵筛查：该患儿存在视网膜色素病变。

基因检测：该患儿行全外显子测序，未发现变异基因及位点。

治疗：予慢性肾脏病饮食，复方 α 酮酸减轻氮质血症，骨化三醇调节钙磷代谢，枸橼酸钠、枸橼酸钾、磷酸盐合剂改善电解质紊乱。

步骤④ 随访观察

随访过程中需监测血气分析、血尿电解质、血生化检查调整治疗，监测肾功能变化情况；也需要检测尿钙、泌尿系统 B 超，动态观察眼睛变化进行全面综合评估。

● **诊断建议**

（1）全氨基酸尿、葡萄糖尿和磷酸盐尿是基本诊断依据。

（2）诊断明确后，要重点追溯病因。

（3）基因诊断有利于确诊先天性或遗传性相关疾病。

● **诊断流程**

Fanconi 综合征诊断流程图参见图 23-1。

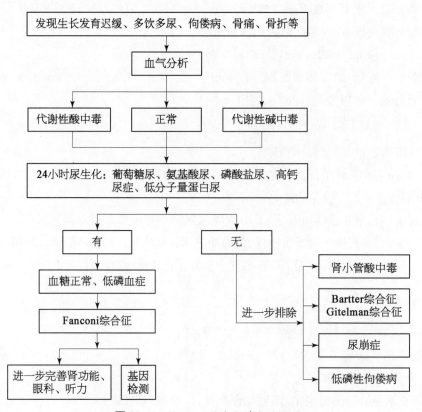

图 23-1 · Fanconi 综合征诊断流程图

（黄文彦　匡新宇）

◆ 参考文献 ◆

［ 1 ］ Foreman J W. Fanconi Syndrome［J］. Pediatr Clin North Am，2019. 66(1)：159 - 167.

［ 2 ］ Patra S，Nadri G，Chowdhary H，et al. Idiopathic Fanconi's syndrome with nephrogenic diabetes insipidus in a child who presented as vitamin D resistant rickets — a case report and review of literature［J］. J Pediatr Endocrinol Metab，2011，24(9 - 10)：755 - 757.

［ 3 ］ Kentrup H，Altmüller J，Pfäffle R，et al. Neonatal diabetes mellitus with hypergalactosemia［J］. Eur J Endocrinol，1999，141(4)：379 - 381.

［ 4 ］ Kathawala M，Hirschfield G M. Insights into the management of Wilson's disease［J］. Therap Adv Gastroenterol，2017，10(11)：889 - 905.

［ 5 ］ Thimm E，Richter-Werkle R，Kamp G，et al. Neurocognitive outcome in patients with hypertyrosinemia type I after long-term treatment with NTBC［J］. J Inherit Metab Dis，2012，35(2)：263 - 268.

［ 6 ］ Van Berkel Y，Ludwig M，van Wijk J A E，et al. Proteinuria in Dent disease：a review of the literature［J］. Pediatr Nephrol，2017，32(10)：1851 - 1859.

［ 7 ］ Veys K R，Elmonem M A，Arcolino F O，et al. Nephropathic cystinosis：an update［J］. Curr Opin Pediatr，2017，29(2)：168 - 178.

［ 8 ］ Keefe P，Bokhari S R A. Fanconi Syndrome［M］. Treasure Island (FL)：Stat Pearles Publishing，2020.

［ 9 ］ Kashoor I，Batlle D. Proximal renal tubular acidosis with and without Fanconi syndrome［J］. Kidney Res Clin Pract，2019，38(3)：267 - 281.

［10］ Klootwijk E D，Reichold M，Unwin R J，et al. Renal Fanconi syndrome：taking a proximal look at the nephron［J］. Nephrol Dial Transplant，2015，30(9)：1456 - 1460.

［11］ Sirac C，Bridoux F，Essig M，et al. Toward understanding renal Fanconi syndrome：step by step advances through experimental models［J］. Contrib Nephrol，2011，169：247 - 261.

［12］ 陈志新，张磊，陈丽萌.近端肾小管能量代谢障碍导致范可尼综合征的机制［J］.中华肾脏病杂志，2019，35(7)：544 - 547.

［13］ Baum M. The Fanconi syndrome of cystinosis：insights into the pathophysiology［J］. Pediatr Nephrol，1998，12(6)：492 - 497.

［14］ Hartmannova H，Piherová L，Tauchmannová K，et al. Acadian variant of Fanconi syndrome is caused by mitochondrial respiratory chain complex I deficiency due to a non-coding mutation in complex I assembly factor NDUFAF6［J］. Hum Mol Genet，2016，25(18)：4062 - 4079.

［15］ Besouw M T P，Bienias M，Walsh P，et al. Clinical and molecular aspects of distal renal tubular acidosis in children［J］. Pediatr Nephrol，2017，32(6)：987 - 996.

［16］ Fremont O T，Chan J C. Understanding Bartter syndrome and Gitelman syndrome［J］. World J Pediatr，2012，8(1)：25 - 30.

［17］ Linglart A，Biosse-Duplan M，Briot K，et al. Therapeutic management of hypophosphatemic rickets from infancy to adulthood［J］. Endocr Connect，2014，3(1)：R13 - 30.

［18］ Al-Lawama M. Congenital glucose-galactose malabsorption：A case report with a novel SLC5A1 mutation［J］. Clin Case Rep，2019，7(1)：51 - 53.

［19］ Okamoto T，Sato Y，Yamazaki T，et al. Growth hormone therapy for a patient with idiopathic Fanconi syndrome and growth hormone deficiency［J］. CEN Case Rep，2017，6(1)：85 - 87.